Heidelberger Taschenbücher Band 69

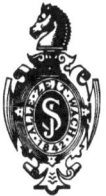

W. Doerr

Spezielle pathologische Anatomie I

Mit mehreren Graphiken

Springer-Verlag Berlin Heidelberg New York 1970

WILHELM DOERR

o. Professor der Allgemeinen Pathologie und pathologischen Anatomie, Dr. med.
Pathologisches Institut der Universität Heidelberg

ISBN-13: 978-3-540-04869-5 e-ISBN-13: 978-3-642-95157-2
DOI: 10.1007/978-3-642-95157-2

Das Werk ist urheberrechtlich geschützt. Die dadurch begründeten Rechte, insbesondere die der Übersetzung des Nachdruckes, der Entnahme von Abbildungen, der Funksendung, der Wiedergabe auf photomechanischem oder ähnlichem Wege und der Speicherung in Datenverarbeitungsanlagen bleiben, auch bei nur auszugsweiser Verwertung, vorbehalten.

Bei Vervielfältigungen für gewerbliche Zwecke ist gemäß § 54 UrhG eine Vergütung an den Verlag zu zahlen, deren Höhe mit dem Verlag zu vereinbaren ist.

© by Springer-Verlag Berlin · Heidelberg 1970. Library of Congress Catalog Card Number 65-26982.
  – Die Wiedergabe von Gebrauchsnamen, Handelsnamen, Warenbezeichnungen usw. in diesem Werk berechtigt auch ohne besondere Kennzeichnung nicht zu der Annahme, daß solche Namen im Sinne der Warenzeichen- und Markenschutz-Gesetzgebung als frei zu betrachten wären und daher von jedermann benutzt werden dürften. – Titel-Nr. 7597.

Vorwort

Während meiner Assistentenjahre lernte ich den *Précis d'Anatomie pathologique* von CH. ACHARD und M. LOEPER, 3. Aufl., Paris 1924, kennen und als Oberarzt das gleichnamige Taschenbuch von G. ROUSSY, R. LEROUX und CH. OBERLING, ebenfalls in 3. Aufl., Paris 1950, aufrichtig schätzen. Schon damals reifte der Entschluß, zu gegebener Zeit etwas Ähnliches zu wagen. Ein erster, freilich aus der Notzeit nach dem Kriege entstandener Versuch (1946, 1947) war erfolgreich. *Jetzt,* auf die immer wieder vorgetragenen Bitten meiner Hörer hin, habe ich mich entschlossen, meinen Vorlesungen über *Allgemeine Pathologie* (gemeinsam mit G. QUADBECK, Heidelberger Taschenbücher Bd. 68) diejenigen der *speziellen pathologischen Anatomie* folgen zu lassen. Der hier vorgelegte Band entspricht meiner Sommervorlesung 1969. Sie wurde in dieser Form – so oder doch so ähnlich – seit 1946 gehalten. Sie berichtet nur über einen *Teil* der pathologischen Anatomie, denn in einem kurzen Sommersemester kann man nicht mehr vortragen. Ein weiterer Band „Spezielle pathologische Anatomie II", ist daher in Druck. Er bringt alle diejenigen Themen, welche jetzt nicht vertreten sind. Dort findet sich auch die Darstellung der Neuropathologie durch Professor GÜNTER ULE.

Hat es einen Sinn, frägt der Anfänger, zu einem Zeitpunkte, da man beginnt, Lernautomaten auch in der klinischen Medizin anzusiedeln, in gebotener Sorgfalt über Befunde und Tatsachen, Probleme und Aspekte einer „morbid anatomy" zu berichten? *Selbst* den Fragen der audiovisuellen Automation des Unterrichtes durchaus zugeneigt, weiß ich doch mit Sicherheit, daß es einen Nürnberger Trichter nicht geben wird.

H. E. BOCK hat in seiner Präsidialansprache auf dem Wiesbadener Internistenkongreß 1968 (Verh. dtsch. Ges. inn. Med., 74. Tagg.) in aller Offenheit ausgesprochen, daß ein großer Teil der klinischen Diagnosen der Konfrontation mit pathoanatomischen Befunden bedürfe. Ein unvermutet hoher Prozentsatz der klinisch beobachteten Fälle scheint im diagnostischen Ansatz einer Korrektur – irgendwie – bedürftig. Unsere spezielle pathologische Anatomie ist der klinischen Fragestellung vollständig zugewandt. Sie ist insoweit keine theoretische Pathologie. Sie ist im Alltag der ärztlichen Erfahrung erhärtet und bewährt. Aber sie bildet die sichere Grundlage, auf der auch eine allgemeine Schau, nämlich eine Verhaltenslehre des Menschen und seiner organismischen Strukturen, entwickelt werden kann. So viel ist gewiß: So lange die klinische Medizin mit den skizzierten Schwierigkeiten zu kämpfen hat, muß alles aufgeboten werden, Abhilfe zu schaffen. Eine der am meisten bewährten, verhältnis-

mäßig einfachen, in der Hand des Erfahrenen ungemein ertragreichen Methoden ist die des Pathoanatomen, die tägliche treue Arbeit am Sektionstisch und am Mikroskop.
Möge der Anfänger ob der Fülle der gebotenen Tatsachen nicht erschrekken. Die Summe der Daten rückt sich im Gebrauche zurecht! Meine Vorlesungen wurden tatsächlich so gesprochen, wie hier vorgelegt, es ist kaum etwas hinzugefügt. Man soll die vorliegenden Blätter nicht auswendig lernen. Aber ich darf dem Studierenden ein bei uns wenig bekanntes russisches Sprichwort auf den Weg geben: *Was Du mit der Feder geschrieben, kannst Du mit der Axt nicht auslöschen!* Möge der Lernende die Anregung befolgen, sich – in der Stille der Studierstube, wenn beim trauten Schein der Lampe die Eule der Minerva durch den Raum gleitet – Auszüge anzufertigen und diese zu memorieren.
Ich wäre glücklich, wenn der vorgelegte Text auf viele Fragen Auskunft geben könnte, und wenn er den Kandidaten auch jenseits des Examens begleiten würde. Er wird ihm sicher in vielen Nöten ärztlicher Differentialdiagnose eine Hilfe sein. Was uns heute fehlt, ist eine erneute Hinwendung zur speziellen pathologischen Anatomie. Die Faszination, welche uns befangen macht, bedenken wir die großartigen Ergebnisse moderner Zellbiopathologie, ist uns keine Hilfe, soll ein Einzelfall geklärt, ein Gutachten erstattet oder ein Heilplan erarbeitet werden.
Es ist mir ein Bedürfnis, allen denen zu danken, welche mir getreu zur Seite gestanden haben: Meinen Freunden und Kollegen, meinen Schülern und Mitarbeitern, meinen Hörern und Kritikern. Aus diesem großen Kreise nenne ich besonders Herrn Oberarzt Privatdozent Dr. KURT WEGENER, der sich des Registers angenommen hat. Ich nenne die Oberpräparatoren P. SCHUBACH und G. BERG, die mir, wo immer möglich und nötig, neue Befunde erarbeitet haben. Ich habe sodann der langjährigen Sekretärin, Frau HANNELORE GRIMMEL, für alle Schreib- und Ordnungsarbeiten zu danken, die sie, wie immer, pünktlich und zuverlässig ausgeführt hat. Mein Dank gilt wiederum Herrn Dr. phil. HEINZ GÖTZE und dem ganzen Springer-Verlag.
Labor omnia vincit improbus, et duris urgens in rebus egestas (VERGIL, Georgicon I, 155).

Heidelberg, den 15. Februar 1970 WILHELM DOERR

Inhaltsverzeichnis

Vorbemerkungen 1

A. Pathologische Anatomie der Organe des Stoffverkehrs
(Herz und Gefäße)

I. Die Rolle des Stoffverkehrs 3
II. Bemerkungen über die Entwicklung des Gefäßsystems 3
III. Bemerkungen zur Mechanik des Blutkreislaufes 4
IV. Pathologische Anatomie des Herzens. 6
  1. Orthische Prämissen 6
  2. Leichenerscheinungen 10
  3. Endokard 11
     a) Metabolische Erkrankungen des Endokard 12
     b) Entzündliche Erkrankungen des Endokard 14
        aa) Versuch der Einteilung der Endokarditis nach nosologischen Entitäten. 14
        bb) Bemerkungen zur experimentellen Endokarditis 19
     c) Blutungen am Endokard 20
     d) Geschwulstige Veränderungen am Endokard 21
  4. Myokard 21
     a) Kreislaufstörungen. 21
        aa) Coronarinsuffizienz 22
        bb) Historische Bemerkungen 22
        cc) Coronarielle Voraussetzungen 23
        dd) Pathologie der coronariellen Versorgung 24
        ee) Versuch der Einteilung sogen. Coronarskerosen 25
        ff) Coronararterienerkrankungen aus anderen Ursachen . . . 30
        gg) Herzmuskelveränderungen bei Coronarinsuffizienz 31
        hh) Anhang 37
     b) Metabolisch bedingte Veränderungen des Myokard 38
        aa) Störungen des Eiweißstoffwechsels 39
        bb) Störungen des Fettstoffwechsels 40
        cc) Störungen des Kohlehydratstoffwechsels 41
        dd) Störungen des Wasserwechsels und des Mineralstoffwechsels. 42
     c) Entzündliche Veränderungen des Myokard 45

d) Sonstige Veränderungen des Myokard	53
aa) Dysgenetische Störungen des Myokard	53
bb) Traumatische Störungen des Myokard	53
cc) Blastomatöse Veränderungen des Myokard	57
dd) Parasitäre Erkrankungen des Myokard	58
5. Epi- und Perikard	60
a) Orthische Prämissen	60
b) Zysten und Divertikel am Herzbeutel	61
c) Abnormer Inhalt des Herzbeutels	62
d) Entzündliche Erkrankungen des Herzbeutels	63
aa) Hodogenese	63
bb) Einteilung der Herzbeutelentzündung nach den Ursachen	63
cc) Einteilung der Epi-Perikarditis nach den anatomischen Formen	64
dd) Verlauf der entzündlichen Veränderungen	65
ee) Anhang	66
e) Geschwülste des Herzbeutels	66
6. Das Herz als Ganzes	66
a) Erworbene Herzfehler	66
b) Angeborene Herzfehler	68
Systematik der angeborenen Herzfehler nach morphologischen Grundsätzen	70
c) Rhythmusstörungen	78
aa) Allgemeine Bemerkungen	78
bb) Atrioventrikuläre Nebenverbindungen	82
cc) Pathologie des RLS (sensu stricto)	83
d) Altersherz	84
e) Bemerkungen zum Problem der Herzinsuffizienz	85
V. Pathologische Anatomie der Blutgefäße	88
1. Normale Morphologie der Blutgefäße	88
a) Endothelfragen	89
b) Strukturprinzipien elastischer Schlagadern	89
c) Strukturprinzipien sonstiger Schlagadern	91
d) Bemerkungen zur Venenwandkonstruktion	92
e) Maß und Zahl	92
2. Arterien	92
a) Metabolische Erkrankungen der Gefäßwände	92
aa) v. Pfaundler-Hurler-Syndrom	92
bb) Dissezierende Arterienerkrankungen	93
cc) Dyshorisch-perfusorische Gefäßwandschäden	96

1. Vaskuläre Lipoidosen	96
2. Hyalinosen	96
3. Gefäßwandverkalkungen	97
4. Arteriosklerose	98

- b) Entzündliche Arterienerkrankungen ... 114
  - aa) Banale, nicht spezifische Entzündungen ... 114
  - bb) Generalisierende und nekrotisierende Entzündungen .. 114
    1. Endateriitis obliterans v. WINIWARTER-BUERGER 115
    2. Periarteriitis nodosa KUSSMAUL-MAIER ... 116
    3. Riesenzellenarteriitis, Arteriitis gigantocellularis elasticodiairetica ... 117
    4. Hyperergische Vasculitis (hypersensitivity angiitis) .. 118
  - cc) Sogenannte spezifische Gefäßwandentzündungen ... 118
    1. Rheumatische Vasculitis ... 118
    2. Lues ... 119
    3. Tuberkulose ... 119
    4. Anhang ... 120

- c) Gestaltveränderungen der Arterien ... 121
  - aa) Erweiterungen (Aneurysmen, Ektasien) ... 121
  - bb) Verengerungen (Stenosen) ... 122

- d) Traumatische Läsionen der Schlagaderwände ... 123

- e) Blastomatöse Erkrankungen der Schlagaderwände ... 125

3. Venen ... 126

- a) Mißbildungen ... 126
- b) Metabolische Veränderungen der Venenwände ... 126
- c) Entzündliche Läsionen der Venen ... 127
- d) Phlebodysmorphien, Phlebektasien, Varizen ... 129
  - aa) Krampfadern ... 129
  - bb) Hämorrhoiden ... 130
  - cc) Caput medusae ... 130
- e) Die Geschwülste des Venensystemes ... 131
- f) Parasiten des Venensystemes ... 131
  - aa) Bilharziosis ... 131
  - bb) Echinococcus ... 132

4. Capillaren ... 132

- a) Stoffwechselstörungen der Capillarwände ... 132
- b) Entzündliche Läsionen der Capillarwände ... 132
- c) Geschwülste der Capillaren ... 132
- d) Anhang: Arteriovenöse Anastomosen ... 133

VI. Pathologische Anatomie des Lymphgefäßsystemes ... 134

B. Pathologische Anatomie der Organe des hämatopoetischen Systemes

I. Die Milz 137
  1. Orthische Prämissen 137
  2. Leichenveränderungen 140
  3. Mißbildungen 140
  4. Sogenannte Milztumoren 141
    a) Reticuloendotheliale Milztumoren 141
    b) Zirkulatorisch bedingte Milztumoren 152
    c) Blastomatöse Milztumoren 155
    d) Parasitäre Milztumoren 157
  5. Sonstiges zur Milz..................................... 157
    a) Entzündliche Veränderungen 157
    b) Altersveränderungen und allgemeine rückschrittliche Prozesse 160
    c) Milz bei traumatischen Insulten 160
II. Lymphknoten... 161
  1. Vorbemerkungen zur normal-morphologischen und funktionellen Situation 161
  2. Mißbildungen... 167
  3. Rückschrittliche Veränderungen 168
  4. Speicherungsvorgänge sowie degenerative Veränderungen ... 168
  5. Entzündliche Erkrankungen 169
    a) Sogenannter Sinuskatarrh 169
    b) Spezifische Veränderungen 169
      aa) Tuberkulose 169
      bb) Morbus BESNIER-BOECK-SCHAUMANN 170
      cc) Pseudotuberkulosen 170
      dd) Lymphadenopathie bei Infektionen durch Erreger der TPE-Gruppe, bei Brucellosen und Listeriosen 170
      ee) Viruslymphadenitis 171
    c) Sonstige spezifisch-entzündliche Lymphknotenveränderungen 171
      aa) Syphilis 171
      bb) Toxoplasmose 172
  6. Geschwülste der Lymphknoten 172
    a) Geschwulstige Veränderungen unklarer nosologischer Stellung 172
    b) Cystadenolymphom 173
    c) Brill-Symmerssche Krankheit 173
    d) Dermatopathische Lymphadenopathie 175

     e) Lymphknoten bei Leukämie 176
     f) Lymphogranulomatose 176
     g) Sarkome 177
        aa) Rundzellensarkom 177
        bb) Lymphosarkom (KUNDRAT, PALTAUF) 177
        cc) Leukosarkom (STERNBERG) 177
        dd) BURKITT-Tumor 178
        ee) Lymphadenoplastisches Sarkom 179
        ff) Reticulumzellsarkom 179
        gg) Sekundäre Geschwülste 180
  7. Parasitäre Erkrankungen der Lymphknoten 180

III. Pathologische Anatomie des Knochenmarkes................ 181
  1. Vorbemerkungen..................................... 181
  2. Kreislaufstörungen des Knochenmarkes.................. 183
  3. Metabolische Erkrankungen des Knochenmarkes 183
  4. Entzündliche Erkrankungen des Knochenmarkes 184
  5. Osteomyelofibrose und -sklerose 186
  6. Blastomatöse Erkrankungen des Knochenmarkes 187
  7. Knochenmark bei Blutkrankheiten 187
     a) Aplastische Anämie 187
     b) Anämie durch Störung der Zellkernbildung und -reifung... 187
     c) Anämie durch Störung der Haemoglobin-Synthese 188
     d) Anämie durch Hämolyse 188
     e) Agranulocytose 189
     f) Myeloproliferatives Syndrom 190

C. Pathologische Anatomie der Atemwege

I. Pathologie der Nase 192
  1. Anatomische Prämissen 192
  2. Mißbildungen...................................... 194
  3. Zirkulationsstörungen 194
  4. Entzündliche Erkrankungen der Nase 195
     a) Akuter Katarrh 195
     b) Chronischer Katarrh 195
     c) Entzündliche Läsionen der Schleimhäute der Nasennebenhöhlen 196
     d) Spezifische Entzündungen 196

5. Geschwülste der Nase 197
   a) Polypen 197
   b) Einfache Bindesubstanzgeschwülste 197
   c) Bösartige Geschwülste 197
   d) Juveniles Nasenrachenfibrom 198
6. Geschwulstähnliche Wucherungen 198
   a) Wegenersche Granulomatose 198
   b) Granuloma gangraenescens 198
7. Parasitenbefall 199

II. Pathologische Anatomie des Kehlkopfes 199
  1. Anatomische Vorbemerkungen 199
  2. Leichenerscheinungen 201
  3. Mißbildungen des Kehlkopfes 201
  4. Stoffwechselstörungen der Kehlkopfschleimhaut 202
  5. Kreislaufstörungen (Blutungen, Glottisödem) 203
  6. Entzündungen am Kehlkopf 204
     a) Die katarrhalische Laryngitis 204
       aa) Akute Laryngitis 204
       bb) Chronische Laryngitis 205
       cc) Smoker's larynx 206
     b) Die pseudomembranöse Laryngitis 206
       aa) Oberflächliche Entzündung = croupöse Entzündung .. 206
       bb) Tiefgreifende = verschorfende Entzündung 207
     c) Pustulöse Laryngitis 209
     d) Phlegmonöse Laryngitis 209
     e) Spezifische Laryngitis 210
       aa) Tuberkulose 210
       bb) Syphilis 211
       cc) Lepra 212
       dd) Morbus BESNIER-BOECK-SCHAUMANN 212
       ee) Typhus abdominalis, Rotz, Milzbrand und Pocken 212
       ff) Sklerom 213
       gg) Lymphogranulomatose 213
  7. Mykosen und Wurmkrankheiten 213
  8. Veränderungen des Kehlkopfes bei Erkrankungen des hämatopoetischen Apparates 214
     a) Agranulocytose und Panmyelophthise 214
     b) Leukämie 215
     c) Extramedulläres Plasmocytom 215

9. Veränderungen der Kehlkopfschleimhaut bei Störungen des Hormonhaushaltes 215
   a) Beziehungen zu den Sexualhormonen 215
   b) Beziehungen zur Hypophyse 216
   c) Beziehungen zur Schilddrüse 216
10. Geschwülste des Kehlkopfes 216
    a) Pseudotumorale Veränderungen 216
    b) Echte Geschwülste 217
       aa) Phänomenologische Einteilung 217
       bb) Histologische Einteilung 217
11. Verletzungen und Fremdkörper des Kehlkopfes 221

III. Pathologie der Luftröhre 222
   1. Anatomische Vorbemerkungen 222
   2. Mißbildungen der Luftröhre 223
   3. Kreislaufstörungen der Luftröhrenwand 224
   4. Entzündliche Erkrankungen der Trachea 224
   5. Geschwulstige Erkrankungen 224

IV. Halsfisteln 225
   1. Bemerkungen zur Entwicklungsgeschichte der Kiemenbogen . 225
   2. Bemerkungen zur Organisation der Halsfisteln 227

V. Bronchopulmonale Pathologie 227
   1. Anatomische Vorbemerkungen 227
   2. Aufteilung der feineren Bronchialverzweigungen 229
   3. Entwicklungsstörungen 232
   4. Stoffwechselstörungen des bronchopulmonalen Systemes.. 232
   5. Kreislaufstörungen der Bronchialwände 233
   6. Entzündliche Erkrankungen der Bronchialwände 233
      a) Unspezifische Entzündungen der Bronchialwand 233
         aa) Akute und chronische katarrhalische Bronchitis 233
         bb) Fibrinöse Bronchitis 234
         cc) Capillarbronchitis........................... 234
         dd) Bronchitis bei Asthma bronchiale 234
      b) Spezifische Entzündungen der Bronchialwand 237
         aa) Tuberkulose 237
         bb) Syphilis 237
         cc) Sonstige spezifische Entzündungen 237

7. Veränderungen der Bronchiallichtung 238
   a) Stenosen 238
   b) Ektasien 238
8. Fremdkörper 239

VI. Lungenpathologie im engeren Sinne 240
1. Kadaveröse Lungenveränderungen 240
2. Veränderungen des Luftgehaltes 240
3. Formen der Atelektasen 240
4. Lungenblähungen und Lungenemphysem 244
   a) Akutes vesikuläres Emphysem oder parafokales kompensatorisches Emphysem................................... 244
   b) Chronisch-substantielles Lungenemphysem 244
   c) Seniles Lungenemphysem 247
   d) Interstitielles Lungenemphysem 247
5. Kreislaufstörungen der Lungen 248
   a) Aktiv-kongestive Hyperämie 248
   b) Passive Stauungshyperämie 248
   c) Lungenausgleichsblutversorgung 249
   d) Ischämische Lungenveränderungen 250
   e) Lungenödem 250
   f) Lungenblutungen 252
   g) Lungeninfarkte 254
6. Entzündliche Erkrankungen der Lunge 258
   a) Fibrinöse, lobäre, segmentale, croupöse Pneumonie 258
   b) Bronchopneumonien 264
   c) Formen der Lungenabszesse und der Lungengangrän 267
   d) Interstitielle Pneumonie 267
   e) Spezifische Lungenentzündungen 270
      aa) Lungentuberkulose 270
      bb) Syphilis der Lunge 284
      cc) Sonstige spezifische Lungenentzündungen 285
   f) Staubinhalationskrankheiten, Pneumonokoniosen 286
      aa) Kohlepigmentlunge................................. 287
      bb) Steinstaublungenerkrankungen 288
      cc) Bemerkungen zur speziellen Pathologie einiger weiterer Pneumonokoniosen 290
7. Geschwulstige Erkrankungen des bronchopulmonalen Systemes 292
   a) Allgemeines... 292

b) Einteilungsprinzipien der bronchopulmonalen Carcinome .. 294
   c) Pathogenese der bronchopulmonalen Carcinome 296
   d) Bronchusadenome, Bronchuscarcinoide 297
   e) Sekundäre Lungengeschwülste 297
8. Parasitenbefall der Lungen................................ 298
9. Erkrankungen der Pleura 299
   Bemerkungen zur diagnostischen Untersuchung bioptischer
   Pleurapunktate 301

D. Pathologische Anatomie des uropoetischen Systemes

I. Nieren 303
  1. Entwicklungsgeschichte, normale Anatomie und Bemerkungen
     zur Physiologie 303
     a) Histologische Besonderheiten 306
     b) Filtrations-Rückresorptionstheorie 308
     c) Sekretionstheorie BOWMAN und HEIDENHAIN 308
     d) Experimentelles zur Frage der Nierenfunktion 309
     e) Gestaltungsfaktoren für die Harnbereitung 309
  2. Leichenveränderungen 311
  3. Mißbildungen der Niere 311
  4. Kreislaufstörungen der Niere 314
     a) Aktiv-kongestive Hyperämie 314
     b) Passive Hyperämie 314
     c) Anämie der Nieren 316
     d) Der Niereninfarkt 316
     e) Schocknieren 317
     f) Fett-, Zell-, Fruchtwasserembolie 318
  5. Atrophie der Nieren 318
  6. Morbus Brightii 318
     a) Die Nephrosen 319
        aa) Einfache, sogenannte akute Nephrosen 319
        bb) Bestimmt-charakterisierbare, chronische Nephrosen ... 320
        cc) Allgemeine Symptome der Nephrosen 327
     b) Die nicht-eitrige Nephritis 329
        aa) Die akute diffuse Glomerulonephritis 329
        bb) Die herdförmige Glomerulonephritis 342
        cc) Die interstitielle Nephritis 343
        dd) Bemerkungen zur experimentellen Glomerulonephritis . 344

        c) Die Nephrosklerose 345
            aa) Arteriosklerose der Nieren 345
            bb) Arteriolosklerose der Nieren 346
                Besondere Formen der Arteriolosklerose der Nieren.... 347
            cc) Diabetische Glomerulosklerose KIMMELSTIEL-WILSON .. 348
        d) Begleiterscheinungen des Morbus Brightii 349
            aa) Arterielle Hypertonie 349
            bb) Urämie 350
            cc) Ödeme 351
            dd) Renales Siechtum 352
    7. Eitrige Nierenentzündungen 352
        a) Hämatogen-metastatische, eitrige Nephritis 352
        b) Fortgeleitete, aszendierende, eitrige Nephritis; sogenannte Pyelonephritis 353
    8. Spezifische Nierenentzündungen 354
        a) Tuberkulose 354
        b) Syphilis der Niere 356
        c) Sonstige spezifische Entzündungen der Niere 356
    9. Geschwülste der Niere 356
        a) Geschwulstähnliche Veränderungen 356
        b) Bindesubstanzliche Geschwülste 357
        c) Epitheliale Geschwülste.............................. 358
        d) Allgemeines Verhalten bösartiger Nierengeschwülste ... 359
    10. Parasitäre Erkrankungen der Niere 359
    11. Apoplexie des Nierenlagers 360
    12. Hydronephrose 360
    13. Nierensteinkrankheit 361
    14. Bemerkungen zu den Problemen der Nierentransplantation ... 364

II. Ableitende Harnwege 365
    1. Nierenbeckenentzündung................................... 365
    2. Pyelitis, Ureteritis und Urocystitis cystica 366
    3. Pyelitis chronica polyposa 366
    4. Geschwülste des Nierenbeckens und der Harnleiter 367

III. Harnblase 367
    1. Mißbildungen 367
    2. Kreislaufstörungen 369

3. Entzündliche Erkrankungen der Harnblase 369
4. Geschwülste der Harnblase 371
   a) Fibroepitheliome.................................. 371
   b) Carcinome 371
   c) Sarkome 372
Anhang 372
Schlußbemerkungen 374
Tabellen 1 — 3... 375
Sachverzeichnis 379

Vorbemerkungen

Pathologie bedeutet bekanntlich Krankheitslehre und Krankheitsforschung. Die *Pathologie* braucht nicht mit anatomischer Methode betrieben zu werden. Bis etwa zum Jahre 1920 nannten sich die Vertreter der inneren Medizin „Professoren der speziellen Pathologie und Therapie".

Heute wird die Pathologie (im weiteren Sinne) in allen Kulturstaaten ganz wesentlich durch die Mittel der morphologischen Krankheitsforschung getragen und gesteuert. Die pathologisch-anatomische Betrachtungsweise arbeitet selbstverständlich, vielfach überwiegend, mit histologischer, elektronenmikroskopischer, histophysiologischer und autoradiographischer Technik.

Die pathologische Anatomie steht in ihrem Denken der klinischen Medizin ganz nahe. Die Allgemeine Pathologie dagegen steht an der Seite der Physiologie. „Die Physiologie des gesunden und kranken Menschen ist nicht verschieden" (R. VIRCHOW). Die Allgemeine Pathologie repräsentiert die Summe der Erfahrungen einer speziellen pathologischen Anatomie. Letztere ist überwiegend individual-pathologisch orientiert. Erst seit etwa 20 Jahren gelingt es, auch im Bereiche der speziellen pathologischen Anatomie Aussagen für den kollektiven Verband und zwar durch die Methoden der modernen Dokumentation zu fundieren.

Die historischen Wurzeln der speziellen pathologischen Anatomie gehen auf Giovanni Battista MORGAGNI (1761) und dessen epochemachendes Werk „De sedibus et causis morborum" zurück. Die Kardinalfrage der speziellen pathologischen Anatomie lautet: „Ubi est morbus"? Über der Suche nach dem Sitz der Krankheit hat man oft die Frage nach den Krankheitsursachen vernachlässigt. Die „letzten" Ursachen einer Krankheit können von der pathologischen Anatomie nicht ausfindig gemacht werden. Die pathologische Anatomie aber stellt einen entscheidenen Beitrag zum Verständnis der Pathogenese dar. Ätiologie und Pathogenese sind nicht dasselbe.

Das Studium der speziellen Pathomorphologie ist für den Anfänger ausgesprochen mühsam. Wer jedoch sehr viel guten Willen investiert, wird insofern reich belohnt, als er, übersieht er die wesentlichen Probleme der pathologischen Anatomie, in den Besitz einer guten Kenntnis dessen gelangt, was man *ärztliche Differentialdiagnose* nennt.

Im Grunde ist der Unterricht in „spezieller pathologischer Anatomie" ein „Elementarunterricht". Die Beschäftigung mit der „Allgemeinen Pathologie", die heute vielfach an den Anfang der klinischen Ausbildung gestellt wird, verlangt sehr viel mehr. Denn nur der wird „Allgemeine Pathologie" verstehen können, der die Gesetzlichkeiten der „speziellen pathologischen Anatomie" — längst — erworben hat.

Die Gliederung der speziellen pathologischen Anatomie erfolgt im allgemeinen nach den Zusammenhängen der Organsysteme. Sogenannte funktionelle Gesichtspunkte werden jeweils erst nachträglich zu erörtern sein. Der Anfänger möge bitte nicht „pathologische Anatomie" als Gegenstück und Ergänzung zur „normalen Anatomie" auffassen. Letztere ist eine „humane Zootomie" (RÖSSLE). Im Bereiche der normalen Anatomie wird die Leiblichkeit des Menschen als eines Gliedes der Schöpfung (der belebten Natur) untersucht. Die „pathologische Anatomie" erschöpft sich keinesfalls in der Erarbeitung spezieller patho-anatomischer Tatsachen, sondern will unter allen Umständen Äquivalente klinischer Krankheitsbilder erkennen und, wo immer möglich, „nosologische Entitäten" herausschälen. Es ist daher unbedingt wichtig, daß klinische Medizin und spezielle pathologische Anatomie parallel betrieben werden. Pathologische Institute sind „klinische Universitätseinrichtungen".

Aufgrund jahrzehntelang bewährter Unterrichtspraxis haben wir uns entschlossen, die spezielle pathologische Anatomie in zwei großen Gruppen darzustellen. Die spezielle pathologische Anatomie I umfaßt die Pathoanatomie von Herz und Gefäßen, Luftwegen und Atmungsorganen, Blut und blutbereitenden Organen, Nieren und Harnwegen. Die spezielle pathologische Anatomie II umfaßt die Pathomorphologie von Verdauungskanal mit Leber und Pankreas, der Drüsen mit innerer Sekretion, der Geschlechtsorgane (männlich und weiblich), der Organe des Bewegungsapparates sowie des zentralen u. peripheren Nervensystemes.

Der theoretische Unterricht in pathologischer Anatomie bedarf der außerordentlich wichtigen Ergänzung durch die seminaristischen Kurse unseres Faches: Kurs der Sektionstechnik, pathologisch-anatomischer Demonstrationskursus, Kursus der pathologischen Histologie.

Die neue *Bestallungsordnung für Ärzte* sieht für die Bundesrepublik Deutschland zwar auch die gleiche Unterrichtsquantität vor, setzt aber die Akzente ein wenig anders: In zwei *Großen Kursen* der Pathologie (I, II) werden die Gesetzlichkeiten der Allgemeinen Pathologie und die Typologie der Organkrankheiten ausgebreitet, die differentialdiagnostisch essentielle spezielle pathologische Anatomie wird durch eine klinisch-pathologische Konferenz gepflegt. Die Kurse integrieren die Systematik der theoretischen Stoffbewältigung, die seminaristischen Bemühungen *und* die diagnostischen Übungen. Es wird sich angesichts der begrenzten Ausbildungskapazitäten nicht vermeiden lassen, daß bestimmte Themen von Standardcharakter durch *audiovisuelle Automation* gelehrt werden.

A. Pathologische Anatomie der Organe des Stoffverkehrs

(Herz und Gefäße)

I. Die Rolle des Stoffverkehrs

Alle Teile des menschlichen Körpers werden durch zwei „Mittel" miteinander verbunden. Einmal handelt es sich um das *Nervensystem*. So fein verzweigt es auch angelegt ist, so muß es doch fraglich erscheinen, ob tatsächlich *alle* Zellen unseres Körpers in echter nervöser Verbindung miteinander stehen. Das andere „Mittel" ist der *Säftestrom*. Durch ihn wird jede Zelle erreicht. Ein wesentlicher Teil des Säftestromes wird durch die Gewebeflüssigkeit dargestellt. Bei primitiven Tieren, zum Beispiel bei Würmern, kommt die Bewegung der Flüssigkeit durch muskuläre Biegung und Krümmung des ganzen Körpers (wesentlich) zustande. Rücklaufsperrventile sind in den Flüssigkeitsleitern eingebaut. Bei Schnecken, Insekten und Wirbeltieren wird ein spezieller Bewegungsapparat, ein besonderes System muskulärer Kontraktionsfähigkeit mit Ventilen, Klappen und Röhren ausgebildet. Bei den Wirbeltieren ist das Gefäßsystem (im allgemeinen) in sich geschlossen. Der Stoffverkehr dient nicht nur dem Stoffwechsel im engeren Sinne, sondern auch dem Transport sogenannter biologischer Wirkstoffe. Er unterstützt gerade hierdurch auch die Tätigkeit des Nervensystemes.

Das morphologische Werkzeug des Stoffverkehrs sind das Blut- und Lymphgefäßsystem. Letzteres arbeitet nur in einer Richtung, nämlich von den Organen der Peripherie weg zu den „zentralen Einrichtungen" hin.

II. Bemerkungen über die Entwicklung des Gefäßsystems

Bei allen Amnioten werden die ersten Blutgefäße außerhalb des Embryonalkörpers im Dottersack angelegt. Sie entstehen aus dem Mesoderm. Es treten dort Zellhaufen und Zellstränge auf, die man Angioblasten nennen kann. Durch diese entstehen Blutzellinseln. Diese Elemente sind omnipotent. Aus ihnen entwickeln sich die eigentlichen Leitungsbahnen, aber auch die primitiven Blutzellen. Etwa in der dritten Embryonalwoche wird die Verbindung zwischen den im Dottersack angelegten primitiven kapillären Gefäßchen und entsprechenden Anlagen im embryonalen Individualkörper hergestellt. Die Herzanlage geht bei 2,5 mm langen menschlichen Embryonen in Szene. Den Treffpunkt der eigentlichen embryonalen und der Dottersackgefäße kennen wir nicht genügend genau. Das *Endothelrohr* bildet Anlage und Grundlage sämtlicher Gefäße. Es gibt kein Blut- und auch kein Lymphgefäß ohne Endothelrohr. Die Einrichtung der Endothelgarnitur ist von gleicher Wichtigkeit für embryonales und postembryonales Leben, für physiologische Regeneration und Wundheilung. Lediglich bei kapillären Gefäßen bleibt das primitive Endothelrohr, im Fortgang des Lebens durch Besonderheiten ausgestattet, einigermaßen erhalten. Bei allen übrigen Gefäßen tritt von außen her eine Accessoria hinzu. Aus dieser entsteht das Stroma der Intima, und es entstehen die Einrichtungen der Media und Adventitia. Wenn auch durch die vererbte Entstehungsregel im Organismus Art und Ort der einzelnen Gefäße vorgeschrieben sind, so besteht doch hinsichtlich Lagerung und Astfolge der Blutgefäße eine große Variabilität. Bei der morphologischen Differenzierung der Gefäßwand wirkt die funktionelle Belastung, wirkt also der Blutstrom als Gestaltungsfaktor, entscheidend mit. Wird beispielsweise einem Nährmedium, in dem sich Fischembryonen entwickeln sollen, Cyankalium (in starker Verdünnung) zugesetzt, dann entsteht kein Säftekreislauf, es kommt nicht zu einer eigentlichen Herzaktion, und das Endothelrohr wird nicht weiter in Richtung auf die Hinentwicklung zu einer Gefäßbahn differenziert (J. LOEB).

III. Bemerkungen zur Mechanik des Blutkreislaufes

Das Blut befindet sich deshalb im Zustande der Bewegung, weil es vom Orte des höheren Druckes zu dem eines niedrigeren Druckes ausweichen muß. Die Ursache des Blutdruckes liegt letzten Endes in der Tätigkeit des Herzens begründet. Bei der Strömung des Blutes muß dann aber die Reibung an der Gefäßwand, und es muß auch eine erhebliche innere Reibung überwunden werden. Etwa 2% unserer Körperwärme stammen aus dieser mechanischen Arbeit zur Überwindung der Reibung. Nach dem Gesetz von POISEUILLE ist der Widerstand umgekehrt proportional der 4. Potenz des Radius einer engen Röhre. Die Herzarbeit wird danach im wesentlichen aufgebraucht zur Überwindung der Strömungswiderstände. Beim Eintritt des Blutes in die kleinen Venen ist die Herzarbeit fast vollständig erschöpft. Neben der Arbeit zur Überwindung der Widerstände ist aber noch eine weitere, nämlich eine *Formänderungsarbeit* zu leisten. Weil der Erythrocytendurchmesser vielfach größer als der des Kalibers feiner Kapillaren ist, muß auch eine besondere Arbeit geleistet werden, um die Erythrocyten durch die Kapillaren hindurchzutreiben.

Das Blut bleibt im Inneren der Venen deshalb in Strömung, weil der Puls der benachbarten Arterie durch geeignete Wandverbindungen auf die jeweilige Venenwand übergreift und wahrscheinlich auf diese Weise einen dem Arterienpuls spiegelbildlichen Venenpuls erzeugt. Weitere Ursachen für den venösen Pulsstrom sind Gelenk- und Muskelbewegungen der Extremitäten, negativer intrathorakaler Druck (Atemexkursionen) sowie der „Druckstrom" der arteriovenösen Anastomosen.

Für die eigentliche Fortbewegung des Blutes durch die Tätigkeit des Herzens kommt zunächst das Arteriensystem in Betracht. Das besondere liegt darin, daß der Kreislauf in einem mehr oder weniger elastischen Röhrensystem vor sich gehen muß. Das Herz wirft rhythmisch Blut in die Aorta. Während der Diastole, sobald die Aortenklappen geschlossen sind, ist die Aorta nur nach der Peripherie geöffnet. Aus der Aorta strömt das Blut in kontinuierlichem Fluß, wenn auch mit dem Pulse schwankend, ex centro in peripheriam. Die Aorta verwandelt bekanntlich den rhythmischen Zustrom in einen gleichmäßigen Abstrom (Windkesselwirkung). Zeitlich gesehen verhält sich der Zustrom in die Aorta zum Abstrom aus der Aorta wie 1:2. Blutmenge und Herzarbeit werden also in der Aortenwand und im Aortenlumen gespeichert. Während der Diastole des Herzens wird so viel von der Dehnung der Aortenwand wieder rückgängig gemacht, wie der abfließenden Blutmenge entspricht. Die Aortenwand erschlafft hierbei nicht ganz. Sie bleibt also beständig unter einer gewissen Spannung. Die peripheren Gefäße können als Verteilerröhren aufgefaßt werden. Die Grenze zwischen Windkessel und Verteilersystem ist unscharf.

Der Blutdruck ist also der Druck, mit dem das Herz das Blut in die Aorta hineinpreßt. Damit der Druck auch fern vom Herzen einigermaßen hoch bleibt, muß die Gefäßweite ein bestimmtes Verhältnis zur zirkulierenden Blutmenge besitzen. Damit die Arterien ständig prall gefüllt bleiben, muß deren Wand elastisch gespannt werden. Ein Absinken des elastischen Widerstandes der Arterienwand würde eine Erweiterung des Gefäßes und damit ein Abgleiten der verfügbaren Blutmenge in das „sich dehnende" (periphere) Gefäßvolumen zur Folge haben.

Würde man sich das System des Blutkreislaufes entleert vorstellen, und würde dann das Blutgefäßsystem des Menschen neu aufgepumpt werden, dann wäre der normale Blutdruck erst dann wieder erreicht, wenn die Arterienwand prall angespannt und dadurch mit potentieller Energie neu geladen wäre. Es steckt also in Spannung und Dehnung der Arterienwand eine Formänderungsarbeit. Diese garantiert eben die potentielle Energie aller Schlagaderwände. Die potentielle Energie besteht aus dem Produkt von Spannung mal Dehnung der Gefäßwand. Diese Energieladung wird zwar ständig irgendwie abgegeben, sie wird aber auch bei jeder „Pulsladung" durch einen Zuwachs an Spannung und Dehnung rechtzeitig erneut aufgefüllt. Damit für die Blutanforderung der Organe ein einigermaßen gleichbleibender Energiezustand eines Arterienrohres erzielt wird, muß für jede Arterienstrecke die potentielle Energie, es muß also das Produkt aus Spannung und Dehnung konstant sein. Bei einer Erkrankung der Arterienwand mit Abnahme der Elastizität (Gefäßsklerose) wird die Dehnungsmöglichkeit geringer. Weil nun, wie auseinandergesetzt, das Produkt aus Spannung mal Dehnung konstant zu bleiben hat, muß die Spannung im Falle der pathologischen Gefäßwandveränderung durch eine vermehrte Herzaktion und durch Tonusregulierung, etwa auch der terminalen Blutstrombahn, erhöht werden.

Neben der Bedeutung des Herzens für die Inganghaltung des Blutkreislaufes hatte man, lange vor Entdeckung des Blutkreislaufes überhaupt, angenommen, daß die Blutbewegung durch eine Art von Attraktion seitens der Organe zustande käme. GALEN war der Meinung, das in den Venen fließende Blut würde in den Organen unaufhörlich verbraucht. Sehr viel später hatte François Xavier BICHAT (1771—1802) das „Ernährungsbedürfnis" seitens der Gewebe, also vitale Kräfte, als Ursache des Blutstromes in Anspruch genommen. Von diesen Gedanken aus ist es nur ein kleiner Schritt zur Vorstellung von August BIER (1861 — 1949), der bekanntlich von dem „Blutgefühl" der Gewebe gesprochen hatte. Die moderne Kapillarphysiologie arbeitet quantitativ, also metrisch. Sie mißt Durchblutungsgröße, Blutverteilungsdichte, beobachtet das Kapillarbild unter pathologischen Bedingungen und beschäftigt sich mit der histophysiologischen Darstellung sogenannter Überträgerstoffe.

IV. Pathologische Anatomie des Herzens

(Lit.: „Das Herz des Menschen", herausgegeben von W. BARGMANN und W. DOERR, Stuttgart: Thieme 1963, 2 Bände).

1. Orthische Prämissen

Die lange Strecke der Blutgefäße, welche durch das Herz „beschickt" werden muß, verlangt nach einem Pumpwerk, welches von der frühen Embryonalzeit an während vieler Jahrzehnte „automatisch" funktioniert. Vier Tatsachen sind wesentlich:

1. Der Herzmuskel gehört zu den „faserkonstanten" (zellkonstanten) organismischen Strukturen.

2. Die Anordnung der Herzmuskelfasern und der zugehörigen Kapillaren ist so beschaffen, daß normalerweise, das heißt falls nicht Schädigungen eigener Art (coronarielle Ischämie, Degeneration, Entzündung) hinzutreten sollten, der Herzmuskel bis zu einem „kritischen" Gewicht (kritisches Gesamtherzgewicht = 500 g) seitens des Energieangebotes nicht gefährdet ist.

3. Das Gefüge der Herzmuskelfasern, das heißt deren Stellung gegeneinander und zu den begleitenden Kapillaren, ist im Bereiche der linken Herzkammerwand eine andere als in dem der rechten.

4. Es besteht eine bestimmte Relation zwischen der Wandstärke muskulärer peripherischer Schlagadern und dem Herzgewicht (zum Beispiel zwischen der funktionellen Masse der Arteria femoralis und dem Gewicht des Myokard; LINZBACH, 1943).

Soweit bekannt, entfällt beim Menschen in der linken und in der rechten Herzkammerwand auf je eine kontraktile Muskelfaser eine Blutkapillare (LINZBACH, 1948, 1950). Die linksventrikuläre Muskulatur ist dichtgepackt, die rechtsventrikuläre locker gefügt. Die linkskammerigen Fasern stehen hinter- und nebeneinander, die rechtskammerigen gleichsam „auf Lücke". Die linke Kammerwand des gesunden erwachsenen Menschen im dritten Lebensjahrzehnt wiegt 150 g, die rechte 50 g. Die Gesamtlänge der Muskelfasern wird links auf 350 km, rechts auf 240 km geschätzt. Die Gesamtoberfläche der Muskelfasern links beträgt etwa 25 m^2, die der Muskelfasern rechts etwa 12 m^2. Es ist bemerkenswert, daß die Oberflächen der Kapillaren andere Proportionen bieten: Die Kapillarwand links wird mit 8,6 m^2, die Kapillarwand rechts mit 6 m^2 angegeben. Geht man von dem Gedanken aus, daß für die Bedingungen des Sauerstoffaustausches die Relation zwischen Größe der Kapillaroberfläche und Größe der Oberfläche der zugehörigen Muskelfasern wichtig ist, dann beträgt die Beziehung links 1:2,9, rechts aber 1:2! Diese Organisation bedeutet, daß die rechte Herzkammer bezüglich der Anflutung von Sauerstoff fast um ein Drittel besser gestellt ist als die linke; daß aber die rechte Kammerwand bezüglich der Anflutung von Zellgiften oder Ablagerung von Metaboliten um ein Drittel schlechter gestellt, also mehr gefärdet ist (DOERR, 1951).

Bei einem muskulären Hohlorgan, welches sich jährlich 42 Millionen mal kontrahiert, müssen die Einrichtungen, welche die Formveränderung ermöglichen, besonders gut entwickelt sein. „Formveränderung" bedeutet, daß sich die die mechanische Arbeit effektualisierenden Muskelfasern „reibungslos" gegeneinander verschieben können müssen. Die Amplitude der Muskelfasern ist nicht überall gleich groß. Die Bündel der inneren Schale legen die längste Kontraktionsstrecke zurück, gemessen an den jeweiligen „Internodien". Man müßte eigentlich erwarten, daß sich die subepikardialen Muskelfasern am stärksten kontrahieren würden, weil sie die „große Kurvatur" das heißt die „Außenkurve" zu bewältigen haben. Tatsächlich ist dies nicht der Fall. Denn die Anzahl der „Internodien" ist außen größer als innen. Die längere geometrische Strecke wird also durch die größere Anzahl von Muskelfaserzellen bewältigt.

Die mechanische Herzleistung wäre ohne geeignete *Gleitfähigkeit der Interstitien* nicht denkbar. Zwischen größeren Muskelfaszikeln liegen bindegewebige „Septen", die man Henlesche Septen nennt. Dort liegen unter anderem zum Beispiel neben coronariellen Gefäßeinrichtungen sogenannte *Herzlymphbahnen* (AAGAARD, 1924). Wenn man einem schlagenden Herzen, etwa beim Hunde, einen geeigneten Farbstoff subepikardial mit feiner Nadel injiziert, entsteht in wenigen Augenblicken eine üppige Arborisation der feineren Lymphbahnen, welche bald zu Stämmen in der Umgebung der Venen zusammentreten, nach der Atrioventrikulargrenze aufsteigen und nach längstens 30 Minuten Versuchsdauer eine Lymphknotengruppe zwischen Aortenbogen und Arteria pulmonalis dextra durch Farbmarkierung deutlich werden lassen. Nach PATEK (1939) existiert ein die ganze Wanddicke des

Kammermyokard durchsetzendes Lymphgefäßkontinuum. Die ganze Dicke der Kammerwände wird im allgemeinen durch drei Muskelfaserschichten repräsentiert (A. PUFF, 1960). Die Schichtenlagen besitzen eine gewisse, begrenzte funktionelle Eigenständigkeit. Es ist bis jetzt nicht befriedigend geklärt, wie die einzelnen Schichten ineinander übergeführt werden. KREHL (1891!) äußerte den Gedanken, daß die Schichtenlagen in ihren Einzelelementen schleifenförmig umgebogen und in gleichsam endlosen Spiralen ineinander übergeführt würden. Tatsächlich ist die innerste Schicht, welche subendokardial liegt, genetisch, funktionell und morphologisch nicht einheitlich. Wo das „endliche" punctum fixum aller muskulär aufgebrachter Kräfte ist, kann derzeit ebenfalls nicht mit Sicherheit erkannt werden. — Die nervale Ausstattung des Myokard ist reichhaltiger, als im allgemeinen angenommen wird. Eigentliche Nervenendorgane sind freilich bis jetzt nur vereinzelt sichergestellt worden. Man kann jedoch Seit-zu-Seit-Kommunikationen zwischen feinen Nervenstämmchen und Myokardfasern sichtbar machen. Dort liegen gewöhnlich zahlreiche kleinste Sekretbläschen, welche als Sympathicus-Überträgerstoffe (Katecholamie etc.) gelten können! Die meisten nervalen Ganglienzellen finden sich am Mündungstrichter des Sinus venosus coronarius. Die gute nervale Ausstattung des RLS ist besser bekannt. Besonders interessante Einrichtungen sind spiralisierte Nervenendigungen, welche große, subendokardial gelegene Muskelzellen umgreifen, dadurch eigentümlich konfiguriert werden, im „Silberbild" wie Pinienzapfen aussehen und von Kurt GOERTTLER als „Mechanorezeptoren" interpretiert werden. Im Vorhofbereich überwiegt wahrscheinlich die Wirkung des sympathischen, im Kammerbereich die des parasympathischen Nervensystems.

Nach dem Gesetz von LAPLACE ist die Kraftentfaltung der Herzmuskelfasern, welche zur Erzielung eines bestimmten Binnendruckes erforderlich ist, $K = P \cdot \pi r^2$. Dabei deutet r den Radius des Herzinnenraumes, πr^2 die Schnittfläche durch den Mittelpunkt des als Kugel gedachten Herzens, die Oberfläche eines solchen kugeligen Herzens $O = 4 \pi r^2$ an. Daher ist πr^2 so groß wie ein Viertel der Kugeloberfläche. Man kann also sagen, daß die Spannkraft der Herzmuskelfasern so groß ist wie der Innendruck der Herzhöhlen multipliziert mit 1/4 der inneren Herzoberfläche (DELIUS, 1963). — Welches sind die biotechnischen Einrichtungen, um diese Lasten zu heben?

Das Kammermyokard besteht aus Muskelfasern von $30 - 60 \mu$ Länge und $10 - 12 \mu$ Dicke. Die Muskelfasern hängen durch spitzwinklige Verzweigungsbrücken untereinander zusammen. Jede Herzmuskelfaserzelle ist durch je zwei Glanzstreifen abgegrenzt. Die Glanzstreifen können als Raumfaltenmenbranen angesprochen werden. Der Zellkern liegt jeweils in der Mitte der Myokardfaserzelle. Die Kernmembran besitzt sehr zahlreiche, jeweils etwa $300 - 800$ Å große Poren. Im Karyoplasma liegen osmiophile Granula mit einem Durchmesser von je 150 Å. Gewöhnlich findet sich im Kern der Muskelfaserzelle ein einziger Nucleolus. Jede Herzmuskelfaser enthält zahlreiche Myofibrillen. Im Vergleich mit der Skelettmuskulatur enthält der Herzmuskel in seinen Fasern weniger Fibrillen, jedoch mehr Mitochondrien! Jede Fibrille besteht aus mehreren longitudinal hintereinander angeordneten Sarkomeren. Eine Sarkomere ist der durch zwei Z-Streifen abgegrenzte Fibrillenabschnitt (Z — Z). Zwischen Sarkomeren und Sarkolemm liegt das Sarkoplasma. Die Muskelfaseraußenhaut ist das Sarkolemm. Es besteht mindestens aus *einer* äußeren Oberflächenmembran und *einer* nach innen anliegenden „Basalmembran". Die Glanzstreifen (Disci intercalares) bedingen zwar, daß die Syncytienlehre in ursprünglicher Form nicht gehalten werden kann. Man hat jedoch das Myokard mit einem patchwork individueller, eng miteinander verbundener Zellen verglichen (BRAUNWALD, ROSS und SONNENBLICK, 1967). Auf jede Sarkomere entfällt im allgemeinen 1 Mitochondrion. In der Vorhofmuskulatur ist die Variationsbreite größer. Die Mitochondrien sind $0,5 - 2,0\ \mu$ lang und liegen den Fibrillen innig an. Die Mitochondrien machen angeblich 25 % der Muskelmasse aus. Die Cristae sind $200 - 250$ Å lang. Die Höhe der Phosphorylierungsrate der Mitochondrien geht der Anzahl der Cristae parallel! Jede Myokardfaserzelle enthält ein fein gegliedertes sarkoplasmatisches Reticulum. Es besteht aus longitudinalen und transversalen Tubuli. Nur das L-(Longitudinal-) System gehört zum binnenzellularen Reticulum. Die Kanälchen enden mit feinsten Auftreibungen (Zisternen). Das T-(Transversal)-System, das heißt das System der quer zur Achse der Muskelfasern orientierten Kanälchen, steht mit den Interzellularräumen in offener Verbindung. Es durchdringt von außen nach innen etwa zwei Drittel der Querschnittdicke der Muskelfasern. Longitudinale und transversale Kanälchen begegnen einander im Niveau der Z-Membranen. Dabei entsteht eine eigenartige Form der Kontaktnahme: Das L-System umgreift mit je einer Zisterne ein T-Kanälchen und zwar von 2 einander gegenüber liegenden Seiten aus. Man nennt dies eine „Triade". Eine freie Verbindung zwischen beiden Kanälchensystemen besteht normalerweise nicht. Die Bedeutung des endoplasmatischen Reticulum wird im Augenblick so gesehen: Das *T-System* steht im Dienste des *Materialtransportes* für die Kontraktion der Muskelzelle, das *L-System* in dem der Depolarisation und der *Calciumabgabe*.

Die Herzmuskelfaser besteht also aus *Myofibrillen*, jene bestehen aus *Myofilamenten*, diese aus Makroaggregaten *kontraktiler Proteine*. Die dickeren Myofilamente sind $1,6\ \mu$ lang, 100 Å stark, werden Myosin-A genannt und beherrschen (ultrastrukturell) die A-Band-Zone. Die dünneren Myofilamente bestehen aus Actin, erstrecken sich von der Z-Linie durch das I-Band in das A-Band und enden in der L-Linie. Den ML-Komplex nennt man auch Pseudo-H-Zone. Sie besteht aus dicken Filamenten. Die *Röntgenstrukturanalyse* zeigt, daß dünne und dicke Filamente eigenartige Brücken bilden sowie neben- oder gegeneinander verschoben werden können. Nach der augenblicklichen theoretischen Auffassung ist es so, daß die längenkonstanten Myofilamente, das dünne Actin und das dicke Myosin also, gegeneinander gleitend verschoben werden („*sliding filaments*"; HUXLEY und HANSON, 1954; HASSELBACH, 1961; HUXLEY, 1965). Actin und Myosin behalten also ihre Länge in allen Phasen der gegeneinander erfolgenden Verschiebung! Um das Vorbeigleiten der Myofilamente an- und gegeneinander zustande zu bringen, ist es erforderlich, daß ständig Bindungen zwischen den Filamenten auf- und abgebaut werden. Bekanntlich darf ATP als Schlüsselsubstanz der bioenergetischen Reaktion gelten (H. H. WEBER, 1967). Die stoffliche Vermittlung wird durch das tubuläre sarkoplasmatische Reticulum geleistet. Das Transportgut wird entsprechend dem Massenwirkungsgesetz abgegeben. Wo es gilt, Membranen zu überwinden, werden carrier-Substanzen wirksam.

Ohne Membran-Effekte keine Konzentration; ohne Affinität zwischen carrier-Stoffen und Transportgütern keine Materialbewegung und Membranüberwindung. Offenbar spielt Ferritin als carrier-Substanz eine Rolle. Carrier-Stoffe sind beweglich. Sie besitzen „ausschwenkbare" Arme. — Der Golgi-Apparat liegt in Zellkernnähe, er enthält saure Phosphatasen und Esterasen. Glykogengranula liegen vorwiegend unter dem Sarkolemm, Fetttropfen in der Nähe der Mitochondrien. Die Unversehrtheit der Oxydoreduktionsorte ist die Voraussetzung für die Aufbringung der Reservekraft des Myokard und die Anfangsspannung seiner Fasern. Der Gipfel der aktiven Spannungskurve ist dann erreicht, wenn der Herzmuskel um 51% seiner Anfangslänge gedehnt wird!

Das gesunde Herz wiegt beim erwachsenen Manne im Durchschnitt 300, bei der Frau 250 g. Herzgewicht und allgemeines Körpergewicht stehen in einer bestimmten Relation. Nach Paul ERNST beträgt das Herzgewicht $4^0/_{00}$ des (in g ausgedrückten) Körpergewichtes. Bei einem Körpergewicht von 75 kg (= 75 000 g) sind $4^0/_{00}$ (4 mal 75 g) = 300 g! Ein Mensch mit einem Körpergewicht von 75 kg hätte also ein Sollgewicht seines Herzens von 300 g. Das Gewicht des normalen kindlichen Herzens wird mit $5^0/_{00}$ des Körpergewichtes angegeben.

2. Leichenerscheinungen

Die *Totenstarre* des Herzmuskels tritt etwa 1/2 Stunde nach Todeseintritt auf. Sie ist besonders ausgeprägt in der linken Kammerwand. Dadurch erscheint die linke Kammer kontrahiert; sie wird bis zu einem gewissen Grade postmortal entleert. Kommt es später, nach Lösung der Totenstarre, zur Erschlaffung der linken Kammerwand, so erscheint die linke Herzkammer leer und weit. Sollte eine Schädigung des Myokard in vivo vorhanden gewesen sein, könnte die Totenstarre nicht recht zur Ausbildung gelangen. Die linke Kammer wäre dann weit, jedoch „gefüllt". Bei der Beurteilung dieser Verhältnisse ist allerdings daran zu denken, daß auch nachträglich Blut in das Herz hineinlaufen kann. Bei der Leichenfäulnis kommt es zu einem grobkörnigen Zerfall des Sarkoplasma. Die Innenhaut des Herzens ist lackfarben blutig durchtränkt: *Imbibitio cadaverosa*. Unter der *Segmentation* des Herzmuskels versteht man die Trennung der Fasern im Bereiche der Glanzstreifen. Unter einer *Fragmentation* versteht man die Trennung der Fasern an jeder beliebigen Stelle. Segmentation und Fragmentation hat man früher als Ausdruck einer vital vorhanden gewesenen Erkrankung aufgefaßt: Myocardite ségmentaire RENAUT. Wahrscheinlich handelt es sich um die Folgen des „agonalen Zerbrechens" der Muskelfasern. Fragmentation und Segmentation finden sich auch in den Herzen gesunder Schlachttiere. Die Dignität des Befundes ist also problematisch.

3. Endokard

Man muß folgende Endokard-Regionen unterscheiden: Endocardium valvulare, Endocardium parietale, Endocardium chordale. Grundsätzlich sind von innen nach außen mehrere Schichten zu unterscheiden. Obwohl die drei Lokalisationsformen des Endokard feingeweblich nicht völlig übereinstimmen, mag es erlaubt sein, — durchgehend — folgende Schichten zu nennen: 1. Endothel, 2. Stratum spongiosum, 3. Stratum fibrosum, 4. Stratum elasticomusculare und 5. Übergangsregion. Das Stratum spongiosum ist der Schauplatz entzündlicher und metabolischer Endokardveränderungen. Die locker gebaute, aus Retikulinfasern, praekollagenen argyrophilen Fibrillen, schließlich auch aus kollagenen Fibrillenbündeln zusammengesetzte Spongiosa erfährt im Fortgang des Lebens eine „Versteifung", also eine vermehrte Stoffeinlagerung.

Jede Herzklappe hat drei Ränder: 1. Ansatzrand, 2. Schließungsrand, 3. freier Rand. Im Bereiche der Semilunarklappen kann der Abstand zwischen Schließungsrand und freiem Rand groß sein. Man kann dann von einer lusurierenden Pars flaccida, einem Luxusrand, sprechen.

Die genannten Endokardschichten sind nur im jugendlichen Erwachsenenalter deutlich. Im ersten Lebensjahrzehnt sind sie noch nicht, nach dem 3. Lebensjahrzehnt vielmehr nicht richtig zu differenzieren. Im Herzskelett und im Klappenansatzbereich finden sich chromotrope mucopolysaccharidige Stoffgemische. Die Zellen des Klappenmesenchymes erweisen sich als „*Kardiohistiozyten*" (v. ALBERTINI, 1953). Der „subendotheliale Raum" des Endokard, genau genommen: das Stratum spongiosum, erscheint vielfach als „Raum", weil die Maschen des Netzwerkes erstaunlich groß sind. Hier läuft eine ständige Durchsaftung ab. Diese in Verbindung mit der Summe mechanischer Friktionen (Schub, Zerrung, Spannung, Entfaltung, Stauchung, sogenannte Entspannung) erzeugt einen beständigen Umbau. Das Gewebe der Spongiosa wird nach und nach in das der Fibrosa umgewandelt. Was an Breite der Spongiosa verloren geht, wird an Dicke der Fibrosa gewonnen. Der Prozeß verläuft stets nur in *einer* Richtung!

Die Herzklappen des gesunden erwachsenen Menschen besitzen keine Blutgefäße!
— Das valvuläre Endokard besitzt drei morphologische Besonderheiten, die aus Gründen der Differentialdiagnose gekannt werden sollten:

a) LAMBL (1856) hat fädige *Exkreszenzen* an den Semilunarklappen der Aorta entdeckt. Sie sind papillär gestaltet, unter Wasser flottierend, fein gegliedert, bei Säuglingen niemals, jenseits des 60. Lebensjahres immer, auch an der Mitralklappe, teils einzeln, teils in Büscheln bis je 20 Stücken anzutreffen und tragen kleine Fibrinkappen. Die Lamblschen Exkreszenzen sind erworbene Stigmen stattgehabter entzündlicher Läsionen ohne erkennbaren klinischen Bezug.

b) Neben den zwischen Schließungsrand und freiem Rand der Semilunarklappen gelegenen „haftpunktartigen" Verdickungen, den sogenannten Noduli Arrantii, können mehrfache, weißliche, stecknadelspitzgroße, fibröse Verdickungen nachgewiesen werden, welche nichts mit einer Entzündung zu tun haben. Es handelt sich um sogenannte *Noduli Albini*. Sie kommen als gallertige Überschußbildungen an den „Schwimmhäuten" der Cuspidalklappen Neugeborener vor.

c) Die an den Cuspidalklappen neugeborener Menschen häufig nachweisbaren *Klappenhämatome* sind nichts anderes als Endothelkanäle von zystöser Beschaffenheit.

Bei der Beurteilung der anatomischen Integrität der Herzklappen sollte darauf geachtet werden, ob die *Flächenreserve*, die normalerweise bis 80% betragen kann und die für den Schließungsmechanismus der Klappen essentiell ist, erhalten ist! Steife Klappen, bei denen das Kollageneiweiß gegenüber dem Klappengesamteiweiß zugenommen hat, haben praktisch keine Flächenreserve! Diese scheinbar unversehrten Klappen zeitigen jedoch klinisch eine valvuläre Insuffizienz!

a) Metabolische Erkrankungen des Endokard

Die „Endokardose" ist weder pathologisch-anatomisch einheitlich, noch als klinische Entität zu begreifen. Man kann unter Endokardose die Summe heterologer Endokardveränderungen zusammenfassen, welche *nicht* entzündlicher und *nicht* blastomatöser Natur sind, sondern bei denen irgendeine Form des alterierten Metabolismus zugrunde liegt. Die klinische Symtomatologie richtet sich nach der Qualität des etwaigen Grundleidens und der anatomischen Lokalisation der am stärksten zur Ausbildung gelangten Veränderungen.

Am meisten imponierend ist die *Verkalkung* des Herzskelettes. Sie wird unter 1 100 Sektionen 7 mal bei einem mittleren Sterbealter von 44,2 Jahren und zwar 3 mal bei Männern und 4 mal bei Frauen gefunden. Sie ist wahrscheinlich häufiger, wenn besonders nach ihr gesucht wird. Die Verkalkung kann das gesamte Herzskelett betreffen, vorzüglich am Insertionsring der Mitralklappe etabliert, aber auch als aufsteigende Aortenklappensklerose ausgebildet sein. Die typische Verkalkung des Herzskelettes kann auch auf die angrenzende Muskulatur übergreifen. Dabei entsteht eine, naturgemäß auch röntgenologisch nachweisbare Starre im Annulus-Gebiet mit Steifigkeit der valvulären Ansatzränder. Dadurch kann eine echte Schlußinsuffizienz der befallenen Klappen resultieren.

Die *Verfettung* des Mesenchymes des Aortensegels der Mitralklappe ist jenseits der Lebenswende ungeheuer häufig! Sie tritt im Rahmen einer Trias auf (R. BENEKE, 1922, 1930): Dabei handelt es sich um die Koinzidenz von (1.) Lipoidfleck im Aortensegel der Mitralklappe, (2.) verfetteter supravalvulärer Intimaleiste der Aortenwurzel (quer zur Blutstromrichtung und oberhalb des Ostium der Arteria coronaria dextra) sowie (3.) streifenförmiger Lipoideneinlagerung in die Intima der Arteriae carotides communes. Die Fetteinlagerung ist nicht so sehr an die ortsständigen Mesenchymzellen gebunden, sondern tritt auch im jeweiligen Interstitium auf. Sie findet sich bei geeigneter Stoffwechsellage dort, wo mechanische Belastungen am meisten angegriffen hatten. Man spricht heute von chronisch-rezidivierter Druck-Stoß-Wirkung — den „jet lesions" —. Dabei soll „Zerrung" mehr zu Verfettung, „Druck" mehr zu fibröser fettarmer geweblicher Verdickung führen.

Die Ablagerung des seneszenten *Paramyloides* unter dem parietalen Endokard der Hinterwand der Herzvorhöfe ist sehr charakteristisch. „Erworbenes" Amyloid liegt in seltenen Fällen allgemeiner Amyloidose, vor allem bei sogenannter atypischer Amyloidose, im Perimysium internum des Kammermyokard, also jeweils in der Umgebung der Muskelfasern. Auf Schnitten senkrecht zur Längsachse der Muskelfasern imponiert die Ablagerung der kongophilen doppelt lichtbrechenden Substanzen wie ein Wabensystem (Honigwabentypus der kardialen Amyloidose). Die spezifische Muskulatur wird besonders durch amyloide und paramyloide Massen befallen. — Eigenartige knorpelähnliche Verdickungen des Herzskelettes und des Klappenmesenchymes finden sich bei der *Mucopolysaccharidose* (im Sinne der v. Pfaundler-Hurlerschen Krankheit). Dabei sind die Sehnenfäden kurz und plump. Die meisten Gargoylen sterben am Herzen. Die *Siderose* im Rahmen einer Hämochromatose betrifft sehr gern den Bereich der in der Umgebung der RLS-Fasern etablierten Lymphbahnen. Dort werden auch bei *Oxalose* anisotrope Kristalle von Calciumoxalat und bei *Uratgicht* echte kleine Gichttophi gefunden!

Alterungsveränderungen des valvulären Endokard führen im Gebiet der Semilunarklappen zu Dehiszenzen im Bereich des Luxusrandes. Dadurch entstehen eigenartige, von zarten, zuweilen netzartig angeordneten Briden unterbrochene Lücken. Diese „atrophische Fensterung" ist erworben, als Zeichen atrophisierender seneszenter Prozesse ungemein charakteristisch und hat mit Mißbildungen nichts zu tun. Durch interferenzmikroskopische Cytometrie ist der Nachweis gelungen, daß die Anzahl der Klappenmesenchymzellen pro Flächeneinheit mit zunehmendem Lebensalter kleiner wird, daß aber die Dicke der kollagenen Fibrillen ansteigt. Der prozentuale Wassergehalt nimmt dann ab. „Alterung bedeutet Wasserverlust" (R. RÖSSLE). Eine typische Alterungsveränderung der Mitralklappe ist das „*ballooning*", nämlich eine vorhofwärts orientierte ballonartige Vorwölbung bei systolischem Klappenschluß derart, daß die senile Mitralklappe wie ein ausgespannter Fallschirm aussieht! Es handelt sich um die Folge einer „senilen Mesenchymschwäche".

b) Entzündliche Erkrankungen des Endokard

BOUILLAUD (1835) hat nachweislich zum ersten Mal von „Endocardite" berichtet. Die Endokarditis ist noch heute ein weltweites Problem. Ihre Pathogenese ist nur unvollständig bekannt. Wer von „Endokarditis" spricht, meint „Entzündung" der inneren Herzhaut. „Entzündung" kann aber pathomorphologisch nur diagnostiziert werden, wenn ein Exsudat vorhanden ist. Wo soll ein Exsudat herkommen, wenn exsudierende Gefäße an den am meisten anfälligen Herzklappen zunächst nicht vorhanden sind?

Eine Endokarditis kann *angeboren* oder *erworben* sein, sie kann *akut*, *subakut* und *chronisch* verlaufen, sie kann zu *Rezidiven* neigen, sie kann mit einer *restitutio ad integrum* ausheilen oder zu einer *Defektheilung* führen. Letzteres ist der häufigere Fall.

Die Herzinnenhautentzündung kommt als *valvuläre*, *chordale* und *parietale* Endokarditis zur Manifestation. Sie bietet vielfach *Kombinationsformen*, das heißt sie spielt an Klappen *und* Sehnenfäden, oder sie tritt an mehreren Klappen verschiedener Ostien gleichzeitig auf. Dabei gibt es Gesetzlichkeiten: Eine vorwiegend valvuläre Endokarditis kann nicht gleichzeitig eine — im klinischen Sinne — parietale sein! Zwar kriecht die (bakterielle) Endokarditis auf einer Klappe gern auf den benachbarten Paries (Mitralklappe → dorsales Endokard der linken Vorhofwand) oder zeitigt eine Abklatschentzündung (Aortenklappe → Septum interventriculare), — aber die valvuläre wird nicht eine überwiegend parietale und die parietale Endokarditis wird gleichsam unter keinen Umständen eine valvuläre! Derartiges kann wohl nur mit den Bedingungen der formalen Pathogenese zusammenhängen.

Eine Endokarditis kann man weiter einteilen nach der *Beschaffenheit des Exsudates*, das heißt in eine seröse, fibrinöse, fibrinös-leukocytäre, fibrinös-nekrotisierende, nekrotisierend-hämorrhagische, mikroabszedierende Endokarditis, mit und ohne Klappenperforation, mit und ohne Abschmelzung der Sehnenfäden, mit und ohne Desintegration des benachbarten Myokard.

Ob von *Thromboendokarditis* (wie in vielen Auflagen des Aschoffschen Lehrbuches) gesprochen werden soll, ist mehr eine Frage methodischer Haltung als diagnostischer Terminierung. Eine Endokarditis kann *mikrobiell*, *metabolisch* und durch gesteigerte *Fibrininkorporation* über das Ufer der Herzhöhlen entstehen. Dabei können pathoplastische Faktoren wegbereitend eingreifen. Selbst ein perforatives unter Umständen zunächst glückhaft überstandenes *Trauma* kann bestimmend sein.

aa) Versuch der Einteilung der Endokarditis nach nosologischen Entitäten

Entité morbide im Sinne von J. M. CHARCOT ist das klinisch-pathologische, zeitlich geordnet ablaufende Symptomgefüge einer Krankheit. Die Umschreibung der Entité morbide ist nicht an die Kenntnis der engeren Krankheitsursache gebunden

Endokarditis-formen	Morphische Manifestation	Typus und Verlauf	Mikrobiologie des Schauplatzes	nosologischer Hintergrund
1. **Endocarditis verrucosa simplex**	feinwarzig-fibrinös, mikrothrombotisch, kleinstherdig-nekrotisierend	akut-subakut primär-chronisch	‚abakteriell'	Rheuma
2. **Endocarditis proliferans**	grobwarzig-atypisch, granulomatös	a) terminal-marantisch,	‚abakteriell'	akzidentell rheumatiform
		b) bei Felty-Syndrom	‚abakteriell'	
		c) bei Still-Syndrom,	‚abakteriell'	akzidentell rheumatiform
		d) als Typus GROSS-FRIEDBERG,	‚abakteriell'	akzidentell rheumatiform
		e) als Typus LIBMAN-SACKS,	‚abakteriell'	Kollagenose i. e. S.
	grobwarzig (etwas unregelmäßiger, fibrinreich)	f) Lenta mit rheumatischem Einschlag	bakteriell	Subsepsis
		g) klassische Lenta	bakteriell	Sepsis tarda
		h) Lenta mit betont septischem Charakter	bakteriell	Sepsis
3. **Endocarditis exulcerans**	ulceropolypös (Nekrose und Thrombose)	a) E. mycotica maligna KAUFMANN,	bakteriell	Sepsis
		b) E. necroticans acuta	bakteriell	Pyämie
4. **Endocarditis parietalis fibroplastica**	thrombotisch-fibrös-hyalinisierend	akut-subakut, primär-chronisch: mit und ohne lokale, mit und ohne hämatische u. myeloische Eosinophilie	‚abakteriell virusbedingt, lymphangitisch	rheumatiform? subseptisch? alimentär? pathergisch?

Endokarditis-formen	Morphische Manifestation	Typus und Verlauf	Mikrobiologie des Schauplatzes	nosologischer Hintergrund
5. Endocarditis chronica fibrosa	sklerosierend	a) als Narbe	bedingt abakteriell	uncharakteristisch.
		b) Serotonineffekt	abakteriell metabolisch	Spätfolge humoraler Effekt
6. Sonstige Endocarditiden	heterologe Prozesse	a) sogenannte spezifische Endokarditis		
		aa) Tuberkulose	tuberkulobazillär	
		bb) Syphilis	spirochaetös	
		b) fetale (und embryofetale) Endokarditis, Endokarditis bei angeborenen Herzfehlern	oft virusbedingt bakteriell	
		c) iatrogen induzierte Endokarditis	bakteriell	Inokulations-E.

Der Schlüssel zum Verständnis dieser Gliederung liegt begründet in der sogenannten Askanazyschen Infektionsformel. Diese lautet $J = \frac{V}{R}$; J = Infektiosität, V = Virulenz, R = Resistenz. In der *Vorstellung von Angriff und Abwehr* liegt so etwas wie eine *anthropomorphe Bildersprache*. Die Formen 1, 2 und 3 unserer Tabelle können als Hauptformen der menschlichen Endokarditis gelten. Jede entzündliche valvuläre Veränderung beginnt am Schließungsrand der Klappen. Die causa peccans, also etwa ein belebter Erreger oder aber dessen Toxine, müssen durch die Zellschicht der Klappenoberfläche eindringen. Dabei ist es müßig, darüber zu streiten, ob etwaige Erreger transendothelial oder interendothelial inkorporiert werden. An den endokardialen Endothelzellen des Menschen ist eine besondere Oberflächenkonfiguration (Mikrovilli) nachgewiesen worden. Die transendotheliale Vesikulation hält sich in mäßigen Grenzen. Es sei ein bildhafter Vergleich gestattet: Wenn ein durch Steinfliesen belegter Estrich anschwillt, weil an irgendeiner Stelle Regenwasser einsickern konnte, wird das Mosaik des bis zu diesem Augenblick intakt gewesenen Fliesenbelages gesprengt werden. War die interstitielle Mörtelabbindung fester als die verwendeten Fliesen, was vorkommen kann, entsteht ein Trümmerfeld. Durch Dehiszenz der Fliesen und durch Zerstörung einiger Exemplare derselben ist eine

Rauhigkeit entstanden. Aus dieser kann sowohl ein Teil des zuvor eingesickerten Wassers ausgepreßt werden als auch zusätzlich und von außen Feuchtigkeit eindringen. Vergleiche dieser Art wollen nie direkt, vielmehr als Gleichnis verstanden werden. Der „Estrich" der Herzklappe, das Stratum spongiosum, quillt auf und zeigt eine „Stippung" des fliesenartigen Endothelmosaiks. Ob ein subendotheliales Ödem ex loco durch Freisetzung von Zellwasser nach toxischer Schädigung des Zellstoffwechsels oder durch Einsickerung vom Hauptblutstrom aus nach Zusammenbruch der Grenzfunktionen in Szene geht, bleibt ungewiß. Wahrscheinlich sind beide Mechanismen möglich. Am Ort der Initialschädigung läuft eine zunächst umschriebene seröse Entzündung mit Entleimung und Desmolyse des Gewebes ab. Dort, wo ein Tropfen dieses exsudat-ähnlichen Klappenwandödemes die Klappenoberfläche erreicht, ist die Viscosität des Randblutstromes gestört. Der Zellzerfall setzt Spuren von Thrombokinase frei. Jene zeitigen die visköse Plättchenmetamorphose. Hierdurch kann das örtliche fibrinolytische Potential erschöpft und eine mikrothrombotische Sedimentation angestoßen werden. So entstehen am Schließungsrande diskontinuierliche, im allgemeinen kleine, streusandähnliche Plättchenthromben. Man wird nicht fehlgehen in der Annahme, daß diese Veränderungen am Anfang grundsätzlich jeder Endokarditisform eine Rolle spielen. Werden die Plättchenthromben inkorporiert, das heißt unter Mitwirkung der Endothelzellen in das Klappenmesenchym aufgenommen, entstehen kleine resorptive makrophagocytäre Granulome. Diese können entweder gänzlich verschwinden oder aber durch neue Fibrinsedimente wachsen. *Daneben* existieren seltenere Verlaufsformen valvulärer Endokarditis, welche mit multiplen kleinstherdigen Nekrosen des Klappenmesenchymes einhergehen. Im Zentrum des Entzündungsfeldes liegt dann eine „fibrinoide Nekrose", das heißt eine Nekrose mit fibrinöser Durchtränkung. In deren Umgebung können pallisadäre Kardiohistiozyten erblühen. Diese sehen aus wie Anitschkow-Zellen. So entsteht ein eigenartiges Entzündungsfeld, dem man eine gewisse Ähnlichkeit mit einem rheumatischen Granulom nicht absprechen kann.

Die Unterschiede zwischen einem resorptiven Endokardgranulom und der exsudativ-nekrotisierenden Klappen-Initial-Entzündung bestehen darin: Im ersteren Falle stammt das Fibrin aus dem kleinen wärzchenförmigen Plättchenthrombus, im zweiten aus der toxischen Alteration des autochthonen Klappenmesenchymes. Damit mag es zusammenhängen, daß einmal von „Fibrinoid" als Folge einer geweblichen Entartung, zum anderen als Produkt einer Exsudation, schließlich auch als Ausdruck einer örtlichen Gewebenekrose gesprochen wird („fibrinoide Degeneration"; „fibrinoide Entzündung"; „fibrinoide Nekrose").

Im Kranze sogenannter nosologischer Entitäten nimmt die Gruppe der *Endocarditis proliferans* eine eigene Stellung ein. Das Leitsymptom ist das Bild einer Kombination einer „fieberhaften Allgemeininfektion", welche den Charakter einer „Sepsis" oder „Subsepsis" besitzt, mit dem anatomischen Befund einer proliferativen Endokarditis. Die Veränderungen, die man am Schließungsrand finden kann, sind grob-warzig-granulomatös. Hierher gehören vor allem Langzeitverläufe sogenannte Endocarditis lenta. Derartige Klappenveränderungen können jahrelang schwelen, pittoreske Granulome aufbauen, alsdann fibrosierend schrumpfen, verkalken, ja nahezu ganz verschwinden. Rheumatiforme Bilder der Endocarditis lenta bevorzugen die Mitralklappe, sogenannte primär-septische die Aortenklappen. Etwa 3% der Fälle der Endocarditis lenta neigen zur spontanen Ausheilung. Im übrigen ist die Prognose nach wie vor äußerst ernst.

Als besondere Form der Endocarditis proliferans mag die *Endocarditis* LIBMAN-SACKS gelten. Sie tritt im Rahmen des Krankheitsbildes des *Erythematodes disseminatus subacutus* auf. Es handelt sich um eine sogenannte Kollagenose. Der Begriff „*Endocarditis lenta*" geht auf SCHOTTMÜLLER (Hamburg, 1910) zurück; er ist im Grunde ein klinischer. Die Erreger der Lenta-Sepsis sind die sogenannten A-Streptokokken. Es wird derzeit eine quasi-spezifische Ätiologie diskutiert. Die englischsprechende Welt bezeichnet diejenigen Endokarditisformen, die wir „Endocarditis lenta" heißen, als „subakute bakterielle Endokarditis". Die Erfahrung lehrt, daß die Endocarditis lenta (oder auch die subakute bakterielle Endokarditis) im allgemeinen nur an solchen Klappen angeht, welche eine Vorschädigung erfahren haben. Rheumatisch alterierte Herzklappen können im Falle einer sekundären Superinfektion im Sinne der genannten septischen oder subseptischen Läsionen verändert werden.

Überwiegend geschwürige Endokarditisformen sind Ausdruck einer schlechten Widerstandskraft des Makroorganismus. Das Klappengewebe schmilzt ein, es entstehen Klappenaneurysma und echte Perforationen. Die Klappenränder sind (mikroskopisch) von Kokkenrasen bedeckt. Diese Krankheitsbilder laufen sehr viel schneller ab. Die Kranken sterben in der Regel an den Folgen der septischen Metastasierung.

Die *parietale Endokarditis* kann — sie muß nicht unbedingt — eine echte Krankheitseinheit repräsentieren. Hierher gehören auch die Formen sogenannter afrikanischer Endomyokarditis *(„afrikanisches Schwielenherz")*. Die Endomyokarditis bei Carcinoid-Syndrome ist selten, jedoch ungemein charakteristisch. Entweder entsteht die Endomyokardfibrose dadurch, daß ein Abbauprodukt des Serotonin eine unmittelbare fibrosierende Wirkung entfaltet. Oder aber die Fibrosierung entsteht deshalb, weil infolge einer Serotonin-bedingten Vermehrung der Anzahl der Thrombozyten eine örtlich gesteigerte mikrothrombotische Sedimentation mit nachträglicher Inkorporation laufend und schleichend in Szene geht.

Endokarditiden im Sinne einer spezifschen Entzündung (Tuberkulose, Lues etc.) haben bei uns in Deutschland nur einen Seltenheitswert. Sie bedürfen daher keiner eigenen Erörterung.

Jede älter gewordene endokarditische Läsion verfügt über eine sekundär inszenierte, mehr oder weniger starke, pannusähnliche Vaskularisation des erkrankten Bereiches. Die Gefäße werden also nachträglich, das heißt vom Ansatzrand einer Klappe oder im Falle des Vorliegens einer parietalen Endokarditis aus dem endomyokardialen Grenzbereich, herangeführt. Die Gefäße bleiben auch dann erhalten, wenn die floride Entzündung abgeklungen ist. Durch den Nachweis der stattgehabten Vaskularisation kann man verhältnismäßig einfach patho-anatomisch abschätzen, ob und wann eine Endokarditis vorhanden gewesen war.

In der Folge der valvulären Endokarditis entstehen leider sehr oft echte *„Herzklappenfehler"*.

SCHÖLMERICH hat (1960) 4000 Fälle mikrobiell inszenierter Endokarditis ätiologisch aufgeschlüsselt und folgende Erreger nachweisen können:

a) Streptokokken der Viridans-Gruppe wurden in mehr als 2/3 aller Fälle nachgewiesen. Degegen fallen die anderen Erreger quantitativ stark ab:
b) Staphylokokken 7,5%
c) Enterokokken 6,6%
d) sonstige Streptokokken 5,3%
e) alpha-Streptokokken 2,8%
f) Pneumokokken 3,9%
g) Gonokokken 1,8%
h) der Rest (etwa 5%) entfällt auf seltener vertretene Keime.

Bei der Entstehung der menschlichen Endokarditis konkurrieren also ätiologisch (1.) immunologische Vorgänge und (2.) echte bakterielle Organinfektionen. Von anderen sicheren Ursachen weiß man sehr wenig.

bb) Bemerkungen zur experimentellen Endokarditis

Die Versuche reichen fast 100 Jahre zurück. Es handelt sich ursprünglich um kombinierte Bestrebungen, nämlich un den Versuch, Herzklappen mechanisch zu lädieren und gleichzeitig bakteriell zu infizieren. Bereits E. KLEBS (1878) konstruierte ein Valvulotom, mit dessen Hilfe Klappenperforationen in vivo bei verschiedenen Versuchstieren gesetzt wurden. Die akzidentelle mikrobielle Infektion wurde beim Kaninchen alsdann über die Ohrenvene versucht. Wichtig ist die „Schlüsselbeobachtung" von v. ALBERTINI und GRUMBACH (1937, 1938): Bci 733 Kaninchen wurden je 5 — 7 ml Rosenow-Bouillon mit Streptokokken (gewonnen aus Rachenabstrichen, Tonsilleneiter, vereiterten Zahnwurzelspitzen, Zahngranulomen) in die Ohrvene ein einziges Mal eingespritzt. Eine Vorbehandlung der Tiere hatte nicht stattgefunden. Die Kunst der Versuche bestand einzig darin, die Erreger in der „Phase" zu kultivieren und applizieren, in der sie aus dem primär erkrankten Makroorganismus gewonnen worden waren. 120 Tiere gingen an banaler Sepsis zugrunde. Von den restlichen 613 Tieren erkrankten 107 gar nicht. 21,2% der 506 in bestimmter Weise erkrankten Tiere zeigten eine Endokardreaktion. Hierbei fanden sich vorwiegend zwei Typen, meistens eine polypöse Endokarditis, seltener eine verruköse. Letztere zeigte regelmäßig am 10. Tage nach der Infektion keine Erreger mehr. Im ersteren Falle waren die Klappeneffloreszenzen auch nach 3 Wochen noch nicht steril. Von ALBERTINI und GRUMBACH unterscheiden daher zwischen Rheuma- und

Lenta-Typ der Endokarditis. In einem Teil der Fälle wurden myokarditische, angiitische, selbst arthritische Läsionen gefunden. Die Bedeutung dieser aufschlußreichen Untersuchungen liegt darin, daß offenbar virulenzgedrosselte das heißt in ihrer „Phase" gewandelte und „fixierte" Keime im normergischen Organismus ähnliche Veränderungen hervorrufen wie vollvirulente Keime bei partiell immunisierten Tieren. McNeal, Spencer und Wasseen (1939) haben gezeigt, daß es gelingt, eine Endokarditis lenta vom Kaninchen auf den Menschen zu übertragen, wenn Reinkulturen von E-Streptokokken in Serum-Bouillon i. v. appliziert werden. Dabei stellte sich freilich heraus, daß nicht alle Viridans-Stämme geeignet waren.

Eine sehr erfolgreich gewesene Arbeitsrichtung ging von der Beobachtung aus, daß Serum-Pferde eine Endokarditis bekommen. Der Entzug der Blutplasma-Eiweißkörper und deren nachfogende Regeneration erzeugt eine „Sensibilisierung" der Endothelzellen am Strombahnufer. Eine akzidentelle Infektion ruft dann besonders leicht eine resorptiv-granulomatöse Endokarditis hervor.

Diese Beobachtungen legten den Gedanken nahe, daß die Reagibilität der im Klappenmesenchym vorhandenen Grundsubstanzen für das Angehen einer mikrobiell inszenierten Endokarditis wichtig sei. Die moderne amerikanische Schule hat daher den Einfluß des Stress (im weitesten Sinne), bestimmter Hormoneffekte, definierter Avitaminosen etc. auf die Suszeptibilität der Herzklappen für mikrobielle Infektionen geprüft.

Auf dem Boden derartiger experimenteller Erfahrungen wird es verständlich, warum in Zeiten des wirtschaftlichen Niederganges, nach Hunger- und Elendsperioden, nach Zeiten sogenannter Störung der sozialen Ordnung mehr Endokarditiden aufscheinen, als sonst beobachtet werden können. Die *Nachkriegsendokarditis* (Spang, 1949) gehört hierher. Es handelt sich um den Nachweis subakut-bakterieller Endokarditiden bei sogenannten Spätheimkehrern. Die Veränderung eines Krankheitsbildes in historischer Betrachtungsweise nennt man den *Gestaltwandel* einer Krankheit. Die Beurteilung der dem sogenannten Gestaltwandel tatsächlich zugrunde liegenden Veränderungen ist außerordentlich schwierig (Doerr, 1955; Köhn und Jansen, 1957). Im Grunde gilt die Regel: Natura non facit saltus. Dies bedeutet: Es entsteht auch unter extremen Bedingungen des menschlichen Lebens nicht etwa eine Endokarditis, welche im Prinzip nicht auch sonst gesehen werden könnte. Damit stimmt auch die Erfahrung im Zusammenhang mit der therapeutisch induzierten Pathomorphose vollständig überein: auch die moderne antibiotische Therapie zeitigt nichts, was nicht auch früher und ohne diese, jedenfalls im Prinzip, beobachtet worden wäre.

c) Blutungen am Endokard

Es handelt sich um subendokardiale Blutungen. Diese können traumatisch, durch hämorrhagische Diathese, infektiös-toxisch, aber auch nerval induziert werden. Die Blutungen liegen gewöhnlich an bestimmten Prädilektionsorten. Wird das diastolisch gefüllte menschliche Herz durch ein stumpfes Trauma (Automobil-Unfall) getroffen, entstehen nicht ganz selten flächenhafte Blutungen unter dem Endokard des Mündungstrichters des Sinus venosus coronarius. Solche Blutungen sind wegen der großen Nähe zum Aschoff-Tawara-Knoten bedeutungsvoll. Die meisten Blutungen findet der Obduzent in der Umgebung der ventrikulären Einrichtungen des RLS, links häufiger als rechts. Man spricht von „Vagusblutungen" und nimmt an, daß eine Störung der vegetativ-nervalen Regulation der in der Umgebung vor allem des linken Schenkels des RLS gelegenen Blutgefäße zu Diapedesisblutungen geführt habe. Brüske Strophantin-Medikation kann grundsätzlich ähnliche Veränderungen zeitigen.

d) Geschwulstige Veränderungen am Endokard

Es gibt im Grunde nur zwei Hauptveränderungen, welche im gegebenen Zusammenhang bemerkenswert sind. Dies ist einmal das unter dem Bilde eines dendritisch verzweigten Polypen einhergehende, papillär strukturierte Fibrom. Derartige pendulierende, reich verzweigte Fibrome finden sich gern an den Cuspidalklappen. Sie haben ausgesprochenen Seltenheitswert (unter 20000 Obduktionen je 1 einschlägige Beobachtung!). Es handelt sich vor allem aber um die endokardialen „Myxome". Hierbei handelt es sich nicht um echte schleimbildende Geschwülste, sondern um alte Abscheidungsthromben, welche sehr groß sein und die Atrioventrikularostien verlegen können. Sie nehmen ihren Ausgang vom Chiarischen Netz des rechten Vorhofes, von der Gegend der Trikuspidalklappe, nicht selten von der linken Seite der Vorhofscheidewand (einer endokardialen Lefze, welche an der Gegenseite der Fossa foraminis ovalis etabliert ist).

Selbstverständlich gehen am Endokard, vor allem unter dem Endokard, metastatische Neubildungen häufig an. Die Anzahl der endokardialen (subendokardialen) Metastasen wächst mit der Sorgfalt, mit der nach ihnen gesucht wird.

4. Myokard

Die pathologische Anatomie des Herzmuskels wird bestimmt durch Kreislaufstörungen, metabolische Veränderungen, entzündliche Erkrankungen, blastomatöse Alterationen und „sonstiges" (Trauma, Parasitenbefall etc.).

a) Kreislaufstörungen

Hierbei geht es im wesentlichen um *zwei* Hauptstörungskreise: *Mangeldurchblutung* und *Hyperämie*. Die Vorgänge der Mangeldurchblutung überwiegen nach der klinischen Wertigkeit weitaus.

aa) Coronarinsuffizienz

Definition: Das zentrale Problem der Kreislaufpathologie schlechthin ist die Coronarinsuffizienz. Man versteht *konventionell* unter Coronarinsuffizienz die Folgen eines Mißverhältnisses zwischen dem Bedarf an energieliefernden Stoffen und deren Angebot. Dabei gehr es im wesentlichen um Fragen der Sauerstoffbilanz. Alle Folgeerscheinungen der Coronarinsuffizienz sind Repräsentanten sogenannter Sauerstoffmangelpathologie. Die Konzeption des Begriffes Coronarinsuffizienz geht auf H. REIN (1931) zurück. Er hat die eigenartige Situation erkannt, daß der am meisten tätige Muskel des Warmblüterorganismus durch eine „funktionelle Enge" energetisch versorgt wird, und er hat diese Tatsache als pathogenetisches Prinzip herausgestellt. Das Phänomen „Coronarinsuffizienz" ist eingebettet in den größeren Formenkreis überhaupt möglicher Insuffizienzerscheinungen am Herzmuskel. „Herzinsuffizienz" schlechthin beinhaltet mehr und teilweise auch anderes als Coronarinsuffizienz. Der Coronarinsuffizienz *immanent* ist begrifflich die *Bindung an das Coronargefäßsystem.* Es geht also um die Erarbeitung der Bezüge zum coronariellen Kreislauf. Demnach bestehen innere Zusammenhänge zum Transport des Blutes, der Blutgase, der hämatogen herangetragenen Stoffwechselprodukte, zum Transport also auch der Elektrolyte, der neurohormonalen Reglersubstanzen sowie aller Vehikel. Über die Blutgase bestehen natürlich unlösbare Verbindungen zur atmosphärischen Außenwelt, zur Integrität von Hämoglobin und Myoglobin. Über die „Transportfrage" bestehen ebenfalls unlösbare Bindungen zur Unversehrtheit des coronariellen Gefäßapparates einschließlich der zugehörigen Nerven und Lymphbahnen. Die Schwierigkeit für den Anfänger (auf dem Gebiet der patho-anatomischen Betrachtungsweise) besteht darin, daß Störungen der Organisation der Herzmuskelfaser als solcher, ihrer Fermenausstattung, ihrer Organellen etc. im histologischen Detail ähnliches oder gleiches leisten können wie Komplikationen des coronariellen Transportes. Diejenigen Fälle sogenannter Coronarinsuffizienz, bei denen Veränderungen am Coronargefäßsystem nicht unzweifelhaft nachgewiesen werden können, nennt man „relative Coronarinsuffizienzen".

bb) Historische Bemerkungen

Stenokardische Anfälle sind seit der Antike im Prinzip bekannt. Jedoch ist die erste einwandfrei klinisch diagnostizierte Angina pectoris erst 1701 in Schwäbisch-Hall beobachtet und pathoanatomisch konkretisiert worden. SENAC (1749) hatte die Zusammenhänge zwischen Kranzaderverkalkung und Tod erkannt. William HEBERDEN hat in seiner Vorlesung (vor dem Royal College of Physicians, London, 21. Juli 1768) über „Some account of a disorder of the breast" den *Begriff* „Angina pectoris" geschaffen. *Der* klassische Fall von Angina pectoris, der für die Entdeckung der klinisch-anatomischen Äquivalente im wissenschaftlichen Sinne entscheidend gewesen sein dürfte, betraf den großen John HUNTER. Edward JENNER, der Entdecker der Vaccination, obduzierte den Leichnam von John HUNTER. Es ist überliefert, daß JENNER (1778) bei John HUNTER eine erhebliche Coronarsklerose gefunden hat. JENNER deutete die Veränderungen als die Folge einer „Konkretion aus der koagulablen Lymphe". Friedrich TIEDEMANN (Heidelberg, 1843) kannte und beschrieb stenosierende Formen der Coronarsklerose. Die experimentelle Erzeugung einer coronariellen Zirkulationsstörung geht auf SCHIFF (1849) sowie COHNHEIM und von SCHULTHESS-RECHBERG (1881) zurück. CAMPBELL (1927) und BÜCHNER (1932) haben in außerordentlicher Beharrlichkeit und großer logischer Konsequenz klinische Beobachtungen, pathologisch-anatomische Befunde und experimentelle Erfahrungen zu einem einheitlichen pathogenetischen Gebäude zusammengefügt.

cc) Coronarielle Voraussetzungen

Intravitale Kontrastdarstellungen der Coronararterien haben gezeigt, daß es zwischen beiden Kranzschlagadern des Menschen mäßig zahlreiche Anastomosen gibt. Unter pathologischen Bedingungen ist die Anzahl der Anastomosen stark vermehrt. Menschen, die an schwerer Anämie leiden, besitzen mehr Anastomosen als gesunde. Die Erfahrungen der Tropenmedizin machen es wahrscheinlich, daß Angehörige einer Bevölkerung, die durch Ankylostomiasis befallen ist, unverhältnismäßig zahlreiche Anastomosen der Coronararterien besitzen. Es bestehen jedoch starke Speciesabhängigkeiten. Mit der Entfaltung der Anastomosen hängt wesensmäßig das zusammen, was man *Versorgungstypen* nennt. In 20 — 30% aller Sektionsfälle (in Deutschland) weicht das Verzweigungsmuster der Herzkranzarterien von den konventionellen (lehrbuchmäßigen) Vorstellungen ab. Beim *Linksversorgungstyp* ist die rechte Kranzschlagader hypoplastisch. Der Ramus circumflexus sinister ist mächtig entfaltet. Er greift über die Hinterwand nach rechts hinüber, speist den aus ihr entspringenden Ramus interventricularis posterior und zieht bis an die rechte Herzkammerkante heran. Der Linksversorgungstypus kommt in 20 — 25% aller Fälle zur Beobachtung. Er stellt eine fakultative ernste Gefährdung der Blutversorgung der rechten Kammerwand dar. Der *Rechtsversorgungstyp* ist viel seltener (etwa 5% aller Fälle). Bei ihm liegt eine Hypoplasie des Ramus circumflexus sinister vor. Die Arteria coronaria dextra umgreift dann von rechts dorsal herkommend Hinter- und Seitenwand der linken Kammer. In diesem Falle bleiben die Anastomosenfelder des Septum ventriculorum, der Vorderwand der rechten Kammer und der Herzspitze erhalten. SCHOENMACKERS (1962) meinte, daß im Falle des Vorliegens eines Linksversorgungstypus die Anastomosenfelder ausfielen. Insofern gilt der Rechtsversorgungstypus als sehr viel günstiger für die Blutversorgung des Myokard.

Die Besonderheit der Coronararterien besteht darin, daß diese ein Organ zu versorgen haben, welches sich genau genommen den Nutritionsstrom durch Eigenkontraktion selbst „absperrt". Der Gewebedruck in den Herzkammerwänden, besonders links, ist außen, in der Mitte und innen unterschiedlich groß. Die Coronararterien haben eigene Elastizitätsverhältnisse. Ihr Modul nimmt bei steigendem Innendruck ständig zu. Die Windkesselwirkung der Kranzschlagadern gilt als klein. Da sich die Herzwandabschnitte nicht gleichzeitig kontrahieren, erfolgt die Durchblutung seitens der „strangulierten" Kranzarterien intermittierend. In der Ventrikeldiastole werden die Strukturelemente der Intima gestreckt. Vielleicht hängt dies damit zusammen, daß die Herzkranzschlagadern longitudinale glatte Muskelfasern auch in der Intima führen. Besonders gesteigerte Druckbelastungen der coronariellen Intima sollen eine Schlängelung der Arterien bewirken ähnlich den serpiginösen Veränderungen eines unter hohem Druck stehenden distal stenosierten Gartenschlauches. SCHOENMACKERS (1948) hat die *funktionierende Masse* in mm^2 der Kreisringfläche angegeben. Er fand ein Optimum für die funktionierende Masse der Coronararterienwände bei einem Herzgewicht von etwa 500 g. Bis zu dieser Grenze scheint die Gefäßringmuskulatur in adäquater Menge gebildet werden zu können. Bei höheren Herzgewichten aber bleibt der Kreisringfläche quantitativ zurück. Auch unter diesem Aspekt scheint also das Herzgewicht von 500 g als „kritisch" bezeichnet werden zu dürfen. PRINZMETAL (1942) hat bei Menschen ante finem Erythrocyten infundiert, welche mit radioaktivem Phosphor gewaschen waren. Nach dem Tode wurde die quantitative Verteilung der Erythrocyten an bestimmten Teststellen des Herzens gemessen. Bei allgemeiner Arteriosklerose, aber auch in Fällen des Herzinfarktes, fanden sich die Erythrocyten ebenso über das Myokard verteilt wie in herzgesunden Kontrollen. Die Blutmenge in den subepikardialen Bezirken war in allen Fällen, auch über Bezirken sogenannter Mangelblutung, erstaunlich groß. In den subendokardialen Bezirken aber betrug die Blutmenge im „Mangelgebiet" nur etwa 2/3 der normalen Blutmenge. Der subepikardiale Raum ist also offenbar überhaupt besser durchblutet als der subendokardiale. Im Gebiet der rechten Herzkammer liegen die Verhältnisse anders: Hier finden sich außen und innen, subepi- und subendokardial die gleichen Blutmengen, selbst bei experimentellem Herzinfarkt. Daraus kann man ableiten, daß die rechte Kammerwand relativ stärker „durchflutet" wird als die linke. Die *Innenschale des linken Ventrikels* erscheint besonders gefährdet! — Die *Coronarvenen* werden durch die systolische Kontraktion der Kammermuskulatur gleichsam „gemolken". Ihr Inhalt wird von innen nach außen, vom Endokard zum Epikard, verschoben. Der Blutdurchfluß durch das Coronargefäßsystem, also vom aortalen Coronararterienursprung bis zur Mündung des Sinus venosus coronarius, benötigt etwa die Zeit von 4 Herzrevolutionen.

dd) Pathologie der coronariellen Versorgung

Entwicklungsstörungen, Verlaufs- und *Ursprungsanomalien* der Coronararterien, besondere Schweregrade sogenannter Verzweigungshypoplasie stellen die Sauerstoffversorgung des Herzmuskels in Frage. Beim Syndrom von BLAND-WHITHE-GARLAND entspringt die Arteria coronaria sinistra aus dem linken Sinus Valsalvae der Arteria pulmonalis. Die Folge ist eine tödliche Coronarinsuffizienz, welche sehr bald nach der Geburt eines Kindes manifest wird. — Die *Ostiumbarrieren* besitzen eine große Bedeutung für die Diagnostische Würdigung sonst nicht vollkommen verständlicher Einzelbeobachtungen. Man versteht darunter entweder umschriebene, ring-, halbring-, saum- oder lippenförmige, manchmal zipfelig ausgezogene Intimalefzen am Ursprung einer Kranzschlagader. Diese Veränderungen können einen „Stealeffekt" zeitigen. Unter dem Stealeffekt versteht man die Tatsache, daß wegen anatomischer Besonderheiten an den Ursprüngen oder Verzweigungsstellen von Schlagadern bestimmte Blutstromquantitäten abgeleitet, also in eine andere Richtung dirigiert werden.

Die Ursache der Durchblutungsstörung des Herzmuskels ist die *Coronararteriensklerose* („Coronarsklerose"). Sie gehört in den großen Kreis der Angioorganopathien. Was man unter Arteriosklerose im allgemeinen versteht, kann an dieser Stelle nicht im einzelnen erörtert werden. Hier müssen folgende Feststellungen zu dem Problem „Sklerose" genügen: Die Arteriosklerose ist nicht einheitlich. Sie umfaßt viele heterologe Vorgänge, die naturgemäß zu verschiedenen Erscheinungsbildern führen müssen. Allen sklerosierenden Alterationen gemeinsam sind Wandstarre und Funktionseinschränkung. Dabei treten Stoffwechselprodukte in den inneren und mittleren Wandschichten der Schlagadern auf. Der Nachweis der Metabolite erleichtert die pathologisch-anatomische Diagnose. Die Natur der abgelagerten Stoffe ist wiederum nicht einheitlich: Eiweißkörper, Lipoproteide, Neutralfette, Mucopolysaccharide, Aschesubstanzen. Die Diagnostik an der Leiche wird so gut wie immer durch longitudinale Öffnung der Schlagadern und Prüfung von der Seite der Intima her eingeleitet. Die sichtbare Veränderungen der Intima sind „vindizierend". Man sollte aber bedenken, daß das, was man sieht, nicht durchaus am gleichen Orte entstanden zu sein braucht. Die phänomenologisch interessanten Befunde können ihrerseits Symptom eines ursprünglich loco alieno in Szene gegangenen Grundvorganges sein.

„Leitfossilien" (BREDT, 1961) gibt es leider nicht! Es ist daher unmöglich durch den Nachweis eines bestimmt-charakterisierbaren Stoffwechselproduktes zu einer definierten Diagnose vorzustoßen. Es ist gänzlich unmöglich, etwa durch den Nachweis abgelagerten Cholesterines ohne weiteres diagnostisch auf „Arteriosklerose" rückzuschließen.

Die eminente Bedeutung stenosierender Coronarsklerosen für Leben und Tod der Bevölkerung der zivilisierten Länder ist häufig bearbeitet worden (SCHETTLER, 1961; 1964; 1967; SCHETTLER und BOYD, 1969). Jeder 5. in der zweiten Hälfte des Lebens stehende männliche Einwohner der Bundesrepublik Deutschland stirbt an den Folgen der Coronarsklerose!

ee) Versuch der Einteilung sogen. Coronarsklerosen

ANITSCHKOW (1960) unterscheidet eine *benigne* und eine *maligne* Coronarsklerose. Erstere sei starrwandig, dilatativ, stationär. Letztere sei progredient, stenosierend und daher stets von ausgedehnten frischen Myokardprozessen begleitet. SCHOENMACKERS (1963) unterscheidet eine *elastische* und eine *unelastische* Coronarsklerose. Elastische und nicht elastische Coronarsklerose kann man im histologischen Bild leicht trennen. Die Träger einer elastischen Coronarsklerose bieten klinisch keine „Coronaranamnese". Sie können aber aus extrakardialen Gründen einen Myokardinfarkt erleiden. Die unelastische Coronarsklerose soll für die Entwicklung der primär-chronischen Coronarinsuffizienz verantwortlich sein. Wir selbst unterscheiden vier *Gangarten* allgemeiner Arteriosklerose (DOERR, 1963, 1964). Diese vier Formen kann man *zwei* sogenannten *Hauptmanifestationen* zuordnen. Jene kommen auch an den Coronararterien zur Ausbildung. Es handelt sich dabei

1. um die *banale seneszente Sklerose*, die mehr oder weniger stark jeder bekommt, wird er nur genügend alt. Es handelt sich
2. um die *juvenile Sklerose*. Sie stellt eine echte Besonderheit dar.

Die *erste Form*, also die banale Coronarsklerose, ist diffus ausgebreitet, longitudinal inszeniert, umgreift niemals die ganze Zirkumferenz der Schlagader, kann also höchstens als 2/3-zylindrisch bezeichnet werden und ist weniger stenosierend als wandstarr-dilatativ. Höhere Grade der banalen Sklerose führen erst nach Jahren zu Intima-Usuren, Fibrinablagerungen und mehrzeitigen Abscheidungsthromben. Diese Form der Coronarsklerose entsteht durch gestörte plasmatische Perfusion. Sie entsteht dadurch, daß diejenigen flüssigen Blut-Plasmakörper, welche im Fortgang des Lebens beständig über die Intima einsickern, welche normalerweise das Molekularsieb der Grundsubstanz permeieren, um dann von den adventitiellen Venolen abtransportiert zu werden, nicht perfundiert werden können. Die Ursachen hierfür können verschieden seine. HAUSS (1963, 1964) spricht von „Transit" oder von „Störung des Molekülaustausches auf langer Transitstrecke". *Diese Form der Coronarsklerose kann auf dem Boden des Generalnenners gestörter plasmatischer Perfusion drei Akzente tragen:* (a) Sie kann ein zunächst fett- und lipidarmes, an chromotropen Substanzen reiches, im ganzen nicht sehr deutliches, in der tiefen Intima gelegenes, nur an Längsschnitten sichtbar zu machendes Ödem führen. (b) Sie kann durch eine starke Fett-Lipid-Einsickerung mit dem Persufionsstrom ausgezeichnet sein. Dann ist die Ödemstraße sinnfällig und ohne Schwierigkeit deutlich zu machen. (c) Sie kann aber auch und zwar besonders an den Innenkurven gekrümmter Verlaufsstrecken und an den Ursprungskegeln der Seitenarterien Fibrinauflagerungen, eine mikrothrombotische Fibrininkorporation, aber auch eine gesteigerte Einsickerung von Fibrinvorstufen besitzen. Modus *a* ist im eigentlichen Sinne seneszent und auch bei anscheinend gesunden Menschen in höherem Lebensalter gegeben („somatisches Fatum"; DOERR, 1963). Modus *b* wäre einer ärztlichen Fürsorge zugänglich (Kennwort: „Nahrungsfett und Herzinfarkt"; Ancel KEYS, 1961). — Modus *c* gehört in den Kreis der von dem englischen Pathologen J. B. DUGUID erarbeiteten Vorstellungen. Diese Form der Coronarsklerose hat pathogenetische Beziehungen zu den entzündlichen Arterienerkrankungen schlechthin. Nach DUGUID werden mikrothrombotische Sedimente am Strombahnufer „organisatorisch" in die Intima aufgenommen. Dadurch wird diese umgebaut, verdickt und verhärtet. Diese an sich interessante These ist im Prinzip nicht neu. Unter einer „entzündlichen" Coronarsklerose sind nur diejenigen Veränderungen der

Coronararterienwände zu verstehen, welche mit aufdringlicher Reichlichkeit Fibrinthromben zeigen. Diese können flach, häutchenförmig, festhaftend, schmutzig- graurot sein und lassen bei histologischer Kontrolle erkennen, daß Fibrin und seine Vorstufen nicht nur der Intima aufgelagert, sondern auch in die ganze Intima eingelagert sind! Hat' man als Histologe Glück, trifft man auf eine „Endarteritis verrucosa", also auf eine kleine Fibrinwarze, die von Seiten des intimalen Bindegewebes durch ein prächtiges resorptives makrophagocytäres Granulom umgeben ist.

Die *zweite Hauptform* der Coronarsklerose kommt vorwiegend, jedoch nicht ausschließlich, bei *jungen Männern* vor. So mag es angehen, von juveniler Coronarsklerose zu sprechen. Von ALBERTINI (1938) hatte diese Form der Coronarsklerose als „*Arteriitis stenosans coronariae*" bezeichnet". Diese Coronarsklerose ist wesensmäßig vom sogenannten ersten Typus gänzlich verschieden. Sie geht mit Ausbildung diskontinuierlicher nummulärer Wanderhabenheiten einher. Diese werden aus dem Gewebe der Intima aufgebaut. Sie liegen an bestimmten Stellen, vielfach zu mehreren hintereinander, sind reich an aktiven Mesenchymzellen der Intima (sogenannte Langhans-Zellen), arm an Fettstoffen, jedoch im Besitze saurer Mocupolysaccharide. Letztere bewirken, daß die Grundsubstanz wie ein Polster, hydraulisch inkompressibel, raumfordernd, auf der Schnittfläche perlmuttfarben, fast knorpelig aussieht. Diese Stenosen nehmen an Zahl und Stärke von proximal nach distal ab. Die in späteren Entwicklungsstadien im Inneren der Erhabenheiten (Plaques) sichtbar werdenden Metabolite (Lipoproteide, Cholesterinester) sind nicht durch Perfusion an Ort und Stelle gelangt, sondern im Stenosegebiet selbst phaneriert worden. Erst in noch späteren Stadien erwerben Beete und Platten eine quittengelbe Farbe. Man kann sie dann „Atherome" nennen. *Der Atherombegriff ist leider nicht definiert.* Nach v. ALBERTINI sollen diese Veränderungen entzündlicher Natur sein. Er denkt an eine Parallele zur v. Winiwarter-Buergerschen Krankheit. Dieser Vergleich trifft unseres Erachtens den Kern der Sache nicht. Wollte man v. ALBERTINI folgen, müßte man die Plaques bei juveniler Coronarsklerose als Ausdruck einer „serösen Entzündung" verstehen. Eine solche Interpretation ist gewagt. Denn man kann eine seröse Entzündung nur dann diagnostizieren, wenn man eines eigentlichen serösen Exsudates ansichtig wird. Dessen Nachweis ist aber schwierig. Es existieren jedoch folgende Erfahrungen: Die pathologisch-anatomischen Untersuchungen während des letzten Krieges sowie die nachfolgenden Auswertungen sogenannter kriegspathologischer Präparate (MEESSEN, 1941; Wg. ROTTER, 1949, 1958; Erich MÜLLER, 1949; BREDT, 1949) haben gezeigt, daß Sklerosen vom Typus der juvenilen Coronarsklerose bei jungen Männern häufig sind. Die nummulären Plaques liegen im wesentlichen im Ramus descendens der Arteria coronaria sinistra, im Hauptstamm der Arteria coronaria dextra, weniger oft im Ramus circumflexus der linken Kranzader. Die Plaques sind zellreich, erscheinen jedoch vulnerabel. Sie besitzen eine Neigung zum Erwerb sogenannter Ödemnekrosen. Auf dem Scheitel der Plaques lassen sich wahrscheinlich mehrzeitig entstandene Abscheidungsthromben nachweisen. Diese finden sich umso häufiger, je ausgedehnter eine ödematöse Verquellung in den tiefen Plaque-Schichten gewesen ist. Die Ursachen der sogenannten Ödemnekrosen werden als Folge eines lokalen Sauerstoffmangels interpretiert. Dieser örtliche, also gewebliche Sauerstoffmangel könne, so wird angenommen, durch starke körperliche Anstrengung, Magenfülle, Alkoholexzeß, Nikotinabusus, krisenhaften Wettersturz, Kältereiz (eiskaltes Bad), jedoch auch durch Psychoemotionen verursacht sein. In der Folge der genannten Bedingungen könne eine allgemeine hypotonische Regulationsstörung, also ein (peripherischer) Kreislaufkollaps entstehen, der zeitlich dem Herzversagen vorausgehe! Blutdrucksenkung könne eine Verquellung eines zellreichen intimalen coronariellen Beetes hervorrufen. Dadurch käme es — intramural — zu einem Abfall des Sauerstoffpartialdruckes und auf diese Weise zu einer Mangelversorgung der stoffwechselmäßig anspruchsvollen Langhansschen Intimazellen. Erst auf diese Weise entstehe eine Freisetzung von Gewebewasser, welches die sogenannte Ödemnekrose nach sich ziehe.

Die Sonderstellung dieser merkwürdigen juvenilen Coronarsklerose ist anerkannt. So lange das Atherom fettfrei ist, kann man von „subendothelialer Fibroblastenproliferation" sprechen. Diese herdförmigen Verdichtungen liegen immer da, wo physikalische Kräfte vermehrt einwirken können. Die juvenile Coronarsklerose ist das klassische Äquivalent der mors subita!

Nach unseren eigenen Erfahrungen ist es so, daß die tödliche Katastrophe bei juveniler Coronarsklerose niemals ein „Drama in einem Akte ist". Vielmehr haben die Coronararterienveränderungen ihre „Geschichte". An den genannten Prädilektionsorten war es infolge früher stattgehabter „Insulte" zu herdförmigen Intimaproliferationen gekommen. Auf deren Boden ist immer wieder einmal ein lokaler „Zusammenbruch" des Gewebestoffwechsels in Szene gegangen. In dessen Folge sind gelegentlich, alsdann im Abstand von Wochen, Monaten oder wenigen Jahren Ödemtümpel, Ödemnekrosen, sekundäre Quellungssklerosen abgelaufen. Die zeitlich am ehesten entstandenen sichelförmigen Ödemnekrosen sind — untersucht man später, ex post, auf vielen Schnitten, genügend genau — Kalkspangen gebildet worden. Ihr Nachweis gestattet eine Analyse der Morphogenese gleich einem Abzählen sogenannter Jahresringe. Die eigentliche Katastrophe (mit Todesfolge) tritt dann oft ganz unerwartet, gleichsam durch einen letzten Schub, also eine neue Wandquellung mit Erschöpfung des fibrinolytischen Potentiales im Endothelbereich, also durch sekundäre Abscheidungsthrombose, auf. Dabei mögen ein körperlicher Stress, eine psysische Alteration, eine fieberhafte Allgemeininfektion, ein akzentuierter Nikotinabusus (!) richtunggebend gewesen sein. Thrombosen stellen oft „den letzten Schritt" zur Verlegung des Coronararterienlumens dar. Es scheint, daß ein Circulus vitiosus vorliegt. Die genannten exogenen Insulte treiben das Herz durch Katecholamineffekte zu vermehrter Tätigkeit an. Zunächst bescheiden gewesene Coronararterienstenosen erhalten auf einmal hierdurch einen relativen Krankheitswert. Entsteht bei zusätzlicher psychophysischer Belastung ein allgemeiner Kollaps — also eine hypotonische Regulationsstörung —, dann treten Ödemnekrosen, Verquellungen der Intimabeete etc. auf. BLEYL (1969) hat die Gerinnungsverhältnisse an der Schlagaderoberfläche gemessen; WEGENER (1969) hat die Stoffwechselgröße des intimalen Mesenchymes bestimmt.

Es ist sehr eigenartig, daß die juvenile Coronarsklerose nahezu ausschließlich bei Männern gefunden wird. Findet sich dieser Typus der Coronararterienläsionen bei Frauen, so handelt es sich um solche, welche eine Störung des Endokrinium besitzen und ebenfalls starke Zigarettenraucher gewesen sind.

Ganz allgemein wird bei *beiden Formen tödlicher Coronarsklerose* die Häufigkeit der *Thrombose* diskutiert. Allgemein gilt die Regel, daß in 66% der Infarkttodesfälle Coronararterienthromben gefunden werden (E. MÜLLER, 1964). Andererseits ist es unzweifelhaft, daß die Häufigkeit, mit der der Pathologe Thromben in den Coronararterien nach tödlichem Myokardinfarkt findet, mit fortschreitender Krankheitsdauer zunimmt! Überlebt der Kranke das Entstehen des Herzinfarktes nur um einen Tag, findet man, auch bei subtiler Durchmusterung, nur in 50% der Fälle eine Coronararterienthrombose; stirbt der Kranke nach 2 — 4 Tagen, werden in 70% der Fälle Coronararterienthromben gefunden. Jenseits des 10. Tages aber nach Entstehung des Infarktes, lassen sich in 90% der Fälle Thromben darstellen. Hat also, so darf man fragen, die Coronarthrombose die Entwicklung des sogenannten Myokardinfarktes eingeleitet, oder ist die Thrombose die Folge der Infarktbildung?

Die Pathomechanik coronarieller Durchblutungsstörungen des Herzmuskels kann folgendermaßen skizziert werden (E. MÜLLER, 1964; SINAPIUS, 1965; DOERR, 1966, 1968):

1. Die Prämisse für die Kennzeichnung einer *Präinfarktphase* ist die Einschränkung der sogenannten Coronarreserve. Es ist also eine irgendwie kritische Ausgangssituation in Rechnung zu stellen.

2. Die *nicht-thrombotisch inszenierte Infarktbildung* entsteht durch
   (a) eine nicht erfüllbare Erfordernissteigerung. Diese wird kritisch, wenn eine Stenose, gleich welcher Form und Ursache, vorbestanden haben sollte;
   (b) durch eine nicht-kompensierbare, erneut entstandene Stenosierung infolge Intimaverquellung an den Prädilektionsorten der Coronarsklerose.

3. Eine *thrombotisch inszenierte Infarktbildung* wird eingeleitet durch
   (a) Strömungsverlangsamung im Inneren der Coronararterien durch Druckabfall infolge eines extrakardialen Kreislaufkollapses,
   (b) Änderung der örtlichen Blutströmungsdynamik (Stromwalzen etc.) und

(c) durch Einleitung eines Blutgerinnungsvorganges. Dieser könnte als pathische Übertreibung der natürlich-normalen Vorgänge sogenannter latenter Gerinnung (am Strombahnufer) entstehen.

Die große Mehrzahl folgenschwerer Fälle und Formen der Coronarsklerose findet sich bei älteren Menschen (6. und 7. Lebensjahrzehnt). Also darf man mit R. SIEBECK (1939) eine „prämorbide Persönlichkeit" in Ansatz bringen. Hierher gehören die Untersuchungen von P. CHRISTIAN (1966) über „Risikofaktoren" und „Risikopersönlichkeit".

Interessant ist, worauf MORGAN (London, 1956) aufmerksam gemacht hat, daß „Coronarverschlüsse" auch durch dissezierende intramurale Blutung entstehen können. Es ist dabei nicht geklärt, ob die Blutungen durch Wandeinrisse von innen her oder aber durch Strangulation der Vasa vasorum, also von außen her, hervorgerufen werden. Wahrscheinlich sind beide Möglichkeiten wichtig.

Die Freiburger Schule (LIEBEGOTT, 1964) hat gezeigt, daß bei allgemeiner arterieller Hypertonie eigenartig starke Formen einer bis in die feineren Coronararterienverzweigungen vordringenden Coronarsklerose entstehen: Wipfeldürre des arteriolären Gefäßbaumes! Man spricht von „hypertonischer Coronarsklerose".

ff) Coronararterienerkrankungen aus anderen Ursachen

Neben der Coronararteriensklerose spielen entzündliche Arteriopathien eine kleine, jedoch wichtige und anerkannte Rolle. Die v. Winiwarter-Buergersche Krankheit kann auch die Coronararterien betreffen. Die Periarteriitis nodosa des Kranzgefäßsystemes kommt als Ursache für die Ausbildung dissezierender Aneurysmen infrage. Medianekrosen der Kranzschlagadern bei Schwangerschaft und Wochenbett sind beobachtet. Extreme körperliche Belastung kann zu Ruptur einer bis dahin offenbar gesund gewesenen Coronararterie führen (körperliche Arbeit im Hochgebirge, psychophysische Insulte bei Sauerstoffmangel).

Coronarinsuffizienz bei Aortenstenose, gleich welcher Ätiologie, stellt heute eine echte Operationsanzeige dar. Auch eine Aorteninsuffizienz mit großer Blutdruckamplitude kann aus hämodynamischen Gründen eine Coronarinsuffizienz zur Folge haben.

Die Thromboembolie der Coronararterien kommt — alles in allem — höchstens in 7% aller Fälle tödlicher Coronarinsuffizienzen zur Beobachtung. Die Diagnose sollte der Pathologe nur dann stellen, wenn er den Embolus in flagranti „erwischt".

Im übrigen werden bestimmt-charakterisierbare Formen sogenannter Coronarinsuffizienz bei krisenhaftem Blutdruckanstieg gesehen: Bei akutem Cor pulmonale treten kleinherdige Nekrosen in der Innenschale der rechten Kammerwand auf. Bei krisenhafter Drucksteigerung im großen Kreislauf durch Phaeochromocytom entstehen links-ventrikuläre Innenschichtschäden.

gg) Herzmuskelveränderungen bei Coronarinsuffizienz

Der Myokardschaden nach Coronarinsuffizienz beherrscht heute die Pathologie des Herzens absolut quantitativ. Sir William OSLER (1897) formuliert das Problem so: „In the worry and strain of modern life arterial degeneration is not only very commom but develops often at a relatively early age". Heute gilt der Satz (BRANWOOD): „Hustle and bustle of modern western civilization, the avenger comes through the arteries".

Die Coronarinsuffizienz besitzt als myokardiale Äquivalente den *Infarkt* und die *multiplen kleinherdigen Nekrosen*. Die weitaus größte Anzahl der Infarkte liegt in der linken Kammerwand ventroapikal, dorsobasal oder im Bereiche der sogenannten linken Kante. Ausschließlich septale und ausschließlich apikale Infarkte sind seltener. Der typische Myokardinfarkt ist „anämisch". Er ist mit freiem Auge frühestens nach 5, im allgemeinen erst nach 6 — 7, mit Sicherheit erst 8 Stunden nach Beginn der Ischämie zu erkennen. Der Myokardinfarkt mißt auf der Schnittfläche, parallel zur Herzkammeroberfläche, im Mittel 3:2 cm. Selten ist er größer (7:4 cm), noch seltener nimmt er das ganze Septum ventriculorum ein. Es können mehrere Infarkte nebeneinander liegen. Da diese nacheinander entstanden sein können, können sie einander gleichsam überlappen. Myokardinfarkte können aber auch winzig klein sein (Mikroinfarkte). Dort, wo gewöhnlich ein großer Infarkt in Entwicklung begriffen ist, ist das Relief der inneren Oberfläche der Herzkammer verstrichen. Dies hängt damit zusammen, daß die geschädigten Muskelfasern an der Totenstarre nur unvollkommen teilnehmen. Vom 2. Tage an ist das Infarktgebiet lehmfarben und von einem schmalen hyperämisch-hämorrhagischen Saum umgeben. Innerhalb von 2 Tagen nach Beginn der Infarktentwicklung wird der erste Anfang einer Organisation eingeleitet. Sie beginnt mit einer Gewebereinigung. Diese wird durch Einwanderung von Leukocyten schon wenige Stunden nach Ischämiebeginn vorbereitet. Für den Abbau einer Nekrosezone von etwa 1 mm Breite werden 8 Tage benötigt. Ein kleiner Infarkt ist erst nach etwa 4 Wochen von Detritus befreit und leidlich organisiert. Eine Vernarbung ist erst nach mehreren Monaten vollzogen. Der typische Infarkt ist transmural ausgebreitet. Lediglich unter dem Endokard bleiben im allgemeinen 4 — 8 Muskelzelllagen erhalten! Diese werden durch transendokardiale Sauerstoffdiffusion von der Kammerlichtung aus erhalten. In der Zone des äußeren Kammerwanddrittels (subepikardial) greifen nekrotische und intakte Muskelfaserbündel ineinander. 20% der Infarktkranken sterben im Zusammenhang mit dem ersten Myokardinfarkt; Träger einer hypertonischen Coronarsklerose sterben beim ersten Infarkt schon in 36% aller Fälle. Hiervon gehen 10% durch Herzwandruptur, 50% durch Asystolie, der Rest durch Kammerflimmern zugrunde. Papillarmuskelabrisse und Septumperforationen sind gefürchtet.

Wird der Infarkt überlebt, bleibt eine Narbe zurück, welche eine charakteristische Lokalisation und Form besitzt. Gerade das Narbenmuster hat eine differentialdiagnostische Bedeutung gegenüber myokarditischen Veränderungen. Die Zellulation im Abräumgebiet ist unterschiedlich stark. Kleine Infarkte können „azellular" gereinigt werden. Es handelt sich um eine „serösentzündliche" Entparenchymisierung. Im Frühstadium hypoxischer Schädigung zeigen die Muskelfasern eine staubförmige Verfettung.

Schwierig ist die diagnostische Früherfassung der Myokardinfarkte. Man bedient sich unter anderem der gezielten Darstellung bestimmter Fermentgruppen. Es liegt das Prinzip zugrunde, die für eine Nekrobiose charakteristische Minderung der Fermentaktivitäten herauszuarbeiten. Für die Alltagsdiagnostik im Sektionssaal haben sich die verschiedenen Dehydrasennachweise bewährt: Tellurit-Probe bei Todeszeit unter 24 Std.; sie wird schon 5 Std. nach Ischämiebeginn positiv; Tetrazol-Methoden!

Gegenüber diesen Versuchen, einen Myokardinfarkt im Frühstadium durch Minderung sogenannter Fermentaktivitäten sichtbar zu machen, besitzen die fluoreszenzoptischen Methoden den Vorteil größerer Schnelligkeit. Der Abfall der Succinodehydrasenaktivität ist frühestens 3 Std. nach Ischämiebeginn zu erfassen. Dagegen leistet der Nachweis sogenannter Sekundärfluoreszenz bei Anwendung von Akridinorange bereits nach 1 Std. (Farbumschlag „nach grün") vorzügliches. Nur die elektronenmikroskopisch nachweisbaren, ischämie-bedingten Parenchymveränderungen werden noch früher — nach Minuten — deutlich. Aber die elektronenmikroskopische Arbeitsweise ist für die Routine-Diagnostik im Sektionssaal (zunächst) nicht brauchbar. Sehr eindrucksvoll ist der frühzeitige Glykogenschwund. Hypoxisch alterierte Muskelfasern verleihen ihre Beta-Glykogen-Granula in Minutenschnelle. Freilich, auch der Glykogennachweis eignet sich nicht für die sogenannte Leichendiagnostik.

Die Büchnersche Schule hat das bleibende Verdienst, die elektronenmikroskopische Äquivalente im Frühstadium sogenannter experimenteller Coronarinsuffizienz erarbeitet zu haben. (BÜCHNER 1957, 1959; MÖLBERT, 1957; BÜCHNER und ONISHI, 1968). Dabei hat sich gezeigt, daß die strukturellen Veränderungen der geschädigten Herzmuskelfasern dieselben sind, gleich ob die Coronarinsuffizienz verursacht worden sein sollte 1. durch exogenen oder transportativen Sauerstoffmangel, 2. durch Mangel an energiereichem Substrat (z. B. Glukose im Falle hypoglykämischer Remission, — man denke an den perniziösen Hyperinsulinismus!), 3. durch Störung der Atmungsfermente (Dysenzymie) und 4. durch Entkoppelung von Atmung und Phosphorylierung (bei Thyreotoxikose, experimentell nach Dinitrophenoleinwirkung).

Im Tierexperiment (Ratte) läßt sich zeigen, daß nach exakt dosierter Sauerstoffmangelatmumg bereits nach 5 Minuten Veränderungen an den Mitochondrien auftreten. Nach 10 Minuten finden sich „Partialnekrosen", nach 20 Minuten eine Cristolyse der Mitochondrien. Der Prozeß beginnt mit einer sphärischen Transformation. Später kommt es zur Konfluenz von Mitochondrien, zu Dehiszenzen der Glanzstreifen, Erweiterung der longitudinalen Tubuli des sarkoplasmatischen Reticulum, schließlich zur Aufhellung der Zellkerne und zum Aufscheinen eigenartiger osmiophiler Granula. Derzeit wird diskutiert, ob Sauerstoffmangel tatsächlich zu allererst an der Parenchymzelle oder aber den Endothelien der Zubringerkapillaren angreift. Wäre letzteres der Fall, müßte man die Veränderung an den muskulären Parenchymzellen *auch* als Folge einer lokalen Kreislaufstörung begreifen. Das letzte Wort ist nicht gesprochen. Nach BÜCHNER gehören Coronarinsuffizienz und Mitochondrienentartung eng zusammen. Die Auffassung von BÜCHNER zielt auf die Erfassung der zellenergetischen Situation. Sie trifft wahrscheinlich damit den Knoten des Gesamtproblems. Aber sie ist offensichtlich doch zu einfach, denn, wie so oft, besitzt auch hier das Problem eine reiche Verknüpfung mit vielen Teilfragen. Deshalb sollten die von MEESSEN und POCHE (1968, 1969) nachgewiesenen örtlichen kapillären zirkulatorischen Veränderungen, mit anderen Worten: ein Spüleffekt (!), nicht vernachlässigt werden.

Zu dem frischen, morphologisch noch nicht vollständig entwickelten Myokardinfarkt gehört ein *klinisches Pendant*, anders die Diagnose ungewiß bleiben kann. Man sollte mindestens einen kardiogenen Schock erwarten, wenn schon nicht das Symptombild der Stenokardie (Angina pectoris) gegeben ist. Fast ein Drittel aller pathoanatomisch perfekt ausgebildeten Infarkte wird auf dem Sektionstisch zufällig entdeckt! Ein klinisches Pendant war dann also nicht durchaus deutlich gewesen. 50% aller Infarkte zeigen parietale Kammerwandthromben, vorwiegend im linksventrikulären Spitzenbereich. Es handelt sich um intertrabekuläre globöse Vegetationen. In 25% der Fälle mit Kammerwandthrombose entstehen kardiogene Thromboembolien. Vom 2. Tage des Bestehens eines Infarktes an kommt es zur fibrinösen Pericarditis epistenocardica. In 5,71 — 14,8% aller Myokardinfarkte (schlechthin) entsteht eine Herzwandruptur mit Herzbeuteltamponade. Die Anzahl der Rupturen soll, im Vergleich mit früheren Jahrgängen, abgenommen haben. Die meisten Rupturen entstehen zwischen dem 3. und 7. Tage nach Infarktbeginn. Frauen neigen mehr zur myomalazischen Ruptur als Männer. Spätrupturen können noch lange nach stattgehabter Heilung, dann ganz unerwartet, das Leben fordern.

In 10% aller Myokardinfarkte findet sich eine Verkalkung einzelner Muskelfasern, jedoch nur ausnahmsweise ist eine exzessive Verkalkung der ganzen Nekrosebezirke gesehen worden. Plattenförmige oder schalenförmige Kalkablagerungen finden sich nicht selten in alten Herzenwandaneurysmen, dorsobasal häufiger als apikal. Ein Linksschenkelblock bei septalem Infarkt ist folgenschwer. In der zweiten Krankheitswoche treten kleine regeneratorische Muskelknospen auf. Am Ende der zweiten Woche finden sich zahlreiche dichtgefügte, in den Lumina stark erweiterte Kapillaren. In ihrer unmittelbaren Umgebung sind reichlich Fibroblastensprossen nachweisbar. Grundsätzlich findet sich dann auch Hämosiderinpigment. In 10% aller „Infarktfälle" finden sich patho-anatomisch zwei, mindestens aber „mehr als ein" Infarkt. Damit soll gesagt sein, daß gewöhnlich nur ein Infarkt entsteht, jedoch während oder nach dessen Heilung ein Rezidivinfarkt entstehen *kann.* Kleine Infarkte benötigen bei Menschen vor der Lebenswende 3 — 4 Wochen, später einige Monate zur Gewebereinigung und Heilung. In seltenen Fällen besteht trotz eines sich entwickelnden Infarktes eine gewisse, 1 — 2 Tage anhaltende, durch langjährige körperliche Übung garantierte Leistungsfähigkeit, bis der endgültige Zusammenbruch eintritt. Die bindegewebige Substitution der Nekrosebezirke wird durch Ausbildung bestimmter Fibrillenzüge getragen. Die Fibrillisation folgt einem mechanisch-funktionell bestimmten Muster. Antikoagulantien-Medikation verhindert die Entstehung von Rezidivinfarkten nicht, setzt jedoch deren Schwere herab. Geheilte Infarktherzen sind häufig stark vergrößert. Die formale Genese der Hypertrophie der zwischen den Schwielenfeldern gelegenen und erhalten gebliebenen Muskelfasern ist nicht genauer bekannt.

Das zweite anatomische Äquivalent der Coronarinsuffizienz, welches ungleich häufiger ist, ist die kleinherdige, disseminierte, die Druck-belastete Innenschale der linken Kammer, besonders die große linksventrikuläre ventrale Papillarmuskelgruppe betreffende *Parenchymnekrose.* Hierbei handelt es sich nicht um einen Infarkt, denn diese Nekrose entsteht nicht eigentlich territorial. Sie kann, aber sie muß nicht Folge einer Mangeldurchblutung sein, gleichwohl entsteht sie schlußendlich doch durch Sauerstoffmangel. Es liegen stets mehrere nekrobiotische, dann nekrotische Muskelfasern nebeneinander. Man könnte von Gruppennekrosen sprechen. Man findet sie vorwiegend in der linken Kammerwand, weil diese unter weniger günstigen Bedingungen arbeitet. Der rechte Ventrikel hat die größere Leistungsreserve, denn er besitzt im Verhältnis zu seiner Arbeitsleistung die günstigere Durchblutung, angeblich auch die relativ größere Muskelmasse (MEESMANN und SCHMIER, 1955). Der linke Ventrikel hat normalerweise, bezogen auf seine Muskelmasse, wegen der hohen Drucke im kleinen Kreislauf, 1 1/2 bis 2 mal mehr Arbeit pro Zeiteinheit (= Leistung) zu verrichten als der rechte.

Die Gruppennekrosen sind also keine Infarkte, sie sind auch keine Mikroinfarkte. Mikroinfarkte sind etwa reiskorngroß und liegen im Versorgungsgebiet einer Arteriole. Man sollte unterscheiden zwischen „Makroinfarkt", „Mikroinfarkt" und „elektiver Parenchymnekrose". Infarkte sind auf jeden Fall „strömungsbedingt", elektive Parenchymnekrosen können natürlich auch unmittelbar „metabolisch" inszeniert sein.

Der historische Infarktbegriff muß sich eine gewisse Veränderung in seiner definitorischen Fassung gefallen lassen : Infarctus bedeutet ‚Verstopftes', also Folgezustand nach stattgehabter Verstopfung etwa eines Blutgefäßes oder eines Hohlorganes (Harnkanälchen: Bilirubinharnsäureinfarkte; Interstitium der Nierenpapille: Fett-Kalk-Infarkte; trivial: küchentechnische Darmausstopfung = Infarcimentum = Wurst etc.). Vollständig gleichartige Veränderungen (im medizinischen Sinne) kann man aber täglich beobachten ohne Verstopfung, jedoch infolge mangelhaften Blutangebotes, gegebenenfalls bei Stenose des zuführenden Gefäßes durch mäßige Sklerose. Dieser „Infarkt", der vernehmlich im Gehirn, gern an „Wasserscheidenregionen", gesehen wird, könnte als „Nichtobturationsinfarkt" bezeichnet werden. Dieser

Terminus enthält eine contradictio in adjecto, ist zwar begrifflich klar, jedoch wegen der implizierten Paradoxie leichten Herzens nicht zu empfehlen. Es ist sicher besser, den konventionellen Infarkt als „territoriale Mangelversorgung" (genauer: Infarzierung = territoriale Mangelversorgung, Infarctus = territoriales Mangelversorgungsgebiet) zu bezeichnen. „Elektive Parenchymnekrosen" sind im allgemeinen tatsächlich kleine Infarkte. Denn die „Elektivität" ist eine theoretische Forderung. Sie existiert am Herzmuskel nur bedingt und wird über kurz oder lang mit Sicherheit von einer Mesenchymreaktion begleitet. Sogenannte „azellulare Narben" sind eben nicht frei von jeder mesenchymalen Reaktion. Diese geht aber eigene Wege. Man könnte von einer milden „hydrolytischen Spaltung sprechen. Daß die Nekroseherdchen in der Innenschale des linken Ventrikels, das sind eben in der Regel die reisgroßen Mikroinfarkte, ein intaktes Perimysium internum führen, ist kein Grund, die Infarktbezeichnung nicht anzuwenden.

Alles in allem: Die gestaltlichen Äquavalente der Coronarinsuffizienz am Erfolgsorgan Herzmuskel bestehen

1. in klassisch-konventionellen Infarkten mit und ohne anatomischem, mit und ohne funktionellem Kranzaderverschluß.

Das Spezifikum des Infarktes ist seine coronariell-zirkulatorische Bedingtheit und seine territoriale Bindung. Wir definieren den Myokardinfarkt als coronarielles Mangelversorgungsgebiet. Es trägt die Merkmale eines banalen anämischen Infarktes mit Parenchymnekrose, Einsickerung von Blutplasma, Umgebungsreaktion, parenteraler Verdauung und Organisation.
— Sie bestehen sodann

2. in multiplen polytopen kleinstherdigen Nekrosen, welche jeweils wenige, benachbart etablierte, zu einem „Myokardion" gehörige Muskelfasern, selten wohl nur Einzelfasern, betreffen. Die Gesamtheit dieser Nekrosefelder zeigt auch eine territoriale Bindung, jedoch in einem anderen Bezug. Ihre Bindung folgt den Gesetzlichkeiten der Pathoklise druckbelasteter kritisch vaskularisierter Gebiete.

Kleinherdige Myokardnekrosen, „infarct-like lesions"

Diese Veränderungen haben eine eigene Problematik. Sie sind ätiologisch vollständig uneinheitlich, aber sie besitzen bestimmte Gemeinsamkeiten bezüglich der formalen Pathogenese. Es geht um drei Bedingungen: *Versagen* des Coronarkreislaufes, *Verschlechterung* der Kranzaderdurchblutung sowie *Mehrbelastung* des Myokard. Für die Forschung richtunggebend war die Studie von GROSS und STERNBERG „Myocardial infarction without significant lesions of coronary arteries" (1939).

Die experimentelle Reproduktion der infarct-like lesions basierte auf der Beobachtung, daß nach intravenöser Adrenalininjektion eben diese Herdchen in großer Zahl in der linkskammerigen Innenschale aufgetreten waren. Es handelte sich bei Kaninchen und Katzen um kleinstherdige Fasernekrosen. Mit der Entdeckung der Bedeutung der Nebennierenrindenhormone wurde eine Lawine experimenteller Bemühungen, insbesondere zur Pharmakodynamie der Mineralokortikoide am Herzmuskel, entfesselt. SEYLE (1928) hatte gefunden, daß gerade Mineralokortikoide eigenartige Nekrosen am Myokard hervorrufen können: *Steroidkardiopathie*.

Es stehen also, wenn man so will, *zwei Nebennieren-Effekte* zur Diskussion: Brenzkatechineffekte (Katecholamineffekte) und Steroidhormoneffekte.

Die fein-disseminierte Nekrotisierung der Herzmuskelfasern durch l-Norepinephrin induziert eine mesenchymale Umgebungsreaktion, die dazu verleitet hat, von „Epinephrin-Myokarditis" zu sprechen. Die Veränderungen sind ähnlich wie diejenigen, die beim Menschen beobachtet werden, die ein Phaeochromocytom tragen. — Die von SELYE inaugurierte Steroidkardiopathie wird von ihm auch „infarctoid cardiopathy" genannt. Er unterscheidet zwei Formen: 1. $ESCN$ = Elektrolyt-Steroid-Cardiopathie mit Nekrosen und 2. $ESCH$ = Elektrolyt-Steroid-Cardiopathie mit Hyalinose. Das Prinzip besteht in der Konvergenz empirisch bewährter und plausibel erschlossener Wirkungen. ESCN entsteht durch halogenisierte Cortisongemische + perorale Gaben von NaH_2PO_4, Na_2HPO_4, $NaClO_4$, Na_2SO_4 *oder* einer Stressbelastung (eiskalte Bäder, Ratte). Sie kann durch gleichzeitige Gaben von $MgCl_2$ oder KCl verhindert werden. Sie kann aber auch durch Medikation von Dehydrotachysterol gesteigert werden. Jenes soll über eine Mediaverkalkung der Coronararterien „konditionierend" eingreifen.

ESCH entsteht grundsätzlich durch Applikation von Mineralokortikoiden. Sie ist abhängig vom Natriumgehalt der Nahrung. (Lit.: H. SELYE „The Chemical Prevention of Cardiac Necroses", 1958).

Die Kenntnis dieser experimentell, vorwiegend an der Ratte gefundenen Tatsachen ist für die klinische Medizin deshalb von großer Wichtigkeit, weil durch die modernen, stark wirkenden Arzneimittel gelegentlich ähnliche Effekte auch am menschlichen Myokard hervorgerufen werden. In diesem Zusammenhang sind insbesondere die Katecholaminwirkungen bedeutsam. Die Bedeutung liegt darin, daß die Entstehung bstimmter Formen sogenannter „spontaner" Infarktbildung beim Menschen *auch* an die Wirkung von Adrenalinkörpern geknüpft ist. Es geht um folgendes: Bekanntlich können sogenannte Stress-Belastungen menschliche Myokardinfarkte auslösen. Krisenhaft entleerte Noradrenalindepots könnten führen (1.) zum Anstieg des arteriellen Blutdruckes im großen Kreislauf, (2.) zur Dilatation der coronariellen Strombahn und (3.) zur Steigerung des myokardialen Zellstoffwechsels. Der angebotene Sauerstoff wird „abgeschluckt", bevor er die druckbelasteten Innenschichten der linken Kammerwand hatte erreichen können. So ist die *theoretische* Erörterung, ob nicht Strophantin bei drohendem Infarkt indiziert sei, an sich begründet. Der drohende kardiogene Schock könne, so glaubt man, durch Strophantin vermieden werden. Diese klinischen Vorstellungen sind alt. Sie gehen auf HERRICK (1912) und EDENS (1931) zurück. Es gibt Ärzte, welche, empirisch begründet und in ihrem

Tun völlig unbeirrt, dohende Infarkte durch Strophantin „auffangen" wollen. Diese empirisch begründete methodische Haltung ist für den Pathologen heuristisch interessant. Denn *wir* könnten ableiten, daß eine tödliche Coronarinsuffizienz entsteht (1.) durch echten Coronarverschluß, (2.) durch Coronarstenose und mäßig starke körperliche Anstrengung, (3.) durch Kollaps mit quantitativ ungenügender Blutrückkehr zum Herzen („Nicht-Obturationsinfarkt" infolge „territorialer Mangelversorgung") und (4.) durch pharmakodynamische Effekte von Brenzkatechinderivaten. Durch letztere würde der Herzmuskel gleichsam unter ungünstigen Bedingungen zur Arbeit angepeitscht und zu Tode gejagt (vgl. B. KERN: Der Myokardinfarkt 1969).

Die wissenschaftliche Debatte ist uferlos, die Literatur außerordentlich angestiegen (zusammenfassende Darstellung bei RONA und KAHN, 1967). *Klinisch interessiert besonders die Isoproterenol-Wirkung.* Beim Menschen können umschriebene eosinophile hyaline Muskelnekrosen als Isoproterenol-Effekte gedeutet werden. Tatsächlich finden sich Veränderungen an der terminalen Strombahn. Die stärksten Parenchymschäden liegen jeweils auf der Seite des venolären Schenkels. Hier sind Gefäßwandverdickungen und hyaline Thromben — angeblich — gesehen worden.

Von diesen Beobachtungen aus ist es nur ein kleiner Schritt zu der Frage, ob Thromben nicht überhaupt, nicht nur in den Coronarvenen, sondern auch in den Coronararterien, *nach* initialen Herzmuskelveränderungen entstehen könnten. Genauer: Sind Coronararterienthromben Ursache oder Wirkung, stehen sie am Anfang der Myokardischämie oder sind sie deren Folge? SPAIN und BRADESS (1960) hatten gefunden, daß die Zahl der Coronararterienthrombosen parallel zur Überlebenszeit des Beginnes ischämisierender Myokardnekrotisierung ansteigt: Ganz frische Coronarthromben wurden in 16%, 24 Std. alte in 37%, ältere in mehr als 50% aller Fälle gefunden, bezogen auf ein Kollektiv von 1 000 Beobachtungen tödlicher Myokardinfarkte! Dies bedeutet, daß, wenn eine Verallgemeinerung erlaubt ist, der Träger eines frischen Infarktes große Chancen hat, eine sekundäre Thrombose zu erwerben, überlebt er nur um einige Tage. — Man müßte also erwägen, im Sinne von SELYE eine präventive Medikation durch „desensibilisierende" Elektrolyte (KCl, $MgCl_2$) neben einer Antikoagulantien-Medikation zu praktizieren. Die „desensibilisierenden" Elektrolyte würden die weitere Entstehung von Herzmuskelnekrosen unterdrücken, die Antikoagulantien-Medikation würde die Entwicklung von in statu nascendi begriffenen Thromben hintanhalten.

hh) Anhang

Aufgrund der pathologisch-anatomischen Erfahrung spielen bei der Entwicklung sogenannter myokardialer Mangelversorgungsbezirke *konstitutionelle Besonderheiten* eine Rolle. SELBERG (1964) hat festgestellt, daß bei männlichen Probanden 27% aller Herzinfarkte auf „Rundwüchsige", 17% auf „Mittelwüchsige" und 3% auf „Schlankwüchsige" fallen. Die Schwierigkeit besteht nur darin, daß „Konstitutionstypen" einer bestimmten Population

(SELBERG, Hamburg) nur sehr bedingt mit den „Typen von Menschen gänzlich anderer Volkstumszugehörigkeit" verglichen werden können. Immerhin ist kein Zweifel, daß die autochthone afrikanische Bevölkerung verglichen mit den afrikanischen Menschen Nordamerikas trotz aller genischen Übereinstimmung weniger infarktgefährdet ist! Nahrungsgewohnheiten und Lebensraum sind daher von großer Wichtigkeit. *Die Frage* nach dem Komparativ, die Frage nämlich, *was „wichtiger" sei, die erblich bestimmte Konstitution oder die Umweltbezogenheit, ist falsch gestellt.* Über das Tertium comparationis kann offenbar nur im Hinblick auf ein wirklich einheitliches Kollektiv gesprochen werden. Das geht aus neueren, sehr erregenden Untersuchungen über Coronarveränderungen und Herzinfarkt bei Menschen in Israel hervor: Jüdische Einwanderer aus Europa und Amerika scheinen um ein geringes mehr gefärdet zu sein als Einwanderer aus dem Orient und den Mittelmeerländern. Die vielschichtige, im Augenblick nicht auflösbare Problematik hat die Verhandlungen der 9. Konferenz der Internationalen Gesellschaft für Geographische Pathologie (Leiden, 1966) gefüllt. Man könnte daher resignierend von der „Polyätiologie" der menschlichen Coronarinsuffizienz sprechen. Aber dies ist doch wohl im ganzen zu wenig, denn wenn schon nicht die „Ursachen" durchgehend definiert werden können, sollte man wenigstens die „Voraussetzungen" erkennen. *Wir* arbeiten also vorwiegend an der Erkennung der *Determinationsfaktoren;* von den *Realisationsfaktoren* wissen wir wenig. Unter 9731 brauchbaren Obduktionsberichten aus 14 deutschen pathologischen Instituten fand sich in 61,1% bei Männern, in 58,0% bei Frauen eine deutliche Coronarsklerose; bei Männern fand sich eine Antecedenz von etwa 10 Jahren gegenüber den Frauen; bei Männern fanden sich in 18,2% Coronarthrombosen, bei Frauen Coronarthrombosen nur in 8,5%. Schließlich fand sich bei Männern mit zunehmendem Lebensalter eine Abnahme, bei den Frauen aber mit zunehmendem Lebensalter eine Zunahme der Coronarthrombose (SCHOENMACKERS, 1967). Männer mit Coronarsklerose erlitten in 42,5%, Frauen in nur 28,5% Infarkte. Man nimmt an, daß Frauen Myokardinfarkte nicht nur seltener sondern zeitlich später erleiden. Coronarsklerose und Herzinfarkt sind im wesentlichen (!) seneszente Erscheinungen. Ihre Häufigkeit scheint zuzunehmen, weil die Menschen heute durchschnittlich 30 Jahre älter werden als z. B. im Jahre 1876. Schwere körperliche Arbeit als solche und unter guten arbeitsphysiologischen Bedingungen ist nicht mit einem Infarktrisiko belastet.

b) Metabolisch bedingte Veränderungen des Myokard

Unter stoffwechselmäßig bedingten Veränderungen des Herzmuskels versteht man heute Myokardose und Myocardie. Früher sprach man gern von „Myokardschaden", und zwar immer dann, wenn eine eigentliche ätiologische oder pathogenetische Zuordnung nicht recht hatte gelingen wollen. Vom pathologisch-anatomischen Standpunkt aus ist gegen „Myokardschaden" dann nichts einzuwenden, wenn man sich präzisiert. Man müßte also hinzufügen, ob man einen zirkulatorisch bedingten, einen metabolisch bedingten, einen entzündlich verursachten, einen traumatischen, dysgenetischen oder blastomatösen Myokardschaden meint. Eine solche Terminologie ist unhandlich. Man hat daher empfohlen, den Terminus „Myokardschaden" tunlichst zu vermeiden.

Myokardose und Myocardie sind nicht absolut dasselbe. Es handelt sich um pathische Manifestationskreise primär nicht-entzündlicher Alterationen, welche einander bis zu einem gewissen Grade überlappen. Der Begriff Myokardose ist vor allem von WUHRMANN (1950) konkretisiert worden. WUHRMANN versteht unter Myokardose die Veränderungen des Herzmuskels bei Störungen des allgemeinen Eiweißstoffwechsels. Da die Bedingungen einer Dysproteinämie denkbar uneinheitlich sind, ist es verständlich, daß Myokard-Degenerationen im Sinne der Myokardose häufig auftreten. Genau genommen müßte man sprechen von „dysproteinämischer Myokardose". WUHRMANN formuliert so: Die Myokardose ist die nicht -obligate aber häufige lokale Manifestation einer allgemeinen (Eiweiß-)Stoffwechselstörung an den Herzmuskelfasern und ihren Interstitien, und sie wird umso regelmäßiger festgestellt, je intensiver nach ihr gefahndet wird.

Die Bezeichnung Myocardie stammt aus der französischen Schule (de GENNES, DELARUE und de VÉRICOURT, 1935). Die Myocardie ist die Folge komplexer hormoneller Dysregulationen; die Myocardie findet sich nicht selten bei Avitaminosen, bei chronischer alkoholischer Gastro-Enteropathie, bei Störungen des Mineralstoffwechsels. Die französische Schule nennt die Myocardie „une manifestation d'un trouble fonctionel portant sur la tonicité et la contractilité myocardique".

Mit beiden Formenkreisen, Myocardie und Myokardose, hängt oft das zusammen, was man „energetisch-dynamische Herzinsuffizienz" (HEGGLIN, 1943) nennt. Die energetisch-dynamische Herzinsuffizienz bewirkt eine systolische Kontraktionsschwäche und damit einen „vorzeitigen Einfall" des zweiten Herztones. Die QT-Dauer ist verlängert. HEGGLIN und LÜTHY (1958) haben zwischen den Vorgängen der Energieproduktion und denen der Energieverwertung im Myokard unterschieden. Bei ersteren steht die Bildung der energiereichen Phosphate im Mittelpunkt. Die ursächlichen Störungsmöglichkeiten beider Vorgänge sind außerordentlich zahlreich. Jede Störung der Vorgänge der Energieproduktion sowie jede Störung der Vorgänge der Energieverwertung können unter dem klinischen Bilde der energetisch-dynamischen Herzinsuffizienz verlaufen. Mit FLECKENSTEIN (1967) kann man unterscheiden zwischen „Mangelinsuffizienz" und „Utilisationsinsuffizienz". Die energetisch-dynamische Herzinsuffizienz kann infolge beider Insuffizienztypen in Szene gehen.

aa) Störungen des Eiweißstoffwechsels

Obwohl die aktive Anteilnahme des Myokard am Eiweißstoffwechsel gering ist, resultieren doch hinlänglich charakterisierbare Veränderungen an den Muskelfasern: Albuminöse Trübung, scholliger Zerfall, hydropisch-vakuoläre Entartung. Letztere kann zur Ausbildung von Röhrenfasern führen. Bei der innigen Verknüpfung von intrazellularem Eiweißumsatz, Elektrolythaushalt und Wasserwechsel ist es naturgemäß unmöglich zu entscheiden, was im Einzelfall den pathologischen Ictus ausgemacht hat.

Amyloid und *Paramyloid* werden auch im Myokard beobachtet. Im Rahmen der allgemeinen, typischen Amyloidose ist der Befall des Herzmuskels selten; bei allen atypischen Amyloidosen ist das Amyloid regelmäßig mitbeteiligt. Die Paramyloidose des Myokard, sei es im Senium, sei es in der Folge der Erkrankung durch ein multiples plasmazellulares Myelom, ist häufig.

Manchmal findet sich ein „primäres Herzamyloid". Es kann als „isoliertes Amyloid" auftreten. Die befallenen Herzen sind stark vergrößert. Im EKG besteht *Niedervoltage*. Das „isolierte" Herzamyloid tritt, wenn überhaupt, bei Menschen jenseits der Lebenswende auf. Die Blutplasma-Eiweißwerte brauchen nicht verändert zu sein. Dieses Herzamyloid tritt als pseudotumorale schollige Ablagerung in der Hinterwand des linken Vorhofes oder in der Kammerscheidewand (*Honigwabentypus*), aber auch vasomedial d. h. in der Media der myokardialen Blutgefäße auf (JANSEN, 1962).

Das Paramyloid wurde von uns unter 129 Herzen von Menschen im 9. Lebensjahrzehnt 18 mal gefunden (JANSEN, 1962). Amyloid und Paramyloid treten in *den* Herzwandabschnitten auf, die normalerweise ein lockeres Gefüge besitzen. Träger des senilen Paramyloides leiden oft an Makroglossie mit atrophisierenden Schleimhautveränderungen, derbiger teigiger Konsistenz der Zunge mit seitlichen Zahnimpressionen und zeigen eine Purpura kryoglobulinämica. Amyloid und Paramyloid des Herzens können auch familiär auftreten! Die kongophilen Substanzen liegen niemals intrasarkoplasmatisch. Sie beeinträchtigen die Bewegung der Herzschichten gegeneinander. Sie erschweren die Erregungsausbreitung und die Erregungsrückbildung.

Zu den Störungen des Eiweißstoffwechsels gehören auch die Herzmuskelveränderungen bei *Uratgicht* und bei *Oxalose*. In beiden Fällen können kristalline Abscheidungen in der Kammerscheidewand nachgewiesen werden. Sie können dort eine partielle Blockade (einen linksventrikulären Verzweigungsblock) hervorrufen.

bb) Störungen des Fettstoffwechsels

Störungen des Fettstoffwechsels betreffen Parenchym und Stroma. Neutralfette, Lipide, Fettsäuren und Fettsäuremethylester werden auf dem Blutwege an das Myokard herangetragen. Elektronenmikroskopisch hat sich zeigen lassen, daß Fette in feinst emulgierter Form an die Mündungen der transversalen Tubuli herangebracht, dort eingeschleust und verseift werden. Die Fetttröpfchen können immer wieder als reihenförmig in Höhe der Z-Membranen angeordnet sichtbar gemacht werden. Nach Einschleusung der Fettbausteine in die Herzmuskelfaser werden die Fette quantitativ resynthetisiert. Fetttröpfchen, welche in der Umgebung der Mitochondrien liegen, werden wahrscheinlich dort abgebaut. Die zwischen je zwei Glanzstreifen gelegenen Muskelfaserstrecken können in gewissem Sinne als eigenständige Stoffwechselkammern aufgefaßt werden. Damit hängt es zusammen, daß eine lichtmikroskopisch leicht nachweisbare staubförmige Verfettung „*rhythmisch*": d. h. in Form von queren Reihen, Bändern und Zügen deutlich wird. Diese ungemein charakteristische Ablagerung der Fette im Myokard wird seit RIBBERT (1900) in Verbindung gebracht mit der Anordnung der terminalen Strombahn: Die Fetttröpfchen liegen dort bevorzugt, wo sie dem venolären Schenkel der Coronarblutbahn am nächsten benachbart sind. Man darf also annehmen, daß Bedingungen des relativen Sauerstoffmangels für das Sichtbarwerden der Fette eine Rolle spieln.

In der Umgebung kleiner ischämischer Herde lassen sich Acetalphosphatide durch die von FEYRTER (1947) angegebene Kresyl-Echtviolett-Weinsteinsäure-Einschlußfärberei als „granuläre Entartung" darstellen. Der Farbeffekt ist bläulich-livide. FEYRTER spricht von *Cyaneochromie*.

Seit alters unterscheidet die Pathoanatomie eine *Degeneratio adiposa cordis* und eine *Lipomatosis cordis*. Erstere bezeichnet die intrasarkoplasmatische Ablagerung von Fettstoffen, letztere die Verfettung der Interstitien. Die Degeneratio adiposa cordis wird bei Zuständen fieberhafter Allgemeininfektion, schwerer Anämie, exogener Vergiftung als sogenanntes *Tigerfell-Herz* (durch transversale Bänderung vor allem der linkskammerigen Papillarmuskeln) repräsentiert. Bei der Lipomatosis cordis handelt es sich darum, daß eine „*Fettdurchwachsung*" des Herzmuskels vorliegt. Dabei findet sich eine groteske Vermehrung des subepikardialen und interstitiellen Fettgewebes. Höhergradige Formen der Lipomatose können einen plötzlichen Herztod nach mäßig starker körperlicher Anstrengung zur Folge haben. Wodurch die „Fettdurchwachsung" zustande kommt, ist nicht bekannt. Es wird erwogen, ob es sich um „infiltrierendes Wachstum" oder um „Metaplasie des Perimysium internum" handeln könnte.

Tatsache ist, daß das Fettgewebe in Zügen und Straßen dem Verlauf der Coronargefäße folgt. Es schiebt sich häufig unter Wahrung der natürlichen Kontinuität vom subendokardialen Raum in Richtung auf das Endokard vor. Offenbar kommt es nach und nach zu einer schleichenden Substitution von untergegangenen Herzmuskelfasern durch Fettgewebe. Ganz sicher aber gibt es auch Fettgewebeinseln, die fernab vom subepikardialen Fettgewebelager aufscheinen. Nicht selten werden streifenförmige Fettgewebeansiedlungen in der Umgebung des rechten Schenkels des RLS gefunden. Natürlich kann die Lipomatosis cordis im Rahmen einer allgemeinen (endogenen) Adipositas zur Entfaltung gelangen.

cc) Störungen des Kohlenhydratstoffwechsels

Es geht im wesentlichen um die Ablagerung von Glykogen. Die Glykogenolyse in den bis zum Todeseintritt unter normalen Bedingungen tätig gewesenen Herzmuskelfasern läuft in einer Zeit von 1 — 2 Std. nach dem Tode ab. Sollte das Myokard vor Todeseintritt unter hypoxischen Bedingungen gestanden haben, verschwindet das Glykogen in Minutenschnelle.

Der Herzmuskel von Feten und Neugeborenen enthält mehr Glykogen als der von Erwachsenen.

Glykogenspeicherungskrankheiten sind „Gruppenvertreter" der Myocardie. Sie sind im ganzen zu selten, als daß sich eine durchgehende Gesetzlichkeit erkennen ließe. Diffus ausgebreitete „*Rhabdomyomatosen*" haben mit „Geschwulstbildung" nichts zu tun. Bei herdförmig „tumoral" zur Entwicklung gelangten knotigen Formen läßt sich dies nicht mit gleicher Sicherheit sagen. Bei der Pompeschen und Forbesschen Form der v. Gierkeschen Glykogenose handelt es sich um vorwiegend linksventrikulär angeordnete, jedoch diffus ausgebreitete intramyokardiale Glykogenspeicherungen, bei der Finkelsteinschen Form um die pseudotumorale Durchsetzung der Kammerscheidewand. Im Schnittbild sehen die mit Glykogen beladenen Herzmuskelfasern wie Spinnenzellen — „Arachnocyten" — aus. Der Trivialvergleich rührt daher, daß die Kerne im Inneren der Muskelfasern verdrängt zu sein scheinen, während zwischen den großen Protoplasma-Glykogen-Vakuolen fädige Gespinste ausgebreitet sind. Der Kern sitzt in solchen Zellen wie die Spinne in ihrem Netz. Die Glykogenosen des Myokard nennt man daher „Arachnocytosen". Die Syntropie Rhabdomyomatose des Herzens mit tuberöser Hirnsklerose, zystisch-dysgenetischen Nierengeschwülsten und dem Adenoma sebaceum ist von STEINBISS (1923) richtig erkannt worden. Der häufig vermutete Zusammenhang der Rhabdomyome mit den Zellen des RLS ist bis jetzt niemals verifiziert. Bei allen Formen sogenannter Glykogenosen handelt es sich um genisch determinierte Fermentefektkrankheiten. Die durch spider-cells ausgestatterten Glykogenosen des Myokard führen durch Entparenchymisierung zum Bilde der Endomyokardfibrose. Die Prognose ist ganz schlecht.

Zu den Störungen des Kohlehydratstoffwechsels kann man abnorme Mucopolysaccharideinlagerungen rechnen. Solche gehen nicht selten unter dem Bilde der *basophilen Degeneration* einher. Dabei handelt es sich um eigenartige, durch Eisenhämatoxylin leicht darstellenbare Scholle, Splitter und Scheibchen, die mit Vorliebe in hypertropisch gewesenen Muskelfasern auftreten. Die basophile Degeneration des Myokard wird überwiegend bei chronischem Myxödem, weniger oft und weniger stark auch im linkskamrigen Herzmuskel hochbetagter Menschen gefunden. Es handelt sich wahrscheinlich um den morphologischen Ausdruck einer sogenannten Reinigungsinsuffizienz.

dd) Störungen des Wasserwechsels und des Mineralstoffwechsels

Während bei Myxödem gut definierte Degeneratschollen (basophile Degeneration) auftreten, findet sich beim Morbus Basedow eine deutlichere, freilich ungleichmäßig ausgebreite interstitielle Ödembildung. Das Basedow-Herz ist nicht nennenswert vergrößert. Es ist im Besitze miliarer Fasernekrosen und eines reichlichen Wassereinstromes. Nach MARTIUS (1955) erzeugt Thyroxin eine Entkoppelung der fermentativen Atmungskette. Sauerstoff ist zwar in reichem Maße vorhanden, er gelangt auch in die Zellen, ja die Oxydationen laufen ungestört ab, aber die Oxydationen leisten für die Zelle nichts, weil die Energieübertragung nicht erfolgen kann! Die Entkoppelung trifft die Brücke zwischen Oxydation und Phosphorylierung. Das bei Morbus Basedow tachykardisch angepeitschte Herz wird mit zunehmender Ödemisierung schwerfällig und durch Ödemsklerose „steif". Es kann die „Hürden" nicht nehmen und bleibt schließlich im Galopp-Rhythmus stehen. Coronarsklerose und Endokardveränderungen gehören nicht zum typischen Bild des Basedow-Herzens. Akustische Sensationen über dem Herzen (systolische Geräusche) werden auf Katecholamin-Effekte mit Tonussteigerung der Papillarmuskeln und konsekutiver relativer Mitralinsuffizienz bezogen. Die elektronenmikroskopische (experimentelle) Kontrolle hat gezeigt, daß durch Medikation von l-Trijodthyronin feinste Fetttröpfchen sowohl in der Umgebung der Mitochondrien als der sarkoplasmatischen Tubuli auftreten. Nach Thyroxin sind vergleichbare Veränderungen nicht nachzuweisen. Die Lumina der Transversaltubuli sind nach l-Trijodthyronin-Medikation erweitert. Dagegen erzeugt Thyroxin eine perlschnurartige Umwandlung der Cristae mitochondriales.

Die Myocardie bei *Avitaminosen* ist reich an eigenartigen, vielgestaltigen Befunden. Bei Vitamin-B_1-Avitaminose *(Beri-Beri)* entsteht das von WENCKEBACH vorzüglich durchgearbeitete Beri-Beri-Herz (1929, 1932, 1934). Die B-Avitaminose läuft auf eine Störung des Brenztraubensäurestoffwechsels hinaus. Charakteristisch ist die Vergrößerung und Dilatation des Herzens, die man treffend als *„hypertrophie passive par faiblesse du myocarde"* bezeichnet. Die Herzen sind oft stark vergrößert. Es handelt sich nicht um eine echte muskuläre Hypertrophie, sondern um die Einlagerung eines Ödemes, besonders in der rechten Kammerwand. Conus pulmonalis und rechter Vorhof erscheinen ballonisiert, ihre Wandung ist verdünnt, fast durchscheinend. Der Tod tritt durch Erweiterung des Querschnittes des arteriellen Schenkels der terminalen Strombahn im Myokard ein. Ganz ähnliche Veränderungen findet man anatomisch dann, wenn ein chronisches Myxödem einer brüsken Thyroxin-Medikation zugeführt wurde.

Thiaminmangel reduziert die Pyrophosphatproduktion, hierdurch brechen die Dekarboxylierungsvorgänge zusammen, und es entsteht ein Brenztraubensäureaufstau.

Den Herzmuskelveränderungen bei Beri-Beri wesensverwandt ist die *Myocardie alcoolique*. Die schlaffe Dilatation des Herzens bei potatores strenui war schon den alten Ärzten bekannt (Münchner Bierherz, Tübinger Weinherz etc.). Vitamin-B_1-Gaben können lebensrettend wirken. Die elektronenmikroskopische Untersuchung von menschlichem, durch Punktion bioptisch gewonnenem Myokard zeigt deformierte Cristae mitochondriales, Riesenmitochondrien und eine spaghetti-ähnliche Deformation der Mitochondrien.

Chronischer *Eisen*mangel ruft eine deutliche Herzhypertrophie hervor. Auch das Gegenteil, die exzessive Beladung des Myokard durch Eisenpigment, zeitigt eine besondere Situation. Hämochromatose-Kranke sterben, wenn nicht an interkurrenten Ereignissen, an den Folgen der Leberzirrhose oder im diabetischen Coma. Die französische Schule hat das Verdienst, das

„*Syndrome endocrino-hépatocardiaque*" herausgearbeitet zu haben. Dabei ist die Frage zu prüfen, ob die Kranken tatsächlich an der Folge der Pigmentüberbeladung oder infolge einer Myocardie endocrinienne zugrunde gehen. Tatsächlich finden sich elektronenmikroskopisch feinste Eisenkörnchen (Siderosomen) an den Mitochondrien der Muskelfasern. Die Oberfläche der Mitochondrien ist gleichsam durch Eisenpigment okkupiert. Infolge davon gehen schließlich die Myofibrillen zugrunde. Die Herzinsuffizienz bei Hämochromatose ist also eine Parallelerscheinung zu allen anderen organären Funktionsstörungen, insoweit diese etwas mit einer Pigmenteinlagerung zu tun haben. Das Myokard hat bei Hämochromatose eine dunkelbraune bis rostrote Farbe.

Zustände von *Kalium*-Mangel erzeugen hochgradige Myokardveränderungen. Es handelt sich um die Ausbildung röhrenförmiger Faser-Ödeme mit echter Entparenchymisierung. Schließlich laufen kleine Gruppennekrosen zu größeren Ausfallbezirken zusammen.

Klinisch resultiert das klassische Bild der energetisch-dynamischen Herzinsuffizienz. Die experimentelle Reproduktion der Kalium-Mangel-Schäden am Myokard ist vielfach gelungen. Die klinisch wichtige Debatte, ob aufgrund des Nachweises niedriger Blutserum-Kalium-Werte auf eine Verringerung auch des intrazellularen Kalium geschlossen werden dürfte, ist positiv entscheiden (JANSEN, 1960). Man kann also unter bestimmten Kautelen flammenphotometrische Kaliumbestimmungen auch am Leichenherzen diagnostisch auswerten. Die Kaliumwerte der linken Kammerwandabschnitte menschlicher Herzen liegen höher als die vergleichbarer Abschnitte der rechten Herzkammerwand. Natriumwerte verhalten sich umgekehrt. Der Wassergehalt der rechtsseitigen Herzkammerwand liegt um etwa 1% höher als der der linken. Die höchsten Natrium- und niedrigsten Kaliumwerte finden sich in den Vorhöfen, den Herzohrzipfeln und der Vorhofscheidewand. In der linken Herzkammer finden sich im Bereiche der Herzspitze und etwa in der Mitte (zwischen Spitze und Herzbasis) höhere Kammerwerte als im atrioventrikularen Grenzgebiet. Der unterschiedliche Mineralgehalt der Wände von rechter und linker Herzkammer erklärt sich aus der seitendifferenten Struktur und Leistung. Während bei Neugeborenen der Elektrolytgehalt in den Wänden beider Kammern gleich ist, besteht bei Störungen des Mineralhaushaltes erwachsener Menschen (durch Coma hepaticum, Uraemie, Peritonitis) ein statistisch gesicherter stärkerer Kaliumverlust der rechten Herzkammerwand. Reine Kaliumverlust-Situationen betreffen die rechte Kammerwand zuerst und deutlicher als die linke.

Auch eine Hyp*er*kaliämie kann krisenhafte Versagenszustände des Myokard hervorrufen. Herztod durch hohe Blut-Kaliumwerte bei renaler Insuffizienz kommt nicht selten zur Beobachtung. Hohe extrazellulare Kaliumwerte vereiteln die Kaliumabgabe aus der Muskelfaser. Sie kann sich dann nicht kontrahieren, das Herz bleibt „stehen".

Verkalkung des Myokard ist nicht selten. Im allgemeinen handelt es sich um eine „dystrophische" Verkalkung, d. h. um eine Kalksalzabscheidung im Bereiche von Herzmuskelfasern, welche zuvor nekrobiotisch oder gar mortifiziert gewesen waren. So finden sich staubförmige, schollige, streifen- und schalenförmige Verkalkungen nicht selten nach schwerer (toxischer) Myokarditis. Verkalkung ist auch nach Coxsackie-Virus-Myokarditis gesehen worden.

c) Entzündliche Veränderungen des Myokard

Die Myokarditis ist das „Stiefkind" der klinischen Pathologie. Sie begegnet dem Patho-Anatomen in der Regel als Zufallsbefund bei der sogenannten Routine-Sektion, vielfach also ohne ausreichende klinische Äquivalente. Sie wird nicht selten als Ursache einer mors subita gefunden. Die Myokarditis ist, absolut gesprochen, nicht häufig. Entzündliche Erkrankungen am Herzen (überhaupt) finden sich in 14% der Heidelberger Obduktionsfälle. Die Myokarditis macht 2—3% aus. Sicherlich kann die Anzahl myokarditischer Befunde durch eine Intensivierung der Suche ein wenig gesteigert werden (vielleicht auf 5%). Für die USA berechnet SAPHIR (1959) 8—10%. In Südamerika liegen die Werte höher. Dies hängt mit der starken Verbreitung der Chagas-Krankheit zusammen. Auch für Afrika dürften wesentlich höhere Werte als bei uns in Ansatz zu bringen sein. Die histopathologische Diagnose „Myokarditis" steht und fällt mit dem morphologischen Nachweis eines entzündlichen Exsudates oder einer in der Folge der Exsudation zur Entwicklung gelangten charakterisierbaren zellularen Proliferation. Wie soll man entzündliche Myokarderkrankungen einteilen? Es ist am einfachsten, die *Formen der Myokarditis* nach den Ursachen, nach dem pathologisch-anatomischen Bilde, nach der Hodogenese (d.h. nach den Entstehungswegen) und nach der nosologischen Entität zu gliedern. Die Ursachen sind vielfach dunkel, eine Einteilung nach histopathologischen Gesichtspunkten ist ohne Leben, der Nachweis der Entstehungswege ist schwierig und bringt eigene Probleme. Ausschließlich der Versuch, die entzündliche Erkrankung nach der Entité morbide zu begreifen, wie wir dies bei der Endokarditis bereits vorgenommen haben, ist erfolgversprechend.

Formen der Myokarditis nach der Entité morbide

A. *Myokarditis als konkomitantes Phänomen*
  I. Metabolische Läsionen mit entzündlichem Organumbau, Urämie, Katecholamineffekt, Mineralisationsstörungen (Elektrolyt-Steroid-Kardiopathie); Stoffwechselblockaden; Myopathien (mit und ohne Thymom).
  II. Infekt- oder Begleitmyokarditis
    1. metastatisch, septisch, pyämisch;
    2. infektallergisch (Scharlach, Ruhr, Lungentuberkulose);
  } entzündliche Mitreaktion

B. *Myokarditis als eigenständiges Phänomen*
Rheuma (einschließlich sogenannter Kollagenosen); Diphtherie; Virusbefall (Coxsackie, Poliomyelitis, Encephalomyokarditis, Mumps, Masern, Mononukleose, Influenza, "upper respiratory tract infection", Rickettsiosen);
Fiedlers Myokarditis, granulomatöse RZ-Myokarditis, Sarkoidose; Tuberkulose, Lues etc.; Chagas-Myokarditis; sogenannte Fibrosen (connatal und erworben).

„Konkomitante" Myokarditiden stellen Mitreaktionen bei primär außerhalb des Herzens lokalisierten Grundkrankheiten dar. „Metabolische Läsionen" können mit einem „entzündlichen" Organumbau einhergehen. Hierbei handelt es sich nicht um „Entzündung" im konventionellen Sinne. Der Obduzent aber, der im Augenblicke der Vornahme einer Leichenöffnung den Kreis *aller* Bedingungen, die den Menschen zu Tode gebracht hatten, noch nicht kennt, diagnostiziert sehr leicht eine „Myokarditis", obwohl eigentlich stoffwechselmäßige Alterationen das Entscheidende gewesen waren. Es sei dies betont, um deutlich zu machen, daß für den Pathologen der Begriff „Entzündung" nicht notwendig an das Phänomen einer mikrobiellen Infektion gebunden ist. Die chronische, stille Urämie, bei der harnpflichtige Substanzen nicht hatten ausgeschieden werden können, zeitigt an vielen Stellen intraorganäre serös-entzündliche Läsionen, z.B. im Myokard, aber auch in den Lungen (Pneumonitis).

Die Pathologie des Myokard befindet sich in der gleichen Lage wie die Neuropathologie vor 40 Jahren, als Hugo Spatz (1930) daran ging, das weite Feld der Formen der Encephalitis nach 6 Ausbreitungsmustern aufzubereiten. Mit der zunehmenden Kenntnis der Ätiologie hat das Spatzsche Schema der Encephalitis-Formen ein wenig an Bedeutung verloren. Es hatte sich aber heuristisch vorzüglich bewährt und ist auch heute noch didaktisch unentbehrlich .So hat man versucht, die Vielzahl möglicher Myokarditisformen ebenfalls nach *Ausbreitungsmustern* einzuteilen. Der Gedanke ist der, daß die topographisch unterschiedliche Manifestation entzündlicher Veränderungen des Myokard geeignet und in der Lage sei, der klinischen Verständigung zu dienen. Mit anderen Worten: *Dort, wo die stärksten entzündlichen Veränderungen im Herzmuskel lokalisiert sind, werden die deutlichsten „Ausfallserscheinungen" — nämlich Funktionsstörungen — inszeniert werden.* Die Myokarditis, welches das Hissche Bündel betrifft, wird einen Herzblock, die Myokarditis aber, welche vorwiegend die rechtsseitige Kammerwand lädiert, wird eine traumatische Rechtsherzinsuffizienz (Einflußstauung) zeitigen. Entzündliche Läsionen des Sinusknotengebietes rufen Tachyarrhythmien hervor.

Ausbreitungsformen der Myokarditis

I. Rheumatyp	mit Bevorzugung der Région mitroaortique, linke Kammerwand, Pulmonaliswurzel,
II. Diphtherietyp	mit Bevorzugung der rechten Kammerwand, linker Papillarmuskel-Kammerwandwinkel, RLS (links > rechts).
III. Typus der infekt-allergischen Myokarditis	mit Bevorzugung der funktionell vermehrt belasteten Wandabschnitte; häufig Conus pulmonalis,
IV. Typus der Myokarditis durch Virusbefall	mit Bevorzugung der Hinterwand der Vorhöfe, dorsalen av-Region, Herzsepten, muskulären Herzspitze. Epikarditis!
V. Typus der Granulom-Myokarditis	mit Bevorzugung der Hinterwand der Vorhöfe, Crista supraventricularis, linke Kammerhinterwand.

VI. Typus der Chagas-Myokarditis mit Bevorzugung der dorsalen av-Region, Herz-
(Myokarditis durch Parasiten- septen
befall) (Vorhof < Kammer),
muskulären Herzspitze.

Die sogenannten Ausbreitungsformen haben also ihre Besonderheiten. Wenn man sich hier auskennt, kann man Relationen zur klinischen Symptomatik — leidlich gut — herausarbeiten. Der *Rheumatypus* der Myokarditis ist pathologisch-anatomisch durch zwei Formen sogenannter Granulombildung ausgezeichnet: Es handelt sich einmal um das von BANG (1881) beschriebene knotige Gebilde, den Nodus rheumaticus; es handelt sich zum anderen um das Aschoff-Geipelsche (1904, 1905) Knötchen. Das Bangsche Granulom ist maximal bis taubeneigroß, das Aschoffsche Knötchen liegt an der Sichtbarkeitsgrenze. In 20% aller Fälle, die im Heidelberger Pathologischen Institut zur Obduktion gelangten, finden sich bei einem mittleren Sterbealter von etwa 62 Jahren „rheumatische Stigmen". Während der Nodus rheumaticus Bang auch extrakardial, besonders in der Umgebung der Gelenke, an Sehnenscheiden und Galea aponeurotica vorkommt, ist das Aschoff-Geipelsche Knötchen ein „Spezifikum" des Myokard. Es hat eine räumliche Bindung an kleinste Coronarvenen. Der Bindegewebszwickel zwischen Aorta und Mitralis ist am meisten betroffen. Das Aschoffsche Knötchen ist durch eine zentrale, mehr oder weniger deutliche, fibrinoide Nekrose ausgezeichnet. Es folgt einem bestimmten zeitlich geordneten Entwicklungsschema (vgl. S. 147 unserer „Allgemeinen Pathologie"). Es gibt bestimmte, hochfieberhafte Verlaufsformen, bei diesen ist die Myocytoklasie d. h. die Zerstörung der Myokardfasern besonders sinnfällig.

Bemerkenswert ist das Auftreten von Anitschkow-Zellen im rheumatischen Entzündungsfeld. Die Frage ihrer Spezifität wird ständig diskutiert. Die Anitschkow-Zellen sind Kardio-Histiozyten. Sie sind dadurch ausgezeichnet, daß der Zellkern einen eigenartig spiralisierten Chromatinfaden trägt. Wer Anitschkow-Zellen darstellen kann, darf mit der für diese Dinge gültigen Sicherheit auf die rheumatische Ätiologie der nachweisbaren Veränderungen schließen. Die Pathogenese des Rheumatismus selbst ist mehrgleisig. Von spezifischer Entzündung kann man nur sprechen, wenn ein Granulom nachweisbar ist. Ob solche Granulome durch eine Allergie oder durch den unmittelbaren Erregerangriff (Streptokokken) oder aber durch eine automatisierte Autoantikörper-Reaktion hervorgerufen werden, mag zunächst gleichgültig sein. Möglicherweise ist die vielschichtige formale Pathogenese eines rheumatischen Granulomes die eigentliche Ursache dafür, daß es recht verschiedenartig aussehende Aschoffsche Knötchen gibt. LOUIS GROSS in Chicago unterscheidet nicht weniger als 7 verschiedene Granulomformen! Die Grosssche Gliederung ist im Prinzip international anerkannt (LANNIGAN: Cardiac Pathology, 1966). Vielleicht stellen die verschiedenen Granulomformen nur Entwicklungsstadien des gleichen Prototypus dar? Möglicherweise stecken auch verschiedene Antigen-Quantitäten (nicht Qualitäten) dahinter? Die Rheumaforschung ist also „in Bewegung".

Der *Diphtherie-Typus* der Myokarditis schädigt vorwiegend die rechte Kammerwand. Es handelt sich um Ödem, Myolyse, sarkoplasmatische Kondensation, um Verfettung, scholligen Zerfall und nicht ganz selten um Verkalkung. In der linken Kammer sind es die Übergangsstellen der Trabekel und Papillarmuskel auf die Kammerwand, welche am meisten geschädigt sind. Der Diphtherie-Typus der Myokarditis — postdiphtherische Myokarditis — ist das klassische Beispiel einer mikrobiell-toxisch inszenierten Herzmuskelentzündung. Bei Gasbrand, Shiga-Kruse-Ruhr, bei Enteritis necroticans ist mit dem gleichen Ausbreitungsmuster zu rechnen.

Die häufigste Myokarditis ist die *infekt-allergische*. Zu dem Typus der infekt-allergischen Myokarditis rechnet man alle diejenigen Herzmuskelentzündungen, welche in zeitlichem Zusammenhang mit einer fieberhaften Allgemeininfektion, etwa von der dritten Krankheitswoche an, auftreten. Bei ihnen sind Immuno-Mechanismen im Spiele. Bei diesen Myokarditiden finden sich Kollapsstraßen, also territorial gebundene parenchymale Desintegrationen sowie vorwiegend den in den Henleschen Septen gelegenen Lymphbahnen folgende, resorptive, großzellige, granulomähnliche Proliferate. Es lassen sich also lymphangitische intramyokardiale Ausbreitungswege nachweisen. Hierher gehört auch die eosinophile Myokarditis. Herzmuskelentzündung bei chronischer Sepsis, bei Meningokokkeninfekten, bei Lungentuberkulose, bei Salmonellosen, bei Fleckfieber, nach Scharlach und nach Gaumenmandelentzündung gehören in diese Gruppe.

Der Typus der *Myokarditis durch Virusbefall* ist morphologisch ganz gut zu definieren. Solche Myokarditiden finden sich während und nach Influenza, Masern, „upper respiratory tract infection", Röteln, Pocken, Varicellen, Zoster, Herpes simplex, Mumps, Zytomegalie, Tollwut, Maul- und Klauenseuche, Newcastle-Krankheit, infektiöser Mononucleose, Virushepatitis, Psittakose und Q-Fieber, besonders bei Poliomyelitis, Coxsackie-Virusbefall und Encephalomyocarditis.

Enteroviren werden jahreszeitlich gehäuft nachweisbar. Die Isolierung der Coxsackie-Virus-B-Gruppe gelingt fast nur in den Monaten Juli bis Oktober. Es wird geschätzt, daß in der Bundesrepublik Deutschland jährlich einige hundert Fälle von Coxsackie-Virus-Myokarditis auftreten. Die Frognose ist im allgemeinen günstig; nur vereinzelt kommt ein Fall zurSektion. Die Mehrzahl der Myokarditisfälle tödlicher Coxsackie-Virus-Infektionen betrifft Neugeborene. Endemische Häufung ist beobachtet. Neben einer Münchner Myokarditis-Epidemie (E. STÖBER, 1952) hat eine Myokarditis-Epidemie in der Gegend von Haifa von sich reden gemacht. Die Münchner Fälle betrafen Kleinkinder, die Fälle in Haifa (50 Todesopfer!) Erwachsene.

Die befallenen Herzen sind vergrößert, die Konsistenz ist wachsartig, die Klappen sind zart, das Epikard ist verdickt. Die „idiopathische unspezifische benigne Pericarditis" ist virusbedingt. Die Coxsackie-Pericarditis ist wahrscheinlich häufiger als die Myokarditis. Im Herzmuskel zeigt die Virusmyokarditis herdförmige und diffuse, lympho-, mono-, plasmocytäre Infiltrate. Diese kriechen an den Verschiebeschichten entlang, bevorzugen das intertrabekuläre Myokard und erzeugen eine Verquellung der Capillarwände. Auf diese Weise entstehen Störungen der Mikrozirkulation. Die Virusmyokarditis zeitigt eine nicht unerhebliche Entparenchymisierung. Vereinzelt werden eigenartige Zelleinschlüsse gesehen. Staubförmige, gelegentlich massiv-schollige Verkalkungen sind beobachtet (LANNIGAN, 1966).

Das Ausbreitungsmuster der Virus-Myokarditis ist so beschaffen, daß die Scheidewände des Herzens, die muskelstärksten Partien, der Vortex myocardii, aber auch die Vorhofhinterwände bevorzugt betroffen sind. Werden die Prozesse älter, imponiert eine Diskordanz der Veränderungen. Es finden sich dann Bilder der Gewebereinigung neben Faserzügen mit frischen Nekrosen. Wahrscheinlich besteht eine Parallele zwischen Virusmenge und Umfang der Herzmuskelveränderungen. Eine nur geringe Virusvermehrung ist mit dem Leben zu vereinbaren. Die züchterische Darstellung der Viren gelingt aus den bald nach dem Tode entnommenen Myokardstückchen am leichtesten. Ob es eine latente Vegetation der Viren im Inneren der Myokardfasern gibt, ist ungewiß. Die elektronenmikroskopische Kontrolle experimentell erzeugter Virusmyokarditiden zeigt, daß im Anfang eine Erweiterung der Zisternen des sarkoplasmatischen Reticulum und eine Schwellung der Mitochondrien entsteht. Die Störung der Zisternen läuft auf eine Störung der elektromechanischen Koppelung im Inneren der Muskelfasern hinaus. Wahrscheinlich gibt es chronisch-automatisierte Virusmyokarditiden. Sie folget dem „delayed type of sensitivity". Die den alten Ärzten bekannt gewesene „chronische Myokarditis" ist wahrscheinlich durch diese Mechanismen zu erklären.

Die Myokarditis des Granulom-Typus wird heutzutage im wesentlichen durch die *Riesenzellenmyokarditis* repräsentiert. Der granulomatöse Prozeß kann als isolierte kardiale Manifestation eines Morbus Besnier-Boeck-Schaumann aufgefaßt werden. Die Granulome sind geradezu riesenhaft und neigen zur Konfluenz. Sie sind überreich an pittoresken Riesenzellen mit sehr zahlreichen Kernen. Derartige Granulome werden aber auch gefunden nach „hochgetriebener" Allergie, nach Influenza, nach Wegenerscher Granulomatose und im Zusammenhang mit sogenannter Riesenzellenarteriitis. Hierher gehört wahrscheinlich die „idiopathische" Fiedlersche Myokarditis.

Die Sarkoidose (Morbus Besnier-Boeck-Schaumann) setzt in 20% der Fälle Granulome im Myokard. Bei einer banalen Tuberkulose dagegen wird der Herzmuskel nur in 1,5% der Fälle getroffen. Die Fiedlersche Myokarditis ist sicher keine nosologische Einheit (STAEMMLER, 1962). Die granulomatöse Myokarditis betrifft vor allem den muskelstarken Wandabschnitt der linken Kammer und das Septum ventriculorum (DOERR, 1967). Die Granulome sind vielfach an den Verlauf kleiner Blutgefäße gebunden. Liegen sie in der Nähe des Hisschen Bündels, resultiert ein kompletter Herzblock mit Kammerautomatie.

Unter den entzündlichen Veränderungen des Myokard nimmt die Trypanosomiasis einen allerersten Platz ein. Es handelt sich um die bei der ärmeren südamerikanischen Bevölkerung der tropischen Niederungen endemische *Myocarditis chagasica*. Diese gehört zu den eindrucksvollsten Veränderungen, die es überhaupt gibt. Die Chagas-Herzen sind gewaltig vergrößert. Die Dilatation ist die Folge der schleichenden Entparenchymisierung und der damit zusammenhängenden Gefügedilatation. Die Kenntnis der Chagas-Myokarditis ist für uns nur beispielhaft wichtig. Mikroskopisch zeigt das Chagas-Herz alte und frische, streifen- und herdförmige, vorwiegend lymphocytäre Infiltrate. Plasmazellen und Monocyten sind vorhanden. Neben sklerosierenden Prozessen finden sich feinfleckige Fasernekrosen. Eine besondere Bindung der entzündlichen Veränderungen an die Ganglienzellen des Coronarvenentrichters wird angegeben (KÖBERLE, 1959). Die Zerstörung des Myokard entsteht durch die Bindung des Parasitismus an die Muskelfasern. Ganz sicher wirken (in Südamerika) unterstützend und pathoplastisch alimentär bedingte zusätzliche Schädigungen (Eiweißmangel, Avitaminosen). Das Ausbreitungsmuster der Chagas-Myokarditis zeigt eine betonte Lokalisation im Vorhofbereich und an den Scheidewänden.

Neben diesen klassischen Ausbreitungsmustern der Myokarditis spielen die „eigenwilligen" Formen sogenannter *Endomyokardfibrosen* eine merkwürdige Rolle. Es handelt sich nicht um „reine" Myokarditis-Formen, sondern um endomyokardiale Mischprozesse. Die Endomyokardfibrosen haben offenbar eine eigene Gesetzlichkeit. Wir zählen zu ihnen die *Endomyocarditis parietalis fibroplastica* (mit und ohne Bluteosinophilie), die sogenannten *afrikanischen Schwielenherzen*, die *Fibroelastosis endomyocardica connata* und die *Endokardfibrose bei Carcinoid-Syndrom*. Die wissenschaftliche Debatte über das „Wesen" dieser rätselhaften Erkrankungen offenbart eine beklagenswerte Hilflosigkeit gegenüber einer multifaktoriellen Pathogenese. Es ist alles bedacht, vieles untersucht, manches vorgeschlagen, aber das meiste verworfen worden. Soviel aber läßt sich feststellen: Die ausgedehnte Verschwielung des inneren Uferbereiches (Endomyokard) ist, untersucht man Großschnitte, niemals ausschließlich auf das Myokard begrenzt. Beinahe regelmäßig lassen sich große capillarektatische, häufig fast hämangiomatoide Proliferate nachweisen. Diese greifen weit in das benachbarte Myokard hinein. Mehr oder weniger starke zellulare Infiltrate fehlen nur ausnahmsweise. Formal-pathogenetisch kann es wohl nur so sein, daß die causa peccans entweder

a) auf dem Wege des Hauptblutstromes, also aus der Lichtung der Herzhöhlen;
b) daß sie auf dem Wege über die Myokardgefäße,
c) auf dem Lymphwege herankommt, oder aber
d) in der „Reaktionsweise" d. h. im Erhaltungsstoffwechsel des Endomyokardgewebes beschlossen liegt.

Es werden Besonderheiten der Mesenchymstoffwechsels, konstitutionellfamiliäre Bindungen, Beziehungen zum Marfan-Syndrom zu bedenken sein. Die Reagibilität des Gewebes im endomyokardialen Grenzbereich kann nur unterstützend, jedoch nicht grundsätzlich wichtig sein. Die sehr eigenartige Lokalisation der Fibrosen hat wahrscheinlich etwas mit der „Geschichte" der Endomyokardverankerung zu tun. Vorwiegend über die endokardiale, lumenwärtige Oberfläche, durch mikrothrombotische Fibrineinsickerung bedingte Umbauvorgänge liegen wahrscheinlich beim Carcinoid-Syndrom (HEDINGER und ISLER, 1953) vor. Die Gegenüberstellung der afrikanischen Herzen mit der Löfflerschen Endokarditis ist aufschlußreich. Während bei der Löfflerschen Endokarditis (Endomyokarditis) jedenfalls zeitweise die entzündlichen Läsionen sehr stark und imponierend sind, muß man bei den afrikanischen Schwielenherzen genauer suchen. Das Daviessche Herz (Uganda) kommt auch im westlichen Mittelafrika und in Nigeria vor. Daneben gibt es eine Endomyokarditis des Kaplandes (H. W. WEBER, 1962). Diese steht dem dritten Typus des afrikanischen Schwielenherzens (BEKKER, 1962) nahe. Die von WEBER und BECKER beschriebenen afrikanischen Herzen können als angiitische Formen bezeichnet werden. Die entzündlichsklerosierend-granulomatösen Prozesse betreffen auch den pulmonalen Adventitialschlauch, im übrigen vorwiegend die linke Herzkammer. Das Daviessche Schwielenherz sklerosiert auch die rechte Herzkammer. Je weiter man im Sinne einer geographisch-pathologischen Betrachtung, gleichsam mit dem Finger auf der afrikanischen Landkarte, nach *links* (nach Westen) kommt, um so stärker ist die Alteration der *rechten* Herzkammer. Man hat festgestellt, daß die in Äquatorialafrika landesübliche Hauptmahlzeit aus gekochten Feigen und Bananen große Mengen von 5-Hydroxyindolessigsäure enthält. Es wird geschätzt, daß pro Woche und Kopf 200 mg der 5-Hydroxyindolessigsäure mit der Nahrung aufgenommen werden. Es hat sich gezeigt, daß Menschen mit Endomyokardfibrose die Hydroxyindolessigsäure verzögert ausscheiden. Dort, wo die Bevölkerung aus bestimmten Gründen weniger Bananen äße, sei auch die Endomyokardfibrose seltener. Es ist für uns selbstverständlich, daß es sich hierbei nur um akzidentelle Faktoren handeln kann. Dagegen ist es sehr bemerkenswert, daß das Davies-Herz auch bei Europäern vorkommt, die längere Zeit in Zentral- und Westafrika gelebt haben. Das bunte ethnologische Bild der afrikanischen Völker, die Tatsache, daß alles in allem nur die autochthone Population, nicht aber die amerikanischen Afrikaner erkranken, macht das Vorliegen einer stammes- oder Rassedisposition, also einer genisch-konstitutionellen Besonderheit, nicht gerade wahrscheinlich!

Bei der Generaldebatte um diese höchst eigenartigen Endomyokardfibrosen hat man die Entwicklungsgeschichte der Endomyokardregion bis jetzt nicht genügend berücksichtigt. Entzündliche Zerstörungen des endomyokardialen Grenzbereiches gehen nur an den Stellen an, an denen „Konturfasern" liegen. Die Gesamtheit der Konturfasern bezeichnet die lumennahe frühembryonale Grenzschicht des myoepikardialen Mantels. Diese Vorläufer der Muskelfasern verschwinden im Ductus des normalen Embryonallebens weitgehend. Es bleiben nur einige wenige erhalten. Aus diesen geht die spezifische Muskulatur hervor. Sie trägt entgegen jeder Erwartung im histologischen Gesamtbild die Züge primitiver unreifer Muskelfasern. Der

Bereich der Konturfasern ist durch eine lebhafte histologische Akkomodation ausgezeichnet. Hier existieren Verschiebeschichten, dort finden sich Lymphbahnen. Jene sind für das Angehen einer schleichenden Infektion essentiell!

Die Fibroelastosis endomyocardica connata (kindliches Schwielenherz, sogenanntes inneres Panzerherz) hat sicher verschiedene Ursachen. Aber es handelt sich um eine zeitlich und örtlich den Gegebenheiten der perinatalen Lebensspanne angepaßte Entzündung. Sie muß mit den Mitteln des embryofetalen Organismus „ausgetragen" werden. Daher kommt es, daß ihr morphisches Äquivalent irgendwie aus dem Rahmen dessen herausfällt, was man als konventionelle Endomyokarditis bezeichnen könnte. Es wird daran gedacht, daß eine embryofetale Coxsackie-B-Virus-Infektion ursächlich verantwortlich sein könnte (FRÜHLING et al., 1962). Die Mütter der Kinder mit Fibroelastosis endomyocardica haben häufig einen positiven Mumps-Antigen-Test. Wir sind der Meinung, daß es sich wahrscheinlich sowohl bei den afrikanischen Schwielenherzen als auch bei der Fibroelastosis endomyocardica connata in Mitteleuropa um die Folge eines chronischen, automatisierten, lymphangitischen Infektes des endomyocardialen Grenzbereiches handelt. Natürlich könnten auch Streptokokkeninfekte, etwa auf dem Boden einer intramyokardialen Lymphstauung, ähnliche Veränderungen zeitigen (DOERR, 1967).

Neuromuskuläre Systemerkrankungen gehen mit folgenschweren Veränderungen auch am Herzmuskel einher. So finden sich nahezu regelmäßig degenerativ-entzündliche, entparenchymisierende und sklerosierende Myokardschäden bei Friedreichs Ataxie, Erbscher Muskeldystrophie, bei Myasthenia gravis und Polymyositis. Die beiden letzten Erkrankungsformen schlagen die Brücke zu den Kollagenosen. Bei Myasthenia pseudoparalytica gravis werden blastomatöse Hyperplasien des Thymus gefunden. Im Myokard lassen sich kleinfleckige disseminierte entzündliche Zerstörungsprozesse nachweisen. Die Intercostalmuskulatur, das Muskelgebiet des Pectoralis und Quadriceps zeigen ganz ähnliche Veränderungen. Wenn man den Thymus als immunologisches Kontrollorgan versteht, ist man geneigt, die Myokarditis bei Myasthenie mit blastomatöser Thymushyperplasie als Ausdruck einer Autoimmun-Muskelerkrankung zu interpretieren.

Anhang zu den entzündlichen Myokarderkrankungen

Es gibt entzündliche Veränderungen am Myokard, welche

a) ausgesprochen muskel-aggressiv („myocytoklastisch") sind. Hierbei handelt es sich um bestimmte Formen des Rheumatismus, des Virus- und Parasitenbefalles;

b) es gibt entzündliche Erkrankungen
   aa) vom Exsudat-,
   bb) vom Granulomcharakter,
welche das Mesenchymlager betreffen, die Gleitgewebe verändern und durch „gezielte Giftwirkung" die Membranen alterieren.

c) Es gibt aus dem Rahmen der geläufigen Entzündungsformen herausfallende Prozesse, bei denen die lymphangitische Komponente und die mit dieser ursächlich verknüpfte Lymphstauung im Vordergrund steht.

Die entzündlichen Veränderungen des Myokard bedienen sich einer unterschiedlichen Technik, um die klinisch bedeutsamen Zustände der Herzinsuffizienz zustande zu bringen. Es gibt daher

a) myocytotropische desintegrative Vorgänge, welche „direkt" das Parenchym vernichten;

b) es gibt Vorgänge der entzündlichen Exsudatbildung mit bestimmter territorialer Ausbreitung mit und ohne Granulombildung; und es gibt

c) lymphangitisch-indurative endomyokardiale Prozesse, welche durch die Fibrosierung eine „Kontraktionsstarre" hervorrufen.

d) Sonstige Veränderungen des Myokard

aa) Dysgenetische Störungen des Myokard

Diese Schädigungsgruppe ist interessant, jedoch klein; die klinische Bedeutung ist ganz unterschiedlich. Hierher gehören die Fälle einer atypischen Anordnung der Papillarmuskeln; die Fälle mit abnormem Verlauf von Sehnenfäden („musikalische" Sehnenfäden d.h. solche, welche ein „musikalisches" Herzgeräusch hervorrufen!). Abnorme Sehnenfäden führen häufig Purkinje-Fäden. — Nicht ganz selten gibt es übermächtige Papillarmuskeln, die sich in der Kontinuität ihres Verlaufes anstelle der normalerweise aus ihren Spitzenkegeln hervorgehenden Sehnenfäden auf die koordinierte Cuspidalklappe fortsetzen. Man spricht von „Chorda muscularis" (V. BECKER, 1967). Derartige Veränderungen werden besonders an der linksventrikulären dorsalen Muskelgruppe gesehen. Die Chorda muscularis greift dann auf das dorsale Mitralsegel über und ist imstande, durch Kontraktionsbesonderheiten den Klappenschluß zu vereiteln. Auf diese Weise könnte es — wie oft derartiges der Fall ist, weiß man im Augenblick nicht — zu einer valvulären Mitralinsuffizienz kommen. — Zu den dysgenetischen Störungen des Myokard gehört das harmlose Vorkommnis des Apex cordis bifidus und das folgenschwere Ereignis eines angeborenen Herzblocks. Dabei können subtotale oder partielle Defekte entscheidende Abschnitte des RLS betroffen haben.

bb) Traumatische Störungen des Myokard

Traumatische Läsionen des Myokard sind sehr verschiedenartig. Sie reichen vom „gemeinen" Messerstich bis zur Herztransplantation. Im allgemeinen trifft ein Messerstich die Vorderwand der rechten Herzkammer. In *den* Fällen, in denen eine Hypertrophie der linken Kammer vorhanden gewesen sein sollte, kommt es zu einer Rotation des Herzens um seine Längsachse derart, daß die linke Kammer ventral liegt. Ein von vorne einwirkendes Trauma würde dann die linke Kammerwand treffen und perforieren. Ein glatter Messerstich muß nicht absolut tödlich sein; in etwa 2%

der Fälle überlebt der Verletzte. Es kann eine Narbe entstehen. Diese kann nach außen pilzhutförmig vorgewölbt sein und nach Tagen, wenn nicht Wochen perforieren. Die kriegspathologische Erfahrung hat gelehrt, daß auch sogenannte glatte Herzdurchschüsse nicht immer tödlich wirken. Es scheint, daß der jeweilige Füllungszustand, bei dem das Herz vulneriert wurde, wichtig ist. Die Durchschlagung des Herzens in Kammersystole hat offenbar die größere Chance, ohne tödliche Blutung in den Herzbeutel überwunden zu werden. Glatte Durchschüsse können Narben hinterlassen, in deren Bereich als Spätfolge eine Infektion angeht. Endomyokarditis nach Herzdurchschuß ist mehrfach untersucht (JANSEN, 1958). Daß Corpora aliena im Herzen einheilen können, ist, wie DERRA (1959) nachgewiesen hat, seit dem Jahre 1600 bekannt! Wer im Kriege als Obduzent tätig war, kennt genügend Fälle sogenannter Geschoßembolie: Spitzkantige kleine Granatsplitter finden sich eingekeilt zwischen den Musculi pectinati des rechten Vorhofes oder den Trabeculae carneae der rechten Kammer. Die Früh- und Spätfolgen, Katastrophen mit Perforation, Septumzerreißung mit interventrikulärem Shunt, aber auch narbige Verschwielung sind überaus häufig beschrieben. Die sagenhafte „Wandernadel" ist tatsächlich — selten — im rechten Herzen gefunden worden (UHLBACH, 1948). Alle Corpora aliena können zum Quellherd einer Sepsis werden. Andererseits weiß man, daß intramural eingeheilte Metallsplitter ebendort lebenslang ohne wesentliche klinische Störung liegen bleiben können.

Bemerkenswert sind die stumpfkantigen Verletzungen des Herzens. Hier sind zunächst die traumatischen Einspießungen frakturierter Rippen (Decelerationstrauma, Automobilunfall) zu nennen. Grobe Zerreißungen der Herzwand führen in Sekundenschnelle zum kardiogenen Schock und tödlicher Blutung. Sehr viel komplizierter liegen die Verhältnisse bei Commotio und Contusio cordis. Es entwickelt sich in beiden Fällen etwa 1—3 Tage nach Einwirkung einer erheblichen stumpfen Gewalt auf die Brustwand das klinische Bild eines Herzinfarktes „mit Fieber" (HADORN, 1951). An der Stelle der stattgehabten Gewalteinwirkung kann nach Wochen ein „traumatisches" Herzwandaneurysma, selbst mit Ruptur, entstehen. Zeitigt die stumpfe Gewalteinwirkung einen Papillarmuskelabriß, so resultiert eine akute valvuläre Insuffizienz, gewöhnlich an der Mitralis. Commotio und Contusio cordis haben im allgemeinen mit mechanischen Wegehindernissen an den Coronararterien nichts zu tun. Aber es gibt doch auch echte Coronararterienzerreißungen, Wanddissektionen, traumatische Thrombosen etc. Mikroskopisch findet sich am Ort der Gewalteinwirkung, seltener an der Stelle des contre-coup, eine Lockerung der Textur, eine Fragmentation der Muskelfasern mit disseminierten Einzelnekrosen, ein eigenartiges Ödem mit capillären Sickerblutungen. Die Veränderungen sind territorial begrenzt, betreffen vor allem auch die Vorderwand des Herzens, naturgemäß die rechte Kammer mehr als die linke, betreffen auch das Septum ventriculorum und den Mündungstrichter des Sinus venosus coronarius! Sickerblutungen in den nahe benachbart gelegenen Aschoff-Tawara-Knoten zeitigen eigene Konsequenzen. Es ist selbstverständlich, daß das histologische Bild sehr verschieden aussehen muß, weil die traumatisierenden Effekte ihrerseits unterschiedlichen Bedingungen unterworfen sind: Stärke und Richtung der Gewalteinwirkung, Füllungszustand des Herzens und Flächengröße des tatsächlich die Kraft aufnehmenden Organfeldes, Vorerkrankungen des Endomyokard, Coronararteriensklerose etc. etc. Initiale Veränderungen können an die Folgen milder Ultraschallschädigung erinnern. *Heute* finden sich mehr und häufiger Herzverletzungen im Sektionsgut als früher. Die Summe der direkten kurativen aber auch präventiven Eingriffe hinterläßt Spuren. Auch die Maßnahmen der Reanimation, etwa einer direkten Herzmassage, sind von histologisch erkennbaren Alterationen gefolgt (Kennwort: Befunde, entstanden „zwischen Leben und Tod"). Ein Katheter-Schrittmacher kann die Scheidewände, aber auch die Spitze der rechten Kammer perforieren. Ein Subclavia-Dauerkatheter kann eine Infektion in die Herzhöhlen hineintragen (Endocarditis inoculatoria). Bakterielle Perikarditis nach Perforation der Kammerwand ist beobachtet. Intramyokardial implantierte Stromgeber (Schrittmacher) verursachen eine bestimmte Form einer entzündlichen Reaktion (DIEZEL und FRIESE, 1963; WEGENER, 1969). Es kommt zunächst zu einer serofibrinösen Entparenchymisierung, sodann zur Ausbildung eines großzelligen Granulationsgewebes. Elektroden aus V_{2a}-Stahl erzeugen stärkere gewebliche Veränderungen nebst Siderose als Platindraht-Elektroden. Unipolare Elektroden setzen eine lokale Blutgerinnung in der Umgebung der Sondenspitze. Dipolare Elektroden sind am besten verträglich. Der fließende elektrische Strom im Myokard greift an den Muskelfasern wahrscheinlich im Sinne einer Störung der Transmineralisation an. Die reparativen Reaktionen haben Ähnlichkeit mit denen nach chirurgisch gesetzten Herzwunden. Die Narben sind größer als das Ausmaß der primären Gewebeschädigung.

Die strenge Trennung zwischen Commotio cordis, bei der nennenswerte pathologisch-anatomische Veränderungen nicht nachgewiesen werden (!), und der Contusio cordis, bei der substantielle Alterationen des Myokard *immer* vorhanden sind (!), läßt sich nicht aufrecht erhalten. Es gibt Übergänge. Eine „spontane" Herzverletzung ist die durch Penetration eines peptischen Magengeschwüres durch Zwerchfell, Herzbeutel und Kammerwand mit tödlicher Blutung!

Ein neuer Schädigungstypus des Myokard wird durch die Gesamtheit der bei lang anhaltender *Hypothermie* inszenierten Veränderungen repräsentiert. Dabei ist zu unterscheiden zwischen Anpassung des Herzens an „das Leben in der Kälte" d.h. an den klimatischen Einfluß auf das Individuum und dessen Herz. Letzteres antwortet mit mäßiger Hypertrophie. Und man muß unterschieden den thermischen Effekt unmittelbar auf das Myokard. Dabei kommt es zu einer Art von „Denaturierung" des Sarkoplasma der unter dem linkskammerigen Endokard gelegenen Herzmuskelfasern. Unter *den* Bedingungen, unter welchen chirurgische Eingriffe beim Menschen vorgenommen werden, finden sich fleckige Fasernekrosen und eine vitale Reaktion. Diese besteht in capillären Zirkulationsstörungen,

Mobilisation des perimysialen mesenchymalen Zellbestandes sowie eosinophiler Kondensation des Sarkoplasma. Die Störungen sind tiefgreifend, und es ist die Frage, inwieweit sie wirklich reversibel sind. Kältewirkung verändert die Mitochondrien und deren Oxydoreduktionspotentiale.

Strahlende Energie erzeugt sehr verschiedenartige Alterationen. Es handelt sich um akute und chronische Läsionen, welche von Fasernekrosen des Myokard mit kleinstfleckigen Blutungen, regenerativen Myokardknospen mit Riesenkernen, bis zu atrophisierenden Prozessen mit Pigmentzirrhose reichen. Es scheint, daß die strahlende Energie über bestimmte Grenzflächeneffekte am meisten wirksam wird.

Die Konzentrationsdifferenz zwischen Na^+ und K^+ bricht zusammen, und es kommt zu einem Ausgleich zwischen intra- und extrazellulärem Raum. Die Folgen für die Herzaktion liegen auf der Hand. Seit den Schlüsselbeobachtungen über Atombombeneffekte in Japan (LIEBOW, WARREN und DECOURSEY, 1949) ist versucht worden, die Pathogenese der Strahlenschäden am Myokard experimentell zu klären. *Klinisch* interessant ist die *nach* Strahlentherapie beobachtete konstriktive Pericarditis. Histologisch bemerkenswert ist die durch Röntgenbestrahlung erzeugte Ektasie und Dauerhyperämie der terminalen Strombahn. Der Strahleneffekt macht eine Eröffnung der arteriovenösen Anastomosen, er erschließt akzidentelle Strombetten und erzeugt das, was die Allgemeine Pathologie „Perirubrostase" nennt. Jene aber hat eine Ernährungsstörung zur Folge, so daß nach Jahr und Tag am Orte der stattgehabten Strahleneinwirkung ein ausgedehntes Schwielenfeld entsteht.

Chemische Wirkungen auf das Herz begegnen uns bei den verschiedensten Gelegenheiten. Auf eine mögliche kompetitive Verdrängung — wechselseitig — bestimmter Kationen mit deletären Konsequenzen für die elektromechanische Koppelung des Myokard sei hingewiesen. *Klinisch* interessant sind die exzessiven Digitalis-Effekte. Digitalis-Überdosierung zeitigt eine nahezu elektive staubförmige Verfettung der spezifischen Muskulatur. — Vom Standpunkte einer allgemeineren Betrachtungsweise interessiert die in der Angioarchitektur begründete unterschiedliche Störanfälligkeit der rechten und linken Kammerwand. Das rechtskammerige Myokard ist stärker exponiert. Gifte, die auf dem Blutwege an das Herz herangetragen werden, werden im allgemeinen eine stärkere pathologische Leistung im Bereiche der Muskulatur der rechten als der linken Kammerwand verrichten.

Seitdem operative Eingriffe am „offenen" Herzen vorgenommen werden, hat der Pathologe in ganz anderem Maße Gelegenheit, die Heilungsvorgänge des unter aseptischen Bedingungen eröffneten, durchtrennt gewesenen Myokard zu prüfen. Anfänglich entsteht ein muskulärer Nekrosesaum (Zone der direkten traumatischen Nekrose und der nächstnachbarlichen „molekularen Erschütterung"), der aber nur wenige mm breit ist. Sodann entsteht in Stunden eine zellulare Infiltration, vorwiegend und zunächst aus Leukocyten, danach aus Lymphocyten, Monocyten und Plasmazellen. Am

10. Tage post cardiotomiam steht ein Granulationsgewebe in Blüte, das nach 3—4 Wochen zu einer Narbe ausheilt. Eine echte Regeneration von Muskelfasern wurde nie beobachtet. Das Narbengewebe kann verkalken. Es ist jedoch in der weit überwiegenden Anzahl aller Beobachtungen belastungsfähig, unauffällig, geschmeidig, also überraschend gut angepaßt. Die neuerdings geübte diagnostische Myokardpunktion wird offenbar ohne weiteres vertragen. Pathologische Spätfolgen sind bis jetzt nicht mitgeteilt worden.

Die Implantationsbetten bestimmter Kunststoffprothesen, bei operativer Beseitigung der infravalvulären Conusstenose der Pulmonalis etwa an der Vorderwand der rechten Herzkammer, wird ebenfalls gut vertragen. Hier entsteht ein mächtiges nach und nach schwieliges Granulationsgewebe, welches eine Art von plattenförmiger Abschirmung der stenosiert gewesenen Vorderwand des Conus pulmonalis darstellt. Die Implantationsbetten der künstlichen Herzklappen-Substitute sind im allgemeinen reaktionslos, also frei von nennenswerten entzündlichen Veränderungen. Es ist ganz selten, daß in der Zirkumferenz einer implantierten Kugelventil-Klappen-Prothese eine sekundäre Dehiszenz entsteht. Eine solche freilich wäre folgenschwer, würde sie doch eine valvuläre Insuffizienz im „Nebenschluß" zur Folge haben.

Das „aktuellste Trauma" ist das der Herz*transplantation*. Das Problem an sich ist alt und in der Blütezeit experimenteller Entwicklungsmechanik häufig durchgearbeitet. Wirklich befriedigende d. h. die tatsächlichen Befunde erschöpfend wiedergebende Veröffentlichungen der südafrikanischen Forschergruppe liegen noch nicht vor (Lit.: Sammelbericht des South African Medical Journal Bd. 41, S. 1257 vom 30. 12. 1967). Dagegen existieren Langzeitbeobachtungen an homolog transplantierten Hundeherzen. Es resultieren obliterativ-angiitische Prozesse am Implantat. Nach einer akuten Reaktion (welche Tage anhält) tritt eine chronische Phase auf (oft erst nach Wochen und Monaten). Im akuten Zustand imponieren Capillarektasien und Capillarrupturen und eine einigermaßen dramatische Entparenchymisierung. Chronische Reaktionen laufen ähnlich wie an Nierenimplantaten auf eine stenosierende Endarteriopathie mit diskreter weit ausgreifender Sklerosierung des gesamten Herzmuskels hinaus. Die entzündlichen Reaktionen werden überwiegend durch Monocyten getragen. Insgesamt liegt eine Form der Myokarditis vor, die wir seither nicht gekannt hatten.

cc) Blastomatöse Veränderungen des Myokard

Im Kapitel „Störungen des Kohlehydratstoffwechsels" (S. 41) hatten wir der Rhabdomyome gedacht. Ihre eigenständige Geschwulstnatur ist problematisch. Über die wirkliche Häufigkeit sogenannter primärer autochthoner blastomatöser Neubildungen gehen die Meinungen weit auseinander. Angeblich kommen *auf 36 000 Obduktionen etwa 150 primäre Herzgeschwülste* (DOERR und SCHIEBLER, 1963). Geht man den Angaben der Original-Literatur nach, erfährt man bald, daß die Zahlen deshalb weit streuen, weil die Dignität der Tumor-Diagnose ganz verschieden gesehen wird. Die sorgfältigste Studie stammt von IVAN MAHAIM: Les tumeurs et les polypes du coeur. Paris, Lausanne: Masson & Roth 1945. Nach dem histologischen Charakter kann es sich um *Fibrome, Lipome, Myxome, Angiome, Angioretikulome, Rhabdomyome, Endo-Mesotheliome und Sarkome* handeln. Die Fibrome sind häufig und besser als Elastofibrome zu bezeichnen. Sie sollen angeblich auf dem Boden alter postmyokarditischer Narben, z. B. als Spätfolge nach Überwindung einer toxischen Diphtherie, entstehen. Endotheliome und Sarkome gehen von dem an Bindegewebe reichen rechtsventrikulären Myokard oder aber vom Herzskelett (Vorhof-Kammer-Grenze) aus. Nicht absolut selten finden sich echte *epitheliale Einschlüsse*, welche ungefähr in der Gegend des alten, entwicklungsgeschichtlich bedeutsam gewesenen Mesocardium dorsale lokalisiert sind. Dies ist aber jene Region, welche an der Hinterwand des Herzens etwa die Atrioventrikulargrenze bezeichnet. Da das Herz ontogenetisch weit kranial d. h. unmittelbar ventral der Anlage des Kiemendarmes in Szene geht, wird angenommen, daß die *Epithelinklusionen* der kardialen Atrioventrikulargrenze über das Mesocardium dorsale vom embryonalen Entodermschlauch herkommend in die Herzanlage eingedrungen wären. Diese Auffassung ist plausibel, weil tatsächlich andere branchiogene Gebilde, also *Schilddrüsengewebepartikel* und echte Strumen, in das Myokard eingeschlossen gefunden worden sind. Vielfach handelt es sich um zystöse, gekammerte, papilläre Neubildungen, welche an sich ausgereift sind, jedoch durch Sekretionsdruck raumfordernd wachsen. Wegen der topographischen Beziehung zum Aschoff-Tawara-Knoten sind die Folgen nicht ganz harmlos.

Metastatische Geschwülste des Myokard sind häufig, wenn man darauf achtet. Die Metastasen betreffen zumeist die Kammerscheidewand und rufen Zerstörungen des Verzweigungsgebietes des linken Schenkels des RLS hervor. Es handelt sich vorwiegend um Metastasen maligner Melanome, kleinzelliger Bronchuscarcinome, intestinaler und Leberkrebse, besonders aber sekundärer Metastasen, welche ihrerseits den Ursprung aus metastatischen Lebergeschwülsten genommen haben. Im übrigen finden sich metastatische Alterationen des Myokard bei kleinzelligem Prostatacarcinom, Leukämie, Lymphogranulomatose und Mycosis fungoides.

dd) Parasitäre Erkrankungen des Myokard

Parasitäre Erkrankungen des Herzmuskels kommen in Mitteleuropa nur ausnahmsweise zur Beobachtung. Am längsten bekannt ist die Mitbeteiligung des Myokard bei *Helminthiasis, Malaria* und *Sarkosporidiosis*. Die meist dramatisch ablaufenden Ereignisse embolischer Verschleppung von Blasenfinnen sind zwar eindrucksvoll, haben aber für die Pathologie des Myokard im engeren Sinne keine rechte Bedeutung. So können Echinokokken aus der Leber embolisch in die rechte Herzkammer gelangen, oder aber eine im linksventrikulären Myokard etablierte Echinokokkus-Blase kann rupturieren und durch embolische Verschleppung der Scolices eine Hirnerweichung hervorrufen.

1. Trichinose

Die Miterkrankung des Herzmuskels bei Trichinose ist häufig und ernst zu nehmen. Fütterungsversuche an der Ratte machen es wahrscheinlich, daß bereits am 5. Tage nach der Infektion die soeben geborenen Jungtiere aus dem Darm embolisch verschleppt werden und den Herzmuskel durchwandern. Eine Ansiedlung der Trichinellen im Myokard selbst ist weder im Tierversuch noch beim Menschen wirklich überzeugend beobachtet worden. Dagegen ist die Migration der Jungtiere auf dem coronaren Blutweg histologisch belegt. Andererseits ist es unzweifelhaft, daß bei fieberhafter Trichinose eine schwere diffuse interstitielle *eosinophile Myokarditis* entstehen kann. Diese ist beim Menschen in der dritten Krankheitswoche am stärksten und noch in der 7. Woche nachweisbar. Diese Myokarditis darf als Folge der unmittelbaren toxischen Leistung der zerfallenden Parasiten aufgefaßt werden. Eine chronische Myokarditis nach Trichinose freilich ist nicht gesichert.

2. Sarkosporidiose

Es gehört gleichsam zu den unvergeßlichen Erlebnissen des Histologen, entdeckt er im Routineschnittpräparat durch den Herzmuskel die sarkoplasmatisch etablierten Parasiten! Es handelt sich um schlauchförmige Gebilde mit einer kräftig konturierten septierten Membran. Sie nehmen im Querschnitt die ganze Breite einer Muskelfaser ein und lassen im Längsschnittpräparat im allgemeinen jederseits ein kleines Ende frei. Die Sarkozysten liegen nicht nur in der Muskulatur des Arbeitsmyokard, sondern auch in der des RLS. Sie kommen natürlich auch in der Skelettmuskulatur vor. Die Sarkosporidien begegnen uns gewöhnlich in enzystierter Form als Sporozoiten oder als deren Vorstufen. Sie besitzen dann die von den anderen Sporozoen her geläufigen Sichel- und Lanzettformen. Die Sichelkeime sind $13-15\,\mu$ lang und etwa $2,5-3\,\mu$ breit, bananenförmig gestaltet und tragen jeweils in der Mitte einen feulgen-positiven Kern. *Wir* fanden die Sarkosporidiose nicht selten in den Herzen schleswig-holsteinischer Schlachttiere. Abgestorbene Zysten tragen eine feine staubförmige Kalksalzimprägnation. Interessant ist, daß eine nennenswerte entzündliche Reaktion durch die Parasiten nicht gezeitigt wird. Die Sarkosporidien stehen im zoologischen System den Malaria-Plasmodien nahe.

3. Toxoplasmose

Den Veränderungen durch Sarkozystis stehen diejenigen durch Toxoplasma gondii sehr nahe. Die sporozoiten- und schizontenähnlichen Parasiten sind kleiner und liegen dichter gefügt als die Sarkosporidien. Herzmuskelveränderungen bei Toxoplasmose sind wahrscheinlich häufiger als Gehirnveränderungen. Stärkere entzündliche Reaktionen treten im allgemeinen nicht auf. Die befallenen Muskelfasern sind etwas aufgetrieben, eosinophil getönt, wachsartig degeneriert. Sobald die Pseudozysten rupturieren, resultieren herdförmige Fasernekrosen und bescheidene interstitielle entzündliche Infiltrate. Die experimentelle Reproduktion der toxoplasmotischen Infektion des Myokard ist gelungen. Dabei sind auch Veränderungen im EKG beschrieben. — Über die weitaus stärkere Alteration des Myokard durch Schizotrypanum cruzi (Chagas-Myokarditis) wurde auf S. 50 berichtet.

5. Epi- und Perikard

a) Orthische Prämissen

Das Epikard ist über den muskelschwachen Herzwandabschnitten am stärksten. Es ist am Aortenursprung und am Sulcus coronarius faltenartig verdickt. Mikroskopisch sind folgende Schichten zu unterscheiden: Mesothel, Lamina propria, subepikardiales Fettgewebe. Die Höhe des einschichtigen Deckzellbelages variiert je nach dem Dehnungszustand des Herzens. Die Kontaktflächen zwischen den Mesothelien zeigen eine komplizierte Verzahnung und eine dachziegelartige Überlagerung. Nach dem Lumen des Herzbeutels zu sind die Deckzellen zipfelig ausgezogen, als ob sie Flimmerhaare trügen. Im Protoplasma der Mesothelien finden sich reichlich Vakuolen; ihre Anwesenheit deutet darauf hin, daß eine transzellulare Vesikulation wichtig ist. Mit zunehmendem Lebensalter treten mehrkernige Zellen auf. Die Mesothelien sitzen auf einer dreischichtigen Basalmembran. Die „Lamina propria" ist ein fibroelastisches Gewebe. Die Fibrillen liegen stellenweise in mehreren, einander spitzwinklig überkreuzenden Schichten übereinander. Sie sind derart angeordnet, daß eine Maschenverschiebung möglich ist. Das subepikardiale Fettgewebe ist bekanntlich in den großen Coronarfurchen am stärksten entwickelt. In der Umgebung der Coronarvenen liegt ein dichtes Geflecht von Lymphbahnen, welche zur Herzbasis aufsteigen und, folgend dem Verlaufe der großen Gefäße, Anschluß an die Bifurkations- und paratrachealen Lymphknoten finden. — Der Feinbau der Perikard ist ganz wesentlich von der Beziehung zu den Nachbarorganen abhängig. Alles in allem können drei Schichten des Perikard (von innen nach außen) unterschieden werden: Mesothel, Stratum fibrosum sowie epiperikardiales Gewebe. Das Mesothel gleicht bezüglich seines Feinbaues dem des Epikard. Das Stratum fibrosum besteht aus drei Schichten von lamellärem Bindegewebe. Diese sind parallel zur Oberfläche der serösen Haut orientiert und bilden ein Fächersystem, welches gut dehnbar ist. Nach außen zu überwiegen kollagene und elastische Fasern. Das epiperikardiale Bindegewebe ist mehr oder weniger reich an Fettgewebe, es ist in weiten Bezirken durch mediastinale (also parietale) Pleura überkleidet. Epiperikardiales und subpleurales Bindegewebe kann man vielfach nicht voneinander trennen. Dieses mediastinale Bindegewebe ist stellenweise zu bandartigen Faserzügen verdichtet, welche offenbar den Herzbeutel nach allen Seiten befestigen. Die Blutversorgung des Herzbeutels erfolgt über Äste der Arteria mammarica interna, der Arteria phrenica superior sowie zahlreichen kleineren mediastinalen Gefäßchen. Tatsächlich sind Verbindungen zu den Arteriae bronchiales und selbst den Coronararterien nachgewiesen. Lymphbahn- und Nervenversorgung sind reichhaltig. Die Dehnung des Herzbeutels erzeugt eine Schmerzsensation. Das Perikard liegt in jeder Phase der Herzaktion der Herzoberfläche an, gestattet jedoch durch Streckung der gewellten kollagenen Maschenbildungen größere Volumenschwankungen. Die *Kapazität des normalen Herzbeutels* beträgt an der Leiche 500—800 ml, nach leichter Dehnung 700—1100 ml und nach maximaler Dehnung 1000—1550 ml. Angeblich ist intra vitam bei langsamer Flüssigkeitseinlagerung die Plastizität des Herzbeutels durch Umbauvorgänge noch größer. — Die *Funktion von Epi- und Perikard* ist häufig diskutiert, jedoch nicht vollständig geklärt. Das Epikard dient als Träger von Blut-, Lymphgefäßen und Nerven; es repräsentiert eine Gleitfläche. Das Perikard dagegen, so wird argumentiert, sei nicht lebenswichtig. Tatsache ist, daß angeborene Herzbeuteldefekte lange Zeit ohne Schwierigkeit ertragen werden können. Das Perikard begrenzt die Herzdilatation, denn der Herzbeutel ist kleiner als die Dilatationsgrenze des Herzens! So gilt der Satz, daß das mögliche Ausmaß einer Herzdilatation bei akuter myokardialer Insuffizienz durch die Größe des Herzbeutels bestimmt werde! Epikard und Perikard stellen eine funktionelle Einheit dar.

b) Zysten und Divertikel am Herzbeutel

Es handelt sich um sackförmige Veränderungen, welche in verschiedenen Formen auftreten können:

a) eigentliche d. h. in sich geschlossene Zysten in Epi- und Perikard,
b) Divertikel des Perikard,
c) Sogenannte Serosahernien,
d) Pseudodivertikel.

„Eigentliche" Zysten stammen aus dem entomesodermalen Matrixbereich und können teils mehr in der einen (entodermalen), teils mehr in der anderen (mesodermalen) Richtung differenziert sein. Damit hängt es zusammen, daß branchiogene Einrichtungen gefunden werden können (Flimmerepithel, Knorpelstückchen, Schilddrüsen-, Pankreas-, Magenschleimhaut-Gewebe). Die Zysten sind von einer wasserklaren, bernsteinfarbenen Flüssigkeit mehr oder weniger prall angefüllt. Sie werden als „springwater-cysts" bezeichnet. Sie begegnen uns heute, im Zeitalter der Thoraxchirurgie, häufiger als früher. Divertikel des Perikard kommunizieren durch einen engen Gang mit der Herzbeutellichtung. Sie sind wie ein Handschuhfinger gewöhnlich vor der Perikardaußenfläche über dem rechten Herzvorhof gelegen. Wenn Lücken in der Lamina fibrosa, etwa in der Folge einer alten entzündlichen Läsion, auftreten, kommt es zur Ausbildung von Serosahernien. Es handelt sich um den Prolaps der Mesothelschicht nach außen zu. Pseudodivertikel sind Entzündungsfolgen: Sie entstehen durch partielle Verwachsungen und entzündliche Verklebungen der Herzbeutelhöhle, können geschichtet, gekammert, labyrinthär gestaltet und durch eine rostfarbene Flüssigkeit, untermischt mit Fibrinflocken, angefüllt sein.

c) Abnormer Inhalt des Herzbeutels

Normalerweise enthält der Herzbeutel 20 ml einer bernsteinfarbenen, klaren Flüssigkeit. Unter pathologischen Bedingungen muß man ein *Transsudat* und ein *Exsudat* (im Herzbeutel) unterscheiden: Ersteres ist zirkulatorisch entstanden, eiweißarm, von niedrigem spezifischem Gewicht (unter 1018); letzteres ist entzündlich inszeniert, eiweißreich, reich an desquamierten Zellen, von einem spezifischen Gewicht über 1018! — Bei Myxödem kann dem Herzbeutelerguß Cholesterin beigemengt sein. — Ein Herzbeutelerguß kann Teilerscheinung eines allgemeinen Höhlenhydrops sein. Bei der diagnostischen Beurteilung ist auch das Plasma-Eiweißkörper-Spektrum zu berücksichtigen (Hypalbuminämie, exogene Eiweißmangelzustände, chronisches Leberleiden, Nephrose, Avitaminosen, Kackexie etc.). Das *Chyloperikard* findet sich bei traumatischer Läsion, blastomatöser Verstopfung und entzündlicher Alteration der thorakalen Lymphwege. Der Herzbeutelerguß hat eine milchige, teilweise fast rahmige Beschaffenheit.

Das *Hämatoperikard* (Hämoperikard) ist im allgemeinen nicht die Folge einer eigenständigen Erkrankung von Epi- und Perikard. Das Hämatoperikardium entsteht z.B. durch: Aortenruptur, Ruptur eines syphilitischen, arteriosklerotischen oder mykotischen Aortenaneurysma, Zerreißung eines Aneurysma dissecans, Ruptur einer Coronararterie, Herzwandruptur etc. Blutungen in den Herzbeutel treten natürlich als Diathesenblutungen, bei allen Formen der Koagulopathie, natürlich bei hämorrhagischer Entzündung (schwerer fieberhafter Rheumatismus, septische Allgemeininfektion, Tuberkulose, Lymphogranulomatose), überwiegend jedoch nach traumatischer Insultierung auf. Das ergossene Blut kann je nach seiner Menge die Herzaktion beeinträchtigen oder zum Stillstand bringen: *Herzbeuteltamponade*. Es wird angenommen, daß die Kompression des Blutergusses vor allem die wandschwachen Zutrittstellen der großen zu den Vorhöfen hinführenden Venen beeinträchtigt. Im allgemeinen gerinnt das Blut im Herzbeutel. So findet man eine eigenartige Schichtung. Nach einigen Tagen wird das ergossene Blut abgebaut. Hämosiderin wird frei. Im Zentrum größerer Hämatome entsteht auch Hämatoidin. Alte Blutergüsse werden organisiert. Auf diese Weise entstehen Schwarten und Kalkspangen. Jene können zu bleibenden Herzbeutelverwachsungen führen. — Punktförmige Blutaustritte (Petecchien) finden sich als Tardieusche Flecke, mit Vorliebe an der Hinterwand der Atrioventrikulargrenze bei allen Zuständen der hämorrhagischen Diathese, bei vasoneurotischen Störungen, bei Erstickung und plötzlichem Herztod. — Das *Pneumoperikardium* ist nicht ganz so selten. Seine häufigsten Ursachen sind traumatische Lungenruptur mit Pneumothorax und Herzbeutelzerreißung. Pneumoperikard nach Pneumothoraxfüllung und Sternalpunktion ist beobachtet. Perforation der Ösophaguswand durch Gummischlauch bis in den Herzbeutel ist beobachtet. *Penetrierende peptische Magenulcera*, zerfallende maligne *Lungengeschwülste*, fistulierende *Ösophagus-Tumoren*, schließlich eine kavernisierte *Lungentuberkulose* mit pleuroperikardialer Propagation führen zu Gasaustritt in den Herzbeutel. Das Pneumoperikard wird heute gelegentlich aus diagnostischen Gründen zur Abgrenzung einer Geschwulst, eines Divertikels etc. angelegt. Schließlich kann ein Pneumoperikard auch durch Infektion, durch gasbildende Bakterien, entstehen. — Echte Corpora aliena werden selbstverständlich immer wieder einmal im Herzbeutel gefunden: Verkalkte parasitäre Zysten, eingeheilte Fremdkörper (Granatstecksplitter etc.), schließlich eigenartig-zottig-kalkige Gebilde, über deren Herkunft keine völlige Gewißheit besteht. Es ist nicht unwahrscheinlich, daß es sich um „sequestrierte" und auf diese Weise in das Innere des Herzbeutels zur Ablagerung gelangte herdförmige Fettgewebsnekrosen *(Adiponecrosis pericardiaca)* handelt. Man darf dann vermuten, daß irgendwann einmal eine lipolytische Pankreatitis vorausgegangen war.

d) Entzündliche Erkrankungen des Herzbeutels

Man spricht von Epikarditis oder Perikarditis. Epikarditis und Perikarditis treten im allgemeinen gemeinsam d. h. vergesellschaftet auf. Folgende Gliederungsprinzipien haben sich bewährt:

aa) Hodogenese
(hodos = der Weg)

Entstehung der Herzbeutelentzündung durch Übergreifen entzündlicher Prozesse aus der Nachbarschaft

1. aus dem Herzmuskel (Rheuma, abszedierende Myokarditis);
2. durch entzündliche Alterationen von Bifurkationslymphknoten. Diese können durch Penetration der hinteren oberen Herzbeutelumschlagfalte die innere Oberfläche des Herzbeutels erreichen.
3. Ösophagus-Divertikel: Traktionsdivertikel, welche im Niveau der Bifurcatio tracheae liegen, können in den Herzbeutel penetrieren und perforieren.
4. Entstehung der Epi-Peri-Karditis auf dem Wege einer Pleuritis (abgesackte mediastinale Pleuraeiterung etc.!).
5. Übergreifen entzündlicher Prozesse aus dem Bauchraum (Pankreatitis; penetrierendes Ulcus ventriculi etc.).

Hämatogen: Entstehung der Herzbeutelentzündung mikrobiell-metastatisch oder aber toxisch-urämisch etc.

Traumatisch: Perforierende oder auch stumpf-kantige Verletzungen können natürlich eine Herzbeutelentzündung hervorrufen. Seltenere Ursache: iatrogen durch Perforation des Myokard durch Herzkatheter.

bb) Einteilung der Herzbeutelentzündung nach den Ursachen

1. *Mikrobiell,*
2. *sogenannte Ausscheidungsentzündung,* z. B. metabolisch-toxische Läsionen.

3. *Reaktive Epikarditis* z. B. über dem Territorium eines Myokardinfarktes: Epicarditis stenocardica, Pericarditis epistenocardica.
4. *„Idiopathisch"*, nämlich als scheinbar isolierte Erkrankung ohne eine erkennbare plausible Ursache.

cc) Einteilung der Epi-Perikarditis nach den anatomischen Formen

1. *Seröse Epi-Perikarditis:* gewöhnlich als Auftakt konsekutiver höhergradiger Veränderungen.
2. *Fibrinöse (sero-fibrinöse) Perikaridits:* als rheumatische, urämische, epistenokardische Entzündung. Stärkere Fibrinabscheidungen führen zur Ausbildung eines Zottenherzens: Cor villosum.
3. *Hämorrhagische Entzündung:* Auftreten im Rahmen spezifisch-entzündlicher Erkrankungen, bei fieberhaftem Rheumatismus mit gleichzeitiger maximaler venöser Hyperämie (z. B. durch Herzdilatation und Abflußbehinderung des Sinus venosus coronarius), nach Antikoagulantien-Medikation etc.
Selten, jedoch eindrucksvoll: „Hämorrhagische Cholesterin-Perikarditis"! Das Exsudat ist geschichtet, vielfach etagiert, gekammert, im Besitze prachtvoller pseudotumoraler Granulome mit Cholesterinnadeln und Tafeln. Üppige Vegetation von Fremdkörperriesenzellen. Auch veterinärpathologisch interessant.
4. *Eitrige Epi-Perikarditis:*
Gewöhnlich handelt es sich um eine fibrinös-eitrige Entzündung, z. B. nach Perforation eines Bifurkationslymphknotens, nach Perforation eines Bronchuscarcinomes, nach Penetration und Perforation eines Ösophagus-Divertikels, nach perforativen Prozessen aus dem Bauchraum (Leberabszeß, Magenulcus, Pankreasnekrosen).
5. *Spezifische Entzündungen des Herzbeutels*
Rheumatische Epi-Perikarditis: chronisch, granulomatös. Vielfach Auftreten großer rheumatischer Granulome im subepikardialen Bindezellgewebe, also überwiegend im Gebiet der Herzbasis.
Tuberkulöse Epi-Perikarditis: Die Infektion erfolgt im allgemeinen nicht hämatogen, sondern in der Kontinuität, gewöhnlich durch tuberkulösentzündliche Einschmelzung eines Bifurkationslymphknotens. Die tuberculo-bazilläre Infektion erfolgt daher gewöhnlich transmesothelial, also über die Oberfläche. Im subepikardialen Fettgewebe entwickelt sich ein zur Verkäsung neigendes tuberkulöses Granulationsgewebe. Durch Konfluenz der tuberkulösen geweblichen Manifestationen entstehen sehr ausgedehnte Veränderungen. Diese sind an sich „typisch" formiert, zeigen nämlich in der Umgebung landkartenförmiger Käseherde pallisadär angeordnete Epitheloidzellen mit Langhansschen Riesenzellen. Die Pleurablätter sind in ganzer Ausdehnung miteinander verklebt. In selteneren Verlaufsformen überwiegt die produktiv-proliferative Komponente.

Dann hat der Prozeß eine gewisse äußere Ähnlichkeit mit einer „Perlsucht". Im Falle der exsudativen Tuberkulose müßte man sprechen von „Pericarditis tuberculosa", im Falle der produktiv-proliferativen Entzündung wäre zu sprechen von „Tuberculosis pericardiaca".

6. *Idiopathische Epi-Perikarditis:* Es entspricht einer sehr alten patho-anatomischen Erfahrung, daß scheinbar eigenständige Herzbeutelentzündungen, gewöhnlich bei älteren Menschen, vorkommen. Der Prozeß ist zum ersten Male von HODGES (1854) beschrieben worden. Man spricht auch von benigner primärer epidemischer Perikarditis. Der Prozeß folgt einem katarrhalischen Infekt der oberen Luftwege. Klinisch imponiert ein subakuter präkordialer, gelegentlich (scheinbar) abdominaler Schmerz mit Reibegeräuschen und erhöhter BSG. Die Differentialdiagnose gegenüber einem Myokardinfarkt kann schwierig sein. Die Prognose ist günstig, Rezidive sind beobachtet. Es wird angenommen, daß eine Virusinfektion zugrunde liegt. Wahrscheinlich handelt es sich im allgemeinen um die Infektion durch das Coxsackie-B_3-Virus; die gleichartige Epikarditis ist bei Mumps, infektiöser Mononukleose, Encephalitis epidemica, Bornholmscher Krankheit beobachtet worden. Histologisch handelt es sich um lympho-monocytäre Infiltrate des subepikardialen Bindezellgewebes. Ist der entzündliche Prozeß höhergradig, resultiert eine fibrinös-hämorrhagische Exsudatbildung. Das Exsudat kann organisiert werden.

dd) Verlauf der entzündlichen Veränderungen

1. *Restitutio ad integrum;* wahrscheinlich häufiger, als im allgemeinen angenommen wird.
2. *Die bindegewebige Organisation* des Exsudates führt zu Verwachsungen und Narbenbildung. Die Narben können flächenhaft und strangförmig sein. Einfache organisatorische Effekte präsentieren sich als „Sehnenflecke", gewöhnlich auf der Vorderwand der rechten Kammer: Macula tendinea.
3. *Epi-perikardiale Adhäsionen:* Es kann eine einfache Adhäsion, es kann aber auch eine stärker ausgebreitete Synkretion entstehen. Liegen subtotale oder totale Verwachsungen der beiden Herzbeutelblätter vor, spricht man von Concretio pericardii (Pericarditis constrictiva). Rein erfahrungsgemäß wird geschätzt, daß in 40% aller Fälle von konstriktiver Perikarditis eine Tuberkulose zugrunde lag. In den Verwachsungsblättern können schalenförmige Kalkablagerungen nachgewiesen werden: Panzerherz.

Panzerherzen stellen eine echte Operationsanzeige dar: Kardiolyse, Decortication.

Epiperikarditische Schwielen und Narben können eine Strangulation der Eintrittsstellen der großen Venen zur Folge haben. Es resultiert dann, insbesondere wenn eine Strangulation des Lebervenen-Cavawinkels entsteht, das Bild einer maximalen Stauungsleber. In deren Folge kommt es zu hochgradigem Organumbau. *Perikarditische Pseudoleberzirrhose:* Cirrhose cardiaque, Friedel Pick-Syndrom.

ee) Anhang

So sehr spontan entstandene Herzbeutelverwachsungen klinisch auffällig sind, patho-anatomische Folgen zeitigen und daher operativ entfernt werden müssen, — es wird auch absichtlich zur Verbesserung der Durchblutung des Myokard (gelegentlich) eine chirurgische Steppung der Herzbeutelblätter vorgenommen. Man hofft, auf diese Weise vernarbte Myokardbezirke revaskularisieren und einer weitergehenden ischämischen Nekrotisierung des Myokard Einhalt gebieten zu können.

e) Geschwülste des Herzbeutels

Verhältnismäßig selten werden primäre Mesotheliome (Coelotheliome) beobachtet. Sarkome kommen vor: Rundzellen-, Spindelzellensarkome etc. Am häufigsten finden sich natürlich sekundäre Geschwülste des Herzbeutels. In 10% aller durch bösartige Geschwülste hervorgerufenen Todesfälle finden sich Tumormetastasen im und am Herzbeutel. Bronchuscarcinome setzen in 20%, Mammacarcinome in 15% Metastasen in Epi- oder Perikard.

6. Das Herz als Ganzes

a) Erworbene Herzfehler

Unter *den* erworbenen Herzfehlern versteht man im allgemeinen „Herzklappenfehler". Als Ursachen sind zu nennen: Endokarditis, myokarditische oder degenerative Veränderungen der Klappenansatzringe, ein Abriß eines Papillarmuskels (traumatischer Abriß einer linksventrikulären Papillarmuskelgruppe!), eine ischämische Nekrotisierung eines oder mehrerer Papillarmuskel, schließlich die Chorda muscularis.

Die *Folgen eines erworbenen Herzklappenfehlers* bestehen in folgendem: *Störung des Klappenspieles, valvuläre Insuffizienz* (Schlußunfähigkeit der Klappe eines Herzostium), *valvuläre Stenose* (ständige Verengerung eines Herzostium).

Um die pathologischen Situationen beurteilen zu können, müssen die normalen *Herzmaße* bekannt sein:

    Aortenostium Umfang   7 cm (Klappenansatzring),
    Mitralostium Umfang   10 cm (Klappenansatzring),
    Pulmonalostium Umfang   8 cm (Klappenansatzring),
    Tricuspidalostium Umfang 12 cm (Klappenansatzring),
    Herzmuskel lateraler Einschnitt linke Kammer = 1,2 cm,
    Herzmuskel lateraler Einschnitt rechte Kammer = 0,3 cm.

Man unterscheidet *absolute Herzfehler*, also solche mit anatomischen Veränderungen an den Herzostien; sodann *relative Herzfehler* mit scheinbar unversehrten Klappen. Die genauere Untersuchung zeigt jedoch fast immer, daß im Klappenmesenchym ältere Veränderungen, gelegentlich degenerative, etabliert sind.

Die Ausbildung eines Herzklappenfehlers löst bestimmte kompensatorische Mechanismen aus:

Veränderungen der Herzweite,
Veränderungen der Herzschlagfolge,
Umstellungen der peripheren Regulation des Vasomotorentonus.

Das Vorliegen eines valvulären Herzvitium kann perkussorisch durch Veränderung der Herzform, auskultatorisch durch Auftreten pathologischer Geräusche (Kennwort: alle Geräusche sind Stenosengeräusche!), durch Beurteilung einer Veränderung der Pulsqualitäten (Aorteninsuffizienz: Pulsus celer et altus; Aortenstenose: Pulsus tardus et parvus), schließlich durch Veränderungen des Röntgenbildes und der Herzstromkurve, je nach Überwiegen der Dilatation und Hypertrophie von linkem Vorhof und linker Kammer oder aber rechtem Vorhof und rechter Kammer etc. nachgewiesen werden.

Bemerkungen zur Pathophysiologie der kompensatorischen Mechanismen (vgl. „Allgemeine Pathologie" S. 15—17):

Man hat zu unterscheiden eine *initiale Dilatation*. Diese bedeutet etwas „Günstiges". Die initiale Dilatation leitet die adaptativen Veränderungen ein. Die sogenannte vermehrte Anfangsspannung der Muskelfasern induziert deren stärkere Kontraktion. Jene aber verursacht eine Steigerung des Stoffeinbaues in die Muskelfasern, also eine Volumenvermehrung. Die initiale Dilatation kann sein eine „tonogene" Dilatation (z.B. bei Aorteninsuffizienz und beim Sportherz) oder eine „myogene" Dilatation (z.B. bei Mitralinsuffizienz).

Die *finale Dilatation* ist ein signum mali ominis.

Im Falle des Vorliegens einer Herzhypertrophie ohne wesentliche metrisch erkennbare Dilatation spricht man von „konzentrischer Herzhypertrophie"; im Falle des Vorliegens einer Herzhypertrophie mit deutlicher Dilatation ist die „exzentrische Hypertrophie" gegeben.

Längere Zeit bestehende Herzfehler gehen stets mit echten anatomischen Veränderungen des Myokard einher. Ist das kritische Herzgewicht (500 g) überschritten, finden sich zahlreiche disseminierte Muskelfaseruntergänge. Man hat diese überwiegend auf eine Sauerstoffversorgungsinsuffizienz zurückführen zu dürfen geglaubt. Normalerweise kommt auf je 1 Muskelfaser 1 Capillare. Wird der Durchmesser der hypertrophischen Herzmuskelfaser zu groß, wäre es denkbar, daß eine echte Sauerstoffmangelsituation eintritt. Die Blutgasanalyse des Herzkatheterblutes hat jedoch gezeigt, daß echte „Mangelinsuffizienzen" nicht durchaus gegeben sind. Deshalb wurde stets als Ursache für das Insuffizientwerden des hypertrophischen Klappenfehler-Herzens eine Störung der Kern-Plasma-Relationen, oder eine Alteration der kontraktilen Proteinfibrillen vermutet. Es könnte sich um Störungen der quantitativen Relationen zwischen der Anzahl der Zellkern-Nucleoli, der Myofibrillen, aber auch der Mitochondrien handeln. Die quantitative Ultrastrukturforschung des Myokard ist in ihren Resultaten noch nicht schlüssig. Es ist wahrscheinlicher, daß Insuffizienzen hypertrophischer Herzklappenfehler-Herzen etwas mit Alterationen der transversalen Tubuli der Muskelfasern zu tun haben. Durch eine Verlängerung des sogenannten T-Systemes könnte es zu einer Erschwerung der Vorgänge der elektromechanischen Koppelung kommen. FLECKENSTEIN spricht von „Utilisationsinsuffizienz."

Sind im hypertrophischen Herzen zahlreiche Narben entstanden, ist die physikalische Arbeitsökonomie der Muskelfasern infrage gestellt. Die Muskelfasern sind gegeneinander verschoben, ohne daß ihre echten Strukturelemente eine Auszerrung, also irgendeine Form der Längenveränderung, erfahren hätten. LINZBACH spricht von „Gefügedilatation". Ein derartiger hypertrophischer Herzmuskel sei mit einem „ausgelatschten Schuh" zu vergleichen, der ja praktisch auch unter keinen Umständen adaptativ verengert werden könne. Indem aber Ansatz- und Ursprungs-Punkte der Muskelfasern gegeneinander verschoben seien, sei die „Harmonie" der Kraftwirkung, die „Synergide", infrage gestellt. Das Myokard erschöpfe sich daher gleichsam aus Gründen der physikalischen Fehlkonstruktion.

Sei dem, wie immer: Hypertrophische und ausgelatschte Herzfehler-Herzen führen zu einer chronischen venösen Hyperämie: Stauungslungen (Herzfehlerzellen), Stauungsleber (Muskatnußleber), Stauungsinduration der Milz (Perisplenitis cartilaginea, Zuckergußmilz), Stauungskatarrh der Magen- und Darmschleimhaut, Hydrops anasarca sowie allgemeinem Höhlenhydrops.

b) Angeborene Herzfehler

Die sinnverwirrende Fülle der angeborenen Herzfehler kann nur dann verstanden werden, wenn die Konstruktionsprinzipien des menschlichen Herzens klar sind. Diese lassen sich nur aus der Kenntnis der *Phylogenese* verständlich machen:

Mit der Entwicklung der Tierreihe vom Wasser zum Lande wurde der Energieumsatz allein im Dienste der Lokomotion größer. Der Anstieg des Sauerstoffbedürfnisses wurde durch die Einrichtung der Lungenatmung gedeckt. Die Ausbildung der Organe der äußeren Atmung scheint für die Organisation des Herzgefäßapparates von allergrößter Bedeutung gewesen zu sein. Denn die verbesserte Sauerstoffaufnahme konnte nur durch Beschleunigung des Blutumlaufes und Steigerung der Utilisation des Blutes wirksam werden. Diesen Notwendigkeiten wurde durch *Parallel- und Hintereinander-*

schaltung von Lungen- und Körperkreislauf in einem sehr vollkommenen Grade entsprochen. Dies bedeutet, daß Lungen- und Körperkreislauf derart angeordnet sind, daß sie (1.) in *einem* Arbeitsgange bedient werden und daß es (2.) zu einem *quantitativen* Blutaustausch kommt.

Solchen Konstruktionsprinzipien wird nur ein Herz gerecht, welches

a) über vollständig durchgeführte, also dichte Scheidewände verfügt, bei dem

b) Aorta und Pulmonalis einander, im Sinne der Austausch- und Wechselschaltung, umschlingen, und das

c) imstande ist, Bewegungen auszuführen, die durch die Aufeinanderfolge typisch beschleunigter, periodisch unterbrochener, im ganzen also rhythmischer Kontraktionen gekennzeichnet sind.

Ein solches Herz besitzen nur Vögel und Säuger. Man nennt es ein „Lungenherz mit voller Atmungskapazität" (BENNINGHOFF, 1933). Die Rhythmik der Herzaktion ist an das Auftreten subendokardialer, der Achse des Herzschlauches parallel orientierter Muskelfasern gebunden. Herzen mit durchgehend zirkulärer Muskulatur zeigen peristaltische Kontraktionen. Das klassische Beispiel ist das Fischherz mit einem wurmförmigen venoarteriellen Bewegungsablauf.

Alle Cranioten zeigen entwicklungsgeschichtlich und zunächst ein schlauchförmiges, caudo-cranial orientiertes Herz. Dieses offenbart eine doppelte Gliederung: Einmal eine *Metamerie*. Dies bedeutet, daß eine Abfolge von in Blutstromrichtung hintereinander gelegenen Anlagen existiert. Die einzelnen Metamere in Blutstromrichtung lauten: Venensinus, Vorhofanlage, Kammeranlage, Bulbus und Truncus. — Die Herzanlage ist sodann in *Antimeren* gegliedert. Das heißt, es besteht je eine linke und eine rechte Herzhälfte.

Diese Ordnung entspricht einem „phylogenetischen Grundprinzip" (SPITZER, 1923; DOERR, 1964). Nach MÖNCKEBERG (1928) kann man drei Generalformen menschlicher Herzen unterscheiden:

a) Das phylogenetische Prinzip ist in idealer Weise realisiert: Normales Herz.

b) Das phylogenetische Prinzip ist absolut quantitativ durchbrochen: Die Parallel- und Wechselschaltung von Lungen- und Körperblutbahn ist aufgehoben, das bedeutet: Aorta und Pulmonalarterie umschlingen einander nicht. Die Herzscheidewände sind im übrigen mehr oder weniger defekt. Beispiel: Transposition von Aorta und Pulmonalis.

c) Das phylogenetische Prinzip ist partiell durchbrochen. Derartiges findet sich bei allen den Herzen, bei denen neben Scheidewanddefekten mangelhafte Umschlingungen von Aorta und Pulmonalis gegeben sind. Beispiel: Herzfehler mit „reitenden" Gefäßen.

Ontogenetisch interessant: Die paarige Herzanlage verschmilzt frühzeitig, es entsteht jedoch ein „doppelläufiges Rohr". Das innere Herzrohr wird „Endothelherz", das äußere „Muskelherz" genannt (WILHELM HIS sen.).

Zwischen dem Endothelrohr und dem „Muskelherz" (Myoepikardmantel) liegt eine gelatinöse Flüssigkeit. Diese ist wenig kompressibel. Sobald der ursprünglich longitudinal orientierte Herzschlauch aus Gründen der Platzersparnis gestaucht wird, entsteht eine S-förmig abgeknickte Herzschleife. Jetzt beginnen die bis dahin parallel orientiert gewesenen Blutstromfäden einander spiralig zu umschlingen. Diejenigen Stellen der inneren Oberfläche der Herzanlage, denen die Blutstromfäden nicht auflasten, sind longitudinalspiralig im Inneren der Herzanlage eleviert. Es hängt dies damit zusammen, daß die zwischen „Endothelherz" und „Muskelherz" gelegene gelatinöse Flüssigkeit verlagert wird. Man spricht von „seitendruckfreien" Stellen (KL. GOERTTLER, 1955). Von diesen „seitendruckfreien" Stellen aus geht später die Scheidewandanlage an.

Systematik der angeborenen Herzfehler nach morphologischen Grundsätzen

I. *Mißbildungen der Sinuatrialregion*

  1. *Venenmißbildungen*

    a) *Störungen im Bereiche der oberen Hohlvenen*
      aa) Persistenz beider oberer Hohlvenen;
      bb) Persistenz allein der linken oberen Hohlvene;
      cc) Abnorme Einmündung der linken oberen Hohlvene z.B. in die untere Hohlvene oder in den linken Herzvorhof!

    b) *Störungen im Bereiche der Lungenvenen*
      aa) Variationen der Anzahl der Lungenvenen (1—6);
      bb) Überkreuzung der Lungenvenen: Die Venen der rechten Lunge münden in den linken Vorhof, die der linken Lunge in den rechten Herzvorhof;
      cc) Abfluß aller Lungenvenen in den rechten Vorhof;
      dd) Levoatrial cardinal vein: Bei Stenose der Mündung der Pulmonalvenen in den linken Vorhof oder bei Mitralstenose wird ein akzessorischer venöser Abfluß der Pulmonalvenen eingerichtet, der vor dem mediastinalen Eingeweidestrang nach rechts, also in Richtung auf die rechte obere Hohlvene zu drainiert ist.
      ee) Mündung einzelner Lungenvenen an ganz ungewöhnlichen Stellen z.B. in die untere Hohlvene, in die Pfortader, in die Venae hepaticae revehentes.

    c) *Störungen im Bereiche der unteren Hohlvene*
    vergleichsweise selten!
    Verdoppelung ist bekannt; die beiden unteren Hohlvenen münden dann in den linken Herzvorhof ein.

Die Mißbildungen unter Ziffer a, b, c stellen eine Durchbrechung des phylogenetischen Grundprinzips dar und machen eine operative Korrektur notwendig.

d) *Besonderheiten der Einbeziehung der Sinus venosi in die Vorhofsmetamere*

aa) Rechts: Chiarische Netze, spongiöse Residuen der Venensinusklappen.

bb) Links: Cor triatriatum durch mangelhafte Verschmelzung eines Lungenvenensinus mit dem linken Herzvorhof. Dieser zeigt so etwas wie einen „etagierten" Vorhof, nämlich eine zuckertüten-ähnliche basisparallele Unterteilung.

2. *Vorhofdivertikel*

Sackförmige Ausstülpungen, mehr am rechten als am linken Vorhof.

II. *Mißbildungen der Atrioventrikularregion*

1. *Ostium atrioventriculare commune*

ROGER und EDWARDS (Mayo-Clinic) unterscheiden ein „vollständiges" Ostium atrioventriculare commune und ein partielles. Das „vollständige" liegt dann vor, wenn ein korrespondierender Defekt des Septum atriorum und des Septum ventriculorum zusammentrifft. Die Anzahl der Cuspidalklappen variiert (4—6). Ist eines der Septen genügend weit herangeführt (z. B. das Septum interventriculare), so resultiert eine Unterteilung des Ostium atrioventriculare commune; man spricht dann von partiellem AV-Ostium.

2. *Anomalien des Ostium atrioventriculare sinistrum*

a) *Atresie*;

b) *Spaltung eines der beiden Segel*, gewöhnlich des ventralen;

c) *sogenannte Verdoppelung des Mitralostium* durch Lochbildung im vorderen Mitralsegel;

d) *Mitralstenose*: Hierher gehört auch das Lutembacher-Syndrom. Man versteht hierunter die Koinzidenz von Mitralstenose (Mitralatresie) mit einem Defekt der Vorhofscheidewand.

3. *Anomalien des Ostium atrioventriculare dextrum*

a) *Atresie und Stenose*. Die Tricuspidalatresie ist in 30% aller Fälle vergesellschaftet mit einer Transposition von Aorta und Pulmonalis.

b) *Anomalien der Klappenanzahl*. Große Variationsbreite;

c) *Ebsteinsche Anomalie*: Tricuspidalinsuffizienz durch Verlagerung besonders des septalen Tricuspidalsegels in die rechte Kammer. Das septale Segel ist der rechten Seite der Kammerscheidewand gleichsam aufgesteppt. Infolge hiervon resultiert eine riesenhafte Ausdehnung des rechten Vorhofes. Der rechte Vorhof ist um den Einströmungsteil der rechten Herzkammer vergrößert. Die Ebsteinsche Anomalie ist häufig vergesellschaftet mit dem Syndrom von Wolff-Parkinson-White.

III. Mißbildungen der Bulbus-Truncus-Region

1. *Truncus arteriosus communis persistens idealis*

   Bei totalem Defekt des Septum aortico-pulmonale resultiert ein einheitlicher Bulbotruncus (KEITH). Bei partiellem Defekt (z. B. nur des Septum bulbi) resultiert ein vergleichsweise kurzer Truncus communis. Der „ideale" Truncus arteriosus communis besitzt 4 Semilunarklappen!

2. *Truncus arteriosus aortalis*

   Es handelt sich im Grunde um eine hochgradige Pulmonalstenose oder Pulmonalatresie mit Defekt des vorderen oberen Teiles der Kammerscheidewand. Der „Truncus arteriosus" entspricht der über dem Defekt „reitenden" Aorta. Die Lungenblutversorgung wird entweder rückläufig über den Ductus arteriosus Botalli oder über die Bronchialarterien besorgt.

3. *Truncus arteriosus pulmonalis*

   Es handelt sich um den höchsten Grad einer Aortenstenose oder um eine Aortenatresie, vergesellschaftet mit einem Defekt des vorderen oberen Teiles der Kammerscheidewand. Der „Truncus arteriosus" entspricht der über dem Scheidewanddefekt „reitenden" Pulmonalarterie. Diese setzt sich durch den weit offenen Ductus arteriosus Botalli in den auslaufenden Aortenbogen fort. Die Träger solcher Mißbildungen sind nur sehr begrenzt lebensfähig. Es besteht die Schwierigkeit der coronariellen Blutversorgung. Entweder entspringt eine Coronararterie aus dem Pseudotruncus pulmonalis oder aber die stenosierte aufsteigende Aorta behält ein minimales Restlumen. Dieses könnte entgegen dem normalen Blutstrom vom Aortenbogen aus rückläufig durch Blut beschickt werden.

   Der Pseudotruncus arteriosus aortalis sowie der Pseudotruncus arteriosus pulmonalis sind im Grunde nichts anderes als höchstgradige Formen einer Pulmonal- oder einer Aortenstenose. Sie sind jedoch differentialdiagnostisch nur schwierig vom idealen Truncus arteriosus communis persistens zu trennen. Pseudotrunci verfügen im allgemeinen über nur drei Semilunarklappen.

4. *Pulmonalatresie und Pulmonalstenose*

   a) *Reine Formen:* Selten; *Lokalisation:* Am Conuseingang, im Conus, am valvulären Ostium (diaphragmaförmige Verwachsung der Semilunarklappen), im Pulmonalarterienstamm. *Form:* Umschriebene Stenose, bandförmig-zylindrische Stenose, manschettenförmig-ausgedehnte Stenosierung. — Die Conuseingangstenose nennt man „Infundibulum-Stenosen".

   b) *Kombinierte Formen*, häufiger: *Fallotsche Trilogie* (Pulmonalstenose, Hypertrophie der rechten Herzkammer, Vorhofseptumdefekt); *Fallotsche Tetralogie* (Pulmonalstenose, Ventrikelseptumdefekt, reitende Aorta, Dilatation und Hypertrophie des rechten Herzens); *Fallotsche Pentalogie* (Pulmonalstenose, Ventrikelseptumdefekt, reitende Aorta, Hypertrophie und Dilatation des rechten Herzens, Vorhofseptumdefekt).

5. *Aortenstenose*

Lokalisation entweder infravalvulär (Conus aorticus), valvulär (Klappenniveau), supravalvulär (einige mm stromab vom Klappenniveau). — Im Formenkreis der Aortenstenosen gibt es eine Reihe von bemerkenswerten Besonderheiten:

a) *Infravalvuläre Conusstenose mit Ringleistenbildung;*
b) *muskuläre Conusstenose im Sinne einer obstruktiven Kardiomyopathie;*
c) *supravalvuläre diaphragmaförmige Stenose bei Vitamin-D-Übermedikation (!);*
d) *kombinierte Formen.*

6. *Transposition von Aorta und Pulmonalis*

Das Kardinalmerkmal besteht darin, daß Aorta und Pulmonalis einander nicht umschlingen; sie entspringen aus den primär nichtzugehörigen Ventrikeln. Es bestehen so gut wie immer Scheidewanddefekte. Es gibt verschiedene Detorsionsgrade der mangelhaften Umschlingung von Aorta und Pulmonalis. Träger einer Transposition sind naturgemäß nur sehr begrenzt lebensfähig. Eine bescheidene Kompensation wird durch zusätzliche Shuntbildungen erreicht: Defekte der Vorhof-, der Kammer-Scheidewand, weit offener Ductus arteriosus Botalli. — *Sonderformen:*

Korrigierte Transpositionen durch

aa) Kombination der Transposition von Aorta und Pulmonalis mit einem Situs inversus partialis!
bb) Kombination der Transposition von Aorta und Pulmonalis mit einer Transpotition von Lungenvenen und Hohlvenen.

7. *Eisenmenger-Komplex*

Defekt im vorderen oberen Teil der Kammerscheidewand, „reitende" Aorta, Dilatation und Hypertrophie der rechten Herzkammer, weite Pulmonalarterie. Die Gefahr besteht darin, daß es zu einer vermehrten Minutenvolumenbelastung des rechten Herzens kommt. Das vermehrte Fördervolumen des rechten Herzens zeitigt eine gesteigerte funktionelle Belastung der Pulmonalarterienwände. Auf diese Weise entsteht eine sekundäre Pulmonalarteriensklerose. Dadurch resultiert eine pulmonale Hypertonie. Diese erzwingt eine sogenannte Shunt-Umkehr. Jetzt werden die Kinder zyanotisch, der Tod tritt schlußendlich unter dem Bilde der Linksherzinsuffizienz ein.

8. *Taussig-Bing-Komplex*

Relativ enge, weit vorn, aus der Mitte der Herzbasis entspringende Pulmonalarterie, die über einem vorderen oberen Defekt der Kammerscheidewand reitet. Es handelt sich im Grunde um eine besondere (larvierte) Form der Transposition von Aorta und Pulmonalis.

9. *Transposition von Aorta und Pulmonalis in die rechte Herzkammer*
Double outlet chamber. Hier muß unter allen Umständen ein Kammerscheidewanddefekt existieren, weil der Abstrom des linksseitigen Blutes nach rechts sonst nicht zustande käme. Diese Mißbildung wäre dann lebensunfähig.

IV. *Herzferne Arterienmißbildungen*

1. *Arteriell-aortale Ringbildungen*
Doppelläufigkeit des Aortenbogens, Arteria lusoria, Dysphagia lusoria.
Die häufigste Fehlbildung dieser Art ist die Dysphagia lusoria. Sie wird in $2-4^0/_{00}$ aller Sektionsfälle beobachtet. Die klinische Bedeutung ist eine relative. Das Wesen dieser Anomalie besteht darin, daß die Arteria subclavia dextra nicht aus dem Truncus anonymus entspringt; sie entspringt als letzter Ast aus dem absteigenden Aortenbogen und muß dann von links zur rechten oberen Extremität durch das Mediastinum hinüberziehen. Dies kann auf verschiedene Weise bewältigt werden: Am häufigsten verläuft die Arteria subclavia dextra (von links her kommend) zwischen Ösophagus und Brustwirbelsäule; alsdann kann sie zwischen Ösophagus und Trachea verlaufen; am seltensten ist die Traversierung ventral der Luftröhre. Träger der Dysphagia lusoria leiden an einem „spielerischen" Rülpsen. Die puls-synchronen Kompressionen der Speiseröhre induzieren ein lusurierendes Aufstoßen und machen dadurch eine Schluck- und Schlingstörung. Selten kommt es zu tödlicher Blutung aus der im Sinne der Dysphagia lusoria an der Ösophaguswand vorbeigeführten Arteria subclavia dextra in das Innere der Speiseröhre dann, wenn z.B. eine Magenverweilsonde die arteriosklerotische Arteria subclavia dextra durch Decubitalgeschwür zur Arrosion gebracht hatte.

2. *Isoliert-persistenter Ductus arteriosus Botalli*

a) *Sogenannter Fenstertyp;* der Ductus ist dann extrem kurz;

b) *Trichterform des Ductus;* dabei kann die enge Stelle an der Aorta und die weite Stelle an der Pulmonalis liegen oder aber (seltener), die Verhältnisse sind umgekehrt;

c) *Zylinderform.*

Bekannte Komplikationen der isolierten Ductuspersistenz sind die Arteriitis mycotica, das Ductusaneurysma, die Ruptur des Ductus. — Bleibt der offene Ductus mehr als 2 Jahrzehnte intakt, führt er zu einer extremen Belastung beider Herzkammern durch ein vermehrtes Minutenvolumen (Rundlaufblut; Minutenvolumenhochdruck; enorme Herzhypertrophie). Die Träger auch des unkomplizierten

Ductus arteriosus apertus sterben an myokardialer Insuffizienz. Die Existenz des Ductus stellt eine absolute Operationsanzeige dar.

3. *Isthmusstenose der Aorta*

   a) *Sogenannte Arcusstenose*

   b) *Eigentliche Isthmusstenose.* Unter dem Isthmus der Aorta versteht man die Gegend zwischen Ursprung der Arteria subclavia sinistra und Einmündung des Ductus arteriosus Botalli. Die typische Isthmusstenose kann entweder oberhalb der alten Ductusmündung, im Bereiche der Ductusmündung oder aber unterhalb der Ductusmündung liegen. — Man kann also von oberer, „typischer" und unterer Isthmusstenose sprechen. — Nach dem morphologischen Phänomen werden unterschieden: Die *Isthmusstenose des Neugeborenentypus;* der stenotische Isthmus hat eine spindelige Form; diese Isthmusstenose entsteht hypoplasiogen. Man unterscheidet sodann die Isthmusstenose des *Erwachsenentypus.* Die Stenose ist diaphragmaförmig und eingeschnürt. Sie entsteht durch überschießende Obliteration embryonaler Gefäße. Es wird angenommen, daß es sich um konstitutionelle Abwegigkeiten der Reaktion der Mesenchymstrukturen der Aortenmedia handelt. Isthmusstenosen treten vielfach im Verbande echter Konstitutionsanomalien auf: *Marfan-Syndrom.*

   c) *Descendensstenosen*
   Es handelt sich um seltenere Stenoseformen, die etwa im Grenzbereich zwischen absteigender Brust- und Bauchaorta dort liegen, wo zur Embryonalzeit die beiden absteigenden Aorten miteinander verschmolzen wurden.
   Die sogenannten Isthmusstenosen der Aorta zeitigen einen charakteristischen Kollateralkreislauf. Diesen erkennt man an Rippenusuren, am Auftreten von Aneurysmen der Aorta (herzwärts vom stenosierten Isthmus), an Aneurysmen der Coronararterien oder Aneurysmen des Circulus arteriosus Willisii.

V. *Scheidewanddefekte*

   1. *Septum sinus et atriorum*

      a) *Hinterer oberer Defekt der Scheidewand* mit Verlagerung einer Lungenvene „über" den Defekt (also im allgemeinen ein klein wenig nach rechts; „reitende" Vene).

      b) *Defekt des Septum primum,*

      c) *Defekt des Septum secundum,*

      d) *sogenannte Mehrfachdefekte.*

      Cave: Wenn der Durchmesser eines Defektes der Vorhofscheidewand (im weiteren Sinne) beim Erwachsenen größer ist als 1,5 cm, kommt es zu einem Abstrom des Blutes aus dem Bereiche des linken Vorhofes nach rechts. Auf diese Weise gelangt mehr Blut in die rechte

Herzkammer, so daß das ganze rechte Herz unter den Bedingungen des vermehrten Minutenvolumens arbeitet. Infolgedessen resultiert eine Rechtsherzhypertrophie. Es kann das „Syndrom von Cossio" entstehen. Folge: Die vermehrte Blutfülle des Verzweigungsgebietes der Art. pulmonalis zeitigt nach Jahr und Tag eine Pulmonalarteriensklerose. Dadurch kommt es zu einer Blutdrucksteigerung in der rechten Kammer, schließlich resultiert eine Shunt-Umkehr, das Blut strömt *dann* also von rechts nach links ab.

2. *Septum ventriculorum*

Die Defekte der Kammerscheidewand kann man nach verschiedenen Gesichtspunkten einteilen:

a) *Einteilung nach der Lokalisation*, z.B. Defekte (bei Betrachtung von rechts her) „vor" und „hinter" der Crista supraventricularis (der Trabecula septo-marginalis). Dies bedeutet, daß die Defekte entweder im eigentlichen Kammerraum (Einströmungsgebiet) oder im Conusgebiet (Ausströmungsgebiet) etabliert sind. Nach ROKITANSKY können verschiedene Territorien „geodätisch" vermessen werden: Vordere obere, vordere untere, hintere obere, hintere untere etc. Defekte. Neuere Gesichtspunkte: Es kommt darauf an, die Topographie der Scheidewanddefekte zu Anordnung und Verlauf des Reizleitungssystemes zu klären (chirurgische Notwendigkeit!) Häufig: Die meisten Defekte des Septum ventriculorum liegen im Gebiet der Pars membranacea. Dies bedeutet, daß das Hissche Bündel und ein Teil der großen Schenkel des RLS im Bereiche der unteren Begrenzung des Defektes liegen. Die Einrichtungen des RLS liegen auf dem „First" der Scheidewanddefekte. — Defekte, welche „unterhalb" der Einrichtungen des RLS lokalisiert sind, gelten als seltener.

b) Man kann die *Defekte nach ihrer histologischen Beschaffenheit* gliedern, nämlich in muskulär und in membranös begrenzte Defekte.

c) Man kann versuchen, die *Defekte* der Kammerscheidewand *nach ihrer Entstehung* zu gliedern. Es kann sich um Defekte der „Anlage", also um echte Mißbildungen, handeln. Defekte können jedoch auch sekundär, also erworben, sein. Sie entstehen dann durch nachträgliche Durchbrechung eines zunächst vollständig intakt gewesenen Septum. Durchbrechungsdefekte können traumatisch, entzündlich perforativ und myomalazisch (also durch ischämische Nekrotisierung) entstehen.

Kleinere Defekte des vorderen oberen muskulären Teiles der Kammerscheidewand oder aber Defekte im Bereiche der Pars membranacea können die Maladie de Roger ausmachen. Kleine Defekte können spontan heilen. Im Fortgang der Jahre kommt es zu einer Fibroelastose der endokardialen Begrenzung. Durch chronisch-fibroplastische „Entzündung" können die Lumina der Defekte nach und nach kleiner werden, schließlich unter Umständen gänzlich verschwinden. Größere Defekte können natürlich nicht „heilen". Im allgemeinen resultiert ein Links-Rechts-Shunt. Die hämodynamischen Konsequenzen liegen auf der Hand.

3. *Septum aortico-pulmonale*

Hierbei kann es sich um mehr oder weniger ausgedehnte, um totale oder partielle Defekte des Septum bulbi oder des Septum trunci handeln. Kleine umschriebene Defekte können als aortico-pulmonale Fistel wirksam werden. — Totale Defekte des Septum aorticopulmonale haben eine echte Beziehung zum Problem des Truncus arteriosus communis.

VI. *Sonstiges*

Neuerdings machen von sich reden die *Aneurysmen* eines *Sinus Valsalvae* der Aorta. Es handelt sich gewöhnlich um eine Aussackung der rechten vorderen Taschenklappe der Aorta. Diese Aneurysmen können nachträglich perforieren, so daß auf diese Weise Shuntbildungen resultieren. Die Beziehungen zu einer aneurysmatischen Aussackung der Pars membranacea septi ventriculorum sind fließend. — *Variationen* in der Anzahl und der Lokalisation der *Coronararterienursprünge* sind relativ häufig. Echte Coronararterienmißbildungen dagegen sind selten: Verlagerung des Ursprungsostium einer oder beider Herzkranzschlagadern in die pulmonale Antimere. Des Syndromes von Bland-White-Garland hatten wir gedacht (S. 24). Neuerdings wird gern eine eigenartige „mißbildungsähnliche" Situation herausgestellt, deren nosologische Zuordnung unklar ist: Es handelt sich um die sogenannte muskuläre Conusstenose der Aorta *(obstruktive Cardiomyopathie)*. Die mikroskopische Untersuchung des nach dem Aortenconus, also nach links zu, wulstartig verdickten muskulären Septum ventriculorum zeigt eine eigenartige Vermehrung der Anzahl der Mitochondrien in den Herzmuskelfasern („Mitochondriose"). Der Befund wird dahin gedeutet, daß eine genisch bedingte Fermentdefektkrankheit gegeben sei, so daß gleichsam versucht werde, durch kompensatorische Vermehrung der morphologischen Standorte der (oxydoreduktiven) Fermente, nämlich der Mitochondrien, den Schaden zu regulieren. In verzweifelten Fällen wird eine operative Abtragung der verdickten Muskelmassen versucht. Dabei kommt es häufig zu einer mechanischen Läsion des linken Hauptschenkels des RLS.

Lebenserwartung bei angeborenen Herzfehlern

Über 60% der Träger angeborener Herzfehler sterben innerhalb des ersten Lebensjahres. Etwa 20% sterben in der ersten Woche, weitere 20% angeblich im ersten Lebensmonat. Etwa 10—15% der Träger angeborener Herzfehler erreicht ohne operativen Eingriff das 2. Lebensjahrzehnt. Nur 5,4% der männlichen Kranken mit zyanotischen Herzfehlern gelangen in das Erwachsenenalter; dagegen erreichen 12,2% der weiblichen Kranken das Erwachsenenalter. Unter 800 000 Neugeborenen in der Bundesrepublik Deutschland kommen etwa 8 000 angeborene Herzfehler vor. Nach der allgemeinen Häufigkeit sind die angeborenen Herzfehler in folgende „Rangordnung" zu bringen:

Defekte der Kammerscheidewand,
Isthmusstenose der Aorta,
Defekte der Vorhofscheidewand,
Transposition von Aorta und Pulmonalis,
Ductus ateriosus persistens,
Fallotsche Tetrade,
Aortenstenosen,
Pulmonalstenosen.

Diesen Einteilungen haftet deshalb ein gewisser Fehler an, weil in sehr vielen Fällen Mehrfach-Mißbildungen vorliegen, also im Grunde stets entschieden werden muß, welche Mißbildung als „prävalierend" herausgestellt zu werden verdient.

Neuere zusammenfassende Literatur über angeborene Herzfehler:

KL. GOERTTLER: Die Mißbildungen des Herzens und der großen Gefäße (in: E. KAUFMANN und M. STAEMMLER „Lehrbuch der speziellen pathologischen Anatomie, 11. und 12. Auflage, Ergänzungsband I, 1. Hälfte, 2. Lieferung. Berlin: W. de Gruyter 1968).

c) Rhythmusstörungen

Vgl. „Allgemeine Pathologie" S. 17.

„Rhythmusstörungen" der Herzaktion hängen mit dem Reizleitungssystem (RLS) zusammen.

aa) Allgemeine Bemerkungen

Die Geschichte von der Lehre der Eigenständigkeit der spezifischen Herzmuskulatur umfaßt drei große Zeitabschnitte:

1. *Die Zeit bis zum Jahre 1890.*
In diese Zeit fallen 4 Ereignisse von Bedeutung:
a) J. E. PURKINJE hat sich in Krakau (1838) und Breslau (1845) mit der (von BURDACH eingeführten Essigsäure-Methode zur) Darstellung von Nervenfäserchen beschäftigt und zwei Dinge gefunden: Im Gehirn die später als Corpora amylacea bezeichneten Gebilde, im Herzmuskel subendokardial gelegene knorpelzellähnliche Einrichtungen. Letztere hielt PURKINJE für eine besondere Form des muskulären Bewegungsapparates.
b) Am 29. Februar 1856 publizierten A. KOELLIKER und H. MÜLLER (Würzburg) eine Studie, welche für die Elektrophysiologie richtungsbegebend wurde: „Über das elektromotorische Verhalten des Froschherzens".

c) Th. W. Engelmann (Utrecht, 1875) veröffentlicht den „Zick-Zack-Versuch". Auf dem Boden dieser Beobachtung entstand folgende interessante Aussage: Die Muskelzellen sind „an und für sich durch Kontakt physiologisch leitend"! Die spezifische Muskulatur war durch Wechselschnitte durchtrennt, die Arbeitsmuskulatur vermittelte die Reizleitung!

d) Augustus Désiré Waller (1887) veröffentlicht das erste EKG des Menschen: „electromotive changes accompanying the heart's beat".

2. Die Zeit von 1890—1913.

Diese Periode wird eingeleitet durch den 9. Congress für innere Medizin, Wien 1890. Die Generaldebatte der Vorträge der drei Assistenten der Leipziger Klinik von Curschmann (Wilhelm His jr., Ludolf Krehl, Ernst Romberg) kommt zu dem Ergebnis: „Der Herzmuskel ist der 'automatische' d. h. nicht wesentlich nerval gesteuerte 'Motor' der Zirkulation". — 1893 Kent und His entdecken nahezu gleichzeitig die Kontinuität der muskulären Verbindungen zwischen Vorhöfen und Herzkammern. Im Jahre 1905 beschreibt Tawara (Institut von L. Aschoff, Marburg/L.) den Atrioventrikularknoten. — 1906/1907 Keith, Flack und Ivy Mackenzie entdecken den Sinusknoten. Genauere morphologische Definition durch Walter Koch (1907/1909). — 1912 entdeckt Alfred Zahn am Mündungstrichter des Sinus venosus coronarius einen „zweiten Sinusknoten"! — Diese Periode wurde durch den 17. Internationalen medizinischen Congress London (1913) abgeschlossen.

3. Die dritte Periode, also *die Zeit nach 1913*, kann als die der logarithmischen Vermehrung der Kenntnisse um das RLS gelten. Diese Periode wird dann vollendet sein, wenn die Integration der Ultrastrukturforschung, der Biochemie und der Physiologie gelungen ist!

Die Benninghoffschen Konturfasern sind die Vorläufer des Reizleitungssystemes. Sie markieren die lichte Weite der Herzanlage und gehen aus den innersten Schichten des embryonalen myoepikardialen Mantels hervor. Es bleiben nur diejenigen Konturfasern erhalten, welche die kürzeste Verbindung zwischen dem venösen Zustrom und dem arteriellen Auslaß des Herzens darstellen. Diejenigen Konturfasern also, welche auf den „Innenkurven" der „Herzschleife" laufen, werden zu RLS-Fasern umgewandelt und bleiben als solche ständig erhalten.

Welches sind die kürzesten muskulären Verbindungen zwischen Sinus-Knoten und Aschoff-Tawara-Knoten? Welches sind die Verbindungen zwischen rechtem und linkem Herzvorhof? Existieren definierte Bündel, wie verlaufen sie, folgen auch sie dem Prinzip der „kurzen" Wegstrecke?

Am Anfang der Bemühungen um die Entdeckung der sinuatrialen Muskelbrücke steht die Frage nach dem „Ultimum moriens" des Herzens. Wenckebach (1905) betonte, daß erste und letzte Reize vom oberen Hohlvenentrichter, Tawara (1906) meinte, daß sie vom Coronarvenensinus ausgingen. Die Alternative ist nicht berechtigt, denn die Bedingungen sub finem vitae bei dem bis dahin intakt gewesenen Herzen eines Versuchstieres sind andere als die bei einem versagenden menschlichen Herzen. Tatsache ist, daß der initiale Ort der Erregungsbildung paarig, nämlich an der Einmündung der großen Venenstämme in das embryonale Herz, angelegt ist. (Gemeint sind die rechte und linke obere Hohlvene! Die Lungenvenen sind nicht beteiligt, sie sind phylogenetisch ein späterer Erwerb). Man kann also von *zwei* Sinusknoten sprechen. Der „obere", jener also, welcher am Mündungstrichter der Vena cava superior liegt, ist eigenständig. Der untere stellt das von ZAHN (1912/1913) beschriebene Gebilde dar, welcher topographisch Anschluß gewinnt an den Aschoff-Tawara-Knoten. Der sogenannte Zahnsche Knoten (= zweiter Sinusknoten) ist identisch mit dem Vorhofanteil des Atrioventricularknotens. Der menschliche Sinusknoten ist 3 cm lang, quer zur Längsachse der Hohlvene orientiert, 2—3 mm dick, spindel- oder rübenförmig, gelegentlich wie ein Hufeisen mit dorsal offenen Hörnern angeordnet. Der Sinusknoten ist reich an Ganglienzellen und Nervengeflechten und enthält stets große Mengen von Muskelfasern. Der menschliche Sinusknoten ist leicht zu finden, da er durch einen kleinen arteriellen Ring durchsetzt wird.

Die *experimentelle Physiologie und Morphologie* hat sich in den letzten Jahren intensiv mit folgenden Fragen beschäftigt: *Ist der Sinusknoten nur ein elektrophysiologischer Begriff*, erfolgt von hier aus eine einfache radiäre Erregungsausbreitung oder existieren bestimmte Faserverläufe, welche gleichsam die bevorzugten Ausbreitungswege markieren? Dabei haben sich bestimmte Zell-Kongregationen (elektrophysiologisch) identifizieren lassen: „*pacemaker-cells*" (P-Zellen). Es hat sich gezeigt, daß die P-Zellen im Sinne von „landmarks" etabliert sind. Man hat an der Wand des rechten Herzvorhofes eine „Landvermessung" vorgenommen und Karten mit „Isobaren", also mit isoelektrischen Feldern, entworfen. Diese verraten eine unerwartete natürliche Ordnung. Es findet sich nämlich ein durch P-Zell-Kongregationen charakterisiertes sinuatriales Ringbündel, welches etwa dem Verlaufe der Crista terminalis entspricht.

Die vom Sinusknoten ausgehenden muskulären Bündel verfolgen drei Hauptverlaufsrichtungen und bilden einen „carrefour des voies sinonodales". Die drei Richtungen sind folgende: (a) der direkte kürzeste Weg zwischen Sinusknoten und Aschoff-Tawara-Knoten. Er folgt dem Septum. (b) Die Verbindung zwischen Sinusknoten und rechtem Herzohr; (c) der Verbindungsweg zwischen linkem und rechtem Vorhof. Es gibt mindestens 9 verschiedene Muskelbrücken. Die wichtigsten (im gegebenen Zusammenhang) sind folgende:

a) *Wenckebachsches Bündel* (1907). Es verläuft sinuauriculär in einem rechts-konvexen Bogen und strebt über die Vorhofhinterwand zur Atrioventriculargrenze.

b) *Thorelsches Bündel* (1909, 1910). Auch dieses verläuft rechts-konvex in weitem Bogen nach dorsal. Es zieht oberhalb des Trichters der unteren

Hohlvene und des Mündungsgebietes des Sinus coronarius über die dorsale Vorhofwand zur hinteren Atrioventrikulargrenze.

c) *Jamessches Bündel* (1963). Es handelt sich um eine im Septum atriorum verlaufende Bahn. Das Jamessche Bündel geht aus einer interatrialen muskulären Kommunikation (Bachmannsches Bündel) hervor und steigt dann ventral von der Fossa foraminis ovalis nach abwärts zum Atrioventrikularknoten hin (MERIDETH und TITUS, 1968).

Der rechte Vorhof verfügt über eine Pluralität von zu automatischer Tätigkeit befähigten Einrichtungen.

Der Aschoff-Tawara-Knoten mißt beim Menschen etwa 5 : 3 : 1 mm. Die Knotenzellen sind kleiner als die Äquivalente der Arbeitsmuskulatur der Umgebung. Der Atrioventrikularknoten hat keine scharfe Abgrenzung. Seine Textur ist eigenartig retikuliert. Er wird durch die Haassche Arterie aus der Coronaria dextra (Ramus septi fibrosi) versorgt. Die Blutversorgung des rechten und linken Schenkels des RLS ist verschieden. Der rechte Hauptschenkel wird auf weiten Strecken durch eine einzige kleine Arterie begleitet. Damit hängt es zusammen, daß im rechten Schenkel nicht ganz selten Sauerstoffmangelschäden angehen. Der linke Schenkel ist ungleich besser vaskularisiert. Das System der Lymphscheiden (in der Umgebung der RLS-Bahnen) ist links weit besser entwickelt als rechts. Es handelt sich um die sogenannte Eberth-Belajeffsche Lymphspalten, die man auch Curransche Scheide nennt.

Die elektronenmikroskopische Situation der Zellen der spezifischen Muskulatur ist nicht grundsätzlich verschieden von den Befunden des Arbeitsmyokard. Die Anzahl der Mitochondrien in der spezifischen Muskulatur soll geringer sein. Dagegen ist das L-System des endoplasmatischen Retikulum vergleichsweise besser ausgebildet (Calcium-Pumpe!). In der Arbeitsmuskulatur überwiegen Fermente, die dem aeroben Energiegewinn dienen; in der spezifischen Muskulatur überwiegen Enzyme, die bei der anaeroben Glykolyse oder deren Umkehr wichtig sind. Auch für die spezifische Muskulatur gilt als verbindlich:

1. Die bioelektrischen Prozesse sind an die Membranen gebunden, also an Sarkolemm und transversal-tubuläres System!
2. Die oxidativen Prozesse d.h. die oxidative Phosphorylierung spielen an den Mitochondrien. Morphologisch intakte Mitochondrien dürfen immer als Symptom eines hochgetriebenen Energiestoffwechsels gelten.
3. Die elektromechanische Koppelung gehört in den Bereich der tubulären Membranen und der Myofibrillen.

Das RLS unterscheidet sich vom Myokard durch folgende Haupteigenschaften:

1. Es kontrahiert sich weniger stark;
2. es leitet schneller und
3. es benötigt im allgemeinen weniger Sauerstoff.

bb) Atrioventrikuläre Nebenverbindungen

Seit den Arbeiten von GASKELL, KENT, HIS, MÖNCKEBERG, MALL (1876—1912) weiß man, daß es gelegentlich ungewöhnlich situierte atrioventrikuläre muskuläre Verbindungen gibt. Das Syndrom von Wolff-Parkinson-White (1930) wird regelmäßig mit der Erregungsausbreitung über eine „Nebenverbindung" in Zusammenhang gebracht. Die Dignität des anatomischen Nachweises muskulärer Nebenverbindungen erschien erschüttert seitdem die Auffassung formuliert wurde (PRINZMETAL, 1952), daß

1. die Verkürzung der Überleitungszeit einmal durch die anatomische Existenz einer „Nebenverbindung",
2. durch eine „überschnelle Erregungsausbreitung" auf normalen Leitungswegen zustande gebracht werden könnte.

Dem WPW-Syndrom eignet das Phänomen der Preexcitation oder Antesystolie!

Beide Thesen sind im Prinzip richtig. Die Darstellung der muskulären Nebenverbindungen ist mühsam. Es sind sehr viele Serienschnittpräparate erforderlich. Die Bündel selbst sind klein (wenige mm lang). Die Literatur kennt etwa 40 gesicherte atrioventrikuläre Nebenverbindungen. Durch elektrophysiologische Ortung kann beim Lebenden die Lokalisation der akzidentellen AV-Brücke näherungsweise bestimmt werden. Weil die Träger eines WPW-Syndromes häufig an paroxysmaler Tachykardie leiden und dadurch nicht ganz unerheblich beeinträchtigt werden, hat man empfohlen, das „geortete" Nebenbündel chirurgisch zu durchtrennen (DREIFUS et al., 1968). Die Erfolge sind verblüffend. Andererseits: Diejenigen Menschen, die akzidentelle atrioventrikuläre Verbindungen haben, sind dann, wenn ein Herzblock an typischer Stelle entsteht, weniger gefährdet, weil die zusätzlichen Muskelbündel in Betrieb genommen werden.

Alle Menschen besitzen in der Neugeborenenperiode akzessorische atrioventrikuläre Muskelbrücken. Diese liegen im allgemeinen dorsal, jeweils zwischen Vorhöfen und Kammern, etwa in gleicher Anzahl links wie rechts. Daneben gibt es „paraspezifische" Fasern (MAHAIM), welche in der Ebene der Vorhof- und Kammerscheidewand ventral des Hisschen Bündels gleichsam von oben nach unten, d.h. vom Vorhof zum Kammerabschnitt, „hinuntersteigen". Im Fortgang des Lebens (mit der postnatalen Ausreifung der Myokardstrukturen) verschwinden die atrioventrikulären Nebenverbindungen so gut wie vollständig.

Klinisch bemerkenswert ist, daß das WPW-Syndrom, tritt es isoliert auf, mehr eine harmlose Belästigung als einen ernsten Befund repräsentiert. Tritt es jedoch mit paroxysmaler Tachykardie kombiniert auf, ist dem Befund Gewicht beizumessen. Das WPW-Syndrom ist endlich vielfach kombiniert mit verschiedenen Formen angeborener Herzfehler, besonders mit dem Ebstein-Syndrom.

cc) Pathologie des RLS (sensu stricto)

Die Pathologie des Systemes wird beherrscht durch Störungen der Reizbildung und Erregungsausbreitung. Welcher Typus der Veränderungen vorliegt, ist mit Hilfe eines EKG leichter zu sagen als aufgrund anatomischer Befunde. *Störungen der Reizbildung* gehen einher mit einem „Zuviel", einem „Zuwenig" und einer Reizbildung am „falschen Orte". Die *Störungen der Erregungsausbreitung* sind komplexer, naturgemäß auch in ihren morphologischen Äquivalenten. Zu den Störungen der Erregungsausbreitung gehören die „Erschwerungen der Ausbreitung" bis hin zum Herzblock, jedoch auch Beschleunigungen der Erregungsabläufe bis hin zur Antesystolie.

Morphologisch kann man *Allgemeinschäden* (mit einer Veränderung der Erregungsausbreitung) und *Lokalschäden* (bei welchen die Erregungswelle einen Umweg zurücklegen muß) unterscheiden. Die Allgemeinschäden sind von großer Bedeutung, weil sie die Druck-Volumen-Arbeit des ganzen Herzens beeinträchtigen. Die Lokalschäden brauchen, sind die Umwege, welche die Erregungswelle zurückzulegen hat, klein, keine nennenswerte Bedeutung zu besitzen. Lokale Schädigungen erzeugen partielle Blockaden. Da die Erregung über Brücken des Arbeitsmyokard umgeleitet wird, entstehen Desynchronisationen. Kleine Herde erzeugen eine schenkelblockartige Desynchronisation. Welche Bedeutung eine solche klinisch beanspruchen kann, hängt von der „Gesamtlage" eines Falles, nicht durchaus von der Herzstromkurve ab.

Allgemeinschäden werden im wesentlichen patho-anatomisch repräsentiert durch Amyloidose (Paramyloidose), Hämochromatose, Myxödem sowie durch „gezielte" Vergiftungen (z. B. durch Digitalis-Glycoside).

Lokale Schäden am RLS entstehen überwiegend zirkulatorisch (-ischämisch, also hypoxisch), durch entzündliche Veränderungen (Riesenzellenmyokarditis, syphilitisches Gummi, rheumatisches Granulom, Tuberculom etc.), durch die Absiedelung einer Tumormetastase, seltener durch ein Trauma, ganz selten durch eine ortsständige kleine geschwulst-ähnliche Fehlbildung (Coelothéliome tawarien).

Eine besonders interessante Form einer örtlichen Desintegration des RLS ist die „sclerosis of unknown origin". Es handelt sich um das, was die französische Schule (LENÉGRE) im allgemeinen nennt „Myopathie familiale avec gros thymus non exactement classée". Es handelt sich um eine zunehmende Fibrosierung der RL-Muskulatur mit verschiedenen degenerativen Veränderungen des eigentlichen Parenchymes. Rein formal könnte man sprechen von chronischer seröser entparenchymisierender Entzündung. Da es gelingt, monocytäre Infiltrate am Orte des Abbaues des RLS darzustellen, ist der Schluß erlaubt, daß ein immunologischer Prozeß im Sinne einer Autoaggressionskrankheit gegeben ist.

Die Diagnose der sogenannten idiopathischen Erkrankung des RLS kann nur per exclusionen gestellt werden. Etwa 10% aller menschlichen Herzblockfälle (insbesondere bei AV-Blockaden) lassen sich in dieser Weise interpretieren. Im Heidelberger Pathologischen Institut wurden in 5 Jahrgängen d.h. unter mehr als insgesamt 5000 Obduktionen 113 Fälle von Herzblock durchgearbeitet. Es handelte sich um 74 Männer und 39 Frauen. In 63 Fällen lag ein totaler AV-Block vor. Die Verstorbenen standen im 6. und 7. Lebensjahrzehnt.

Morphologische Befunde bei sogenanntem komplettem AV-Block, 60 (besonders untersuchte) Fälle in 5 Jahren im Pathologischen Intsitut Heidelberg.

Ursachen der Blockaden   *Häufigkeit*

1. Caronarsklerose
   Ischämie und Mikro-Infarkte   36 Fälle
2. Klappenfehler
   und rheumatische Herzerkrankungen überhaupt   13 Fälle
3. Angeborene Herzfehler   3 Fälle
4. Verschiedene Ursachen*   8 Fälle

---

* diese sind
‚upper respiratory tract infection'   1 mal
‚chirurgische' Herzblocks nach operativer Korrektur 2 mal eines
Ventrikelseptumdefektes, 1 mal einer Fallotschen Tetrade   3 mal
diagnostisches Trauma durch Herzkatheter   1 mal
Septische Metastase   1 mal
Lipomatosis cordis   1 mal
Cor pulmonale bei chronisch kavernisierter Lungentuberkulose   1 mal

d) Altersherz

Das Herz hochbetagter Menschen ist im ganzen verkleinert, also untergewichtig. Sollte ein Bluthochdruck bestanden haben, kann das Herz selbst hochbetagter Menschen hohe Gewichtswerte behalten haben. Gleichwohl kann eine Rückbildung eingetreten sein, was an der dunkelbraunen Farbe der Schnittfläche des Myokard deutlich wird: *„Braune Entartung des hypertrophischen Myokard".*

Die Proportionen im Inneren der Herzhöhlen haben sich mit Zunahme des Lebensalters verschoben: Der infrapapilläre Raum der linken Herzkammer wird kürzer; die innere Oberfläche der linksventrikulären Herzspitze und der Fußpunkt der linken vorderen Papillarmuskelgruppe fallen beinahe zusammen! Dies hat zur Folge, daß die Herzspitze wirklich „spitz" („keilförmig") wird. Die Papillarmuskelspitzen sind diskret fibrosiert, die Sehnenfäden verdickt. An den Herzklappen sind zwei Typen von Veränderungen zu unterscheiden: An den Cuspidalklappen das oben angesprochene „ballooning", an den Semilunarklappen die „atrophische Fensterung".

Die Kardinalfrage, die bis in die letzte Zeit erörtert wurde, ist die, ob im seneszenten Herzen vergleichsweise mehr Bindegewebe vorkommt als im Herzen auf der Höhe des Lebens. Untersucht man planimetrisch, stellt man einen linearen Anstieg des kollagenen Bindegewebes im Herzen fest. Die Meßwerte sind an sich richtig, ihre absolute d. h. auf das „Schicksal" des Herzens bezogene Aussage trifft jedoch nicht den Kern der Sache:

Wenn nämlich durch senile Atrophie der Muskelfasern auf je ein Meßquadrat bei planimetrischer Analyse mehr Muskelfaserquerschnitte als sonst entfallen, kommt auch mehr an Perimysium internum zur Darstellung als dies unter normalen Umständen auf der Höhe des Lebens der Fall wäre. Mit anderen Worten: Die quantitative Reduktion des Parenchymes im Schnittbild infolge seniler Atrophie der Herzmuskelfasern täuscht eine echte Vermehrung des Bindegewebes vor. Die sorgfältigen und mühsamen Analysen des Kollagengehaltes mit Hilfe der Hydroxyprolinbestimmung durch H. H. JANSEN (1967) haben jedoch gezeigt, daß es tatsächlich *nicht* zu einer Vermehrung des kollagenen Bindegewebes mit fortschreitendem Lebensalter kommt. Vielmehr ist es so, daß die Menge des Bindegewebes von der Erreichung des Erwachsenenalters an konstant bleibt! Nur die Relation zwischen Bindegewebe und Muskulatur wird zu Ungunsten der Muskulatur verschoben.

Im Inneren der Herzmuskelfasern finden sich große Mengen von Lipofuszinpigment. Daneben findet sich häufig die oben genannte basophile Degeneration. Natürlich kann in den Herzen hochbetagter Menschen Paramyloid an den mehrfach genannten Prädilektionsorten nachgewiesen werden. Das RLS kennt keine Alterungsveränderungen! LEV (1954) in USA hat mehrfach zeigen zu können geglaubt, daß mit zunehmendem Lebensalter der Bindegewebsgehalt gerade im Sinusknoten ansteigt. Unsere eigenen Meßwerte können die Auffassung von LEV nicht bestätigen. Der organisch gesunde Greis, der seinen Körper regelmäßig trainiert, braucht nicht zu fürchten, eine Herzinsuffizienz durch schicksalhafte „Mesenchymatisation" zu erleiden.

e) Bemerkungen zum Problem der Herzinsuffizienz

Daß es immer dann, wenn die Ökonomie des Kreislaufes infrage gestellt ist, zu einer kompensatorischen Hypertrophie des Herzmuskels kommt, hatten wir auf S. 67 und 68 erörtert. Die mit *vermehrter Anbildung* funktionierender Masse einhergehenden Strukturveränderungen finden sich besonders dann, wenn die „Bilanz" des zirkulierenden Blutvolumens nicht stimmt. Es kann so sein: Es wird zu viel Blut durch den Motor ausgeworfen, und es kehrt mehr Blut, als der Regel entspricht, zum Herzen zurück. Man kann dann sprechen von „Arbeit unter den Bedingungen des vermehrten Minutenvolumens". Solche Situationen entstehen gern bei arteriovenöser Fistelbildung, gleich welcher Lokalisation. Oder aber es wird zu wenig Blut gefördert. Es kehrt dann im allgemeinen, jedenfalls auf die Länge der

Störungsdauer bezogen, weniger Blut zum Herzen zurück. Die verringerte Förderleistung bei zunächst intaktem Myokard führt zu einem Aufstau der Blutflüssigkeit *vor* dem Herzen. *Diese* Anschoppung kann sowohl die venöse Provinz *vor* dem linken als auch *vor* dem rechten Vorhofe, allenfalls beide Zustrombetten (!) betreffen. Dem ersten Beispiel eignet das Prinzip des „Zuviel", dem zweiten das des „Zuwenig", bezogen auf die Bilanz. Die Ursachen des „Zuwenig" liegen im allgemeinen im Triebwerk oder in den valvulären Rücklaufsperren oder im Elastizitätsverlust der dem Herzen *nach*gestellten Leitungsbahnen.

Die vermehrte Anbildung funktionierender Masse findet sich *auch* bei Arbeit gegen Widerstand, also bei arteriellem Hochdruck des ganzen Systemes, bei stenosierender Angiopathie ganzer Gefäßprovinzen, bei Veränderungen der zu fördernden Blutflüssigkeit etc.

Druck- und Volumenarbeit bedeuten nicht dasselbe. In einem Fall muß eine Erweiterung der Herzkammer- oder Schlagaderlichtung nicht, im anderen Fall jedoch immer gegeben sein! Volumenbelastung und Druckbelastung des Herzen entscheiden über Kraft-, Größen-, Form und Schlagfolgeänderungen!

Das Gesetz von VISSCHER und STARLING (1927) besagt, daß der Sauerstoffverbrauch des „isolierten" Herzens unter konstanten äußeren Bedingungen (chemisches Milieu und Temperatur) direkt proportional dem diastolischen Volumen, also abhängig von der initialen Länge der Fasern und insoweit von der „Anfangsspannung" (Seite 67) ist. Man kann von Volumen-Energiebeziehung der Myokardfasern sprechen. Dabei kann man nachweisen, daß eine Widerstandsarbeit mit erheblich größerem Energieaufwand bewältigt wird als eine Arbeit durch Vermehrung der Schlagvolumens!

Die Frage nach den kausalen Vorgängen bei der Hypertrophie der Herzmuskelfasern ist unendlich oft gestellt. Extreme Formen der Herzhypertrophie machen das aus, was Cor bovinum genannt wird. Unterhalb des kritischen Herzgewichtes (LINZBACH: 500 g) erfolgt die Massenzunahme des Myokard ausschließlich durch Hypertrophie der Fasern. Der durchschnittliche Radius der Herzmuskelfasern an bestimmten Teststellen ist gleich der dritten Wurzel aus dem in Gramm ausgedrückten Herzgewicht mal einer Korrekturkonstanten. Jenseits des kritischen Herzgewichtes wird neben der Hypertrophie eine (numerische) Hyperplasie der Muskelfasern beobachtet. Die Ergebnisse der Arbeiten der Schule von BÜCHNER und LINZBACH legten den Schluß nahe, daß der hypertrophische menschliche Herzmuskel schlußendlich einem Sauerstoffmangel erliegt. LINZBACH hebt im übrigen auf die „Gefügedilatation" ab. Diese komme zustande, weil sich die Einzelmuskelfaser nicht wesentlich dehnen lasse. Benachbart etablierte Muskelfasern würden dagegen aneinander vorbeigleiten, das „Gefüge" also „dilatieren". Während die Muskelfasern des normalen Herzens mit kleiner Kraft und großem Hub arbeiten, fördern die des dilatierten Herzens bei *gleicher* Dehnung (!) mit großer Kraft nur einen vergleichsweise kleinen Hub. Die Herzinsuffizienz bei Gefügedilatationen im Sinne LINZBACHS kommt letzten Endes dadurch zustande, weil infolge der veränderten Muskelmechanik die freigesetzte Energie nicht mehr „in demselben Maße in sinnvolle Arbeit umgewandelt" werden kann.

Die Debatte der letzten Jahre zum Thema „Herzinsuffizienz" hat gezeigt, daß es zweckmäßig ist, die akute muskuläre Herzinsuffizienz von der chronischen zu trennen. Akute Versagenszustände lassen sich experimentell reproduzieren, z. B. durch Hypoxie, durch Myokardinfarkt oder durch Lungenarterienembolie. Die akute Ventrikeldilatation gilt als wesentliches Kriterium des akuten Herzversagens. Die Grenze der Dehnbarkeit der Herzkammern wird, und dies ist wesentlich, *nicht* von den Muskelfasern sondern dem Perimysium internum oder dem Herzbeutel bestimmt! Das Ausmaß der etwaigen Dehnung der Muskelfasern kann durch Messung der Abstände der Querstreifung einigermaßen bestimmt werden. Das Ausmaß der Faserdehnung stimmt links wie rechts mit dem der „linearen Vergrößerung" der Kammerwände überein. Bei *akuter* Dilatation wird aber das Herz nicht nur in einer Dimension allseitig größer. Es muß also zu bestimmten „Umlagerungen" kommen. Die Überdehnung der Muskelfasern und die Auseinanderreckung der Myofilamente genügt wohl nicht, eine akute tödliche Insuffizienz kausal verständlich zu machen. Es wird daher an die etwaige Bedeutung einer dehnungsbedingten Membranschädigung gedacht. Es könnte nämlich zu Mikrodissektionen kommen, die aber bis dato niemand mit Sicherheit gesehen hat. *Es ist also wahrscheinlich, daß eine metabolische Störung das Entscheidende ist.*

Die *chronische dilatative Insuffizienz* hat nichts mit einer Überdehnung der Muskelfaser zu tun (LINZBACH). Die chronische mit Hypertrophie oder Hyperplasie einhergehende Dilatation entsteht (nach LINZBACH)

1. durch geringgradig bevorzugtes Längenwachstum der Herzmuskelfasern bei gleichzeitiger Hypertrophie;
2. durch Nekrosen der Muskelfasern (infolge O_2-Mangel) mit bindegewebiger Substitution und
3. durch strukturelle Dilatation, also durch Gefügedilatation im eigentlichen Sinne.

Letzteres ist jedenfalls häufig. MEESSEN (1965, 1967) und DOERR (1967) haben die Akzente der Bewertung der Befunde ganz andersgesetzt: MEESSEN hat vor allem die Formen und Möglichkeiten metabolischer Störungen im Inneren der Myokardfasern elektronenmikroskopisch kontrolliert. DOERR hat darauf hingewiesen, daß in sehr vielen Fällen chronischer Herzhypertrophie der Tod nicht deshalb eintritt, weil ein echter Mangel im Energienachschub vorhanden sei, sondern weil die elektromechanische Koppelung nicht funktioniere. Die tubuläre Transportstrecke bei hypertrophischer Muskelfaser ist relativ zu lang. Der Antransport der für die elektromechanische Koppelung essentiellen Kationen gelingt nur unvollständig. Solche

Herzen sind im Prinzip stets versagensbereit. Die medikamentöse Applikation von ionisiertem Calcium (Calcium-Fluxe) kann lebensrettend wirken. Aber auch das Gegenteil kann eintreten: Durch kompetitive Hemmung des Calciumtransportes durch Nickel und Cobalt kann eine akute bis subakute tödliche Herzinsuffizienz resultieren. Hierher gehören die interessanten Beobachtungen an kanadischen Biertrinkern. Bestimmte Brauereien hatten ihrem Markenbier Schaumstabilisatoren und unter diesen Cobalt-Verbindungen zugesetzt. Fröhlicher cerevisianischer Potus kann dann tödlich — Utilisationsinsuffizienz — enden!

Zusammenfassend kann man sagen: Die muskuläre Herzinsuffizienz entsteht

1. durch Sauerstoffmangel. Die Vascularisation hinkt bei progredienter Hypertrophie des Myokard nach; es resultiert eine „Mangelinsuffizienz".

2. Im hypertrophischen Myokard kann es infolge Vergrößerung der Faserradien zu einer Elongation des tubulären Transportsystemes kommen. Das sogenannte T-System stellt eine Einsenkung des Sarkolemm dar. Störungen, die hier angreifen, zeitigen eine „Utilisationsinsuffizienz". Es fehlt dann nicht an energiereichem Substrat, es kann vielmehr die potentiell verfügbare Energie nicht genutzt werden!

3. Mit diesen Vorstellungen wesensmäßig verwandt sind alle diejenigen Auffassungen (Vermutungen), welche darauf abheben, in einer Störung der Kern-Plasma-Relationen oder einer Alteration der Streuwertdichte der Korrelation zwischen Mitochondrien, Ribosomen und Myofilamenten den eigentlichen pathogenetischen Ictus zu sehen.

Tatsache ist, daß die „Reservekraft" des hypertrophischen Myokard vergleichsweise sehr viel kleiner als die des eutrophischen ist!

V. Pathologische Anatomie der Blutgefäße

1. Normale Morphologie der Blutgefäße

Wir hatten auf Seite 4 unterschieden zwischen zwei „durchgehenden" Einrichtungen: *Endothel und Accessoria*. Beide Formationen eignen dem ganzen Gefäßband. Die standorteigentümliche Ausgestaltung der Accessoria macht den Typus eines bestimmten Gefäßes aus. Form, Begrenzung, Befestigung des Endotheles, Zellulation des subendothelialen Mesenchymlagers der Intima, Dicke und Porositäten der Basalmembranen, Qualität und Quantität der Mediastrukturen, schließlich auch Einbau und Ursprungswinkel der Seitenarterien und der Vasa vasorum sind verantwortlich für die morphologische Variationsbreite der einzelnen Blutgefäße. Es gibt heute Spezialisten für Deckzellen, für Basalmembranen, für die Klärung elastischmuskulärer Verbindungen und insbesondere für den Chemismus der Grundsubstanz der Media.

a) Endothelfragen

Mit W. His sen. (1865) versteht man unter Endothel die Deckzellen der inneren Oberflächen jener Hohlorgane des tierischen und menschlichen Körpers, welche mit der Außenwelt *nicht* in Verbindung stehen. Danach können auch die Deckzellen der serösen Häute, der Gelenkbinnenräume, der Sehnenscheiden und Schleimbeutel als Endothelien bezeichnet werden. Die Konturen der Endothelzellen werden noch heute mit der von v. Recklinghausen (1863) und Hoyer (1865) angegebenen Silberimprägnation dargestellt. Die Oberfläche der Endothelien ist niemals glatt, sondern feinvillös; die interendotheliale Abgrenzung darf ebenfalls als „Raumfaltenmembran" verstanden werden. Die intraendotheliale Ausstattung durch Plasmaorganellen ist nicht eben reichhaltig. Die Intensität der Oxydreduktionsprozesse der Endothelzellen ist begrenzt. Viele Endothelien sind mehrkernig, viele Endothelzellen führen Pigment. In zahlreichen Endothelzellen sind Einlagerungen von Fibrinvorstufen sichtbar zu machen. Eine Fenestration oder eine grobe Porenbildung kommt nur an Capillarendothelien zur Beobachtung. Die Existenz interendothelialer Stomata (v. Recklinghausen, 1863; Cohnheim, 1867; J. Arnold, 1873) sowie die der sogenannten Kittsubstanz (einer gelähnlichen Masse) wurde in den vergangenen Jahren ebenso oft negiert wie doch — in allerletzter Zeit — aus theoretischen und praktischen Gründen erneut zur Diskussion gestellt. Histogenese und Typologie der Endothelzellen werden durch das Mittel der Gewebekultur zu bestimmen versucht. Danach ist es nicht unwahrscheinlich, daß Endothelzellen aus Elementen des strömenden Blutes (Monocyten), aber auch aus Fibroblasten gebildet werden, Endothelzellen aber auch umgekehrt (in der Kultur) in Fibroblasten „umschlagen" können.

b) Strukturprinzipien elastischer Schlagadern

Bei nahezu allen Störungen der Kreislaufperipherie jenseits der Lebenswende ist die Aorta ursächlich oder unterstützend beteiligt. Die Prüfung des Feinbaues der Intima der großen Schlagadern zeigt einen unvermuteten maschenförmigen Bau. Besonders aufschlußreich sind Längsschnittpräparate. Die metabolisch wesentlichen Zellen der Intima sind die „Langhans-Zellen" (v. Rokitansky, 1852, 1856; R. Virchow, 1858; Theodor Langhans, 1866). Es ist sehr wahrscheinlich, daß diese Zellen eine bestimmte Aufgabe für die morphologische Manifestation aller Reaktionen besitzen, welche die Antwort auf die verschiedensten Belastungen und Störungen der Gefäßwand darstellen. Daneben existiert in der Intima, mit fortschreitendem Lebensalter deutlicher werdend, ein System elastischer Lamellen und kollagener Fäserchen. Die Innenhäute aller großen Gefäße des Menschen zeigen an den Innenkurven gekrümmter Verlaufsstrecken bis zum Ende des dritten Lebensjahrzehntes den imposanten Bau eines locker gefügten „Mesenchymschwammes". Die Media der großen Schlagadern kann als funktionelles System gelten. Es wird an der Aorta durch 50 elastische semi- bis dreiviertel-zirkuläre, umeinander und zwischeneinander greifende, Membranen repräsentiert. Zwischen den fenestrierten elastischen Membranen liegen büschel- und sternförmig konfigurierte glatte Muskelfasern. Jene sind von feinsten kollagenen Fibrillenbündeln umsponnen. Hierdurch entsteht ein charakteristisches Baumuster (Fischgräten- oder Textilmuster). Die elastisch-muskuläre Textur wurde von BENNINGHOFF als „Spannapparat" der Wände der großen Gefäße erkannt. Die eigentliche Verankerung der glatten Muskelfasern an den elastischen Platten wird durch eine „Mukoidscheide" realisiert. Die Stellen der elastico-muskulären Kommunikation werden „Desmosome", „interkalare Scheiben", „bobbins" (Spitzenklöppel) bezeichnet. Außer elastischen und muskulären Elementen existieren natürlich in der Media auch Bindegewebszellen. Inwieweit diese histogenetische Beziehungen zu den glatten Muskelfasern besitzen, wird erörtert. Die Konstruktion der Aortenwand entspricht einem elastischformändernden System von zwei Freiheitsgraden. Dieses arbeitet nach dem Prinzip von CASTIGLIANO. Das bedeutet, daß das System solange seine Gestalt zu verändern in der Lage ist, bis die formverändernden Kräfte mit den auftretenden Spannungen im Gleichgewicht stehen. Die funktionellen Strukturen arbeiten nach dem Maximum-Minimum-Ökonomie-Prinzip. Denn die jeweils aufzubringende Formänderungsarbeit beträgt (nach PETERSEN, 1924) ein „Minimum"! — Die glatte Muskulatur der Gefäßwände ist phylogenetisch älter als das elastische Gewebe. Die Aufgabe der glatten Muskelfasern in den Mediae der großen Schlagadern besteht darin, durch „Stellungsfixation" der elastischen Platten beizutragen zu einer „Tonusverteilung". Biophysikalisch wird die Aortenmedia als „mehrschichtige Rohrwand" verstanden (ALOYS MÜLLER, 1959). Die Größe der Atmungsquotienten der Aortenmedia ist abhängig von der jeweiligen Gefäßwandleistung. Keinesfalls darf die Media der großen Schlagadern als „bradytroph" gelten. Die Grundsubstanz zwischen den eigentlichen Mediastrukturen kann als „Sekretionsprodukt" der Bindegewebszellen verstanden werden. Dies ist jedoch nur mit Einschränkung richtig. Denn es läßt sich zeigen, daß eine physiologische Flüssigkeitseinsickerung, vorzüglich an den Seitenarterienursprüngen sowie den Innenkurven gekrümmter Gefäßstrecken, stattfindet. Dadurch kommt es zu einer an der Intima-Media-Grenze entlang verlaufenden „Grundwasserdrift" (DOERR, 1959; ESSBACH, 1961). Die großen Schlagadern zeigen eine kardiofugale, die Wandschichten von innen nach außen durchsetzende, schräg-longitudinale Perfusion. Sie wird verursacht durch Blutdruck- und Pulswellenschub. Sie würde einfach radiär d. h. von innen nach außen orientiert sein, existierte nicht ein zentrifugales Druckgefälle und würden nicht die pulsatorischen Schwankungen so etwas auslösen, was man als „melkenden Effekt" bezeichnen kann. Der perfusorische Strom folgt also dem Druckgefälle, den anatomisch vorhandenen Verschiebeschichten, und er permeiert das Molekularsieb der Grundsubstanz. Es wird schlußendlich in der Adventitia durch die Venolen der Vasa vasorum und die Lymphbahnen aufgenommen. — Grundsubstanz, kollagene Fibrillen und elastische Lamellen bilden eine einzige *stoffliche Funktionsgemeinschaft*. Störungen eines Teiles derselben werden auch für die anderen Komponenten nicht gleichgültig sein. Die Fibrillen entstehen ja aus der Grundsubstanz, und diese schützt die Fibrillen vor vorzeitigem Verschleiß, vor Alterung und autofermentativer Digestion. Sollten die Vasa vasorum und die in der Adventitia gelegenen Lymphbahnen durch geschwulstige Infiltrate okkupiert sein, würde vor allem an der Intima-Media-Grenze ein besonders deutliches zylindermantelförmig ausgebreitetes Ödem entstehen. In der Brustaorta beträgt der Belastungsdruck der Intima 50 kg/cm². An den Innenkurven der „Krümmer" treten gar nicht selten „funktionelle Strukturen" auf. Diese liegen in der Aorta im sogenannten Lendenbereich. Es handelt sich um sehr charakteristische, regelmäßig und gleichmäßig angeordnete, quer zur Längsachse der Aorta orientierte Wellenlinien (Rippel).

c) Strukturprinzipien sonstiger Schlagadern

Da der Pathologe die Bedingungen der „Pathibilität" erkennen will, muß er sich aller Schwierigkeiten bewußt sein, welche eine diagnostische Untersuchung der Schlagadern belasten können. Diese Schwierigkeiten liegen in folgendem begründet:

aa) In der *Biorheuse*. Dabei geht es

1. um die Vorgänge der Kreislaufumstellung der perinatalen Lebensspanne;
2. um die Abhängigkeit der Vaskularisation der Gefäßwand seitens der Vasa vasorum von der altersbedingten Intimaverdickung;
3. besonders um die Tatsache, daß das Verhältnis von Radius der lichten Gefäßweite und mittlerer Wanddicke trotz der architektonischen Veränderungen für die Dauer des 20.—70. Lebensjahres (also während 50 Lebensjahren!) konstant bleibt;
4. Schließlich geht es darum, daß Brechungsindex, Dicke und Masse der elastischen Fasern jeweils bezogen auf die Flächeneinheit der Gefäßwand bei Kindern und Erwachsenen einigermaßen konstant sind. Es scheint also eine gewisse „Harmonie" der Alterung gegeben zu sein.

bb) Es handelt sich um die außergewöhnlichen Schwierigkeiten, welche einer *präparativen Gefäßbearbeitung* unter „lebensnahen" Bedingungen entgegenstehen (Kennwort: *Artefakt-Pathologie!*).

cc) Die Schwierigkeiten liegen auch darin, daß die muskulären Schlagadern von Standort zu Standort, von Organ zu Organ, verschieden strukturiert sind. Dicke und Zellulation der Intima, Streichrichtung und Steigungswinkel der Muskelspiralen der Media, Windungssinn der Mediastrukturen (ob links- oder rechtsdrehend), Schwerpunktbildung der Laminae elasticae, Form und Dichte der Vasa vasorum, — daß alle diese Strukturen sehr variabel und in der verschiedensten Art und Weise miteinander kombiniert sein können.

Die eigenartig komplizierten, einander spiralisierend umgreifenden Muskelfasern haben die Fähigkeit, gegeneinander verschoben zu werden, ohne daß notwendigerweise die Arterienlichtung enger wird. Sie können aber auch die Lichtung zum Verschluß bringen, ohne daß eine grobe Veränderung des Schraubenwinkels erkennbar zu werden braucht. Die Lamina elastica interna dürfte in vivo einigermaßen glatt gestreckt, nicht also halskrausenförmig gefaltet sein.

d) Bemerkungen zur Venenwandkonstruktion

Die Venen haben als Einrichtung für den Blutrücklauf zum Herzen entscheidende Bedeutung für die Erhaltung der Bilanz des Kreislaufes. Das Herz „holt das Blut heim"! Um den Sog wirksam gestalten zu können, müssen die Venenlumina offen gehalten werden. Die herznahen großen Venen sind muskelarm. Sie werden durch den Unterdruck des Brustraumes einerseits, die „Verspannung" ihrer Außenhaut mit den Organen der Umgebung andererseits klaffend gehalten. Die mittelstarken Venen sind vergleichsweise muskelstärker. Sie können ihre Lichtung bis zu einem gewissen Grade aktiv verändern. Die Variabilität der Venenwandkonstruktionen ist noch größer als die der Arterien. In den Wänden großer Venen gibt es keine dem Bauplan der großen Arterien vergleichbaren elastisch-muskulären Systeme. Es findet sich aber ein in quadratischen Maschen angeordnetes dreidimensionales Netzwerk von kollagenen Fasern. Die Maschen zwischen diesen Kollagen-Geflechten haben in den Wänden voll entfalteter Venen die Form von Tetraedern („Harmonie der Phase"). Die glatte Muskulatur, welche nie sehr reichlich vorhanden ist, kann das kollagene Gerüst „umstellen". Es besteht eine Parallele zwischen dem im Stehen gemessenen hydrostatischen Druck in den Venen der unteren Extremitäten des Menschen und der Ringmuskelstärke der Venenmediae.

e) Maß und Zahl

Die Aorta des gesunden jugendlichen erwachsenen Mannes kann bis 100 g wiegen (im allgemeinen: 80 g); alle sichtbaren sonstigen makropräparatorisch darstellbaren Schlagadern wiegen 300 g; die Länge aller menschlichen Blutgefäße wird auf 50 000 km geschätzt; die Größe der inneren Gefäßoberfläche mißt $1/3$ ha. Alle Endothelien zusammengenommen wiegen 4—5 kg! Danach ist das „Endothelorgan" das schwerste Organ des menschlichen Körpers.

2. Arterien

a) Metabolische Erkrankungen der Gefäßwände

aa) v. Pfaundler-Hurler-Syndrom

MEINHARD V. PFAUNDLER und seine Doktorandin GERTRUD HURLER (1919, 1920) haben eine syndromatisch gut umrissene Mesenchymerkrankung als „eigenständige" *Dysostosis* erkannt. Es hat sich bald herausgestellt, daß neben echten Knorpel- und Knochen- also Wachstumsstörungen vor allem zentralnervöse Schäden wichtig sind. Die Leitsysmptome lauten: 1. Schwachsinn, 2. Zwergwuchs, 3. Splenohepatomegalie, 4. Hornhauttrübung und 5. kardiovaskuläre Insuffizienz. Es liegt ein erblich bedingter Enzymdefekt zugrunde. Dieser betrifft den Hexosaminstoffwechsel oder aber den verwandter Körperklassen. Je nach der Natur des organ-individuellen Stoffwechsels bleiben Metabolite im Gewebe liegen und bestimmen das Kolorit des histologischen Bildes: Im Gehirn Ganglioside, im Mesenchym Mucopolysachharide. Die verschiedenen Formen des v. Pfaundler-Hurler-Syndromes werden durch ein Ausscheidungsmuster von Harnmucopolysacchariden voneinander getrennt. Die großen Gefäße zeigen ähnlich wie das Herzskelett und die Herzklappen — in vielen Formen des v. Pfaundler-Hurler-Syndromes — eine Einlagerung von Mucopolysacchariden (Heparitinsulfate, Chondroitinsulfat B) und zwar in den großen retikulierten Mesenchymzellen und der Grundsubstanz. Es sind vor allem die Langhans-Zellen betroffen. Die Gefäßwände sind verdickt, auf der Schnittfläche eigenartig glasig transparent. Die Intima ist gebuckelt. Die v. Pfaundler-Hurlersche Krankheit der Gefäßwände beansprucht darum ein allgemeineres Interesse, weil in gewissem Sinne ein Grenzfall vorliegt. Man muß sich nämlich fragen, ob die Metabolite in den Mesenchymzellen an Ort und Stelle anfallen und phaneriert oder aber vom Blutstrome aus herangetragen werden. Liegt also eine Erkrankung des Erhaltungsstoffwechsels oder ein konkomitantes Phänomen vor? Wahrscheinlich ist beides gegeben, ersteres jedoch mehr und überwiegend! Die v. Pfaundler-Hurlersche Krankheit wird auch Gargoylismus genannt („Wasserspeierkrankheit" nach den fratzenhaften Gesichtern der „Gargoylen").

bb) Dissezierende Arterienerkrankungen

Sie gelten seit 200 Jahren als überraschende Vorkommnisse (MORGAGNI, 1761). Hierher gehört das große Gebiet der *Medianekrosen* und das sehr viel kleinere des *Aneurysma dissecans*. — Das Kardinalsymptom der Medianekrose ist die *Spontanruptur*. Es ist das Verdienst von O. GSELL (1928) und J. ERDHEIM (1929, 1930), eine im Grunde weit verbreitete, freilich nur ausnahmsweise höhere Grade erreichende und dann lebensbedrohliche Desintegration der Media — *Medionecrosis aortae idiopathica cystica* — gefunden zu haben. Die sogenannten Zysten liegen häufig mehr in den äußeren als den inneren Gefäßwandschichten. In etwa 50% der Fälle lassen sich dünnwandige, in den Lumina weitgestellte, nicht entzündlich alterierte Vasa vasorum nachweisen. In der Nähe der Zysten liegen Blutungen. Es gibt akute und chronische, einmalige (selten!) und mehrmalige (häufiger!) Zerstörungen. Selbstverständlich wird ein Narbenmuster entstehen. Es scheint, daß topische Beziehungen zur Anordnung der Vasa vasorum gegeben sind.

Die Pathogenese der Medianecrosis wird eingeleitet entweder durch vorwiegende Zerstörung der glatten Muskulatur („Prinzip GSELL") oder durch eine Zerstörung des Mesenchymes („Prinzip ERDHEIM"). ERDHEIM hat sich geistvoll und kritisch mit allen einschlägigen Fragen auseinandergesetzt. Er vermutet den pathogenetischen Ictus in einer Störung der quantitativen geweblichen Relationen. Es komme nämlich auf eine Abstimmung der muskulären mit den nicht muskulären Anteilen immer an. Ein Übermaß der einen wie der anderen Komponente habe keine physiologische Bedeutung: Ein Übermaß an etwa erhaltener Spannmuskulatur leiste ebensowenig, „gleich wie eine Ausnutzung der Energie dann infrage gestellt ist, wenn eine Lokomotive einen Kinderwagen zu ziehen hätte"! Nach ERDHEIM läge im wesentlichen eine Zerstörung des Bindegewebes vor. Ein Unterschied zwischen Zellen, Grundsubstanz und Fibrillen sei nicht zu machen. Denn der eine gewebliche Anteil könne ohne den anderen nicht existieren.

CELLINA (1931) hat bei „schachbrettartiger" mikroskopischer Durchmusterung der Aortenwände in vielen Fällen einen schleichenden Umbau der Media festgestellt. Es handele sich nicht um die im Gefolge einer Infektionskrankheit gelegentlich sichtbar zu machenden entzündlichen Desintegrationsherde. Es handele sich dagegen um einen blanden, besonders kleinherdigen, schleichenden mukoid-zystösen Wandumbau. Derartige Veränderungen kämen in jeder Greisenaorta vor! Nach MEESSEN (1939) und LOPES DE FARIA (1955) entstehen die Mediazerstörungen durch Sauerstoffmangel. Es ist gelungen, den menschlichen Aortenwandschäden vergleichbare Veränderungen beim Kaninchen experimentell durch „orthostatischen Kollaps" zu reproduzieren.

Die Spontanrupturen liegen an drei Prädilektionsorten

1. dicht oberhalb der Aortenklappen, d. h. nicht mehr als 4 cm stromabwärts, dem Niveau der Seminularklappen einigermaßen parallel und zwar vorwiegend rechtsseitig und dorsal;

2. an der Wand des beginnenden Aortenbogens, dorsal, schräg zur Achse des Aortenrohres, gewöhnlich als Winkelriß imponierend, einige wenige cm lang;

3. an der sogenannten Botallo-Narbe. Diese spielt die Rolle eines Vinculum. — Die Rupturblutungen können scheinbar aus heiterem Himmel entstehen. Sie werden auch nach stumpfem Brustwandtrauma, körperlicher Anstrengung und psychomotorischer Erregung gesehen. Sie können ein- oder mehrzeitig auftreten. Die Zerreißungen, welche im Bereiche der perikardialen Umschlagfalte liegen, können protrahierte Sickerblutungen verursachen.

Nekrosen der glatten Muskulatur der Kaninchenaorta wurden zuerst von JOSUÉ (1903, 1904), und zwar durch Adrenalininjektionen, hervorgerufen. Heilen die Adrenalin-Nekrosen der Aortenmedia (Kaninchen) aus, kommt es zu bindegewebiger Substitution der elastisch-muskulären Trümmerfelder. Es kann nachträglich zur Aneurysmenbildung kommen. In vielen Fällen tritt Verkalkung, offenbar elektiv, der elastischen Platten auf. — Störungen der mesenchymalen Ausstattung der Schlagaderwände lassen sich am einfachsten durch den *Lathyrismus* erzeugen. Bei geeigneter Versuchsanordnung entstehen durch Verfütterung entweder des Mehles der Süßerbse (Lathyrus odoratus) oder eines der sogenannten Lathyrus-Wirkstoffe (meist Nitrile) in etwa 10% jugendlicher Versuchstiere dissezierende Aortenaneurysmen. Lathyrus greift in den Erhaltungsstoffwechsel des kollagenen Bindegewebes ein. Ähnlich wie bei den Kollagenosen kommt es beim Lathyrismus zu einer vermehrten Harnausscheidung von Hydroxypolin. Die Zerstörung der unter einer bestimmten Spannung stehenden Arterien, besonders der Aorta, wird histologisch zuerst durch eine „Entleimung" sichtbar, welche die elastico-muskulären Kontaktpunkte betrifft. Es handelt sich also um eine Auflösung der die elastischen Platten umgebenden Mukoidscheide. Dadurch wird das Prinzip von CASTIGLIANO durchbrochen, und es entsteht eine „Schlotteraorta". Die Wandschichten scheren ohne Halt hin und her. So bilden sich eigenartige Trümmerzonen. Von diesen aus sickern Blutungen zwischen die Schichten. Ob derartige Aneurysmen primär oder sekundär eine Kommunikation mit der inneren Gefäßwandoberfläche, also auch mit dem Hauptblutstrome, besitzen, oder erwerben, ist nicht ganz ausgemacht. Es gibt ganz gewiß verschiedene Möglichkeiten.

Die *Adrenalinnekrosen* scheinen über eine Zerstörung der glatten Muskulatur zu wirken, der Lathyrismus dagegen greift am Bindegewebe sensu stricto an. Die Adrenalinnekrose könnte man als experimentelle Stütze für das „Prinzip Gsell", den Lathyrismus als Stütze für das „Prinzip Erdheim" auffassen!

Die Bedeutung der Arbeiten über experimentelle Mesenchymschäden (durch Lathyrismus) unter dem Aspekte der Medionecrosis aortae liegt darin, eine Verbindung herzustellen zwischen erbkonstitutionellen Texturstörungen (Marfan-Syndrom) einerseits und den Katastrophen (durch Zerreißung der Hauptschlagadern) andererseits. Genwirkungen und experimentelle Mesenchymschädigung bedienen sich wahrscheinlich der gleichen Biotechnik.

Die *Spontanrupturen* der *menschlichen Aorta* entstehen sehr wahrscheinlich aus verschiedener Ursache: Konstitutionelle Texturschwäche („Prinzip Erdheim"), Katecholaminwirkung (Blutdruckkrise; Phaeochromocytom; psychologischer Stress; Zigarettenabusus; → „Prinzip Gsell"), Sauerstoffmangelsituation (hypotonische Regulationsstörung; stenosierende Erkrankung der Vasa vasorum).

Die dissezierenden Gefäßerkrankungen sind weiter verbreitet als vermutet. Medionekrosen mit Blutungen kommen auch in der Arteria pulmonalis, selbst bei Neugeborenen, vor. Spontanrupturen der großen Körperschlagadern werden bei Vögeln (Truthühnern) beobachtet. An den menschlichen Extremitätenschlagadern sind polytope, herdförmig-disseminierte, pseudozystische Lichtungsbezirke und Nekrosen beschrieben worden, welche chirurgischerseits „Degenerationszysten" der „Adventitia" genannt werden.

cc) Dyshorisch-perfusorische Gefäßwandschäden

Hierher gehören sehr viele pathische Manifestationen. Es seien nur einige wenige genannt:

1. Vaskuläre Lipoidosen

Man unterscheidet drei Hauptformen:

α) Eine Form mit feintropfigen bis staubförmigen Sickerstraßen von Lipiden im Bereiche der Intima großer und mittelgroßer Arterien, weniger der Venen.

β) Eine Form mit xanthösen Effloreszenzen der inneren Intimaschichten;

γ) sodann eine arteriolo-capilläre Form.

Modus α ist die *banale Lipoidose* (Lipidose, lipoproteidige Imprägnation verbunden mit Einsickerung von Triglyceridestern). Sie kann schon bei Brustkindern, häufiger bei jugendlichen Erwachsenen gesehen werden; Modus α wird regelmäßig bei übergewichtigen Männern im 4., bei Frauen im 5. Lebensjahrzehnt gefunden. Die Fettstoffe treten zuerst *zwischen* den Langhans-Zellen und erst nachträglich in deren Protoplasma auf. Die Einsickerung der Fettstoffe erfolgt (natürlich) aus dem blutplasmatischen Randstrom. Sie kann fluoreszenzmikroskopisch sichtbar gemacht werden.

Modus β ist durch *xanthöse Effloreszenzen* ausgezeichnet. Dies bedeutet, daß im innersten Bereich der Intima warzenähnliche Einlagerungen angegangen sind. Sie können im Bereich der „funktionellen Strukturen", an den Teilungsspornen großer Schlagadern, im Siphon und der Spindel der Carotis, schließlich in den „Krümmern" mäandrischer Gefäße (Arteria vertebralis) sichtbar werden. Es handelt sich um den höchsten Grad der Lipoidose. Er kann ohne weiteres zur Atheromatose hinüberführen. Xanthöse thesaurismotische Intimaeffloreszenzen können aber auch abheilen, solltes es rechtzeitig zu einer Senkung der Blut-Fettwerte kommen. Die familiäre essentielle hypercholesterinämische Xanthomatose ist häufig mit kardiovaskulärem Syndrom gekoppelt. Die Kranken erleiden einen syncopalen Herztod. — Ob eine thesaurismotische Form der Arteriosklerose entsteht, hängt nicht ausschließlich von der Höhe der Blutfettwerte, sondern der „Reinigungskapazität" der Gefäßwände ab. Jene wird bis zu einem gewissen Grade von der Integrität der Mediastrukturen bestimmt.

Modus γ umfaßt den gesamten Formenkreis sogenannter arteriolocapillärer Lipoidosen. Hierher gehört alles, was *Angiopathia diabetica* genannt wird. Der Schwerpunkt der Veränderungen liegt an den Basalmembranen der Capillaren. Hier finden sich stoffliche Einlagerungen, Aufsplitterungen, und es entstehen sogenannte Capillaraneurysmen. Diese werden gerade an den Netzhautgefäßen frühzeitig sichtbar.

2. Hyalinosen

Die Hyalinosen werden am deutlichsten an den kleinen Arterien und Arteriolen ausgebildet; auch die Basalmembranen der Capillaren können extrem verdickt erscheinen. Was bei konventioneller Untersuchungstechnik als „gläsern" („hyalin") erscheint, gibt verschiedene färberische und optischrefraktrometrische Effekte, je nachdem welche Methode angewandt wird. Es handelt sich sowohl um fibrinähnliche als auch um hexosaminhaltige mucopolysaccharidige, als um osmiophile, als auch um Substanzen, welche polarisationsoptisch dem sehr uneinheitlichen Stoffgemisch des kongophilen Materiales nahestehen. Man hat die Vorgänge, welche zur Hyalinose führen, gewissermaßen als „eingefrorene plasmatische Durchtränkung" bezeichnet. Den interessantesten Befund bietet die *Angiopathie dyshorique* (MOREL). Sie begegnet uns im allgemeinen in der Form der *kongophilen Gefäßwandentartung.* Dahinter steht das Problem der Mitbeteiligung der Gefäßwände bei allgemeiner primärer oder sekundärer Amyloidose oder Paramyloidose. Die kongophilen Ablagerungen betreffen vor allem die Mediastrukturen z.B. der Lungengefäße, der Coronarvenen, der kleinen Gehirnschlagadern, — besonders im höheren Lebensalter. Die elektronenmikroskopische Kontrolle macht deutlich, daß die Homogenität des lichtoptisch sichtbar zu machenden Materiales im Grunde nicht existiert: Es handelt sich um kristalline filamentäre büschel- und nadelförmige Fällungen. Bei der Ausbildung sogenannter Amyloidfilamente sollen die ortsständigen Gefäßwandzellen aktiv mitwirken. Die Gesamtheit der sichtbar zu machenden Veränderungen wäre daher als Resultante zu verstehen: Die eine Komponente sei die Stoffeinsickerung (aus dem plasmatischen Randblutstrom), die andere aber die autochthone zellständige Stoffwechselleistung. —

3. Gefäßwandverkalkungen

Die Versuche, das Zustandekommen von Kalksalzablagerungen in der Gefäßwand zu begreifen, bedienen sich zweier Ordnungsprinzipien: *Phänomenologisch* werden unterschieden (1.) eine isolierte Verkalkung der Lamina elastica interna; (2.) eine isolierte Verkalkung der Mediastrukturen der muskulären Extremitätenschlagadern (Mönckebergsche Gefäßsklerose); (3.) eine systematisierte Verkalkung der Gefäßwände des Hirnstammes (Fahrsche Erkrankung); (4.) eine zur Generalisation drängende Verkalkung der Schlagadern neugeborener und Kleinkinder mit Stenosen und Folgekrankheiten; sowie (5.) eine mehr oder weniger überraschend entdeckte, akzidentelle und morphologisch nicht nachweisbar an Prädilektionen gebundene Verkalkung. — *Formalgenetisch* werden auseinandergehalten (1.) eine *metastatische Verkalkung* (bei latenter Acidose mit Osteoporose, bei primärem und sekundärem Hyperparathyreoidismus), (2.) eine *dyskrasische Verkalkung* (ACTH; Calcitonin; Vitamin D-Überdosierung etc.), (3.) eine *idiopathische* (infantile) und (4.) eine experimentelle Verkalkung (Selyes Calciphylaxie).

Die Versuche, die Verkalkung der Arterienwände experimentell zu reproduzieren, haben den Gedanken nahegelegt, daß Kalk intramural nur da auftritt, wo, etwa unter dem Zwange einer ACTH-Medikation, die Bildung von sauren Mucopolysacchariden vermehrt und die Gewebeatmung (mindestens vorübergehend) gesteigert ist. SELYE (1962) hat (an der Ratte) gezeigt, daß jeweils durch eine einzige orale Gabe von Dihydrotachysterol die Voraussetzungen dafür geschaffen werden können, daß durch nachfolgende intravenöse Verabfolgung von Ferro-Oxid-Saccharat eine Verkalkung von Coronararterienwänden, Nierenrindenstroma sowie des in der Umgebung der intrahepatischen Gallenwege gelegenen Bindegewebes eintritt! Dieses Selye-Prinzip von „Sensitizer-Challenger" ist in mannigfacher Weise modifiziert worden. Es hat sich heuristisch vorzüglich bewährt. *Rein formal* sind drei Vorgänge wichtig: Die durch das Selyesche Vorgehen angestoßene „Aktivierung" des Gefäßendotheles und des gesamten Gefäßwandmesenchymes; die Steigerung der Permeabilität des Stromwandufers und eine vermehrte Stoffeinlagerung.

4. Arteriosklerose

Nomenklatur: Arteriosklerose (JOHANN FRIEDRICH MARTIN LOBSTEIN d. J.; Straßburg 1833); Endoaortitis chronica nodosa seu deformans (R. VIRCHOW, 1856); Atheromatose (FÖRSTER, 1873); Atherosklerose (MARCHAND, 1904).

Bemerkungen zur Situationskritik

1. Wenn man von Arteriosklerose spricht, so handelt man so, als ob eine Krankheitseinheit vorläge. Dies ist gewiß nicht der Fall! Ein führendes klinisches Symptom, welches ausschließlich der Arteriosklerose zukäme, gibt es nicht. Eine anatomische Läsion, welche allein und für sich betrachtet der Arteriosklerose eigne, ist nicht bekannt. Ein „Leitfossil" (BREDT, 1961), welches die stoffliche Zusammensetzung arteriosklerotischer Krankheitsprodukte „spezifizierte", ist nicht gefunden.

2. Art und Grad des anatomischen Befundes sowie Schwere und Umfang klinischer Ausfallserscheinungen entsprechen einander nicht.

3. Es ist ein Irrtum anzunehmen, daß, wer die Morphogenese bestimmter Veränderungen erkannt hat, auch im Besitze der Pathogenese des Gesamtvorganges sei.

4. Es gibt keine befriedigende Definition dessen, was man Arteriosklerose nennen soll. Dies ist erstaunlich, denn um die Erkennung der Arteriosklerose sind ganz ungewöhnliche Anstrengungen aufgebracht.

Versuch einer Definition

Arteriosklerose bedeutet einen Sammelnamen für verschiedenartige krankhafte Umgestaltungen der Gefäßwände, welche zu einer Verhärtung und Leistungsminderung führen (HUECK, 1938; HOLLE, 1954).

Prinzipielle Frage: Ist die Arteriosklerose eine originäre Gefäßerkrankung, welche wesensmäßig dort verankert ist, oder stellt sie die Antwort dar auf ein primär und außerhalb des Gefäßmesenchymes in Szene gehende Grundkrankheit? Sie ist weder das eine noch das andere; sie hat von beiden Charakteren etwas!

Morphologische Phänomenologie

Bei der Arteriosklerose handelt es sich um eine eigenartige, zur Generalisation drängende Schlagadererkrankung. Sie geht einher mit einer longitudinalen Ödembildung in den tiefen Intimaschichten. Die stoffliche

Zusammensetzung der Flüssigkeitsstraßen ist eine unterschiedliche: Blutwasser, Blutmineralien, Hexosamingemische, Plasmaeiweißkörper, Lipide, insbesondere Lipoproteide! Die Mucopolysaccharidanteile können quantitativ überwiegen. — Rein phänomenologisch imponiert die höckrige Verdickung der Intima. Aber auch die Media zeigt Veränderungen. Die Verdickung der Schlagaderinnenhaut muß nicht einfach zu Stenosierung hinführen, denn in *dem* Grade, in welchem die Innenhaut stärker wird, weicht die äußere Gefäßzirkumferenz nach dem Gewebe der Umgebung zu aus! Dies bedeutet, daß die Kreisringfläche eines Gefäßquerschnittes mächtig zunimmt, die Fläche, welche der lichten Weite des Gefäßes entspricht, jedoch konstant bleibt!

Bei Betrachtung von innen her zeigt die Intima eine Buckelung (Plattenbildung; Plaques). Die Plaques haben entweder eine weiße (grauweiße) Farbe. Sie sind dann knorpelähnlich hart, faserig gebaut. Oder aber die Plaques haben eine gelbe (graugelbe, quittengelbe) Farbe; sie sind dann weich, gallertig, gelegentlich schleimig.

Die Plaques liegen in Zügen und Straßen angeordnet z. B. an der Hinterwand der Aorta, jeweils orientiert auf die Reihe der Seitenarterienursprünge. Oder aber: Die Plaques können einigermaßen isoliert auftreten, gebunden an die Ostien der Seitenarterien. Sie treten dann sowohl auf in Luv wie in Lee. Oder aber: Die Plaques liegen an den Innenkurven gekrümmter Gefäßstrecken. Dort entstehen verwirbelte Totwasserzonen, welche ein Sandbankphänomen induzieren.

Die Plaques können absolut umschrieben, münzenförmig („nummulär") auftreten. Sie können in den großen Schlagadern aussehen „wie abgetropftes Stearin" (an der Oberfläche einer brennenden Kerze). Die Plaques können schließlich auch konfluieren!

Dann kommt es zur „Katastrophe", nämlich zu Aufbrüchen der inneren Gefäßhaut („atheromatöse Usuren"); jetzt entsteht eine Bluteinsickerung; jene zeitigt einen Wühl- und Spüleffekt. Schließlich resultiert eine thrombotische Auflagerung. Durch die Notwendigkeit, einen Parietalthrombus organisieren zu müssen, werden sekundäre Umbauten in Gang gesetzt.

Ältere Gefäßwandveränderungen zeigen eine pannusähnliche Vaskularisation, welche von der Adventitia her transmedial in Richtung Intima vordringt. Seitens des adventitiellen mesenchymalen Zellagers resultiert eine makrophagocytäre resorptive Proliferation.

Auch die Media als solche zeigt degenerative Veränderungen: Die elastischen Platten können einbrechen; es kommt zur Dissektion der elasticomuskulären Kontaktpunkte; die Verschiebeschichten der Mediastrukturen weichen auseinander und geben Raum für longitudinal orientierte, jedoch unregelmäßig abgegrenzte tiefgreifende Ödemtümpel.

Einfache arteriosklerotische Veränderungen können heilen. Die umschriebenen Stoffansammlungen können nach und nach resorbiert oder aber durch Fibrillisation verfestigt werden. Alt gewordene Fibrillenneubildungen neigen zu hyaliner Verquellung. Was freilich an Parenchym (System der elastico-muskulären Kontaktpunkte!) verloren ist, kann nicht regeneriert werden. Es treten also fibrilläre Narbenbildungen auf, welche an sich nicht funktionsuntüchtig sind. Atheromatöse Usuren können durch Heilung seitens eines „Randwinkels" geglättet werden.

Der Atherombegriff (BIZOT, 1835) ist leider nicht definiert. Genau genommen hätte man unter „Atherom" eine umschriebene Ansammlung von Fettstoffen, verbunden mit örtlicher Anschwellung des Gewebes, zu verstehen (athera = Grütze, Weizengrieß, fettige Schmiere). Tatsache ist, daß keine terminologische Einigkeit besteht. Die einen sprechen von „Atherom" und meinen die Ausbildung „harter Plaques". Die anderen sprechen von „Atherom", wenn sie quittengelbe, weiche Platten meinen. So verständlich es etymologisch ist, den Begriff „Atherom" gleichsam immanent mit der Vorstellung umschriebener Fettablagerung — gedanklich — zu verbinden, so lehrt doch die praktische pathoanatomische Erfahrung, daß dies nicht korrekt ist: Die meisten sogenannten Atherome sind anfänglich fettfrei. Sie verfetten erst nachträglich. Erst in einer späteren Phase des Leidens spielt die Fettphanerose eine Rolle.

Die laienhafte Übersetzung „Arteriosklerose = Schlagaderverkalkung" ist sachlich nicht korrekt. Es gibt Verlaufsformen der Arteriosklerose, welche mit stärkerer Mineralsalzabscheidung einhergehen. Nicht ganz selten wird eine zirkuläre Kalkimprägnation der Mediastrukturen muskulärer Arterien gefunden: Gänsegurgelarterie, Mediaverkalkung der Schlagadern im Sinne der Mönckebergschen Sklerose. Dabei müssen besondere physicochemische Bedingungen im Mucopolysaccharidstoffwechsel bestehen. Man muß auch bedenken, daß die glatte Muskulatur der Gefäßwände histogenetisch den Histiozyten und Fibroplasten nähersteht als z.B. der glatten Muskulatur von Darm- und Uteruswand! Dies bedeutet, daß die metabolischen Potenzen der glatten Muskelfasern der Mediae denen des aktiven Mesenchymes nahestehen.

Das bunte Bild der pathoanatomischen Phänomenologie der Arteriosklerose verlangt nach Ordnung. Eine solche kann nur durch „theoria" („Anschauung"; gemeint: in geistiger Sicht) gewonnen werden.

Bemerkungen zur Pathogenese und zur nosologischen Gliederung der Arteriosklerose

DIBLE (1960) hat *drei Theorien* der Entstehung der Arteriosklerose als problemgeschichtlich tragend und für die aktuellen Arbeiten bestimmend herausgestellt:

1. Die Inkrustationstheorie von C. v. ROKITANSKY (1844, 1846, 1852);

2. die Theorie der entzündlich-degenerativen Gefäßwanderkrankung von R. VIRCHOW (1956; 1859);

3. die Infiltrationstheorie von N. ANITSCHKOW (1913, 1914, 1933).

Der britische Pathologe J. B. Duguid (1946, 1948, 1949) hat die Vorstellungen von Rokitansky und von Virchow in Parenthese gebracht. So einfach liegen die Probleme nicht: Denn Rokitansky hatte in Fortsetzung seiner Krasenlehre die Vermutung ausgesprochen, die Arteriosklerose sei die Folge einer „Proteinkörperinkrustation", also einer Abscheidung von Eiweißkörpern aus dem Blute bei „geeigneter Krase". Virchow dagegen hatte in der Freude am Besitze des „dritten Standes" (der „braven" Mesenchymzellen) das seit Bizot so bezeichnete „Atherom" als Folge einer Ausgleichsrekation der Zellen gegenüber einer Schädlichkeit, also als Ausdruck aktiver Zell-Leistung, interpretiert. Derartiges bedeutet aber in Virchows Sinn eine „Entzündung", einen Reizzustand der betroffenen Zellen, der das „Ziel" habe, ein verlorenen gegangenes gewebliches Gleichgewicht wiederherzustellen. „Entzündung" und „Degeneration" machen im Sinne Virchowscher Pathologie keinen essentiellen Unterschied. Die Zellen der Gefäßwand reagieren mit ihren Mitteln, der Erfolg ist die Phanerose von Metaboliten. Virchow, der „seine" Zellen die „Acteure" nennt, betont, daß alle „Reize" humoral, also ebenfalls aus dem Blute, herangetragen würden. Wer die Originalarbeiten kennt und immer wieder durchdenkt, vermag keine fundamentalen Unterschiede zwischen den genannten drei Thesen zu entdecken.

Das *Spannungsfeld* der aktuellen Arterioskleroseforschung wird durch eine Gleichung mit mehreren Unbekannten (wie durch ein binärisches System im Sinne von Leibniz; 1697) abgesteckt. Seine Kennworte lauten: Morphogenese und Pathogenese, Lokalreaktion und Allgemeinkrankheit, morphologische und funktionelle Inadäquanz, Verständnis und Verständigung!

Bei dem Hin und Her der Erörterung, ob Arteriosklerose vorwiegend „Lokalreaktion" oder "Allgemeinkrankheit" sei, ist es nützlich, sich an zwei zeitlich weit auseinander liegende Äußerungen von H. Ribbert zu erinnern: Ribbert hatte sich (1904) im Rahmen seiner Untersuchungen über die „Genese der Arteriosklerotischen Veränderungen der Intima" für die Annahme eines allgemeinen Prinzips, nämlich dafür ausgesprochen, daß ein Säftestrom vom Hauptblutstrom aus über Intima und Media nach der Adventitia diffundiere. Er habe das Vordringen plasmatischer Massen bis in die Adventition verfolgen können. Dabei werde die Gefäßwand jeweils umgebaut. In einer Auseinandersetzung mit der Arbeit von P. Ernst (1916) über die „funktionellen Strukturen" (an der Innenkurve gekrümmter Verlaufsstrecken der Aorta) führt er aus (1918), daß man zu leicht vergesse, daß man lokale Veränderungen niemals aus allgemeinen Einwirkungen *allein* erklären könne. Denn „wo sich örtlich etwas ereignet, müssen *örtliche Bedingungen* maßgebend sein." — Wie es Ribbert ergangen war, widerfährt es noch zur Stunde den Pathomorphologen in aller Welt. Sie schwanken nämlich zwischen der Annahme der prävalierenden Bedeutung allgemeiner Faktoren und der örtlicher Entstehungsbedingungen. Es kann dies nach der jeweiligen methodischen Haltung des Pathologen kaum anders sein. Die pathologisch-anatomische Konzeption der Arteriosklerose war niemals einseitig, — sehr im Gegensatz zu manchen autistisch gedachten Thesen aus dem Lager der Biochemie.

ANITSCHKOW (1925) hat als die *Haupteigenschaften der Arterien* bezeichnet: Kontraktilität, Elastizität und Permeabilität. Wir ergänzen, zugleich im Sinne einer Interpretation: Die Kardinaltugenden der Gefäße überhaupt bestehen in Stoff*leitung*, *-verteilung* und *-austausch*. Die aus dem Blut abfiltrierte „Transsudatlymphe" durchsetzt die Schlagaderwände von innen nach außen (ANITSCHKOW)! Da die Stellen erhöhter Permeation im allgemeinen dort liegen, wo die mechanischen Belastungen besonders stark sind, kann die Konzeption von RIBBERT und ANITSCHKOW im wesentlichen nur die Arterien, jedenfalls nur sehr viel weniger die Venen betreffen. Wenn das Wort von VIRCHOW (1854) stimmt, daß alles Pathische entgleiste Norm sei, ist der Schlüssel zur Pathogenese eines so häufigen und komplexen Prozesses wie des der Arteriosklerose wahrscheinlich bei den Störungen vaskulärer Elementarfunktionen zu suchen. Wägt man ab, was wohl am meisten infrage käme, — Kontraktilität, Elastizität oder Permeabilität —, so ist es eigentlich allein plausibel, Veränderungen der Permeabilität „in Verdacht" zu nehmen. Erst in zweiter Linie können die ursächlichen Vorgänge der gestörten Blutverteilung pathogenetisches Gewicht erlangen.

Erst wenn man festellen will, *wie* die essentiellen Vorgänge deutlich gemacht werden können, scheiden sich die „Temperamente": Die klinische Physiologie will die Störungen des Blutdurchflusses herausstellen, der Biochemiker wird nach Besonderheiten des Allgemeinstoffwechsels und nach stereotypen Ausfällen des örtlichen Gefäßwandstoffwechsels suchen, der Pathomorphologe endlich ringt um die Erkennung der zeitlichen Abfolge bestimmter Veränderungen. Denn es ist unzweifelhaft, daß man arteriosklerotische Läsionen zuerst an der Intima sehen kann; ob sie aber dort auch tatsächlich beginnen, bleibt die Frage (BREDT, 1958, 1961).

Mit LINZBACH (1957/58) sind *wir* der Meinung, daß eine gute Übersicht über bestimmte Formen der sklerotischen Gefäßwandläsion und deren Ausbreitungswege *nur* durch Längsschnitte gewonnen werden kann. Wird in dieser Weise die *Aorta* dargestellt, wird ohne weiteres sichtbar, daß diejenigen Auf- und Einlagerungen der Innenhaut, welche man seit 150 Jahren als Äquivalente der Arteriosklerose anspricht, am deutlichsten im Lendenbereich sind. Was am meisten imponiert, ist die Mächtigkeit, die Dicke und die Längenausdehnung ausgemachter arteriosklerotischer Veränderungen auch in solchen Fällen, welche klinisch nicht als generalisiertes Gefäßleiden imponieren. Aufgrund der Untersuchung überaus zahlreicher Längsschnittpräparate vertreten wir folgende Aussage:

(1.) Die Aortensklerose nimmt im allgemeinen distal an Intensität zu; (2.) dabei läßt sich eine mukoid-atheröse Ödembildung nachweisen, welche eine longitudinale Ausdehnung besitzt, die man früher kaum für möglich gehalten hätte (20—30—40 cm!); und (3.) höhergradige Sklerosen finden sich dann, wenn eine Auflockerung der wandeigentümlichen „Halterung" gegeben ist (zusammenfassende Lit. bei W. DOERR: Perfusionstheorie der

Arteriosklerose. Stuttgart: Thieme 1963). Als Gegenstück zu der sehr häufigen mit longitudinalen Wandumbauten einhergehenden Arteriosklerose gibt es seltenere vielörtlich-akzentuierte Sklerosen. Auf dem Boden des Versuches einer differenzierenden Abwägung der Besonderheiten aller Manifestationsformen der Arteriosklerose nach Standort und mutmaßlicher Pathogenese ist uns eine „natürliche Ordnung" des Gesamtproblemes zugewachsen (Lit. bei W. DOERR „Gangarten der Arteriosklerose", Heidelberg: Springer 1964). Unter den „Gangarten" sollten verschiedene Formen der Arteriosklerose verstanden werden, die sich durch Verlaufs-, Ausbreitungsgeschwindigkeit und unterschiedliche Vorgänge bei der Pathogenese voneinander unterscheiden.

Gangart I: Es gibt eine besonders stark verbreitete Form der Arteriosklerose, bei der ein zunächst fettfreies Ödem, über lange Strecken ausgebreitet, an der Intima-Media-Grenze liegt. Bei der Prüfung der Frage, wo diese in den tiefen Intimaschichten etablierten Flüssigkeitsansammlungen herkommen, gibt es nur zwei Antworten: Entweder stammen die atherösen Ödemmassen aus dem Hauptblutstrom, oder sie sind an Ort und Stelle entstanden. Wäre letzteres der Fall, müßte an eine systematisierte Erkrankung des Mesenchymschwammes der Intima gleichsam aller Gefäße gedacht werden.

Der Mesenchymschwamm der juvenilen Intima ist ein Stoffwechselorgan, und die Binnenräume seines Maschenwerkes sind ein Receptaculum. Man spricht von einem „Stoffwechselfeld". Es wird im Fortgang des Lebens schrittweise umgebaut. Dadurch erst entstehen die „Schichten" (im Sinne der konventionellen Histologie). Die Maschen des Reticulum enthalten eine „Grundsubstanz". Sie ist autochthon *und* heterochthon, aus den Zellen der Örtlichkeit *und* durch die „Transsudatlymphe" (ANITSCHKOW) entstanden. Ihr Physicochemismus und ihre Viscosität sind die Voraussetzung für einen lebhaften Stofftransport. Würden die Flüssigkeitsansammlungen an Ort und Stelle entstehen, müßte man besondere zellulare Reaktionen erwarten. Denn die Reichlichkeit des Ödemes ist außerordentlich, eine Art von sekretorischer Aktivität der Langhans-Zellen müßte sichtbar sein. Tatsächlich bemüht sich der Münsteraner Arbeitskreis von HAUSS (JUNGE-HÜLSING, 1965) zu zeigen, daß bei Arteriosklerose schlechthin eine Steigerung des Mucopolysaccharidumsatzes, meßbar durch ^{35}S-Einbau statt hat, und zwar nicht nur im Gefäßwandmesenchym. Aber man muß sich hüten, *bestimmte* Formen der Angiosklerose mit Stoffwechselsteigerung in eine Parallele mit banalen Formen vorwiegend seneszenter Aortensklerose zu bringen. Man kann auch keinesfalls *die* Arteriosklerose in Bausch und Bogen eine „Mukopolysaccharidose" nennen. Denn definierte Mucopolysaccharidosen (v. Pfaundler-Hurler-Syndrom) zeitigen keine Arteriosklerose. Allein, die Quantität der abgelagerten Flüssigkeit ist derart, daß der Verdacht, die Ödemstraßen seien die Folge eines Flüssigkeitseinstromes zwingend ist! Kämen die Flüssigkeitsmengen über die Vasa vasorum, müßten incipiente Ödemtümpel in der äußeren Media zu sehen sein. Dies ist jedoch bestimmt nicht der Fall!

So bleibt, allein aufgrund der wägenden morphologischen Analyse, die Annahme erlaubt, daß die Ödemflüssigkeit, welche höhergradige Umbauten der Arterienwände einleitet und als Äquivalent der Aortensklerose zu gelten hat, vom Hauptlumen und vom Hauptblutstrom aus einsickert.

Die in logischer Konsequenz auftauchenden Fragen sind die, *wo* d. h. *an welcher Stelle genau* die *Einsickerung* der Blutflüssigkeit beginnt, welches die etwaigen *Wanderwege* der „Transsudatlymphe" sind, und welches das *Schicksal* der intramuralen Flüssigkeitsstraßen ist. — Es gibt zwei *Prädilektionsorte* für den Flüssigkeitseintritt: Es handelt sich (1.) um die Seitenarterienursprünge und (2.) um das an den Innenkurven gekrümmter Strecken etablierte System „funktioneller Strukturen" (Rippeln). An den Seitenarterienursprüngen finden sich napfförmige Verdickungen. Hier ist es zur Einpressung von Blutplasma gekommen, denn Druckdifferenz und Turbulenzströme haben nachgeholfen. Histologisch läßt sich ohne Schwierigkeit zeigen, daß mukoid-atheröse Ödeme in die Lumina der Seitenarterien (im Mesenchymlager der Intima) wie in eine Düse abgespritzt werden! Es ist eine alte Erfahrung (ASCHOFF, 1933), daß das „wear and tear" der scherenden und zerrenden Kräfte gerade hier eine Lockerung der Intima von der Media zustande bringt. — Die „funktionellen Strukturen" (P. ERNST, 1916) — Superficies undulosae — erfahren im Fortgang des Lebens einen kunstvollen Umbau. Sie werden auf verschiedene Art und Weise nivelliert, also eingeebnet, und zwar im wesentlichen durch Flüssigkeitseinsickerung und durch Mikro-Parietalthrombose. Beides spielt in den Talsohlen zwischen je zwei benachbarten Wellenbergen. Die Flüssigkeitseinsickerung ist im Bereiche der Talsohlen schnell und fast mühelos (an nativen Schnittpräparaten) sichtbar zu machen. Durch diesen lebenslang erfolgenden Einstrom von Blutwasser aus der Hauptlichtung entwickelt sich eine „Grundwasserzone". Verfolgt man das „Driften" des Säftestromes, so wird ohne weiteres klar, daß sich die Zusammensetzung solcher Ödeme verändern kann. Es kommt zur Anreichsrung von Fettstoffen, und es treten Schaumzellen auf. Schließlich resultieren „Deckplatteneinbrüche" nach der Media zu, endlich tiefgreifende Dissektionen.

Wodurch kommt eigentlich der intramurale Flüssigkeitsaufstau zustande? — Er kommt im Grundsatz dadurch zustande, daß mehr an Flüssigkeit einsickert als abtransportiert werden kann. In Tagen der Gesundheit und während der Phase des Aufsteigens der sogenannten Lebenskurve wird das angebotene Transportvolumen offenbar ohne Schwierigkeit bewältigt. Jenseits der Lebenswende mehren sich die Störungsmöglichkeiten. Es geht im einzelnen um folgendes:

1. Die physikalisch-chemischen Eigenschaften der Grundsubstanz von Intima und Media erfahren eine Veränderung; die Poren des Molekularsiebs werden enger (BUDDECKE, 1958, 1960, 1961).

2. Es liegt eine Störung der inneren Halterung vor allem der Media vor. Dadurch kommt es zu einem Verlust der Spannungsverteilung, der Windkesselwirkung und zur Durchbrechung des Castiglianoschen Ökonomieprinzips. Es kommt zu einer Entfaltung sogenannter Verschiebeschichten, in besonderen Fällen zu Bildern einer Dissektion. Sind die Komplementärräume der Aortenmedia (mutatis mutandis auch der Tunicae mediae aller anderen Gefäße) entfaltet, ist es um den Abtransport des Sickerwassers schlecht bestellt.

3. Alle narbigen Veränderungen der Media stören den Transit-Verkehr von innen nach außen. Dies lehrt die patho-anatomische Erfahrung bei mesarteriitischen Prozessen und die experimentelle Erfahrung mit Adrenalin- bei Mutterkorn-, Blei-, Nikotinvergiftung und beim Lathyrismus. Alle diese experimentellen Medialäsionen fördern bei gleichzeitiger alimentärer Belastung durch eine atherogene Kost die Entwicklung einer Arteriosklerose.

4. Die Verlegung der Venolen der Vasa vasorum oder der Lymphbahnen der Adventitia bedingt ein „Stauungsödem" der Schlagaderwände. Diese Verhältnisse sind am deutlichsten bei diskreter Lymphangiosos carcinomatosa.

5. Daß mangelnde körperliche Bewegung zu akzentuierten Graden einer Arteriosklerose führen kann, entspricht der allgemeinärztlichen Erfahrung. Sie findet ihre morphologische Bestätigung durch den Hinweis, daß Extremitätenarten in den Gelenkbeugen längere Zeit sklerosefrei bleiben (OBERNDORFER, 1911; TJAWOKIN, 1968).

Die Gesamtheit der Befunde spricht dafür, daß bestimmte Formen einer Arteriosklerose dadurch entstehen, daß die physiologische plasmatische Perfusion gestört wird. Wir sprechen von „Perfusion" und nicht von „Diffusion", „Infiltration" oder „Insudation". Denn nur durch *Per*fusion wird hinlänglich zum Ausdruck gebracht, daß diejenigen flüssigen Stoffe, welche in die Gefäßwand einsickern, normalerweise diese vollständig durchdringen, also diese auch wieder verlassen. „Unterwegs" können die aus dem Blute herrührenden Stoffe ebensowohl selbst eine Veränderung erfahren, als auch Veränderungen der strukturellen Zusammensetzung der Gefäßwände hervorrufen. Der die Gefäßwände perfundierte Flüssigkeitsstrom folgt den Druckpotentialen ex corde in peripheriam et ab intima in adventitiam.

Gangart I der Arteriosklerose stellt also diejenige Form dar, welche durch die gestörte plasmatische Perfusion hervorgerufen wird. Sie beginnt mit einem Flüssigkeitsaufstau an definierter Stelle. Es finden sich lang ausgezogene Ödemstraßen, die in der tiefen Intima, auf der intimalen Seite der Intima-Media-Grenze, liegen und zylindermantelförmig gestaltet sind. Sie besitzen topische Bindungen an gekrümmte Verlaufsstrecken und die Ursprungskegel von Seitenarterien. Dieses Ödem ist zunächst der Zusammensetzung des Blutplasma sehr ähnlich. Eine stärkere Fetteinlagerung ist nicht nachweisbar. Dies ändert sich im Fortgang des Lebens. Haben in den ersten Jahren Blutplasmaeiweißkörper, Mucopolysaccharide, Aminozucker und anorganische Substanzen den Charakter der eingesickerten Flüssigkeit bestimmt, prävalieren später im histologischen Bilde Neutralfette, Lipoide und Lipoproteide. Es mag dies mit einer Insuffizienz der sogenannten ortsständigen Fettklärmechanismen zusammenhängen. Die Ödemstraßen bilden nach dem Blutstrom zu knorpelweiße Platten, Buckel und nummuläre Felder, nach der Media zu erzeugen sie Einbrüche gleichsam von Schicht zu Schicht. Wenn die Ödemquaddeln aufbrechen, entstehen Usuren und Geschwüre. Thrombotische Abscheidungen tragen zur Entwicklung akzidenteller Veränderungen bei. Die Ödeme werden im allgemeinen zu einer örtlichen „Verfestigung" mit beitragen. Sie induzieren eine Umstrukturierung des retikulierten intimalen Mesenchymschwammes. Auf diese Weise entstehen elastisch-hyperplastische Bindegewebsschichten. Die Entwicklung verläuft nicht geradlinig. Es gibt Phasen der Ruhe, während denen stärkere Umbauten nicht erkennbar sind. Es folgen Phasen mit neuem Ödemaufstau, erneuter Gefahr des Intimaaufbruches und Mediaeinbruches. Die Gangart I beginnt gleichsam als „Physiosklerose"; sei geht fließend in die „Pathosklerose" über. Die Arteriosklerose vom Typus der Gangart I ist in die Biorheuse eingeschlossen; ob mindere oder höhere Grade erreicht werden, liegt im „somatischen Fatum" von Mensch und Tier. Dieser Sklerose kann sich niemand entziehen. Ob sie freilich höhere Grade erwirbt und als dissezierende Sklerose klinisch auffällig wird, hängt von vielen Faktoren ab. Eine Reihe dieser Faktoren ist konstitutionell verankert. Hierbei ist vor allem an den Bindegewebsstoffwechsel, die Eukolloidität der Grundsubstanz und die Festigkeit der elastisch-muskulären Kontaktpunkte zu denken. Wenn es richtig ist, woran zu zweifeln kein Grund besteht, daß Hinentwicklung zu einem stofflichen Maximum *einen* Wesenszug der Alterung ausmacht, gehört die Skleroses *dieses* Typus in den Formenkreis seneszenter Organumbauten. Ihr eigentlicher Krankheitswert liegt in der Steigerung der Störanfälligkeit.

Gangart II: Es handelt sich um die Sklerose, deren Pathogenese beschlossen liegt im „Duguidschen Prinzip". DUGUID hat darauf aufmerksam gemacht (zuletzt 1955), daß bei Betrachtung der Intima aufgeschnittener Arterien im Sektionsgut mittels Handlupe unerwartet häufig mehr oder weniger flache Fibrinabscheidungen zu sehen seien. Daraus gehe hervor, daß in der „antiken" Proteinkörperinkrustationslehre von ROKITANSKY möglicherweise doch mehr an richtigem enthalten sei, als vom Standpunkte einer modernen Pathoanatomie aus im allgemeinen angenommen werde. DUGUID hat die Vorstellung entwickelt, daß das „Atherom" durch Inkorporation eines parietalen Thrombus entstünde. Wahrscheinlich läge vorwiegend eine mikrothrombotische Sedimentation zugrunde. Diese These hat einen heuristisch wertvollen Stimulus entfaltet.

Der These von DUGUID liegt die bemerkenswerte Vorstellung zugrunde, daß die Arteriosklerose auf einer Störung der Cooperation von plasmatischem Randstrom und Strombahnufer beruht. Die *kinematische Grenzbedingung* an den Berührungsflächen (1.) von Flüssigkeiten und festen Körpern oder (2.) zwischen miteinander nicht mischbaren Flüssigkeiten und festen Körpern oder (3.) zwischen miteinander mischbaren Flüssigkeiten muß so beschaffen sein, daß einerseits weder eine Lücke noch eine Art Vakuum, andererseits aber kein Ineinandereindringen vorkommen kann. Nach dem

Theorem von LAGRANGE wird die Grenzfläche dauernd von denselben Flüssigkeitsteilchen gebildet. „Ein Flüssigkeitsteilchen, das nicht von jeher in der Grenzfläche war, wird auch in unendlichen Zeiten nicht an diese herankommen"! Die Erfahrung lehrt aber, daß Teilchen der Grenzflächen gelegentlich doch in den allgemeinen Strom gelangen können. Dies rührt daher, daß Flüssigkeiten in menschlichen Gefäßen keine idealen Continua sondern nur „Quasi-Continua" sind. Diese Vorgänge spielen an den Stellen des Herzens und der Blutgefäße eine Rolle, an denen „Unstetigkeiten" auftreten. Der „Wasserstoß als gewebeformende Kraft im Organismus" (BENEKE, 1920, 1928) ist jedem zeitgenössischen Pathologen vertraut. Es gelingt leicht, die „Unstetigkeitszonen" durch geeignete Vitalfärbung im Tierversuch sichtbar zu machen. Unstetigkeitszonen und kinematische Grenzbedingungen bestimmen Lokalisation, Umfang und Wesen des Belastungstypus der Gefäßinnenflächen. Die technische Strömungslehre arbeitet im Rahmen ihrer „Theorie der zähen Flüssigkeiten" mit den Begriffen „wirbelfreie Strömungsfelder" und „Wirbelfelder". An gekrümmten Strecken durchströmter Flüssigkeitsleiter entstehen „Stromfäden" von unterschiedlicher lokomotorischer Geschwindigkeit. Die Neigung zur Wirbelbildung an den als Unstetigkeitszonen ebenfalls wirksamen Trennungsflächen zwischen den Stromfäden ist eine allgemeine. Die plötzlich entstehenden Turbulenzen verursachen eine quer zur Strömungsrichtung orientierte Durchmischung der Flüssigkeitsteilchen. Unter bestimmten Bedingungen entstehen bei Umströmung gekrümmter Widerstandskörper und zwar in den nach der kleinen Kurvatur (Konkavität) zu gelegenen Totwasserräumen *Wirbelreihen*. Diese sind nicht ganz konstant. Unter den in der freien Natur weit verbreiteten Wirbelreihen spielt die *v. Kármánsche Wirbelstraße* eine besondere Rolle. Man kann diese Wirbelstraße mit ziemlicher Sicherheit bei kleinen Reynoldsschen Zahlen und Umströmung zylindrischer Widerstandskörper nachweisen. Die „funktionellen Strukturen" oder aber auch die rhythmische Konfiguration von Plättchenthromben sind naturgetreue Abdruckbilder der morphogenetischen Leistung sogenannter v. Kármánscher Wirbelstraßen. *Die Duguidsche Gefäßsklerose begegnet uns in zweierlei Gestalt*. Sie kann einmal als „diskrete Form" auftreten und ist in dieser Gestalt sehr häufig. Diskrete Formen der Duguidschen Sklerose entstehen dadurch, daß an disponierten Stellen (Krümmerstrecken, Gefäßwandursprünge) neben mikrothrombotischen Sedimenten Störungen der Gerinnungs-, Fibrinolyse- und Stabilisierungsfaktoren in Szene gehen, daß quantitativ weit über das Ausmaß der banalen plasmatischen Perfusion hinausgehend „Fibrinkörper" (genauer: Fibrinvorstufen!) in die Gefäßwand einbezogen werden. Der kanadische Arbeitskreis um M. D. HAUST hat nachgewiesen, daß arteriosklerotische Plaques tatsächlich thrombotischen Ursprungs seien können und daß daneben auch eine „reine" Fibrineinsickerung stattfindet. Die zweite Form der Duguidschen Sklerose geht mit der Inkorporation definierter Parietalthromben einher. BLEYL (1968, 1969) hat den Gesamtkomplex der einschlägigen Fragen gesichtet und festgestellt, daß die Fibrinogen-Einsickerung während des ganzen Lebens erfolgt, also ein physiologischer Elementarvorgang ist. Dieser kann, quantitativ exzedierend und zur falschen Zeit am falschen Orte inszeniert, echte pathologische Leistungen verrichten! Dagegen ist die „gröbere Form" der Duguidschen Sklerosen sehr viel seltener. Sie repräsentiert das, was man „entzündliche Arteriosklerose" nennen kann. Es handelt sich hierbei um fließende Übergänge zwischen Arteriosklerose (im konventionellen Sinne) und Endarteritis obliterans v. WINIWARTER-BUERGER.

Milde, über Jahrzehnte „mottende", niemals absolut und wirklich ausheilende Angiosklerosen sind immer von polytopen, teilweise imposanten Fibrinabscheidungen begleitet und bezüglich ihrer klinischen Folgen durch eben diese auch bestimmt! Es ist das Verdienst von v. ALBERTINI (1944), gezeigt zu haben, daß es solche Sonderformen der Arteriosklerose gibt. Die Studien von v. ALBERTINI sind völlig unabhängig von denen von DUGUID entstanden. Die Reichlichkeit der Fibrinbauten ist gerade bei diesen Formen imposant. Hier ist es gar kein Zweifel, daß die stenosierenden „Ausheilungsformen" typische Sklerosen mit Krankheitswert darstellen.

Alles in allem: Die Vorstellungen von DUGUID sind an sich begründet; sie schließen wesensmäßig an die „Perfusionstheorie der Arteriosklerose" an; die Duguidsche Sklerose repräsentiert eine eigene Gangart (Gangart II). In den Formenkreis der Duguidschen Sklerosen gehören unseres Erachtens alle diejenigen Sklerosen, die man im deutschen Sprachgebiet „entzündliche" heißt.

Gangart III: Es handelt sich um die „Atherosklerose" im Sinne von MARCHAND. Wir haben hierunter diejenige Form der Arteriosklerose zu verstehen, welche durch aufdringlich starke Einlagerung verschiedenartiger Triglycerid-, Cholesterin-Ester, Lipide und Fetteiweißverbindungen in die inneren Gefäßwandschichten ausgezeichnet ist. Vom Standpunkt des gebildeten Laien aus handelt es sich um *die* Arteriosklerose, aus *unserer* Sicht aber liegt ein Spezialfall vor. Die aktuelle Problematik wird durch die Kontroverse „Nahrungsfett und Herzinfarkt" skizziert. Es geht also um die Frage, ob die alimentäre Fettaufnahme eine akzentuierte Skleratheromatose erzeugen kann oder nicht. Die Meinungen sind geteilt, die Fronten erstarrt. GLATZEL (1962, 1964) ist der Meinung, daß die alimentäre Fettbelastung der Gefäßwand nur lose, mindestens keine direkten Beziehungen zur Entstehung der menschlichen Arteriosklerose habe. Er betont mit Recht, daß eine tierexperimentelle Cholesterinsklerose eine Lipoidspeicherung nicht nur in den Zellen der Intima, sondern auch im reticuloendothelialen System, also so etwas wie eine allgemeine Lipoidthesaurismose hervorrufe. Hiervon könne bei der menschlichen Arteriosklerose üblicher Prägung keine Rede sein. Es bestünden auch Unterschiede zwischen den histologischen Bildern der tierexperimentellen und der spontanen menschlichen Arteriosklerose. Es wird auch geltend gemacht, daß selbst wenn eine histologische Äquivalenz gegeben wäre, auf eine echte pathologische Gemeinschaft oder Gleichheit nicht geschlossen werden dürfe. Denn, was der Form nach gleich sei, könne dem Wesen nach verschieden sein.

KEYS (1961) betont, daß geographisch-pathologische und statistische Untersuchungen, würden deren Ergebnisse richtig bewertet, gleichwohl dafür sprächen, daß eine Parallele zwischen der Quantität der aufgenommenen Nahrungsfette und der Intensität der Arteriosklerose bestünde.

Während GLATZEL die Arteriosklerose beim Menschen als aus der Gesamtheit aller die Konstitution und Exposition ausmachenden Gegebenheiten entstanden wissen möchte, während ihm als wesentliches Moment wohl das vorschwebt, was man die durch die unspezifischen Beanspruchungen der sogenannten Hochzivilisation geprägte prämorbide Persönlichkeit nennen könnte, glaubt KEYS eine gewisse Parallele zwischen dem Verzehr vor allem gesättigter (!) Fettsäuren und der Stärke des Sklerosebefalles nachgewiesen zu haben.

Die einfache Frage, wer von den beiden Vertretern divergierender wissenschaftlicher Richtung Recht habe, wäre falsch gestellt. Denn die Gegner bewegen sich in verschiedenen Denkbereichen. Der Pathoanatom, der ja Individualpathologe ist, wird mehr dem Standpunkt von GLATZEL zuneigen. Auf der anderen Seite darf nicht verkannt werden, daß es experimentelle Atherosklerosen gibt, die modellhaft für die Erkenntnisse menschlicher Skleratheromatosen wichtig sind.

IGNATOWSKI (St. Petersburg, 1908) hatte darüber berichtet, daß ihm durch Verabfolgung einer Milch-Eigelb-Diät beim Kaninchen die Erzeugung einer schweren Atherosklerose gelungen sei. Die Cholesterinfütterungsatheromatose wurde von ANITSCHKOW am 25. 10. 1912 veröffentlicht. Sehr viel später ist es Kapitoline WOLKOFF (1930) gelungen, nach der Methode von ANITSCHKOW Coronarsklerosen beim Kaninchen mit Herzmuskelschäden zu erzeugen. Es ist selbstverständlich, daß, wer eine experimentelle Arteriosklerose für Fragen der menschlichen Pathologie heranziehen will, sich mit den Species-Eigentümlichkeiten gründlich vertraut machen muß. Besonders aufschlußreich ist eine von Walter STEINBISS (1913) eingeführte Methode: Kaninchen werden mit Fleischtrockenpulver gefüttert. Ein Teil der Tiere verweigert die Nahrungsaufnahme und stirbt; ein anderer Teil geht durch eine Leberzirrhose zugrunde; ein kleiner Teil der Kaninchen überlebt und entwickelt dann eine Arteriosklerose, welche der menschlichen vergleichbar ist. Wir haben die Versuche von STEINBISS aufgegriffen, modifiziert und modernisiert (Kl. SEIFERT, 1963): Unsere Kaninchen wurden mit Lebertrockenpulver der Fa. NORDMARK (Uetersen), und zwar Leberextrakt- und Leberrückstand-Trockenpulver in Weißbrot, gefüttert. Pro Tier und Tag wurden aus der Leber, — es handelt sich um Rinderleber —, 6,6 g Protein, 1,3 g Fette (ohne Cholesterin), 0,1 g Cholesterin und 0,6 g Kohlenhydrate angeboten. Die Tiere standen bis 183 Tage im Versuch. Fast alle hatten neben einer deutlichen Arteriosklerose der Aorta mit napfförmigen Verdickungen an den Seitenarterienostien eine fein-granuläre postnekrotische Leberzirrhose. Der Unterschied *dieser* Kaninchenaortensklerose von den anderen Fütterungssklerosen besteht darin, daß neben einer verhältnismäßig geringen Cholesterindosis tierisches Eiweiß gegeben wurde. Natürlich darf man von einer Kaninchen-Aortenintima — Pflanzenfresserintimae sind immer dünn und zellarm —, nicht zuviel erwarten. Aber die Fettplaques sind groß und reichen bis in die oberste Media.

Steigerung der Blutfettwerte allein macht kein echte Desintegration der Schlagadern. Sie geht im wesentlichen mit Oberflächenveränderungen einher. Man könnte von Speicherungseffloreszenzen sprechen. Nur wenn gleichzeitig die Halterung der elastisch-muskulären Kontaktpunkte gestört ist, laufen die intramuralen Sickerstraßen mit Triglyceridestern, Lipiden und Lipoproteiden voll. Dann mag eine Insuffizienz des Co-Faktors der Lipoprotein-Lipase die Umwandlung der „bösen" Beta-Lipoproteine von geringerer Dichte in die „braven" Gamma-Lipoproteine von höherer Dichte vereiteln. Die Lipoide stehen zu verschiedenen Zeiten der Entwicklung der spontanen und experimentellen Arteriosklerosen in einem verschiedenen Verhältnis zueinander. Die Auseinandersetzung der eingesickerten Fette mit dem wandeigenen Stoffwechsel der Gefäße bedingt die quantitative Verschiebung der einzelnen Bestandteile des nachweisbaren „Fettkörperpool". Mit zunehmender Dauer der „fettigen Perfusion" treten Cholesterinester und Triglyceride stärker, schließlich sogar überwiegend, in Erscheinung. Wenn die muskuläre Media durch den fettführenden Strom der Perfusion erreicht ist, ändern die glatt-muskulären Zellen ihr Enzymmuster und nehmen den Charakter von Histiozyten an. Jetzt tritt auch in der Grundsubstanz der Media Chondroitinsulfat B stärker in Erscheinung, während Hyaluronsäure und Chondroitinsulfat C quantitativ zurückfallen. Chondroitinsulfat B ist immer dann stärker angereichert, wenn die elastischen Platten zerspleißen.

Offenbar bestehen bezüglich der gestaltlichen Weiterentwicklung atheröser Sickerstraßen zwei Möglichkeiten: Es kommt entweder mangels Fettnachschub infolge Umstellung der Ernährung zu einer Gewebereinigung, also zu einer Art von Besserung und Defektheilung. Oder aber trotz Wegnahme des Cholesterines aus der Nahrung bleibt eine eigenständige Synthese von Phospholipoiden in der Arterienwand fortbestehen. Es existiert also keine ausschließliche Abhängigkeit zwischen Blutplasma-Lipoidspiegel und Eigenstoffwechsel der Gefäßwand. Einmal angestoßene Reaktionen laufen weiter, auch wenn die auslösende Ursache verschwunden ist.!

Die feinere Pathogenese der Arteriosklerose vom Typus der Gangart III wird dadurch kompliziert, daß Beziehungen zwischen Blutfettwerten und Permeabilität der Endothelzellen einerseits sowie zwischen Blutfettwerten und Blutplättchenaggregation – Plättchenklebrigkeit – andererseits bestehen. Die „klebrige Fraktion" der Plättchen bleibt nach Aufnahme einer an Lipoiden reichen Nahrung am Strombahnufer haften. Dieser Vorgang besitzt eine zweifache Bedeutung. Er impliziert eine Gefahr für das Gerinnungssystem, und er bringt Fettstoffe in innigeren Kontakt mit den Endothelzellen. Ersteres mag eine Verbreiterung fibrinöser Sedimentationen, letzteres eine Vermehrung der Fett-Inkorporation (durch Permeabilitätssteigerung) zur Folge haben.

Welche Fette am meisten „sklerogen" wirken, ist nicht ohne weiteres zu sagen. Welche Menge von „einsickerungsfähigen" Fettstoffen der Gefäßintima angeboten werden, hängt von der Kapazität des „Klärsystemes" ab. Für die Frage der Fettverteilung im Inneren der Intima, nach Überwindung der Endothelschranke, sind Fermentaktivitäten wichtig.

Die charakteristischen Merkmale der Gangart III bestehen also darin, daß hohe Blutfettwerte eine *bestimmte* Form plasmatischer Perfusion steuern; daß das perfusorisch inszenierte Ödem reich an Fettstoffen ist; daß diese stofflich besonders geartete Zusammensetzung sekundäre reaktive gewebliche Veränderungen hervorrufen kann; und daß offenbar auf diese Weise Sklerofibrosen entstehen. So ruft die humorale Belastung der Gefäßwand nicht nur einfache, passiv entstandene, symptomatische Veränderungen, sondern auch bestimmte aktive Reaktionen hervor. Die xanthöse Initialefloreszenz der endothelialen Grenz- und subendothelialen Mesenchymschicht ist besonders charakteristisch. Derartige Veränderungen sind solange voll reversibel, als nicht fett- und lipidmarkierte Sickerstraßen in die Media eingebrochen sind. Dann freilich resultieren schwere Desintegrationen mit atheröser Grundwasseransammlung, mit Nekrosen, „Amputationsstümpfen", fibrösen Absteifungen und resorptiven adventitiellen Infiltraten. Nur diejenigen experimentellen Fütterungsatheromatosen, welche mit einer Mediaschädigung kombiniert sind, lassen Modelle einer Arteriosklerose entstehen, welche man mit den spontan entstandenen menschlichen Sklerosen wirklich vergleichen kann.

Gangart IV: Die Arteriosklerose der größeren Schlagadern kann keinesfalls mit der vieler kleinerer muskulärer Arterien verglichen werden. Neben den pathogenetischen Grundvorgängen, welche wohl überall gleich sind, bestimmen Standortsonderheiten den pathologischen Effekt. Kleinere muskuläre Arterien (A. radialis, A. coronaria, A. vertebralis, A. thyreoidea etc.) sind imstande, bestimmte Belastungen hämodynamischer und humoraler Natur an *den* Stellen, welche eine zellreiche Intima führen, mit einer zellularen Proliferation zu quittieren. Diese kann man „Atherom" nennen. Nur haben diese Polster mit initiierender Fetteinlagerung nichts zu tun. Sie bestehen aus den Mesenchymzellen der Örtlichkeit, also aus den Langhans-Zellen und den glattmuskulären Elementen. Es ist wahrscheinlich, daß diese Proliferate einen lebhaften Zelleigenstoffwechsel besitzen.

Die Stärke der Zellatmung der normalen Gefäßwand ist zwar so hoch zu veranschlagen, daß man von Bradytrophie nicht sprechen kann. Sie liegt aber auch nicht derart, daß man auf eine besondere Vulnerabilität eines hochgetriebenen Stoffwechsels schließen könnte. Dagegen ist es so, daß im Experiment gezeigt werden kann, daß einfache ACTH-Medikation die manometrisch erfaßbare Atemgröße der Mesenchymzellen der Intima steigert. Es wird vermutet, daß die in diesen Intimaproliferaten nachweisbare Vermehrung der sauren Mucopolysaccharide über Uridindiphosphoglukose bewerkstelligt wird. Dabei sei die Uridindiphosphoglukose-Pyrophosphorylase entscheidend. Werde deren Vermehrung sistiert, könnten auch keine oder nur wenige Mucopolysaccharide gebildet werden. Hemmung der Fermentproduktion aber sei durch Äthioningabe, also durch kompetitive Blockade des Einbaues von Methionin in die Eiweißkörpersynthese, möglich. Auf diese Weise gelinge es, die „Atherom"-Bildung zu unterdrücken.

Bei diesen Sklerosen entstehen also keine Atherome im üblichen Sinne. Die polsterförmigen Intimaproliferate haben pfefferkorn- bis zitronenkernähnliche Dimensionen, schneiden sichel- oder halbringförmig in die Lichtung ein und offenbaren „Entwicklungsschübe". Die einzelnen übereinander liegenden Schichten sind sehr wahrscheinlich zu verschiedenen Zeiten entstanden, also unterschiedlich alt. Die anfänglich zellreichen fettfreien Proliferate erfahren nach und nach eine Verfestigung. Jene kommt vorwiegend durch kollagene Metaplasie zustande. Die neugebildeten kollagenen Fibrillen werden hyalin imprägniert. Zwischen die einzelnen Schichten können elastische Faserfragmente eingelagert sein. So entsteht eine eigenartige Form einer etagierten Sklerose. Die Lamina elastica interna ist im ganzen lange Zeit hindurch erhalten! Sie kann zwar aufsplittern und durch jeweils transmedial herangeführte Gefäßchen unterbrochen sein. Sie ist jedoch kaum jemals vollständig zerstört. Die zellularen Intimaproliferate können „Verschlüsse", also folgenschwere Katastrophen zeitigen (1.) durch rezidivierte Quellungsnekrosen und (2.) durch parietale Thrombenbildung. Diese Vorgänge hatten wir am Beispiel der juvenilen Coronarsklerose erörtert. Das Modell der Arteriitis stenosans coronariae von ALBERTINI kommt mutatis mutandis auch an anderen kleinen muskulären Arterien vor.

Die Gangart IV trägt die Züge eigener Responsibilität der Gefäßwände, betonter mehrzeitiger also schubweise ablaufender Progression und einer an die kleineren Arterien gebundenen Lokalisation. Die zellularen Proliferate können als *monomorphe Antwort* des intimalen Mesenchymschwammes auf die verschiedensten Insulte gelten. In Übereinstimmung mit HILZ (1962) kann man annehmen, daß es sich um Druckstöße (Blutdruck), krisenhafte hormonelle Umstellung, Nikotinabusus und fieberhafte Allgemeininfektion handelt. Die Mesenchymzellen, welche die Atherome aufbauen, sind sauerstoffbedürftig. Störungen der Zellatmung, also auch hypoxische Krisen durch Blutdruckabfall, können die genannte Quellungsnekrose hervorrufen. Diese ist als „Gruppennekrose" d. h. als Folge der Mortifizierung mehrerer benachbarter Zellterritorien zu verstehen. Jetzt mag es zur Anreicherung basophiler Substanzen, zu Ödemsklerose, lumenwärtiger Deckplattenbildung, Veränderung der elektrischen Ladungspotentiale der inneren Gefäßoberfläche, Aktivitätsverlust des Heparin-Clearance-Systemes und parafokaler resorptiver Zellreaktion kommen. Nur über frischen zellularen Atheromen entstehen thrombotische Abscheidungen. Ältere Stromschwielen sind glatt, sie sind arm an Thromboplastin.

Übersieht man die gekennzeichneten Gangarten der Arteriosklerose, drängt sich die Überzeugung auf, daß es **zwei Kardinalformen** gibt: Das ist einmal diejenige Sklerose, welche etwas mit der Störung der Perfusion zu tun hat. Das individuelle Transportvolumen der perfundierten Flüssigkeit ist konstitutionell determiniert. Es nimmt mit zunehmendem Lebensalter ab. Bestimmte, freilich nicht immer funktionell relevante Skleroseformen bekommt jeder Mensch, wird er nur genügend alt. Alles, was in die Vorgänge transmuraler Perfusion eingreift, fördert die Entwicklung dieser Hauptform. Fibrinogenperfusion und Fibrininkorporation einerseits, hyperlipämische Belastung der Gefäßwand andererseits setzen im Grunde nur Akzente!

Die zweite Kardinalform ist die polytope, nummuläre, zellularproliferative, zirkumskript-stenosierende Sklerose der jüngeren Menschen. Dies ist etwas ganz anderes. Ihr eignet der Charakter des Herdförmigen. — Somit bilden die Gangarten I — III einerseits, und es bildet die Gangart IV andererseits je eine große Reaktionsgemeinschaft. *A. potiori fit denominatio:* Die Bezeichnung hat sich nach den prävalierenden Merkmalen zu richten. Danach empfiehlt es sich zu unterscheiden (1.) zwischen longitudinal ausgebreiteten Umbauten, welche durch das Prinzip der gestörten stofflichen Durchsetzung entstehen, und (2.) den vielörtlich akzentuiert herdförmigen Sklerosen. Erstere kann man die vulgäre seneszente, letztere die juvenile Sklerose heißen.

Alle diese Veränderungen entstehen *nur* bei einer *geeigneten Konstellation*. Diese wird determiniert.

1. durch einen *Wandfaktor;* dies bedeutet, daß die örtlichen Voraussetzungen *in* der Arterie für die Entwicklung eines die pathologisch-anatomische Diagnose „Arteriosklerose" gestattenden Bildes gegeben sein müssen;

2. durch einen Allgemein-Faktor; hierunter sollte man eine *kritische* hämodynamische und humorale Belastung der Gefäßwand verstehen; und

3. durch einen *Schrankenfaktor.* Danach muß eine Situation gegeben sein, welche entweder die für eine plasmatische Einsickerung erforderliche Permeation gestattet oder verändert, die Entwicklung eines physiologischen Fibrinfilmes stört oder eine mikrothrombotische Sedimentation begünstigt.

Während das histologische Bild der Arterioskleroseformen, die etwas mit der Störung sogenannter Perfusion zu tun haben, abhängig von der stofflichen Zusammensetzung der eingesickerten Metabolite und den durch diese induzierten reaktiven geweblichen Veränderungen, bunt und vielgestaltig ist, liegt bei der durch nummuläre zellreiche Polster ausgezeichneten (juvenilen) Sklerose ein monomorphes Bild vor. Dies bedeutet so etwas wie ein in seinen eigentlichen Bedingungen im Augenblick noch unbekanntes Gesetz: Stereotype Vorgänge (gestörte Perfusion) zeitigen komplizierte gewebliche Erfolge; wenig bekannte pathogenetische Mechanismen zeitigen jedoch monomorphe Leistungen. Diese höchst eigenartigen Sachverhalte erschweren oft unerträglich die Verständigung! Auch die schwierige Korrelierbarkeit chemischer, histochemischer und histologischer Befunde hängt hiermit zusammen. Man würde wahrscheinlich weiterkommen, könnte man sich entschließen, immer nur solche Fälle in eine vergleichende Untersuchung einzubeziehen, welche *einer* Gangart zugehören.

b) Entzündliche Arterienerkrankungen

Das morphologische Merkmal einer einigermaßen definierbaren Entzündung ist das Exsudat. Der Charakter des Exsudates ist dem Kundigen Anhalt für die pathologische Leistung des Geschehens. Entzündliche Arterienerkrankungen zeichnen sich durch einen proteus-ähnlichen Phänotypus aus. Sie stellen höchste Anforderungen an unser Verständnis. Dadurch ist eine „ärgerliche" subjektive Note gegeben, vorläufig aber gar nicht zu vermeiden.

Entzündliche Erkrankungen der Gefäße (überhaupt) kann man grob unterteilen

aa) in unspezifisch-banale und spezifische,

bb) in lokale und generalisierende sowie

cc) in akzidentell-konkomitierende und in eigenständige.

Nach der Beschaffenheit des Exsudates könnte man sprechen von seröser, eitriger, granulomatöser etc. Entzündung. Eine Gliederung ausschließlich nach anatomischen Gesichtspunkten ist klinisch nicht interessant. Seit alters gilt die Regel (G. B. GRUBER, 1923, 1925, 1926), daß im allgemeinen die großen Gefäße von außen (über die Vasa vasorum), die kleinen von innen her (über die Intima) erkranken. Venen offenbaren eine stärkere Reaktionsbereitschaft als Arterien.

aa) Banale, nicht spezifische Entzündungen

Sie entstehen im allgemeinen „aus der Nachbarschaft" d. h. in der Umgebung eines größeren Entzündungsfeldes (Abzeß, Ulcus cruris, infizierte Fraktur, Empyemhöhle etc.). Die banalen eitrigen Gefäßwandentzündungen kann man einteilen in

(a) erosiv-exulcerative mit und ohne Kokkenrasen;

(b) intramural-abszedierende und

(c) phlegmonöse. — Durch die antibiotische Medikation werden vielfach Pilzinfektionen (Soor, Aspergillus, Blastomyceten etc.) induziert. — Allgemein darf gelten, daß die Gefäßwände an *den Stellen,* an denen der Adventitia ein entzündliches Exsudat anliegt, von Seiten der Intima eine halbmond- oder sichelförmige Proliferation entwickeln. Die nicht selten von Eiterumspülten Hirngrundarterien zeigen bei allen Formen subakut bis chronisch verlaufender Leptomeningitiden, gleich welcher Ätiologie, diese Veränderungen besonders deutlich.

bb) Generalisierende und nekrotisierende Entzündungen

Es handelt sich um diejenigen Entzündungsformen, die man gelegentlich als „rheumatoide" Angiitiden bezeichnet hatte (v. ALBERTINI, 1944). Sie wurden von der amerikanischen Pathologin ZEEK (1952) neu gruppiert. Die histopathologische Diagnose, welche Form einer hierher gehörigen Schlagadererkrankung vorliegt, ist nicht ausschließlich phänomenologisch zu stellen. Es gehören unbedingt „Zeitgestalt" und „Raumgestalt" d. h. die Kenntnis der Anamnese und der zeitlichen Verhältnisse mit den morphologischen Befunden koordiniert. „Zeitgestalt und Raumgestalt gehören zusammen, sonst funktioniert die diagnostische Assimilation nicht"!

1. Endateriitis obliterans v. WINIWARTER *(1879)* -BUERGER *(1908)*

Sie kommt nicht nur an den peripherischen, sondern auch den großen zentralen Gefäßen und allen Eingeweideschlagadern vor. Der schleichend verlaufende Prozeß steigt gleichsam aus der Peripherie auf, neigt zu Remissionen, mottet weiter und hinterläßt Spuren. Das Venenband ist grundsätzlich mitbeteiligt. Die Venenveränderungen können sogar den Prozeß anführen, unterhalten und aggravieren (Phlebitis migrans)! Das intermittierende Hinken (CHARCOT, 1858; ERB, 1898) kann bestimmte viscerale Schmerzanfälle verursachen (ORTNER, 1902). Die Endarteriitis obliterans auch der großen Gefäße entsteht von der Intima aus. F. W. ZAHN (1878) beschrieb als erster den Befund der Endarteriitis verrucosa. Die Endarteriitis (insbesondere in den Formen, die LEO BUERGER, New York, beschrieben hat) geht mit frühzeitiger Thrombenbildung einher. Die Pfröpfe entstehen mehrzeitig, sie sind mehrschichtig und unterschiedlich alt. Verschlüsse entstehen nicht nur in der Peripherie (juvenile Extremitätengangrän!), sondern auch in der Bauchaorta (Lériche-Syndrom). Es gibt *provinzielle Schwerpunktbildungen.* Hierdurch kann der Grundcharakter der generalisierenden Tendenz scheinbar verloren gehen. Sogenannte isolierte Manifestationen betreffen vorwiegend die Lungen, das Gehirn und den Herzmuskel.

Die Endarteriitis obliterans v. WINIWARTER-BUERGER bereitet histodiagnostisch dann keine oder nur geringe Schwierigkeiten, wenn Frühstadien (zufällig) getroffen werden. Die unteren Extremitäten erkranken schwerer und häufiger als alle anderen Gefäßgebiete. Je größer-kalibrig ein Gefäß ist, umso mehr ist naturgemäß damit zu rechnen, daß der Prozeß auch an den Vasa vasorum etabliert ist. Der entzündliche Prozeß entsteht dann an den Vasa nutritia über die Intima, an den Hauptgefäßen (Aorta, Pulmonalis, Carotides) über die Adventitia und von hier aus transmedial. Interessant ist, daß das männliche Geschlecht ganz überwiegend befallen wird. Zigaretten-Abusus, mikrobielle, inkretorische, toxisch-allergische und physikalische Noxen (Kältetrauma) kommen als alleinige Ursachen grundsätzlich nicht, als Faktorenkonstellation aber durchaus und als Einzelkomponenten im Sinne einer richtunggebenden Verschlimmerung kausal in Frage. Die initialen Veränderungen der v. Winiwarter-Buergerschen Krankheit gehen mit großzelligen intimalen Granulomen einher, welche fast an eine Tuberkulose erinnern können. Die sekundäre Thrombose zeitigt den Lichtungsverschluß. Durch Rekanalisation entsteht ein System von „Altwässern". Spätformen zeigen Ausheilungsbilder mit exzentrischen Stenosierung. Es handelt sich um das, was man „entzündliche Arteriosklerose" (Arteriosklerose im Sinne von DUGUID) nennen kann. Die cerebrale Form der v. Winiwarter-Buergerschen Krankheit wird Spatz-Lindenbergsche Krankheit genannt. Sie zeigt bestimmt-charakterisierbare topische Bindungen.

Anhang: Der v. Winiwarter-Buergerschen Krankheit ähnlich ist die sogenannte Friedlaendersche Endarteriitis (FRIEDLAENDER, 1876). Es handelt sich um die stenosierend-obliterativen Veränderungen, die man im Ductus arteriosus Botalli, der Vena umbilicalis, in den Nabelarterien, aber auch in den, in den tiefen Magenwandschichten gelegenen Schlagadern (in der Nähe des Grundes eines Ulcus chronicum pepticum ventriculum) finden kann. Nach v. ALBERTINI kann man mit Hilfe des Nachweises von „Fibrinoid" den Formenkreis der „rheumatoiden" Angiitiden, welche zur Generalisation drängen, von den mehr örtlich gebundenen Angiitiden (Friedlaendersche Endarteriitis) unterscheiden.

2. Periarteriitis nodosa KUSSMAUL-MAIER *(1866)*

HARRISON (1959) unterscheidet drei Formen: (1.) die klassische mit ischämisch-hämorrhagischen Infarkten in allen Organen, (2.) die vorwiegend pulmonale Form („vanishing-lung") und (3.) eine Form mit Befall der kleineren Gefäße und explosionsartigem Übergang in eine Glomerulonephritis. Die Periarteriitis nodosa kommt bei beiden Geschlechtern, vielleicht bei Frauen etwas häufiger als bei Männern vor; sie tritt in jedem Lebensalter auf; sie befällt auch die Vasa vasorum der großen Schlagadern. Auch bei der Periarteriitis nodosa gibt es stationäre Zustände, Remissionen, ja selbst so etwas wie eine gewebliche Ausheilung. Die Abgrenzung gegen eine Vasculitis bei Erythematodes disseminatus subacutus ist nicht einfach. In 78% aller Fälle von Periarteriitis nodosa ist das Gehirn mitbeteiligt. Im Gegensatz zum Morbus Buerger sind die intracerebralen, nicht die Großhirnrindengefäße betroffen. Eine hundertprozentige Bindung der Periarteriitis nodosa an ein einziges Organ gibt es nicht.

Die Periarteriitis nodosa ist ihrer Natur nach eine vielörtliche Polyarteriitis, welche subakut bis subchronisch verläuft und erhebliche gewebliche Zerstörungen hervorruft. Die Bezeichnung „Peri-Arteriitis" rührt daher, daß eine tiefe sektorförmige Nekrotisierung alle Wandschichten durchsetzt, die Adventitia zerstört, die elastisch-muskulären Verbindungen löst und in sehr vielen Fällen kleine Rupturaneurysmen hervorruft. Fibrin, Leukocyten, alte und frische Blutungen sind immer nachweisbar. Je älter der Prozeß wird, umso mehr Monocyten und Lymphocyten treten in Erscheinung. Periarteriitis-Formen mit starken Riesenzellbildung sind nicht ganz selten. Sie gelten als auf eine allergische Pathogenese besonders verdächtig.

Die *Wegenersche Granulomatose* (Fritz WEGENER, 1939, 1967), die man „pneumogene Granulomatose" genannt hat, — die also den Luftwegen verbunden ist —, ist pathologisch-anatomisch nichts anderes als eine Sonderform der Periarteriitis nodosa. Das besondere besteht in der Lokalisation, im Ablauf und in der klinischen Symptomatik. Das histologische Detail unterscheidet sich nicht grundsätzlich von dem der Kussmaul-Maierschen Krankheit. Der riesenzellige Charakter der vasculitischen Läsion ist im Falle der Wegenerschen Granulomatose aufdringlich deutlich.

Die Periarteriitis nodosa tritt auch im Tierreich auf. Sie zeigt eine gewisse Bindung an diejenigen Tierspecies, welche für Streptokokkeninfekte anfällig sind!

3. Riesenzellenarteriitis, Arteriitis gigantocellularis elasticodiairetica

Sie steht phänomenologisch der Periarteriitis nodosa nahe, besitzt jedoch andere Ausbreitungsformen. Sie ist als HORTON's disease (Arteriitis temporalis) — bei uns — am besten bekannt. Auch bei der Riesenzellenangiitis beginnt der Prozeß innen. Die Intima trägt ein fibrinös-zellulares Exsudat. An Entzündungszellen treten Lymphocyten, Plasmazellen und Leukocyten in Erscheinung. Die Lamina elastica interna wird herdförmig aufgebrochen. Die Desintegrationsfelder haben Sektorform, sie sind also rediär angeordnet. Kleinere muskuläre Arterien werden vollständig entzündlich penetriert. Es können daher miliare Aneurysmen entstehen. Die Riesenzellen sind charakteristisch. Sie haben häufig die Form von Fremdkörperriesenzellen. Tatsächlich haben einige Makrophagen elastische Splitterchen eingeschlossen. Die Riesenzellenarteriitis ist außer an der A. temporalis an den Gehirnschlagadern, den Carotides, den Arteriae subclaviae, den Schulterblattarterien, an der Aorta, den Arteriae coronariae, den Speichen-, Oberschenkel- und Fußrückenarterien nachgewiesen worden. Die Arteriitis temporalis neigt zur Generalisation d. h. der entzündliche Prozeß springt weiter von Gefäßgruppe zu Gefäßgruppe. Nur in einem Drittel der Fälle bleibt die Riesenzellenarteriitis auf den Kopf beschränkt. In 50% dieser Fälle ist mit einer ischämischen Schädigung des Auges (Erblindung) zu rechnen. Die Scleritis nodularis necroticans kann die Folge einer Riesenzellenangiitis sein. Die Arteriits temporalis hat ihren Häufigkeitsgipfel im 7. und 8. Lebensjahrzehnt. Sie kommt auch klinisch „stumm" vor. Offenbar muß eine gewisse Stärke der Veränderungen gegeben sein, bis funktionelle Alterationen manifest werden. Die Mortalität schlechthin liegt bei 10%.

Die Kenntnis der Riesenzellenangiitis reicht bis in das Jahr 1890 zurück. Die Beziehungen zur Sarkoidose sind mehrfach diskutiert, jedoch nicht geklärt. SHIONOYA et al. (1965) haben durch Elastase-Applikation eine Zerstörung der elastischen Platten der Carotismedia des Kaninchens mit Riesenzellbildung reproduzieren können. Man könnte daraus ableiten, daß eine schleichende Autoaggression mit Abbau der elastischen Elemente den wesentlichen Faktor für die Ausbildung der riesenzelligen Proliferate darstellt. Es wird an eine infekt-allergische Pathogenese gedacht.

Das wohl nur bei jungen Frauen vorkommende Aortenbogen-Syndrom (Martorells Syndrom, Takayasu-Krankheit, pulseless disease, Phänomen der umgekehrten Aortenisthmusstenose) ist offenbar ausschließlich die Folge der Riesenzellenarteriitis. Handelt es sich bei den Patienten um ältere Menschen, ist bei uns (in Mitteleuropa) differentialdiagnostisch an eine syphilitische Arteriitis zu denken. Die besondere Häufung riesenzellangiitischer Stenosen im ostasiatischen Raum ist eine Tatsache, die freilich noch immer einer plausiblen Erklärung harrt.

4. Hyperergische Vasculitis (hypersensitivity angiitis)

Sie spielt heute, im Zeitalter der chemischen Therapie, eine verältnismäßig größere Rolle als jemals zuvor. Sie ist nicht durchaus iatrogen bedingt, wird jedoch wesentlich medikamentös gesteuert, aggraviert und mitigiert. Die Ursachen sind mannigfaltig. In der Anamnese spielten bis vor kurzem Sulfonamidapplikationen eine große Rolle. Hypersensitivity angiitis ist wiederholt nach Pockenzweitimpfung gesehen worden. Es entspricht einer allgemeinen ärztlichen Erfahrung, daß fieberhafte Allgemeininfektionen ihre Spuren an den Wänden peripherer Gefäße hinterlassen können. Die hyperergische Angiitis verläuft im allgemeinen schnell, sepsisähnlich, subseptisch. Es handelt sich um sektorförmige fibrinoide, die Gefäßwände von innen nach außen durchsetzende Nekrosen, gelegentlich mit echten Defektbildungen, herniösen Wandprolapsen und Rupturblutungen. Es gibt aber auch Ausheilungsformen. Cortison-Medikation scheint die Geschwindigkeit des zerstörenden Prozesses „aufzufangen". Es resultieren eigenartige sklerosierend-stenosierende Prozesse, welche den Gefäßwandzerstörungen bei Erythematodes disseminatus subacutus (z. B. in der Milz; arteriolitische Fibrose der Malpighischen Körperchen) zum Verwechseln ähnlich sehen! Zu den hyperergischen Angiitiden gehört auch die thrombocytopenisch-arteriolitische Purpura (Moschcowitz-Syndrom, 1925). Dabei handelt es sich darum, daß eine nekrotisierende Entzündung der Wände der kleineren Arterien, insbesondere der Arteriolen, nahezu in allen Organen eine überschießende Blutgerinnung und auf diese Weise eine Verbrauchskoagulopathie erzeugt. Es resultiert also ein dramatisches angiitisches Krankheitsbild mit nekrotisierender Gefäßzerstörung und hämorrhagischer Diathese. Ein verwandtes Krankheitsbild wird als Subsepsis allergica WISSLER (1958) bezeichnet.

cc) Sogenannte spezifische Gefäßwandentzündungen

1. Rheumatische Vasculitis

Rheumatische Gefäßentzündungen in reiner Form begegnen uns im Rahmen der rheumatischen Granulomatose von Th. FAHR (1918, 1938). Diese und das Heer morphologisch verwandter Prozesse spielen an den kleinen muskulären und visceralen Schlagadern, den Arteriolen, mehr noch den Venen und Venolen. Die rheumatische Entzündung der Aorta (KLOTZ, 1912) muß als Mesaortitis verstanden werden. Der Prozeß kriecht, dem Verlaufe der Vasa vasorum folgend, von der Adventitia her in die Media und zerstört dort die elastischen Platten. Die rheumatische Mesaortitis ist verhältnismäßig selten. Sie betrifft überwiegend die Bauchaorta. Rheumatische Infiltrate sind auch am Stamm der Arteria pulmonalis beobachtet (Mesopulmonitis rheumatica). Es glit als charakteristisch, daß im Falle rheumatischer Läsion des Hauptstammes der Arteria pulmonalis die pulmonalen Semilunarklappen „diastatisch" sind. Dies bedeutet, daß die Klappen in den Winkeln auseinandergerückt werden. Die histologische Diagnose „Rheuma" steht und fällt mit dem Nachweis eines Granulomes oder einer fibrinoiden

Nekrose (bei der die eigentliche Nekrosezone durch ein makrophagocytäres Granulom umgriffen ist).

2. Lues

Die syphilitische Entzündung vor allem der großen Schlagadern hat noch heute ihren Platz im Panorama des Sektionsgutes (Häufigkeit etwa 1,5 — 2⁰/₀₀). HEIBERG (1876), WELCH (1876), LAVERAN (1877) und vor allem Paul DOEHLE (1885) haben erkannt, daß im Rahmen bestimmter Zusammenhänge Veränderungen der Aortenwand, welche so aussähen, „als habe man unter einer Presse mit einem mit unregelmäßigen Vorsprüngen versehenen Stempel diese Figuren geprägt", für eine luische Ätiologie in Anspruch genommen werden dürfen! Die Konzeption von DOEHLE wurde von Arnold HELLER mehrfach erfolgreich vertreten und wissenschaftlich durchgesetzt: Die syphilitische Entzündung befällt die Wände der großen Arterien über die Vasa vasorum. In der Umgebung der Vasa vasorum liegen plasmazelluläre Infiltrate. Gummen sind außerordentlich selten. Durch die entzündlichen Infiltrate, welche in die Media vordringen, werden die elastischen Platten zerstört. So resultiert eine Desintegration z. B. der Aortenwand, welche durch eine kompensatorische, kissenförmige Intimaverdickung (bis zu einem gewissen Grade) wettgemacht werden soll. Dadurch entsteht eine unregelmäßige, baumrindenförmige Konfiguration der Intima, welche auf die Länge der Zeit grundsätzlich auch — sekundär — arteriosklerotisch verändert wird. Die Zerstörung der elastisch-muskulären Verbindungen der Mediae schafft die Voraussetzungen für die Entwicklung echter Aneurysmen. Die syphilitische Entzündung greift auch auf den Annulus fibrosus, des Herzens über, erzeugt eine narbige Schrumpfung der Semilunarklappen, ruft auf diese Weise eine valvuläre Aorteninsuffizienz hervor und stenosiert die Coronarostien. Das Leiden ist folgenschwer. Die Lebenserwartung der Träger einer Mesaortitis syphilitica wird durch kardiale Dekompensation, Coronarstenose (Coronarinsuffizienz), Aneurysmenperforation oder durch kombinierte Ereignisse wesentlich beeinträchtigt. — Die syphilitische Affektion kleinerer Schlagadern geht mit einer sehr starken stenosierenden Intimaproliferation einher. Otto HEUBNER (1874) hat die Endarteriitis syphilitica (der Cerebralarterien) als besondere Manifetationsform luischer Gefäßerkrankungen richtig erkannt. Insofern alle Wandschichten beteiligt sind, spricht man von Panarteriitis syphilitica (gummosa). Dabei sind weite Verlaufstrecken der befallenen Arterien gänzlich oder subtotal verödet. — Seltener, jedoch folgenschwer, ist die syphilitisch-stenosierende Entzündung an den Ostien der aus dem Aortenbogen entspringenden Schlagadern. Dabei können beide Carotides hochgradig verengert sein, so daß die Blutversorgung des Gehirnes nur noch über die Arteriae vertebrales garantiert wird.

3. Tuberkulose

Die Tuberkulose der Blutgefäße verfügt über ein wechselvolles anatomisches Bild. Die tuberkulöse Arteriitis ist weit seltener als die Phlebitis. Die tuberculo-bacilläre Infektion der Arterienwände kann (1.) aus der Nachbarschaft, (2.) auf dem Blutwege erfolgen. Letzteres kommt offenbar am meisten so zustande, daß Parietalthromben bei gleichzeitig bestehender Arteriosklerose Tuberkelbazillen mitbringen. Durch Einsickerung und organisatorische Vorgänge gelangen die Erreger in die Arterienwand. In der Aorta sind stärkere tuberkulöse Zerstörungen beobachtet. Bei chronischer Miliartuberkulose sind polytope Intimatuberkel der Arterien in Form von polypösen Knötchen beschrieben. Über die Kombination von Aortentuberkulose mit Tuberkulose von Endokard und Myokard wird immer wieder einmal berichtet. An den großen Schlagadern entsteht die Tuberkulose der Media selbstverständlich ebenfalls über die Vasa vasorum (Mesaortitis tuberculosa). Stärkere Mediazerstörungen können zu tuberkulösen Aneurysmen führen. Naturgemäß entstehen falsche Aneurysmen vorwiegend durch Desintegration von außen her. Hier liegt die Führung gewöhnlich bei paraaortalen tuberkulös alterierten Lymphknoten. Die tuberkulöse Affektion der Adventitia kann labyrinthäre Fisteln hervorrufen, welche zu Kommunikationen zwischen benachbart gelegenen Hohlorganen führen, nämlich zwischen Bronchien, Ösophagus und Pulmonalarterienästen. So kann ein Blutsturz (Hämoptyse) das überraschende Ende bringen. Kleinere muskuläre Arterien erkranken vorwiegend dadurch, daß eine lymphogene Infektion von außen her in die Gefäßwand eindringt. Derartiges wird besonders bei Leptomeningitis tuberculosa gesehen. Die tuberculo-bacilläre Infektion folgt den adventitiellen Lymphscheiden. Hier können Epitheloid- und Langhanszellen aufscheinen. Lymphangitische perivasculäre tuberkulöse Entzündungen werden auch am Herzen, ausgehend von einer Pericardtuberkulose und folgend dem Verlauf der Kranzschlagaderverzweigungen — immer wieder einmal — beobachtet.

Die entzündliche Mitreaktion der kleinen Schlagadern ist im Felde sogenannter perifokaler Reaktion (bei Lungentuberkulose) sehr charakteristisch. Für ihre formale Pathogenese werden tuberculotoxische und tuberculoallergische Mechanismen erörtert. Die nekrotisierende tuberculo-toxische Panarteriitis bei Typhobacillosis LANDOUZY ist, genau genommen, nicht „spezifisch". Dies gilt auch für die nekrotisierende Angiitis nach dem chemotherapeutisch mitigierter Leptomeningitis tuberculosa. Auch der Morbus Besnier-Boeck-Schaumann kann, insbesondere im Bereiche der Lungenhili, charakteristische Gefäßveränderungen setzen. Man kann, wie erinnerlich, die Boecksche Granulomatose als „eingefrorene hämatogene Generalisation" bezeichnen (vgl. „Allgemeine Pathologie", Seite 132). Es gibt polyarteriitische destruierende Prozesse mit Sprengung der Elastica interna und Substitution der Wanddefekte durch Epitheloidzellgranulome. Diese ragen polypös in die Gefäßlichtung. Man spricht von „hanging granuloma".

4. Anhang

Selbstverständlich gibt es lepröse, lymphogranulomatöse, aktinomykotische ect. ect. Veränderungen an den Arterienwänden. Die jeweilige Diagnose kann nur aus der Kenntnis aller ein Krankheitsbild bestimmender Zusammenhänge gestellt werden.

c) Gestaltveränderungen der Arterien

aa) Erweiterungen (Aneurysmen, Ektasien)

Unter einer *Ektasie* versteht man die vorwiegend zylindrische, diffuse Erweiterung ohne wesentliche substantielle Wandveränderung einer Arterie. Die diffuse Erweiterung z. B. der aufsteigenden Aorta findet sich in reinster Form bei glatter und dünner Wandung in Gestalt der „senilen Ektasie". Gleichzeitig ist der Längsdurchmesser des Herzens reduziert, der infrapapilläre Raum des linken Ventrikels geschwunden und der Conus arteriosus sinister verkürzt. So ist ein einprägsames Bild entstanden, das durch das Mißverhältnis zwischen Längen- und Breitendurchmesser im aufgeschnittenen Herz-Aorten-Präparat ausgezeichnet ist. Die senile Aortektasie kommt durch einen mehr oder weniger schleichenden Verschleiß der elastischen Platten zustande.

Aneurysmen: Das Wort kommt von „aneuryno" = dilato = ich erweitere. Man versteht unter Aneurysmen einigermaßen territorial abgegrenzte und mit Substanzverlust der Gefäßwandschichten verbundene Erweiterungen der Schlagadern.

Einteilung der Aneurysmen

I. *Einteilung nach dem Wesen*

a) *echtes Aneurysma* = Dehnungsaneurysma,
b) *falsches Aneurysma* = Rupturaneurysma, chirurgisches Aneurysma.

II. *Einteilung nach der Entstehung*

a) *Aneurysma spontaneum verum:* Die Ursache ist niemals sogleich erkennbar; histologisch: organische Gefäßwanderkrankungen.
b) *Aneurysma traumaticum verum:* Traumatisch bedingte diskontinuierliche Wandunterbrechung.
c) *Aneurysma embolicum:* Embolisch inszenierte Ernährungsstörung über die Vasa vasorum.
d) *Aneurysma dissecans:* Zersplißung der Gefäßwände. Es handelt sich um ein Mittelding zwischen echtem und falschem Aneurysma.
e) *Aneurysma per diabrosin:* Aneurysma infolge Desintegration der Gefäßwand, überwiegend von außen her.

III. *Einteilung nach der Form*

An den großen herznahen Arterien finden sich:
Aneurysma sacciforme, fusiforme (cylindricum) und cuneiforme (naviculare). An den herzfernen Arterien findet sich noch das Aneurysma serpentinum (serpiginosum), cirsoides, gelegentlich und multipel das „connatale" beerenförmige Aneurysma. Es entsteht auf dem Boden einer fehlerhaften Wandtextur („impinging", Forbus).

IV. *Aneurysma arteriovenosum*

Aneurysma arteriovenosum traumaticum directum: Varix aneurysmaticus. Aneurysma arteriovenosum traumaticum indirectum: Aneurysma intermedium saccatum.

Cave: Traumatische Aneurysmen müssen unter allen Umständen operativ beseitigt werden, weil sie so lange wachsen, bis sie eine Blutung (nach innen, nach außen) setzen! Mit Spontanheilung ist in praxi nicht zu rechnen.

bb) Verengerungen (Stenosen)

Die Stenosen der Schlagadern können angeborene oder erworbene sein. Sie können auch durch kombinierte Vorgänge entstehen. Bezüglich der konnatalen Stenosen und Atresien von Pulmonalis und Aorta sei auf S. 72, 73 dieses Bandes verwiesen. Erworbene Stenosen entstehen stets auf dem Boden einer organischen Gefäßwanderkrankung: Exulcerative Skleratheromatose mit parietaler mehrschichtiger Thrombose, Thrombo-Endarteriitis ect. ect. Stenosen kommen gelegentlich durch eine „shelf"-Bildung an einem Arterienostium mit „steal"-Effekt und adaptativer Intimafibrose jenseits des shelf zustande! — „Funktionelle" Angiopathien haben im Grunde keinen echten Platz im Rahmen der Erörterung der speziellen pathologischen Anatomie. *Funktionelle Angiopathien* — Angioneuropathien — sind jedoch für die Frage der Verursachung einer Arterienstenose bedeutsam. Einige Bemerkungen zum Morbus Raynaud mögen das Teilkapitel beschließen:

Maurice RAYNAUD (1862, 1865) hatte intuitiv einen Symptomenkomplex als hinlänglich konstant konzipiert, für den es nur mühsam gelingt, brauchbare morphische Dokumente zu gewinnen. RAYNAUD legte Wert auf die Feststellung des symmetrischen Befalles der kleinen Extremitätenarterien (Digitalarterien). Es erkranken bekanntlich nahezu ausschließlich Mädchen und junge Frauen. Der „konstitutionelle Boden" erscheint wichtig. Die Träger des Raynaud-Syndromes verfügen oft über eine „Halsrippe".

Capillarmikroskopisch läßt sich eine „körnige Strömung" an den terminalen Umkehrschleifen am Nagelfalz sichtbar machen. LEWIS (1937) fand stenosierende Veränderungen an den Digitalarterien. RATSCHOW (1959) unterscheidet einen Morbus Raynaud sui generis und einen von übergeordneten Vorgängen abhängigen intermittierenden (symptomatischen) Verschluß der Digitalarterien. Bei dem klassischen Raynaud liege eine „zentralnervös" bedingte „Starre der peripheren Vasomotion" vor. Der echte Morbus Raynaud ist der im eigentlichen Sinne konstitutionell gebundene (vgl. Allgemeine Pathologie, S. 23). Die prämonitorischen Zeichen reichen Jahre zurück, es besteht eine Kälteempfindlichkeit, und es resultiert ein eigenartiges Farbspiel der Haut am Nagelfalz („doigt mort"; „blanc, bleu, rouge"). Das schließlich und endlich entstehende kollaterale Ödem ist wichtig. Es zeitigt trophische Störungen. Schließlich resultieren punktförmige Nekrosen der Haut, dann erst kommt es zur eigentlichen Katastrophe. Histopathologisch findet sich eine eigenartige Verbreiterung der Intima der Digitalarterien und zwar in ganzer Zirkumferenz. Die muskuläre Media zeigt eine deutliche Hypertrophie. Die wenigen genügend sorgfältig untersuchten Fälle machen es sehr wahrscheinlich, daß die Angioneuropathie durch eine Angioorganopathie, daß also die funktionelle Alteration der Gefäßwand durch eine organisch-mechanische, überlagert wird. Genauer:

Die infolge funktioneller Engerstellung der pheriperischen kleinen Arterien inszenierte Ödemisierung der Intima zeitigt eine Ödemsklerose; diese gibt offenbar den Boden für eine nachträglich entstehende Endangiitis ab! Die wenigen Präparate, die wir selbst einsehen konnten, können im Sinne des Vorliegens einer „entzündlichen Arteriosklerose" gewertet werden.

d) Traumatische Läsionen der Schlagaderwände

Die Kenntnis der physikalischen Eigenschaften der Schlagaderwände ist eine der wesentlichen Voraussetzungen für den Erwerb eines besseren Verständnisses jener Bedingungen, welche die Folgen eines traumatischen Insultes bestimmen. Nach OPPENHEIM (1918) zerreißt die menschliche Aorta erst bei einer Druckbelastung von innen her — Prüfung der Reißfestigkeit durch Einbinden eines Wasserschlauches und Einleitung eines Wasserstrahles — von etwa 2070 mm Hg. Es würde dies in der Sprache des Automobilisten 3 atü bedeuten. Da der normale systolische Aortenblutdruck über dem Herzen etwa 200 mm Hg beträgt, liegt eine zehnfache natürliche Sicherung vor! Eine technische Materialprüfung der Aorta mit Hilfe eines in der Textilindustrie bewährten Verfahrens hat folgendes ergeben: Werden Aortenwandstücke den in der Industrie üblichen Reißtesten unterworfen, so zeigen sie bei histologischer Kontrolle keine pathologischen Veränderungen! Die kritischen Binnendrucke der menschlichen Aorta liegen offenbar bei maximal 2500 mm Hg. Die Querschnittsfestigkeit der Aorta beträgt an dem am meisten gefährdeten Orte (das ist die Stelle des Überganges des freien Aortenbogens in die fixierte Brustaorta) 8,8 kg!

Während die Spontanrupturen der Aorta vorwiegend an der Konkavität des aufsteigenden Bogens gefunden werden, bevorzugen traumatische Rupturen die Konvexität das auslaufenden Bogens. Eine Prädilektionsstelle erster Ordnung liegt hinter dem Ursprung der Arteria subclavia sinistra. Ursächlich kommen vor allem die „Dezelerationsmechanismen" sowie die „Flexionsvorgänge" der Brusteingeweide infrage: Automobilzusammenstoß, Flugzeugabsturz, Liftsturz, Biegung und Zerrung des Herzens an seiner „Aortenwurzel", Abschervorgänge. Traumatische „Ermüdungen" der Arterienwände, nähmlich eine Art von Zermürbung der Media, ist für die Arteria poplitea bei Berufskavalleristen bekannt. Die Aorta zerreißt im allgemeinen bei einem Sturz aus einer Höhe von etwa 15 m. Stumpf-traumatische Kontusionen peripherer Schlagadern (durch den streifenden Schlag eines Geschosses), die im Sinne einer mäßig starken Sklerose verändert waren, fördern die Entstehung parietaler Thromben derart, daß eine posttraumatische Ischämie, selbst noch nach Monaten, entstehen kann. Eine „glatte" perforative Verletzung der großen und kleinen Schlagadern muß nicht notwendigerweise von einer höhergradigen Blutung gefolgt sein. Die häufigste Verletzung der Arterien (heute) erfolgt durch die diagnostische und kurative Punktion. Die Aortagraphie ist zwar in ganz unerwartetem Maße, wenn auch nicht vollständig, harmlos. Die histologische Bearbeitung der punktierten menschlichen Carotis (Encephalo-Angiographie) zeigt, daß im Stichkanal zunächst eine „Plaque" abgeschieden wird. Dieses Gerinnsel wird von zwei Seiten her, von Intima und Adventitia, organisiert. Die organisierenden Gewebeanteile begegnen einander in der Media. Dort entstehen kollagene Fibrillen, nach der Adventilia zu vorwiegend argyrophile präkollagene Fäserchen. Während sich die ersten Endothelsprossen schon nach 18 Stunden finden, setzt die eigentliche Organisation seitens der Intima erst in etwa 10 Tagen ein. Die Organisation seitens der Intima ist also endothelreich, jedoch capillararm, die seitens der Adventitia jedoch reich an Capillaren, Fibroblasten und Makrophagen. Die innere Oberfläche der einstigen Stichkanalebene ist nach 6 — 8 Tagen vollständig tapeziert. Mit dem 29. Tage (nach stattgehabter Punktion) kann der Fibrinpfropf als organisiert gelten. Vom 44. Tage an sind sogar einige glatte Muskelfasern sichtbar zu machen. Vom 240. Tage an treten elastische Fäserchen auf.

Eine besonders interessante Form einer „traumatischen Läsion" ist die *Substitition* ganzer Gefäßabschnitte *durch künstliche Prothesen*. Es gehört zu den für den Histologen am meisten erregenden Befunden, die Entwicklung einer *neuen Intima* im Bereiche einer wie der Glühstrumpf einer alten Gaslaterne anmutenden implantierten Prothese (Dacron, Teflon, Polypropylen) zu beobachten. Nach Implantation und Öffnung der Blutsperre kommt es zu einer Perfusion des Blutes durch das feinporige Maschenwerk der Kunststoffwand, zur Fibrinabscheidung und in deren Folge zu bindegewebiger Organisation. Etwa 14 Tage nach erfolgter Implantation kann man eine fast vollständige Substitution des Faserstoffes durch Bindegewebezellen aus dem paraaortalen Raum nachweisen. Vom 18. Tage an können glatte Muskelfasern dargestellt werden. Ihre Herkunft ist nicht geklärt. Die Endothelbildung geht schneller als die Organisation des Fibrinbelages. Die neugebildeten Endothelien, welche nicht ganz gleichmäßig angeordnet sind, können am eindruckvollsten durch Häutchenpräparate dargestellt werden. Die alloplastische Gefäßrekonstruktion kann Mißerfolge haben. Es kann zu einem Abreißen und Einbrechen der Implantate an und von den natürlichen Gewebebrücken kommen. Ermüdungserscheinungen des implantierten Materiales, aber auch die Neuinszenierung einer verfettenden Sklerose in der Neointima sind gefürchtet. Die Histochemie der Regenerate hat erneut die Bedeutung der Mucopolysaccharide erkennen lassen. Die „ausgeglichenen" Grundsubstanz-Mucopolysaccharide erwiesen sich als eine Art Matrize und im Verein mit den zellular synthetisierten Vorstufen des Kollagenes als „Schrittmacher" der Fibrillogenese. Gelegentlich werden Polsterbildungen wie „Keloide" in der Neointima gesehen.

Totale Querschnittsdurchtrennung kleiner muskulärer Arterien muß nicht notwendigerweise zu katastrophaler Blutung führen. Es kann nach einem von STAUBESAND und ANDRES (1956) experimentell reproduzierten Vorgang zu einer kegelstumpfartigen Einkrempelung der inneren Wandschichten mit Tamponade kommen (vgl. „Allgemeine Pathologie", S. 168).

Neben den mechanischen Läsionen der Gefäße spielen „Verletzungen" durch *strahlende Energie* (Zustand nach Radium-, Röntgenbestrahlung, nach Thorotrastinjektion, nach Einwirkung ionisierender Strahlen schlechthin) eine große Rolle. Es entsteht im Wechsel ein buntes Bild durch Dyshorie und Gewebeproliferation. Kleinere Gefäße zeigen eine hyaline Wandverquellung mit plasmatischer Durchtränkung und Stenosierung; größere zeigen neben einer mehr oder weniger ausgedehnten Nekrotisierung der mittleren Wandschichten eigenartige großzellige Proliferate der Intima. Die Veränderungen sind umso stärker, je länger die Einwirkung der strahlenden Energie stattgehabt hatte. Dabei muß bedacht werden, daß die strahlende Energie kaum jemals die Gefäßwände allein betroffen haben kann. Auch das Gewebe des jeweiligen Standortes ist mit verändert. So ist nicht immer mit Sicherheit zu entscheiden, was radiogenes Trauma der Gefäßwand im engeren Sinne und was Folge einer Strahlenfibrose des umgebenden Gewebes ist. Es scheint, daß die strahlende Energie zu einer Zerreißung der elastischen Membranen der Gefäßwände führen kann. Nach experimenteller Ganzkörperbestrahlung hat sich eine feinkörnige Kalk-Eisenkrustation der Wände der Coronararterien und eine Hyalinose der Arteriolen gezeigt. Lokale Bestrahlung der Aortenmedia durch ^{90}Sr oder ^{90}Y zerstört die elastischen Platten wie „Mottenfraß". Beläßt man die derart behandelten tierischen Aorten in situ, so stellen sich Formen der Arteriosklerose ein, die man mit den Veränderungen der Gangart I (Folgezustände durch Störung der plasmatischen Perfusion!) vergleichen kann. Auch Aneurysmen wurden beobachtet.

Chemische Gefäßwandschäden bestehen im allgemeinen in transintimal inszenierten Medianekrosen. Die „altehrwürdigen" Adrenalinnekrosen begegnen uns heute im „neuen Gewande" der Methoxaminnekrosen. Die Methoxamin-Schäden bestehen in eigenartiger homogenisierender Mediazerstörung. Diese umgreift die ganze Zirkumferenz. Es entstehen Gefäßveränderungen, die eine gewisse Ähnlichkeit mit angiitisch-nekrotisierenden Prozessen, etwa nach Medikation von DOCA (Desoxycorticosteronacetat) haben. Die experimentellen Möglichkeiten der chemischen oder physicochemischen Gefäßwandalteration sind außerordentlich zahlreiche. Ganz allgemein darf man sagen, daß jede Form der Traumatisierung der Arterienwand, gleich welches Charakters oder welcher Ursache, durch eine Anreicherung von Mucopolysacchariden in der Media quittiert wird.

e) Blastomatöse Erkrankungen der Schlagaderwände

Von den Wänden der großen Schlagadern können — sehr selten — bindesubstanzliche Tumoren, mit und ohne Beigabe von glatten Muskelfasern, entstehen. Fibrome, Angiofibrome, Angiofibroleiomyome, aber auch Spindelzellensarkome sind bekannt geworden. Sekundäre Geschwülste d. h. Geschwülste, welche nicht tatsächlich aus der Arterienwand hervorgehen, sondern von der Umgebung herkommend auf die Gefäßwand übergreifen, sind naturgemäß außerordentlich häufig. Der metastatische Befall der paraaortalen Lymphknoten, um ein banales Beispiel herauszugreifen, zeigt, daß eine Lymphangiosis carcinomatosa über die lockeren Wandschichten der Adventitia in die äußere Media der Lendenaorta häufig vordringt. Die Folgen bestehen darin, daß sehr ausgedehnte intramurale Ödeme inszeniert werden, weil der Abtransport des über die Intima eingesickerten blutplasmatischen Perfusionsstromes unmöglich gemacht wird.

Es gibt arterielle Hämangiome; diese können systematisiert auftreten; sie bestehen aus konvolutären Knotenbildungen, gewöhnlich ausgestattet mit arteriovenösen Anastomosen, welche raumfordernd jedoch nicht eigentlich infiltrativ angelegt sind und langsam wachsen (Hirnhäute, Schädeldach, bestimmte Gesichtsregionen). Endotheliome, welche einen definierten Ausgang von der inneren Oberfläche bestimmter Arterien nehmen, sind nicht zuverlässig beobachtet.

3. Venen

a) Mißbildungen

Venenmißbildungen, welche im Rahmen der Entwicklungsstörungen bei angeborenen Herzfehlern auftreten, wurden auf S. 70 ff erörtert. — Im Bereich der Vena ilica communis wird gelegentlich eine Brücken- und Röhrenbildung, gleichsam ein Strom von Altwässern beobachtet. Es handelt sich wahrscheinlich um die Folgen einer alten umgewandelten Thrombose. Auch an der Pfortader kann ähnliches gesehen wrerden. Besonders bemerkenswert ist die „Beckenvenensperre" (Robert WANKE): Dabei handelt es sich um eine durch Fehlbildung zustande gekommene Spornbildung am Confluens zweier Beckenvenen, gewöhnlich solcher, welche zum Quellgebiet der Vena ilica communis sinistra gehören. Das klinische Leitsymptom ist die Volumenvermehrung des linken Beines! Die Fälle sind durch operative Beseitigung der Venensporne heilbar. Verdächtig auf das Vorliegen einer Beckenvenensperre sind alle einschlägigen Beobachtungen bei Jugendlichen. — Mißbildungscharakter haben auch geschwulstähnliche venöse Entfaltungen: Blastomatöse Dysplasien! Bei einem großen racemösen Hämangiom ist es häufig unmöglich zu entscheiden, was echte Geschwulst und was „fehlerhafte Gewebekomposition" ist.

b) Metabolische Veränderungen der Venenwände

Im Alter schwindet die Venenwandmuskulatur (der Media): Senile Atrophie. An ihre Stelle tritt dann Bindegewebe, welches funktionell minderwertig ist. Im Gegensatz zur Arteriosklerose tritt die Phlebosklerose an Häufigkeit und Bedeutung ganz zurück. Es gibt keine diffuse Venensklerose, welche einer allgemeinen Arteriosklerose vergleichbar wäre. Diese Tatsache scheint dafür zu sprechen, daß funktionelle Momente (Druckbelastungen etc.) für die Entwicklung der Arteriensklerose wesentliche Bedeutung besitzen. — Eine Phlebosklerose findet man jedoch häufiger an den Vereinigungsstellen der beiden Venae ilicae communes und zwar an der Stelle, an welcher der Ursprung der Vena cava caudalis an der Vorderseite der Wirbelsäule angeheftet ist. Eine entsprechende Venenwandverdickung kann man am Lebervenen-Cava-Winkel beobachten. — Im Rahmen allgemeiner Amyloidose wird die Ablagerung kongophiler Massen in der Media der Venenwände nahezu regelmäßig beobachtet („vasomediale" Form der Amyloidose). Lipoidosen der Venen, häufig sehr zahlreicher auch kleinerer Venen, werden im Rahmen allgemeiner Lipid-Speicherungs-Krankheiten gesehen.

c) Entzündliche Läsionen der Venen

In der Zeit der Pathologie *vor* R. VIRCHOW galt der von Jean CRUVEILHIER formulierte Satz: „La phlébite domine toute la pathologie". Damit soll zum Ausdruck gebracht werden, daß in der alten Zeit entzündliche Erkrankungen, welche am Venensystem spielten, außerordentlich häufig gewesen sind. — Nach der Lokalisation könnte man eine Periphlebitis von einer Endophlebitis unterscheiden. Die Mitbeteiligung der Venenwände durch Fortschreiten und Übergreifen einer Entzündung aus der Nachbarschaft ist natürlich häufig. Derartige Prozesse sind nicht eigenständig. *Ohreiterungen* erzeugen eine Thrombophlebitis des Sinus sigmoideus oder eine Thrombophlebitis des Bulbus venae jugularis internae. *Lungenabszesse* setzen eine Thrombophlebitis pulmonalis. Entzündliche Affektionen der Vena saphena entstehen von einem *Ulcus cruris* aus. *Puerperale Infektionen* führen zur Thrombophlebitis des parametranen Venenplexus. Eine Thrombophlebitis der Pfortader kommt bei eitriger Entzündung in ihrem Quellgebiet zum Beispiel nach *perforativer Appendizitis* — leider nicht ganz selten — zur Beobachtung. Die eitrige Thrombophlebitis der Nabelvene findet sich nach *Nabelinfektion des Säuglings*.

Ungemein charakteristisch ist die Entwicklung vasogener resorptiver Granulome im Gebiet kleiner Venen bei protrahierter Sepsis: In den Venae sublobulares der Leber, in den Lungenvenen, aber auch in den Venen der verschiedensten Standorte können bei chronisch-rezidivierter Eiterkokkeninfektion Granulome entstehen, die man Siegmundsche Knötchen heißt (kleine wandständige Fibrinthromben mit makrophagocytärer Umhüllung). Prinzipiell genau so entstehen die Intimatuberkel und das Aschoffsche Knötchen. Intimatuberkel, Siegmundsche Knötchen und Aschoffsche Knötchen entstehen nach einem einheitlichen pathogenetischen Prinzip, nämlich durch Resorption der betreffenden Krankheitserreger über das Endothel der Wände kleiner und kleinster Venen. Je nach der Qualität der Erreger werden die charakteristischen Granulome aufgebaut.

Die *Phlebitis tuberculosa* ist nicht ganz selten durch ein sogenanntes Stifttuberkel ausgezeichnet, welches durch Konfluenz nahe benachbart gelegener Intimatuberkel entsteht.

Die *syphilitische Phlebitis* hat nicht durchaus den Charakter einer „spezifischen" Entzündung; es handelt sich vielmehr um eine uncharakteristische lympho-plasmazellulare, periphlebitische Induration. Gelegentlich werden aber doch auch Gummen beobachtet. Bemerkenswert ist die Endophlebitis hepatica obliterans (CHIARI). Dabei findet man beosnders an der Einmündung der Venae hepatica revehentes in die Vena cava caudalis stärkere endophlebitische Wucherungen mit parietaler Thrombose. Auf diese Weise kann es zur Stenose der rückführenden Lebervenen, gelegentlich zu deren Obliteration, kommen. Die Folge ist eine maximale venöse Hyperämie der Leber mit konsekutivem Umbau (Budd-Chiari-Syndrom). Der Nachweis der syphilitischen Ätiologie ist nicht immer leicht zu führen (WaR!). Angeblich können gleichartige Veränderungen durch einen chronischen viszeralen fieberhaften Rheumatismus verursacht werden (v. CORONINI). Bei Typhus abdominalis entsteht die Endophlebitis typhosa lienis OPPENHEIM: Infolge thrombophlebitischer Verschließungen zahlreicher, nahe benachbart liegender Milzvenen resultieren infarktähnliche Nekrosebezirke, unter Umständen mit Konsequenzen (Milzkapselnekrose, Sequestration des Infarktes).

Selbstverständlich werden phlebitische Prozesse bei Aktinomykose, Lepra, Lymphogranulomatose etc. etc. beobachtet.

Eine nosologische Eigenstellung beansprucht die *Phlebitis migrans*. Dabei handelt es sich um ein zur Generalisation drängendes, sehr zahlreiche Gefäßprovinzen betreffendes Leiden, das unter dem Bilde einer mitigierten Sepsis abläuft. Nach und nach resultiert ein Morbus thrombembolicus mit Infarktbildungen in zahlreichen Organen, dementsprechend mit bunter Ausfalls-Symptomatik. Es ist wahrscheinlich, daß eine Eiterkokkeninfektion (durch „in der Phase gedrosselte" Streptococcen) zugrunde liegt. Es entstehen ausgedehnte venöse Verödungsbezirke, eigenartige Formen der Rekanalisation, Altwasser- sowie Rinnsalbildungen, welche an Hämangiome erinnern können. In allen Fällen der Phlebitis migrans lassen sich eigenartige Umbauvorgänge an den mittlestarken Pulmonalarterien nachweisen. Es handelt sich sehr wahrscheinlich um die Folgezustände nach stattgehabter Thromboembolie. Die in die Lungenarterien embolisch verschleppten Thromben werden ebendort organisiert und mehr oder weniger rekanalisiert. Es gibt eine wissenschaftliche Arbeitsrichtung, die dafür eintritt, daß bestimmte Formen der pulmonalen v. Winiwarter-Buergerschen Krankheit pathogenetisch auf das thrombembolische Geschehen zurückgeführt werden sollen, welche mit einer Phlebitis migrans zusammenhängen! Andererseits ist es tatsächlich bekannt, daß die Endarteriitis obliterans v. WINIWARTER-BUERGER häufig zuerst an den den erkrankten Arterien benachbart gelegenen Begleitvenen beginnt!

Nicht ganz selten wird bei okkultem Carcinomleiden eine *Phlebitis saltans coerulea non dolens* beobachtet. Dieses Syndrom soll insbesondere für Pankreascarcinome charakteristisch sein. Man muß wohl annehmen, daß eine durch das Carcinom induzierte Blutgerinnungsstörung resultiert, welche die wesentliche Voraussetzung dafür ist, daß polytope Venenthrombosen zustande kommen.

d) Phlebodysmorphien, Phlebektasien, Varizen

Ähnlich der Unterscheidung bei den Arterien sind auch hier umschriebene Erweiterungen (Varizen) von einer diffusen Erweiterung (Phlebektasie) zu trennen. Die Varizen sollen angeblich dauernd bestehen, können jedoch an manchen Körperstellen sicher auch gelegentlich, jedenfalls bis zu einem gewissen Grade, verschwinden. Sie sollen vielfach primär unabhängig von der lokalen oder allgemeinen Blutstauung zustande kommen. Das Wort „Varix" leitet sich ab von „varus" = krumm.

Die Phlebektasien entstehen dagegen auf dem Boden einer venösen Blutstauung. Sie sind unbeständig und veränderlich. Es gibt naturgemäß auch Übergangsformen zwischen Varizen und Phlebektasien. Varizen sind im allgemeinen zunächst nur etwa erbsgroß. Durch weitere Wandüberdehnung und spätere Bindegewebsneubildung können sie bis zur Größe eines Hühnereies heranwachsen. Die Ausbildung eines sackförmigen Varixknotens setzt immer eine örtliche Störung der Wandverhältnisse voraus. Die elastisch-muskulären Wandteile werden bindegewebig substituiert; dadurch wird das Lumen dauernd erweitert. Ist die Bindegewebsanbildung besonders stark, dann kann es zur Verdickung größerer Wandabschnitte, zur Phlebofibrose, kommen. Die Intima kann dadurch hyalinisiert werden. Häufig wechseln dicke und dünne Wandpartien miteinander ab. Im Laufe der Zeit treten sekundäre entzündliche Prozesse hinzu. Die Entzündung der Venenwand spielt bei einer Varicosis wahrscheinlich primär keine Rolle. Multiple Varixbildung kommt vor am Plexus haemorrhoidalis, pampiniformis (Varicocele), prostaticus, utero-vaginalis, vesicalis und besonders im Bereiche beider Unterschenkel (links häufiger als rechts).

Besondere Formen der Varizen und Phlebektasien

aa) Krampfadern

Ihre Ursache ist in einer angeborenen erblichen Wandschwäche zu erblicken. Schon normalerweise bestehen Unterschiede in Stärke und Ausbildung einzelner Wandabschnitte. Indem dünne und dicke Partien miteinander abwechseln, entstehen prävariköse Zustände. Wenn Venenklappen stromaufwärts von der Saphenamündung fehlen, dann spielt die Blutstauung für das Zustandekommen der Krampfadern eine Rolle. Die genannte konstitutionelle Venenwandschwäche mag Teilerscheinung einer allgemeinen Bindegewebsdysplasie sein. Ein Status varicosus liegt dann vor, wenn Phlebektasien der Haut, Naevi vasculosi, Eingeweidebrüche, Prolapse und Enteroptosen gemeinsam vorkommen. Um die Dignität des klinischen Begriffes des „Status varicosus" wird gerungen. Eine „Bindegewebsschwäche" läßt sich experimentell durch den Lathyrismus reproduzieren.

Natürlich ist die Bedeutung der Blutstauung relativ hoch zu veranschlagen. Sie kann im einzelnen durch Herzfehler, chronische Lungenerkrankungen, durch Arbeitsweise im Stehen (Bedeutung der Schwerkraft), Behinderung des Blutabflusses durch Leberzirrhose, Geschwulstdruck, Kompression durch ein Bruchband, spätgraviden Uterus etc. etc. bedingt sein.

Im gegebenen Zusammenhang sei an die Bedeutung der habituellen aufrechten Körperhaltung ohne ausgiebige Bewegung bei langbeinigen Menschen erinnert. Die natürliche Körperbewegung und das Muskelspiel der Beine machen eine charakteristische Saugwirkung am Foramen ovale der Oberschenkelfaszie. Auch diese Saugwirkung ist für die Bedeutung des venösen Abflusses schwierig einzuschätzen. Sind die Venen erst einmal erweitert, kommt es zur Insuffizienz der Klappen. Sind die Klappen insuffizient, dann wirkt die Hämostatik umso mehr, weil ja die Blutsäule nicht mehr unterteilt ist. Die Krampfadern treten zuerst im Verzweigungsgebiet der Vena saphena magna medial von der Tibia auf. „Krampfadern" haben ihren Namen daher, weil die tiefen Wadenvenenvarizen zu Zirkulationsstörungen der Muskulatur und krampfartigen schmerzhaften Kontraktionen Anlaß geben können. Die Blutstauung in den regenwurmartigen Venenkonvoluten begünstigt das Angehen sekundärer Infektionen. Es ist ärztlich geläufig, daß Menschen, welche Krampfadern besitzen, im Zuge einer fieberhaften Allgemeininfektion (sogenannter grippaler Infekt) eine echte Phlebitis erwerben können (Thrombophlebitis).

bb) Hämorrhoiden

Neben der Disposition durch sitzende Arbeitsweise spielen Kotstauung, Bauchpresse bei der Darmentleerung, entzündliche Schleimhautveränderungen eine pathogenetische Rolle. Die Voraussetzung für die Entstehung der Hämorrhoiden ist die Vielfalt der rektalen Venensysteme. Man unterscheidet den Annulus haemorrhoidalis. Er stellt einen Ring von Venenknäuelungen dar. Hinzu kommen ampulläre Venenerweiterungen, die auch im Sinne arteriovenöser Kurzschlußverbindungen an eine der Hämorrhoidalarterien angeschlossen sind. Sodann spielen die Plexus venosi haemorrhoidales eine Rolle. Schließlich sei auf die Verbindung mit der Pfortader über die Vena haemorrhoidalis cranialis hingewiesen. Ohne dieses venöse Labyrinth am Mastdarm käme es wahrscheinlich überhaupt nicht zur Aussbildung der Varizen. Die Hämorrhoiden der „mittleren Etage" zeigen, wenn sie rupturieren, eine arterielle Blutung! Die hellrote Farbe des Blutes resultiert durch die Öffnung der arteriovenösen Anastomosen.

cc) Caput medusae

Es handelt sich hierbei um unregelmäßige Venenerweiterungen in der Umgebung des Nabels bei Rückstauung des Blutes in den Bereich der alten Nabelvenen und in die Gegend der Bauchwand. Das klassische Medusenhaupt entsteht auf dem Boden der Leberzirrhose (Pfortaderstauung, Stauung in die Burowsche und Sappeysche Vene). Bei einem Verschluß der Vena cava caudalis (nicht ganz selten durch Thrombose bei Typhus abdominalis) entstehen mächtige Anastomosen im Bereiche der gesamten vorderen Rumpfwand.

Die Folgen der Phlebodysmorphien können Stauungsödem, Druckatrophie der benachbarten Epidermis, Pigmentanomalien, sekundär inszenierte chronische Entzündungen sein. Auf dem Boden der chronischen Blutstauung sowie der chronischen Entzündung kommt es gelegentlich zur Bindegewebsanbildung und damit zur Elephantiasis phlebectatica.

e) Die Geschwülste des Venensystemes

Ganz selten sind primäre Venenwandgeschwülste. Es gibt natürlich venöse Spielarten des Angioma racemosum. Auch diese Geschwülste werden besser als blastomatöse Dysplasie bezeichnet. Sie haben also Mißbildungscharakter. Sie können systematisiert auftreten. Im Rahmen der Teleangiectasia hereditaria OSLER sind kavernöse Venenkonvolute in den Schleimhäuten (Unterschleimhäuten) des Magendarmkanales sowie unter den Glissonschen Kapseln von Leber und Milz häufig. Es scheint, daß endotheliogene maligne Tumoren — Endotheliome — ihren Ausgang von den inneren Wandschichten der Venolen nehmen. Derartige gelegentlich riesenhaft ausgedehnte, hämorrhagisch nekrotisierte, histologisch äußerst bunte Geschwülste werden (wenn überhaupt) mit Vorliebe in der Leber oder im Bereiche der Ovarien beobachtet. Die Histologie kann an ein „malignes Chorionepitheliom" erinnern.

f) Parasiten des Venensystemes

aa) *Bilharziosis*

Bei der ägyptischen Hämaturie handelt es sich um die Folge der Infektion durch Schistosomum haematobium (BILHARZ). Es handelt sich hierbei um einen Vertreter aus der Reihe der Plattwürmer (Trematoden). Die Tiere leben getrennt-geschlechtlich. Das Männchen ist 10 — 15 mm lang, 1 mm breit; das Weibchen 20 mm lang, jedoch nur 0,1 mm breit. Das Männchen trägt auf seiner Bauchseite einen Kanal, in dem sich das Weibchen aufhält (Canalis gynaecophorus). Die Infektion erfolgt beim Baden oder Arbeiten in den Flußtümpeln und Teichen. Der Parasit dringt durch die Haut in den menschlichen Körper ein, wandert auf dem Blutwege in das Quellgebiet der Pfortader und in die Gegend der Beckenvenen. Dort liegen Männchen und Weibchen in Symbiose. Das Weibchen setzt eine große Menge von ovalen mit einem endständigen Stachel ausgestatteten Eiern vor allem in die Gegend der Schleimhautvenen der Harnblase ab! Dadurch kommt es zur Ausbildung einer chronischen geschwürigen Urocystitis, zur Abgabe der Eier mit dem Harn nach außen, zur Hämaturie und subjektiv zu starken Schmerzempfindungen beim Wasserlassen, in der Damm- und Lendengegend. Die chronische Entzündung der Harnblase kann die Entstehung eines Harnblasenkrebses auslösen. Auch der Mastdarm wird von der Entzündung betroffen. Indem die Eier des Schistosomum nach außen gelangen, wird ihnen die Möglichkeit zu einem eigenen, durch Zwischenwirte vermittelten komplizierten Entwicklungswege bis zur infektionstüchtigen Larve eröffnet.

bb) Echinococcus

Die Echinococcus-Zysten können beim Zwischenwirte (Mensch) in die venöse Blutbahn einbrechen, und es kann auf diese Weise zu einer embolischen Echinococcose, besonders in die Lunge, kommen.

4. Capillaren

Über funktionelle Alterationen der „terminalen Strombahn" und über die Rolle, welche das Capillarsystem im Rahmen der hämorrhagischen Diathesen spielt, wurde auf Seite 19 der „Allgemeinen Pathologie" berichtet. Es interessieren an dieser Stelle die *morphologischen* Capillarwandveränderungen.

a) Stoffwechselstörungen der Capillarwände

Wesentlicher Schauplatz metabolischer Alterationen ist das System der sogenannten Basalmembranen: hier kann es zu lipoproteidiger Imprägnation, zu hyaliner Durchtränkung, insbesondere aber auch zur Ablagerung kongophiler Substanzen kommen. Im Gehirn alter Menschen kann eine systematisierte Kalksalzablagerung, vorwiegend gebunden an die Basalmembranen der Capillaren, beobachtet werden. Die histologische Kontrolle zeigt, daß es sich nicht eigentlich um echten Kalk, sondern um Kalk-Eiweiß-Eisen-Ablagerungen (= Pseudokalk etc.) handelt.

b) Entzündliche Läsionen der Capillarwände

Bekanntlich nehmen die Capillaren eine Schlüsselstellung im Entzündungskapitel deshalb ein, weil die vaskuläre Theorie der Entzündung prävaliert. Ohne Anwesenheit von Capillaren entsteht im allgemeinen kein eigentliches entzündliches Exsudat. Die eigentliche Mitbeteiligung der Capillaren beim Ablauf entzündlicher Prozesse besteht in folgendem: Steigerung des Stoffaustausches zwischen Strombahn und Gewebe der Umgebung; Resorption der örtlichen Gewebsabbauprodukte oder sogenannte Entzündungsstoffe mit dem Ziele der Gewebereinigung; eigentliche Zerstörung der Capillarwände im Entzündungsfeld. Die der äußeren Zirkumferenz der Capillaren aufliegenden Pericyten (Polyblasten, Adventitialzellen etc.) sind legitime Mitglieder des „aktiven Mesenchymes". Sie wirken also mit beim Aufbau eines Exsudates.

c) Geschwülste der Capillaren

An erster Stelle ist das *Haemangioma capillare simplex* zu nennen, welches an Haut und Schleimhäuten vorkommt und als Naevus vinosus vasculosus flammeus bezeichnet werden kann. Besondere capilläre Angiome liegen gelegentlich in den Wänden größerer Venen. Sie gehen von den Vasa vasorum aus und werden als *phlebogene Angiome* bezeichnet. Multiple systematisiert auftretende capilläre Angiome an Haut und Schleimhaut können mit andersartigen Gefäßgeschwülsten (Angiogliomen, Cavernomen, arteriovenösen Haemangiomen) vergesellschaftet vorkommen. Im Gegensatz zu den banalen capillären Angiomen gibt es besonders in der Leber angiomähnliche Dysplasien, bei denen die ortsständigen Capillaren nicht eigentlich uferbildend mitwirken: *Peliosis hepatis*. Das Organ ist im ganzen vergrößert, seine Farbe auf der Schnittfläche (wie der Name zum Ausdruck bringt) blauschwarz, die Konsistenz ist vermehrt, der Blutgehalt extrem gesteigert. Mikroskopisch findet sich eine diskontinuierliche Wucherung der Capillarendothelien und der v. Kupffer-Zellen derart, daß vielkernige Riesenzellen, endotheliogene Knospen in weiten Bezirken das Feld beherrschen, während in der unmittelbaren Nachbarschaft Gefäßlakunen offenbar nur durch die nackten Leberepithelien begrenzt werdn. Es liegt im eigentlichen Sinne eine Hamartie (fehlerhafte Gewebekomposition) vor. Die Peliosis hepatis ist über kurz oder lang — d. h. also auf die Dauer ihres Bestehens — mit einer granulären Leberzirrhose vergesellschaftet. Umgekehrt erzeugt eine Leberzirrhose Capillarektasien, vor allem der Gesichtshaut: *Spider nevi* (taches stellaires, étoiles). Eine eigenartige Form eines capillären Haemangiomes ist das *Granuloma teleangiectaticum*. Es handelt sich wahrscheinlich um die Folge eines Streptokokkeninfektes. Dabei entsteht eine pilzähnliche pedikulierte Proliferation von Capillaren an exponierten Körperstellen (vgl. S. 157 der „Allgemeinen Pathologie"). — Von den Endothelien der Blutcapillaren können die vergleichsweise seltenen *Endotheliome — Haemangioendotheliome* — ausgehen. Sie werden im Bereiche der tiefen Halseingeweide, der Schilddrüse, des Mediastinum, aber auch von Leber und Ovarien, schließlich im Knochenmark, beobachtet. Endotheliome sind maligne, wachsen im allgemeinen in der Kontinuität, lokal destruierend, erst in Spätstadien Fernmetastasen setzend.

d) Anhang: Arteriovenöse Anastomosen

Bei einem schlecht eingestellten Diabetes mellitus kann es zur *Obliteration* oder zur Sklerose der arteriovenösen Anastomosen etwa an den Fingerbeeren, kommen. Im ersten Falle, also bei Verschluß der Anastomosen, muß das Blut dauernd durch das Capillarsystem der betreffenden Gefäßprovinz hindurchströmen. Dabei kann eine *Capillarektasie* resultieren. Der arterielle Blutdruck ist jetzt natürlich an den Capillaren nur noch ganz gering. Es kommt daher zu einer Verlangsamung des Blutdurchflusses. Dadurch soll angeblich die Thromboseneigung im venösen Quellgebiet bei Diabetikern gefördert werden. Im zweiten Falle bleiben die starrwandigen Anastomosen ständig erweitert. Es kommt daher, eben durch den Kurzschluß, zu einem relativ vermehrten arteriellen Druckstoß in die Venen und auf diese Weise zu einer Steigerung des venösen Blutdruckes. Hierdurch resultiert durch funktionelle Anpassung eine Arterialisierung der Venenwände. Auch dieser Vorgang ist unerwünscht, denn die Regulation des peripheren Kreislaufes wird erschwert. — Kleine *Geschwülstchen* der Hoyer-Grosserschen Organe können in Einzahl oder Mehrzahl an den Extremitätenenden, etwa unter dem Fingernagel, vorkommen; sie sind sehr schmerzhaft, wetterempfindlich, erzeugen mindestens ein Kitzel- oder ein abnormes Kältegefühl. Manchmal besteht dauernd ein dumpfes Druckgefühl, eine halbseitige Temperaturerhöhung, eine Muskelatrophie der zugehörigen Finger- und Handmuskulatur, seltener ein Hornerscher Symptomenkomplex (Miosis, Ptosis, Enophthalmus). Die Glomustumoren sind gutartig, wachsen langsam expansiv, nicht infiltrierend. Mikroskopisch bestehen sie aus eigentümlichen hellen, meist spindelförmigen Zellen, welche als Stammzellen der glatten Muskulatur gelten können. Man spricht deshalb von neuromyoarteriellen Tumoren. Sie können manchmal besonders gefäßreich sein (hämangiomatoide Formen), manchmal dagegen vorwiegend zellreich (epitheloidzellige Formen). Schließlich gibt es auch arteriovenöse Geschwülstchen, welche wie eine nervale Geschwulst aussehen (neuromatöse Formen). Glomustumoren haben funktionelle und histogenetische Beziehungen zu den Paraganglien. Man unterscheidet *chromaffine Paraganglien*. Diese sind histologisch sympathogen, haben also etwas mit der Anlage des Sympathicus zu tun und verhalten sich pharmakologisch adrenergisch. Zu den chromaffinen Paraganglien gehören das Paraganglion suprarenale (= Nebennierenmark), das Grenzstrangganglion beim Embryo, das Paraganglion aortale (= Zuckerkandlsches Organ). Schließlich kommen noch einige retroperitoneale chromaffine Gewebesplitterchen entlang den sympathischen Geflechten zur Beobachtung. Im Gegensatz hierzu sind die *nicht-chromaffinen* Paraganglien parasympathogen und cholinergisch. Wir zählen hierzu: Das Glomus caroticum (es gehört zum Glossopharyngicus); das Glomus supracardiale (es gehört zum Nervus vagus); das Glomus coccygicum am Steißbein. Schließlich nenne ich eine größere Gruppe nicht-chromaffiner Paraganglien, die wir als Glomerula caudalia abdominalia et digitalia bezeichnen. Gerade letztere haben histogenetische Beziehungen zu den arteriovenösen Anastomosen. Die Tatsache, daß die Glomustumoren etwas mit dem Nervensystem zu tun haben müssen, wird ja auch aus dem genannten Hornerschen Symptomenkomplex deutlich. — Leider gibt es auch maligne Glomustumoren, selbst solche mit Metastasen.

VI. Pathologische Anatomie des Lymphgefäßsystemes

Eine besondere zentrale Stellung in der Pathologie des Lymphgefäßsystemes beansprucht der Ductus thoracicus. Seine Auffindung macht bei der Obduktion gelegentlich Schwierigkeiten. Es empfiehlt sich deshalb, sich der von KÖSTER angegebenen Methode zu bedienen: Der *Köstersche Handgriff* besteht darin, daß man nach Herausnahme der linken Lunge (aus der Leiche) Herz und rechte Lunge in die linke Pleurahöhle hinüberwälzt. Dadurch wird die Pleura mediastinalis angespannt, und es gelingt jetzt leicht, zwischen Ösophagus und Aorta den Ductus thoracicus zu finden.

Seine Auffindung ist um so einfacher, je stärker er alteriert ist. Es empfiehlt sich, den einmal gefundenen Gang mit einem Bindfaden anzuschlingen, um ihn später im Fortgang der Obduktion leichter wieder finden zu können.

Unter den *Entzündungen* des Lymphgefäßsystemes nenne ich zunächst die nicht-spezifischen. Die Lymphangitis simplex und die Lymphangitis purulenta entstehen entweder durch Übergreifen einer Entzündung aus der Nachbarschaft oder aber durch den Ablauf einer Entzündung im Quellgebiet der erkrankten Lymphbahn. Die Lymphgefäßwand ist geschwollen, die Endothelien sind proliferiert; in der Umgebung eines Lymphgefäßes findet man ein besonders starkes entzündliches d. h. eiweißreiches und durch proteolytische Fermente reichlich ausgestattetes Ödem. Sind lediglich die Lymphcapillaren erkrankt, so spricht man von *Lymphangitis capillaris*. Die Erkrankung der größeren Lymphstränge bezeichnet man als *Lymphangitis truncularis*. Gelegentlich entstehen im Inneren der erkrankten Lymphbahnen Lymphthromben. Man spricht von Thrombolymphangitis. Derartiges kann man vor allem in den Nieren bei chronisch-interstitieller Nephritis (sogenannter Pyelonephritis) beobachten. Klinisch ist eine Entzündung der Lymphbahnen dadurch gekennzeichnet, daß, falls der Prozeß in der Nähe der äußeren Körperoberfläche spielt, die Körperdecke streifenartig und netzförmig marmoriert ist. Eine chronische Lymphangitis ist meistens durch eine besonders starke endotheliale Proliferation ausgezeichnet. Man findet eine Endolymphangitis chronica proliferans productiva in der Lunge bei Anthrakose und Silikose. Am Ductus thoracicus kommen chronische Intimaverdickungen vor, die eine gewisse histologische Ähnlichkeit mit den Veränderungen einer Arteriosklerose besitzen.

Unter den *spezifischen Entzündungen* der Lymphbahnen spielt die *Tuberkulose* eine besondere Rolle. Man kann eine Lymphgefäßtuberkulose entweder primär oder sekundär erwerben. Eine primäre Lymphangitis tuberculosa findet sich beispielsweise in der Nachbarschaft einer Inoculationstuberkulose von Haut und Schleimhäuten. Die Lymphgefäßtuberkulose ist dann sekundär, wenn die Tuberkulose zuerst im Quellgebiet der erkrankten Lymphgefäße etabliert war. So entsteht die Lymphangitis tuberculosa, welche die Brücke zwischen Ghonschem Herd und lymphoglandulärem Anteil (des tuberkulösen Primärkomplexes) schlägt. Eine entsprechende Lymphangitis tuberculosa wird nicht ganz selten in der Mesenterialplatte, einer geschwürigen Darmschleimhauttuberkulose nachgeordnet, gefunden. Besonders wichtig und folgenschwer ist die tuberkulöse Entzündung des Ductus thoracicus. Es sind hier zwei Formen möglich: Entweder liegt eine Endolymphangitis tuberculosa vor, weil Tuberkelbazillen aus einem Quellgebiet herrühren. Oder aber es handelt sich um eine Perilymphangitis tuberculosa, weil die Tuberkelbazillen von einem Lymphknoten aus der Umgebung stammen. Ein Intimatuberkel des Ductus thoracicus spielt die gleiche Rolle im Rahmen einer allgemeinen Miliartuberkulose wie ein Intimatuberkel an einer Vene oder einer Arterie. Er kann also ebensowohl Quellherd wie Streuherd sein!

Die *syphilitische Entzündung* der Lymphbahnen finden wir beim syphilitischen Primäraffekt als Endo- und Perilymphangitis, sowie als Thrombolymphangitis. Die Lymphbahnen sind verdickt, ähnlich einer Schnur, vielfach strangartig verzweigt. Im sekundär-luischen Stadium begegnet man einer indolenten chronischen Lymphangitis mit bindegewebiger Umwandlung. Auch im Tertiärstadium sind lymphangitische Prozesse beobachtet. Es findet sich dann eine Endolymphangitis proliferans gummosa, vor allem in den selteneren Fällen einer pulmonalen Lues III.

Eine *Veränderung der Gestalt* der Lymphgefäße tritt als diffuse Erweiterung oder umschriebene Aussackung auf. Solche Alterationen sind entweder Ausdruck einer Mißbildung oder einer chronischen Lymphstauung. Bei Darmgeschwülsten kann man immer wieder imposante Chyluszysten (Stauungszysten) nachweisen. Aus ihnen entsteht ein chylöser Ascites. Bei einem Mammacarcinom mit Achselhöhlen-Lymphknotenmetastasen resultiert nicht selten ein imposantes Lymphödem des zugehörigen Armes. Auf dem Boden derartiger Prozesse, welche teils zu elephantiastischen Auftreibungen, teils zu vernarbender Induration, teils zu trophischen Störungen der Epidermis führen, kann eine echte vasogene Geschwulst entstehen! — Selbstverständlich können gleichartige Veränderungen auf dem Boden parasitärer Erkrankungen in Szene gehen: Elephantiasis lymphangieactatica arabum (durch Filaria bancrofti).

Bezüglich der *Geschwülste* des Lymphgefäßsystemes lohnt es zu unterscheiden zwischen Lymphangioma capillare simplex, Lymphangioma cavernosum und Lymphangioma cysticum. Alle drei Formen können angeboren oder aber erworben sein. Connatale Lymphgefäßgeschwülste tragen Mißbildungscharakter: Hygroma colli cysticum connatum. — Die sekundären Geschwülste der Lymphbahnen sind bekanntlich unendlich häufig: Lymphangiosis carcinomatosa!

Ob das maligne Endotheliom seinen Ausgang von den Lymphgefäß- oder den Blutgefäß-Endothelien oder aber von den Mesothelien einer präformierten Körperhöhle (z.B. einer serösen Haut) nimmt, sei dahingestellt. Tatsache ist, daß Endotheliome (Mesotheliome) bösartig sind: „Mesothelkrebse"!

B. Pathologische Anatomie der Organe des hämatopoetischen Systemes

I. Die Milz

1. Orthische Prämissen

Die Milz liegt im linken Oberbauch zwischen der 9. und 11. Rippe derart, daß ihre Längsachse parallel zur 10. Rippe orientiert ist. Die dem Zwerchfell zugewendete Seite ist stärker gewölbt als die Unterfläche. Der vordere Rand der Milz ist gehöckert: Margo crenatus. Die Milz mißt 10 : 8 : 3 cm. Zur Bestimmung des *Sollgewichtes* kann man sich einer Annäherungsregel bedienen: Das Milzgewicht soll nämlich gleich einer Zahl sein, die aus dem Produkt der Werte von Länge × Breite × Höhe, das Ganze durch 2 ist. Für die angegebenen Maße bedeutet dies: 10 × 8 × 3, das Ganze durch 2 = 120 g! Die normalen Milzgewichte schwanken zwischen 100 und 200 g beim Erwachsenen. Bei verschiedenen Menschenrassen sind verschiedene Milzgewichte festgestellt. So ist die Milz beim nordamerikanischen Afrikaner im Durchschnitt 20—30% kleiner als beim nordamerikanischen Europäer. Die Milzkapsel besteht aus lockerem und kollagenem Bindegewebe, untermischt von glatten Muskelfasern und einigen elastischen Lamellen. Von der Kapsel aus werden fächerförmige Trabekel in der Form schmaler Scheidewände zum Hilus entsandt. Kapsel und Trabekel bilden das grobe Milzgerüst. Am Hilus treten Gefäße ein und aus. Die Arterien, die in die Milz eintreten, halten sich zunächst im Inneren der Trabekel und werden darum als Balkenarterien bezeichnet. Wenn nach einer mehr oder weniger langen Verlaufsstrecke die Balkenarterien aus den Trabekeln heraustreten, entstehen Beziehungen des Gefäßes zu dem Gewebe, welches zwischen den Trabekeln und unter der Kapsel gelegen ist, dem eigentlichen Milzparenchym. — Zwischen den Pfeilern des Milzgerüstes liegen in außerordentlicher Anzahl feine netzige Gewebsbildungen. Sie bestehen aus retikulärem Bindegewebe. Die Situation ist so, daß die Zellen des retikulären Bindegewebes mit ihren Fortsätzen zu einem Netzwerk zusammengefügt sind. In den Maschen dieses Netzes liegen besondere Blutstraßen (= Sinus). Indem sich die Balkenarterien aufteilen, werden Seitenäste durch die Parenchymlager abgegeben. Diese Zweige der Balkenarterien sind von einer lymphadenoiden Scheide umgeben. Jene zeigt da und dort spindelförmige oder kugelige Auftreibungen. Die Arterienäste treten also durch diese knotigen Zellansammlungen hindurch. Die Kugelbildungen des lymphadenoiden Gewebes nennt man Malpighische Körperchen oder Milzfollikel. Die Arterien liegen in ihrem Inneren entweder zentral oder (häufiger) exzentrisch. Sie heißen in jedem Falle „Zentralarterien". Noch vor dem Verlassen der Malpighischen Körperchen teilen sich die Zentralarterien auf in Büschel kleinerer Gefäße. Diese werden Pinselarterien genannt. Jene besitzen ein Kaliber von 15 μ. Weiter peripherwärts gehen die Pinselarterien in Präcapillaren über, welche man Hülsencapillaren nennt. Diese besitzen ein Kaliber von nurmehr 6—8 μ; sie heißen Hülsengefäße, weil das Reticulum in ihrer Umgebung eine hülsenähnliche Einscheidung und Verdickung differenziert. Distal von den Hülsengefäßen finden sich kurze unverzweigte arterielle Capillaren. Sie lassen an ihren Enden trichterförmige Erweiterungen erkennen. Hülsenarterien und feinere Verzweigungen haben angeblich keine Anastomosen miteinander.

In den Maschen des reticulären Gewebes liegen die Blutstraßen (= Sinus). Es handelt sich um venöse Rinnsale. Sie stehen untereinander in Verbindung. Auf diese Weise entsteht ein Bild, das an eine „Seenplatte" oder eine „Kette von Teichen" erinnert, welche jeweils durch kleine Bachläufe untereinander verbunden sind. Die Wände der Sinus werden aus einer Reihe von stabförmig konfigurierten Zellbildungen dargestellt, die man als ein eigens zum Zwecke der Sinuswandbildung produziertes Plasmodium aufgefaßt hat. Diese Zellstäbe liegen nebeneinander wie die Dauben eines hölzernen Fasses. Diese Dauben sind nur seitlich auseinandergeschoben, lassen deshalb jeweils streifenförmige Zwischenräume frei und sitzen einer Basalmembran auf. Die zu Zellstäben zusammengefügten Elemente sind die „Sinuswandzellen" (früher: Sinusendothelien)! Die Dauben werden wahrscheinlich auseinander und gegeneinander bewegt durch die Tätigkeit zirkulärer äußerer Zellverbände, welche zur Ausbildung sogenannter Reifenfasern zusammengetreten sind. Die Gesamtheit der Milzsinus bildet die Zubringergefäße zu den Milzvenen. Jene treten in die Trabekel ein: Balkenvenen.

In den Maschen des Milzreticulum finden sich außer Blutgefäßen auch Blutzellen, insbesondere Lymphocyten. Die Gesamtheit des Reticulum einschließlich der in ihm suspendierten Lymphocyten nennt man Milzpulpa. Man spricht von lymphoreticulärem Gewebe oder lymphadenoiden Parenchym. Die Gesamtheit der Pulpateile, welche dichter gewebt sind und deshalb die Malpighischen Körperchen bilden, nennt man „weiße" Pulpa, alle übrigen Pulpaanteile „rote" Pulpa. In der Pulpa lassen sich gelegentlich besonders große Zellen nachweisen: Pulpazellen. Es handelt sich um aus dem netzförmigen Verbande ausgelöste Zellelemente. Von besonderem Interesse ist die Frage nach der Beschaffenheit der Milzblutbahn. Man unterscheidet *drei Wege:* 1. *die offene Blutbahn:* Das Blut wird am Ende des arteriellen Gefäßbaumes in die Maschen des Reticulum frei ergossen; es tritt dann später durch die Wänder der Sinus in die venöse Blutbahn über und wird im Falle des Bedarfes abtransportiert. 2. *Die geschlossene Blutbahn:* Die Hülsenarterien gehen mit ihren Endverzweigungen direkt in die Milzsinus über. Es würde eine End-zu-End-Anastomose vorliegen. 3. Es existieren *Querverbindungen:* Ein Seitenast der Pinselarterie (proximal der Hülsenarterie) steht mit einem Ast aus den Milzsinus in Verbindung. Es würde sich dann um eine Art von Seit-zu-Seit-Anastomose handeln. Man könnte dann von einer arteriovenösen Anastomose reden. — Es besteht *auch* eine fakultativ offene Milzblutbahn. Diese kann im Falle des Bedarfes geordnet, gleichsam verkürzt sein. Es ist dann so, daß die Pulpa imstande ist, sich zu einer die Enden des arteriellen und venösen Gefäßgebietes verbindenden Bahn fakultativ (!) zusammenzufügen.

Die Milz hat eine große Bedeutung für die Blutbildung bis zum V. Fetalmonat einschließlich. Später beteiligt sie sich nur noch an der Lymphocytenbildung. Diese Blutzellen werden im Inneren der Keimzentren (Reaktionszentren) der Follikel gebildet. Die Milz ist „Mitglied" des *reticuloendothelialen Systemes*. Sie hilft also mit bei Speicherung und Abwehr. Aber auch zerfallene, an sich normale Blutzellen werden phagocytiert und durch die Reticulocyten beseitigt. Während der Erythrophagocytose ist die Milz am Eisenstoffwechsel lebhaft beteiligt. Es bestehen auch sichere Beziehungen zum Fettstoffwechsel, zum Pigmentstoffwechsel im weiteren Sinne, besonders auch zur morphischen Differenzierung der durch die Milzpulpa hindurchgeschleusten Erythrocyten.

Um die Differenzierung zwischen Sinuswand- und Reticulumzellen hat sich die Kieler Schule (KARL LENNERT) verdient gemacht (STUTTE 1969): Sinuswandzellen geben eine nur schwach positive α-Naphthol-Esterase-, jedoch eine dreifache positiv AS-Esterase-Reaktion, bei den Reticulumzellen ist es umgekehrt (stark positive α-Naphthol-Esterase-, jedoch nur schwach positive AS-Esterase-Reaktion!). Bei den Sinuswandzellen ist die Darstellung der alkalischen Phosphatase negativ, bei den Capillarendothelien jedoch stark positiv. Sinuswandzellen sind also keine nabalen Endothelien (STUTTE 1969).

Im allgemeinen ist die gespeicherte Blutmenge im Inneren der Milz auf 200 ml zu veranschlagen. Die gesamte Blutmenge ist also nicht besonders groß. Als Blutspeicher scheinen die Hülsenarterien prädisponiert. Sie haben mindestens deshalb, weil sie fakultativ verschlossen werden können und damit den Rückstrom des Blutes in die Arterien verhindern, eine Bedeutung für die Ablagerung des Blutes im Inneren besonderer Flutkammern. Als derartige Flutkammern dürfen die Pulparäume gelten. Die Kontraktion der Milz wird entweder nervös vom Zentrum des Halsmarkes aus oder aber humoral gesteuert.

Die ärztliche Erfahrung lehrt, daß in der Milz im allgemeinen nur wenig Metastasen bösartiger Geschwülste vorkommen. Die Frage, warum dies so ist, hat man dahin beantwortet, daß man glaubt, besondere Gewebshormone der Milz würden die Lebensbedingungen der Geschwulstzellen ungünstig gestalten. Im übrigen ist natürlich zu bedenken, daß nur diejenigen malignen Neubildungen, die auf dem Blutwege Metastasen setzen, die Chance haben, in die Milz zu gelangen. Eine eigenartige humorale Funktion der Milz liegt in der Form der *splenogenen (splenopathischen)* Markhemmung *(Hemmung des Knochenmarkes)* vor. Die nachbarlichen Beziehungen zwischen Leber und Milz sowie die Tatsache, daß das Blut der Milzvene in die Pfortader geleitet wird, sind Voraussetzung dafür, daß auch in funktioneller Hinsicht von einem hepatolienalen System gesprochen werden darf. Eine wichtige Schlüsselaufgabe dieses Funktionssystemes ist die Entgiftung des Milzvenenblutes durch die Leber. Wenn die Leber krank ist, wird das Milzvenenblut nicht „adjustiert", behält jedenfalls mehr Wirkstoffe als sonst und verursacht eine Reifungshemmung des Knochenmarkes. Dadurch können Anämie und Leukopenie entstehen. Diese Verhältnisse sind einer experimentellen Prüfung zugänglich: Nach Unterbindung der Vena lienalis und der Vena coronaria ventriculi bleibt dem Milzvenenblut nur noch eine Ableitung durch die Vena gastroepiploica sinistra unter Umgehung von Magen und Leber nach der Cava caudalis zu. Bei diesen Experimenten entstand beim Kaninchen eine jeweils wochenlang anhaltende Anämie. Auch umgekehrt gelingt es, nach Milzexstirpation den Zellgehalt im Blute zu vermehren und die sogenannte osmotische Resistenz der Erythrocyten hinaufzusetzen. — Die Schule von H. REIN hat einen besonderen kreislaufwirksamen, hormonähnlichen Körper „definiert", das *Hypoxylienin*.

2. Leichenveränderungen

Bereits 1 Stunde nach Todeseintritt kann es zur Erweichung der Milzpulpa kommen. Der Anfänger ist nicht immer in der Lage, diese postmortale Pulpenerweichung von einer infektiösen Lockerung der Milzpulpa zu unterscheiden. Die Feststellung weiterer Fäulniszeichen hilft mit bei der Aufklärung der Verhältnisse. — Der Blutreichtum der roten Pulpa ist unterschiedlich; zentralnervöse Läsionen rufen vielfach landkartenförmig begrenzte Pulpablutungen hervor, in deren Bereich kadaveröse Veränderungen besonders leicht ablaufen.

3. Mißbildungen

Ein vollständiges Fehlen der Milz ist vergleichsweise selten. Vollständiger Defekt der Milz tritt vergesellschaftet mit bestimmten Formen angeborener Herzfehler auf: Alienie-Syndrom (partieller Situs inversus, sogenannte korrigierte Transposition von Aorta und Pulmonalis, Fehlen oder abnorme Kleinheit oder aber „Sprengung" der Milz). — Häufig findet sich eine Nebenmilz: Lien accessorius, Lien succenturiatus. Nebenmilzen können auch in der Vielzahl vorhanden sein (Multiplicitas lienis). In Tagen der Krankheit verhalten sich Haupt- und Nebenmilz ganz gleich. In selteneren Fällen sind Inseln von Leber- und Pankreasgewebe im Inneren der Milz nachweisbar. Bemerkenswert ist das Vorkommen des „Lien in liene": Hierbei handelt es sich um eine Hamartie derart, daß eine zweite Milz im Zentrum einer Hauptmilz, jedoch nur durch eine unvollständige Kapselbildung ausgestattet, vorkommt. — Bei angeborenen Zwerchfellhernien und bei Nabelschnurbrüchen kann die Milz außerhalb der eigentlichen Bauchhöhle angetroffen werden. — Gelegentlich beobachtet man eine Stieltorsion des Organes mit hochgradigen Blutumlaufstörungen.

4. Sogenannte Milztumoren

a) Reticuloendotheliale Milztumoren

Das RES umfaßt, im Sinne der von L. ASCHOFF zuletzt (1925) gegebenen Definition, die Familie der Reticulumzellen von Milz, Lymphknoten und Knochenmark, der Sinuswandzellen, der Endothelien der Blutcapillaren der inneren Nebennierenrindenschichten und des Hypophysenvorderlappens, sowie die Gesamtheit der v. Kupfferschen Sternzellen. Die Zusammengehörigkeit der genannten Zell-Populationen hat man aufgrund der Vitalfärbung (Prüfung des Speicherungsvermögens elektronegativ geladener kolloidaler Farbstoffteilchen) erkennen zu müssen gemeint. Später hat H. SIEGMUND den Begriff des RES um den des „aktiven Mesenchymes" erweitert. Die Leistung des aktiven Mesenchymes liegt in der direkten und indirekten Infektabwehr, in der Bildung von humoralen Wirkstoffen (gewöhnlich von Lipoidnatur oder im Sinne höherer Zuckerverbindungen), insbesondere in der Ausbildung besonderer „histaler" Antikörper. Ohne eine solche Gewebsreaktion wäre die Entwicklung bestimmt-charakterisierbarer Milztumoren unverständlich.

aa) *Hämolysierende Hypersplenie*

Bei einer künstlichen oder einer spontanen Hämolyse werden Erythrocytentrümmer durch die Reticulumzellen der Milz phagocytiert. Es kommt deshalb zur Anschwellung der Milz.

Hämolytischer Ikterus: Der hämolytische Ikterus wurde zum ersten Male im Jahre 1900 von O. MINKOWSKI, beschrieben. Die Erkrankung war an sich schon früher gelegentlich beobachtet. Im Jahre 1907 hat CHAUFFARD den hämolytischen Ikterus als angeborene und erbliche Erkrankung der Erythrocyten erkannt. 1918 hat NAEGELI festgestellt, daß die Erythrocyten beim hämolytischen Ikterus relativ klein sind (Mikrocytose), aber ein großes Volumen besitzen (Mikrosphaerocytose). Die *klinischen Symptome* sind folgende: Es kommt zum anfallsweisen Auftreten eines Ikterus. Seine Stärke ist abhängig vom Ausmaß des Blutzerfalles und der Leistungsfähigkeit der Leber. Im Blutserum kann Bilirubin I nachgewiesen werden. Es kommt nicht zur Bilirubinurie. Unter Umständen besteht ein anhaltender, jedoch latenter Ikterus. Die Kranken fühlen sich dauernd nicht wohl und klagen über ein unbestimmtes Schwächegefühl. Hautjucken und Bradykardie fehlen. Das Überangebot von Gallenfarbstoffen läßt Gallethromben in den initialen Galleröhrchen der Leber entstehen. Diese führen zu Pseudogallensteinkoliken. Die Milz ist fast immer vergrößert. Ein nennenswerter Milztumor fehlt höchstens in 10—20% der Fälle. Gelegentlich ist die Milz von Geburt an hyperplastisch. Ein eigentlicher Milzdruckschmerz kann fehlen. Die Größe der Milz ist schwankend. Auf der Schnittfläche ist sie durch einen auffallenden Blutreichtum der Pulpa ausgezeichnet. Mikroskopisch sieht man, daß die Blutmassen vor allem in den Maschen des Reticulum gelegen sind und die Sinus komprimieren können. Am Bindegewebe und an den elastischen Fasern werden in reichem Maße stecknadelkopf- bis erbsgroße, gelbbraune, braunrote und goldgelbe Herde von Faden- oder Bambusrohrform abgelagert. Es handelt sich um Inkrustationen durch Eisen-Calcium-Phosphat. Wegen der vielfach verzweigten Form spricht man von Gestrüpppigment. Die Pigmentablagerung zeitigt siderofibröse Herde. Diese nennt man *Gandy-Gamnasche Körperchen*. Der Befund ist ungemein charakteristisch. — Die allgemeine Anämie ist nicht sehr hochgradig. Die Hämoglobinwerte schwanken zwischen 50 und 80%. Die deutlichsten Veränderungen finden sich an den Erythrocyten. Diese besitzen einen kleinen Kreisdurchmesser, jedoch einen großen Dickendurchmesser. Letzterer beträgt jetzt 4 μ! Die Mikrosphaerocyten haben also ein relativ großes Volumen. Während normalerweise das Verhältnis zwischen Kreisdurchmesser und Dickendurchmesser der Erythrocyten rund 0,25 beträgt, liegt es beim hämolytischen Ikterus bei 0,6. Tatsächlich sind also die Mikrosphaerocyten keine echten Kugeln, sondern dicke Scheiben! Praktisch bedeutsam ist die Herabsetzung der osmotischen Resistenz der Sphaerocyten. Während normalerweise die Erythrocyten eine osmotische Resistenz gegen eine hypotonische Kochsalzlösung bis zu einer Verdünnung von 0,4 oder 0,34% zeigen, zerfallen die Erythrocyten bei hämolytischem Ikterus, wenn man die physiologische Kochsalzlösung zu einer 0,6%igen verdünnt! Sie sind also gegenüber osmotischen Veränderungen ihres physiologischen Milieu weniger stabil. Im übrigen beobachtet man eine Vermehrung der Reticulocyten. Es handelt sich dabei um solche Erythrocyten, die durch die Substantia reticulofilamentosa ausgestattet sind. Sie stellen einen Gradmesser für den Umfang der Erythrocytenneubildung dar. Bei hämolytischem Ikterus liegen die Reticulocyten-Werte bei 70—200^0/$_{00}$, nach Blutzerfallskrisen sogar bei 700^0/$_{00}$! Im übrigen findet sich eine starke Variabilität der Erythrocytengröße, also eine sogenannte Anisocytose. Mikrosphaerocytose und geringe osmotische Resistenz treten schon bald nach Geburt auf. — Neben diesen Kennzeichen spielen allgemeine Krankheitsmerkmale eine besondere Rolle. Sie hängen einmal mit den Krankheitsvorgängen an sich, zum anderen mit einer besonderen Konstitution zusammen. So kann es zunächst zu einer Störung der Gewebetrophik auf dem Boden des gesteigerten Zellumsatzes kommen. Dabei werden allgemein wichtige Baustoffe verbraucht, die dann an anderer Stelle fehlen. Dieser Verlust wird erkennbar durch Hypogenitalismus, Infantilismus, Ulcera cruris, Ekzem und Chloasma. Eine Knochenmarkwucherung findet auf Kosten der Substantia compacta statt. Solche Knochenmarkproliferationen finden sich in besonderem Maße in den Schädeldachknochen. Dadurch entsteht eine abnorm gesteigerte Durchblutung. Diese führt zur vorzeitigen Verknöcherung der Kranznaht, aber auch der Synchondrosis sphenooccipitalis. Dadurch entsteht ein Turmschädel, ein großer Rundschädel mit Einziehung der Nasenwurzel! So kann es zur Ausbildung einer Sattelnase, kleiner Augenhöhlen und einer starken extraorbitalen Prominenz der Aufäpfel kommen. Zu den konstitutionellen Abwegigkeiten gehören die Mißbildungen der Augen: Mikrophthalmus

(Schweinsäuglein), exzentrische Pupillenlokalisation, Persistenz der Pupillarmembran, Rot-Grün-Blindheit; in den Bereich sogenannter konstitutioneller Abwegigkeiten rechnen sodann angewachsene Ohrläppchen, größere Darwinsche Höcker, Otosklerose, angeborene Herzfehler, Mammadifferenzen etc. etc.

Hinsichtlich der *Pathogenese* des hämolytischen Ikterus haben sich folgende Intentionen entwickelt:

Die Krankheit wird im dominanten Erbgang übertragen. Die Vererbung kann durch scheinbar gesunde Zwischenträger verschleiert sein. Diese haben gleichsam eine „Miniaturausgabe" des Krankheitsbildes, welche leicht übersehen werden kann. Immerhin werden auch hierbei Hämolysine gebildet. Diese können Blutzerfallskrisen verursachen. Alsdann denkt man an eine Mißbildung des Milzgefäßsystemes (im engeren Sinne): Man hat vermutet, daß es durch eine abnorme Konstruktion der Milzgefäße zu einer prolongierten Verweildauer der Erythrocyten in den Maschen des Reticulum kommen könnte. Die Erythrocyten könnten dadurch angedaut oder aber für die Leber selbst leichter „verdaubar" gemacht werden. Jedenfalls könnte die Hypersplenie zu einer Gleichgewichtsstörung des Blutumsatzes führen. Man spricht von dem „Endopauseeffekt" der Milzsinus auf die Erythrocytengestalt! — Im Gegensatz hierzu ist die Ansicht vertreten worden, die Mikrocytose sei eine primäre Mißbildung der Erythrocytengestalt. Weil die Erythrocyten kugelig sind, währe ihre osmotische Resistenz kleiner. Wenn die Mikrosphaerocyten in ein ungeeignetes osmotisches Milieu hineingelangen, dann haben sie unter dem Einfluß der Flüssigkeitsaufnahme die Neigung, eine Kugelgestalt anzunehmen. Wenn sie nun aber, so gut und so weit es eben gehen mag, eine angedeutete Kugelform bereits besitzen, müssen sie zerreißen, weil sie sich eben nicht weiter ausdehnen können. Man müßte also annehmen, daß die Milz nurmehr den Ausbruch der Krankheit auszulösen imstande ist. Nach dem augenblicklichen Wissensstand vermutet man aber doch, daß eine abnorme Konstitution der Milz bestimmend ist. Man hat die Form der Erythrocyten vor und nach Splenektomie verglichen und eine Normalisierung der Erythrocyten nach Milzexstirpation nachgewiesen. Im übrigen sehen die Erythrocyten im Inneren der Milzarterie anders aus als die Erythrocyten im Inneren der Milzvene. Letztere sind schon unter normalen Bedingungen dem Typus der Mikrosphaerocytose angenähert. — Die Bedeutung der Milz für die Entstehung der Krankheit gründet sich auch auf die günstigen therapeutischen Effekte der Splenektomie. Die Milz ist also wahrscheinlich das „Schlüsselorgan" für die Entwicklung des konstitutionellen hämolytischen Ikterus. — Eine gleichartige nosologische Stellung beanspruchen die *Elliptocytose (Ovalocytose;* DRESBACH, 1904) und die *Trepanocytose (Sichelzellenanämie;* HERRICK, 1910). Allen Formen der hämolysierenden Hypersplenie eignet der „Bürstenschädel" (vikariierende Entfaltung der periostalen Cambiumschicht für die Ausbildung akzessorischer Knochenmarkräume; Entwicklung neuer radiär auf der Corticalis der Schädeldachknochen stehender Knochenbälkchen!).

bb) *Depressorische Hypersplenie*

Es handelt sich um Milztumoren mit Hemmwirkung auf die Knochenmarktätigkeit. Hauptvertreter dieser Gruppe ist der Morbus Banti. Der italienische Hämatologe GREPPI formulierte so: „Die Bantische Krankheit ist die gequälte Geschichte einer genialen Idee"! —

BANTI (1894) beschrieb *drei* Krankheitsstadien:

1. *Anämisches Stadium:* Jahrelanges uncharakteristisches Stadium einer erheblichen aregeneratorischen Anämie. Langsames Größerwerden der Milz. Depression der Anzahl der Erythrocyten, der Leukocyten und der Hämoglobinwerte. Man bezeichnet dieses Stadium auch als das der „präzirrhotischen Milzschwellung", weil die Vergrößerung der Milz zu einem Zeitpunkte beobachtet wird, zu dem eine Leberzirrhose noch nicht besteht. Der Milztumor ist gut abgegrenzt, die vergrößerte Milz mit der Atmung (Zwerchfellbewegung) verschieblich.

2. *Übergangsstadium:* Subikterus, beginnende Leberschädigung, allgemeine Hinfälligkeit, Reduktion der Tagesharnmenge. — Das Übergangsstadium kann zeitlich kurz — Monate(?) — sein.

3. *Aszitisches Stadium:* Leitsymptom ist das Auftreten eines Aszites. Es liegt eine granuläre Leberzirrhose vor. Der Milztumor hat etwa ein Gewicht von 600 g. Histologisch charakteristisch ist die Ausbildung einer *Fibroadenie*. Hierunter versteht man den Zustand nach Entparenchymisierung der Pulpa und vermehrtem Einbau von Bindegewebe. Dabei handelt es sich um eine kollagene Metaplasie, also um den Ersatz des retikulären Bindegewebes durch ein derbes van Gieson-rotes Bindegewebe. Siderose und Gandy-Gamnasche Körperchen gehören *nicht* zum Bilde der Banti-Milz. —

Ob der Morbus Banti eine nosologische Eigenstellung besitzt, ist nicht bekannt. Vielleicht ist es korrekter, von „Banti-Syndrom" zu sprechen. Es liegt eine fibrös-kongestive Hypersplenie vor. Es wird die Existenz einer chronischen, primär-hyperplastischen Pulpitis diskutiert. Danach ist es wahrscheinlich, daß die Causa peccans zunächst die Milz trifft. Die geschädigte Milz produziert myelotropische Hemmkörper, welche durch die erkrankte Leber nicht paralysiert werden. Dadurch wird das Knochenmark getroffen, auf diese Weise das Krankheitsbild inszeniert. — Es fehlt nicht an Meinungen derart, daß angenommen wird, die krankmachende Noxe treffe Milz und Leber einigermaßen gleichzeitig.

Anhang: Empirisch steht fest, daß nach Defektheilung einer Hepatitis epidemica (posthepatitische Leberzirrhose) sowohl Formen der „hämolysierenden Hypersplenie" als auch der „depressorischen Hypersplenie" entstehen können. — Milztuberkulose, Milzsarkom etc., also eine spontane Ausschaltung der Milzwirkung, zeitigen eine reaktive Erythrocytenvermehrung. Als sonstige Beispiele einer depressorischen Hypersplenie werden (oft) genannt der Milztumor bei Typhus abdominalis, bei Brucellosis Bang, bei Malaria und bei Kala Azar.

DD: MT bei hämolysierender Hypersplenie $\simeq$ (bis) 1000 g, Siderose, Gestrüpp-Pigment, Gandy-Gamna-K'chen.

MT bei depressorischer Hypersplenie $\simeq$ (bis) 600 g, derbe Fibrosierung: Fibroadenie (periarterioläre Bindegewebsanbildung in den Malpighi-K'chen).

cc) *Milztumoren bei Allgemeininfektionen*

Es handelt sich um den „entzündlichen" Milztumor. Die „septische" Milz, genauer: die vergrößerte Milz bei Sepsis, ist aus zwei Gründen größer als normal: Einmal wegen einer reticulocytären Proliferation; zum anderen wegen eines Pulpaödemes. — Die zellulare Proliferation trifft die Reticulumzellen der weißen Pulpa: Ausbildung großer Reaktionszentren; die Proliferation betrifft aber auch die Reticulumzellen der roten Pulpa. Auch die Sinuswandzellen zeigen starke Wucherungen. Das Bild ist bunt und nach dem Typus der zugrunde liegenden Infektion ein wenig verschieden. Höchste Grade entzündlicher Milzvergrößerung finden sich (in Europa) bei Endocarditis lenta (Milzgewichte oft über 1000 g!). Die Vergrößerung der Milz ist „notorisch" für die Malaria (Kennwort: Milzindex der malariabelasteten Bevölkerung). Hochtoxische fieberhafte Allgemeininfektionen zeitigen im allgemeinen keine nennenswerte Milzvergrößerung, jedoch überwiegend ein Pulpenödem („seröse Pulpitis"). Dagegen finden sich Follikelnekrosen. Stärkste Formen entzündlich-toxischer Follikelzerstörung kann man nach Diphtherie, nach Shiga-Kruse-Ruhr und nach Eiweißzerfallstoxikose (z. B. nach Verbrennung) beobachten. Die „Typhus-Milz" d. h. der Milztumor bei Typhus abdominalis ist im allgemeinen nicht derart groß wie erwartet; die Milz bei Salmonellosen wiegt im allgemeinen nicht über 400 g. — *Cave:* Im Zeitalter der Punktatdiagnostik ist im Falle des Nachweises „atypischer" Milzzellen unbedingt an das Vorliegen einer larvierten Sepsis (subakute bakterielle Endokarditis) zu denken! — Die entzündlich-reaktiv-hyperplastischen Milzen können — sekundär — im Sinne der genannten „Hypersplenien", also entweder in dem der hämolysierenden oder in jenem der depressorischen Hypersplenie wirksam werden!

dd) *Milztumoren bei Speicherungsvorgängen*

Die Milz ist *das* Speicherorgan kat exochen.

Spodogener Milztumor (spodos = Staub): Die Milz nimmt Blutzerfallsprodukte aller Art, Bakterien, sonstige Kleinstlebewesen, infundierte Blutersatzstoffe, auch Plasma-Expander, anthrakotisches Pigment (bei allen Zuständen des chronisch-substantiellen Lungenemphysemes!), exogen zugeführte korpuskuläre Gebilde (Thorotrast) auf und lagert die molekularen oder größeren korpuskulären Gebilde zellular oder interstitiell, zuerst im allgemeinen in Anlehnung an den Verlauf der Trabekel und Follikel ab. Nach und nach kommt es zur „parenteralen Verdauung". Korpuskuläre Stoffe, welche dem Abbau einen größeren Widerstand entgegensetzen, werden von einer Gel-Eiweiß-Eisenhülle eingescheidet. Derartiges kann insbesondere bei den spodogenen Milzen im Gefolge einer Staublungenerkrankung (Pneumonokoniose, Steinstaublungenerkrankung, Metallstaub-Lungenerkrankung etc. etc.) gesehen werden. Die Milzgewichte schwanken zwischen 320 und 650 g. Die Pulpa zeigt eine karminrote Farbe und ist im allgemeinen fest, also nicht abstreifbar.

Milztumoren bei eigentlichen Thesaurismosen (vgl. „Allgemeine Pathologie", S. 66 und 67).

Hierher gehören die Milzen bei diabetischer Lipoidzellhyperplasie, die Milztumoren mit Schaumzellbildung bei essentieller Lipidämie, bei Morbus Gaucher, Morbus Niemann-Pick, Morbus Hand-Schueller-Christian etc., aber auch die Milzen bei Amyloidose und Paramyloidose (Sagomilz, Schinkenmilz!).

ee) *Milztumoren bei (eigenständigen) Erkrankungen des hämatopoetischen Systemes*

Milztumoren bei Anämien:

Bei perniciöser Anämie; bei sonstigen hyperchromatischen Anämien, bei Anaemia pseudoleucaemia infantum (Anämia splenica Typ Jaksch-Hayem). Bei letzterer handelt es sich um eine Erkrankung der zweiten Hälfte des ersten Lebensjahres. Es besteht ein derber indolenter Milztumor, der bis zum Nabel reichen kann. Auch Leber und Lymphknoten können vergrößert sein. Die Erkrankung, die hauptsächlich Flaschenkinder der ärmeren Bevölkerung befällt, wird als Ernährungsschaden, vorwiegend als Folge von Ziegen- und Kuhmilchernährung aufgefaßt. Das Blutbild ähnelt dem bei perniciöser Anämie. Gleichzeitig findet sich eine Leukocytose mit Myelocyten, ja mit Myeloblasten, außerdem eine Mononukleose. Die Folgen des Ernährungsschadens zeitigen die pathologische Leistung auf dem Boden einer besonderen Konstitution.

Hierher gehören die Milztumoren bei *Erythroblastenanämie*, der *Anämie des Cooley-type*, der *Thalassämie*. Auch bei *familiärer Erythraemie* und bei *Morbus haemolyticus neonatorum* (fetaler Erythroblastose) ist die Milz mehr oder weniger stark vergrößert!

Milztumoren bei Überproduktion von Erythrocyten:

1. *Symptomatische Polyglobulie = sekundäre Erythrocytose:*

Absolute Erythrocytose (bei echten Wasserverlusten, Höhenklima, angeborenen Herzfehlern, Milzzerstörungen) und
relative Erythrocytose; symptomatisches Phänomen z. B. bei Blutverteilungsstörung, nach unstillbaren Diarrhoen etc. etc.

2. *Idiopathische Polyglobulie = primäre Erythrocytose:*

Sie kommt vor als
Erythraemie (Leukämie-ähnliches Krankheitsbild!),
Plethora vera, Typus Vaquez-Osler. Hierbei handelt es sich um eine riesengroße, auf der Schnittfläche purpurfarbene, von Infarkten übersäte, mikroskopisch zellig-hyperplastische Milz.

Milztumoren bei Überproduktion von Leukozyten und Lymphocyten:
Hierher gehört das Kapitel der verschiedenen Formen der *Leukämien.*

Vorbemerkung: Die Abgrenzung der „Leukocytose" von der „Leukämie" ist durch R. VIRCHOW (1845) durchgeführt worden (Schlüsselarbeit: „Weißes Blut und Milztumoren"). Am Ende einer sorgfältigen Untersuchung formulierte R. VIRCHOW in klassischer Manier: „Ich vindiziere damit für die farblosen Blutkörperchen eine Stelle in der Pathologie"! Der Terminus „Leukämie" wurde also von R. VIRCHOW geschaffen und eingeführt.

Problemgeschichte: 1850 R. VIRCHOW: Lienale und lymphatische Leukämie; 1860 J. COHNHEIM: Aleukämie (Pseudoleukämie);
1870 E. NEUMANN: Nachweis der Mitbeteiligung des Knochenmarkes bei lienaler Leukämie; deshalb von nun an Unterscheidung in: lienale, lymphatische und medulläre Leukämie!
1854—1915 PAUL EHRLICH entdeckt eine Reihe von Farbreaktionen, welche die aktuelle zellulare Differenzierung einleiten.

Die Tabellen 1 und 2 auf Seite 375 und 376 geben einen Begriff von den Differenzierungsmöglichkeiten, welche auf P. EHRLICH und sein Erbe zurückgehen [vgl. W. DOERR: Ehrlichs Bedeutung für Histophysiologie und Geschwulstlehre. Dtsch. med. Journal 5, 146 (1954)].

Bei *allen* Formen der Leukämien reagiert die Milz in irgendeiner Weise mit. Es entstehen *leukämische Milztumoren.* Die Hauptformen der Leukämien sind in ihren wichtigeren Merkmalsgruppen in Tabelle 3 auf S. 377 zusammengestellt.

Das Wesen der Leukämien ist bis zur Stunde nicht voll geklärt. Entweder handelt es sich um eine systematisierte, vielleicht infektiös hervorgerufene Hyperplasie, also um einen reaktiven Prozeß, oder um eine autonome Geschwulst. *Für* eine Hyperplasie spricht folgendes: Die Erkrankung tritt von vornherein multipel-systematisiert auf, und es gibt auch leukämoide Reaktionen bei sonstigen Allgemeinschädigungen. *Für* die Tumornatur der Leukämie spricht, daß Leukämien häufig nach Einwirkung cancerogener Noxen entstehen. Leukämien werden häufig beim sogenannten Röntgenpersonal gefunden. Bei der experimentellen Hühnerleukose gelingt die Übertragung der Krankheit durch Transplantation einer einzigen Zelle! Die Tierleukosen (insbesondere Rinderleukosen etc.) dürfen als virusbedingt gelten. Das Wachstum des „leukämischen Gewebes" aus einer einzigen Zelle deutet hin auf ein „geschwulstiges Prinzip". Im gleichen Sinne sprechen chromosomale Aberrationen. Der Mitosenwinkel, der zwischen den in Teilung begriffenen Chromosomenbalken der Zellkerne gemessen werden kann, beträgt bei Myeloblasten 69 Grad, bei Lymphoblasten 40 Grad. Es liegen also definierte „Zellrassen" (HAUSER: „Allgemeine Pathologie" S. 187) vor.

Bemerkungen zur klinischen und pathologisch-anatomischen Situation bei den Leukämien:

Die Leukämien haben in den letzten zwei Jahrzehnten an genereller Häufigkeit zugenommen. Die häufigste Leukämieform überhaupt ist die *chronische myeloische Leukämie* (= chronische leukämische Myelose). Die Kranken klagen über Mattigkeit, Kräfteverfall, Abmagerung, Hautblässe und unklare Abdominalbeschwerden. Letztere rühren her von der außerordentlich vergrößerten *Milz*! Die Milz ist unmerklich derart groß geworden, daß die Kranken nachts ausschließlich in linker Seitenlage schlafen können, anders ihnen der Druck der vergrößerten Milz auf die übrigen Viscera keine Ruhe gewährt. Es treten hektische Temperaturen und multiple Haut- sowie Schleimhautblutungen auf. Diese hämorrhagische Diathese ist teils toxisch, teils anoxisch, vielleicht aber auch capillarthrombotisch bedingt. Erst gegen Ende des Krankheitsbildes tritt eine allgemeine Lymphknotenschwellung auf. Im Blutbild hatte VIRCHOW große Zellen gesehen, die er für „Milzzellen" hielt („lienale" Leukämie). Die „Milzzellen" sind de facto Knochenmarkzellen. Im Blutbild findet sich eine starke Linksverschiebung und eine gewaltige Vermehrung der myelogenen Blutzellen. Auffallend ist die gleichzeitig vorhandene und zunehmende Anämie. Der Färbeindex liegt um 1,0. Der Tod tritt häufig an allgemeiner Erschöpfung ein. Der starke Blutzerfall zeitigt im übrigen einen Anstieg des Blutharnsäurespiegels (Hyperurikämie). Dadurch können harnsaure Niereninfarkte oder gar Nierenbeckensteine entstehen. Die Krankheit dauert meist 3—4, manchmal aber auch 8—9 Jahre! In etwa 25% der Fälle finden sich Hirnhaut- oder gar Gehirnblutungen.

Die *chronische lymphatische Leukämie* (= chronische leukämische Lymphadenose) ist weit seltener als die myeloische. Sie findet sich meist nur in höherem Alter. Der Gesamteindruck ist wesentlich gutartiger. Remissionen nach rheumatischen Infekten sind bekannt. Dagegen sind Verschlimmerungen der chronischen lymphatischen Leukämie nach rheumatischen Infekten, insbesondere auch nach Staphylokokken-Infekten, beobachtet; mangels einer genügenden Anzahl von Granulocyten ist die Infektabwehr gering. Leukämiekranke fallen nicht selten einer Strepto- oder Staphylokokken-Bagatelle-Infektion zum Opfer. Das Allgemeinbefinden ist im Anfang der Krankheit nicht wesentlich beeinträchtigt. Die Lymphknotenschwellung tritt von vornherein auf, die Milzschwellung ist nur mäßig stark. Charakteristisch ist die Mitbeteiligung der Haut. Hier kommen ausgedehnte tumoröse Infiltrate vor, die zu einer mächtigen lappigen Verdickung führen können. Hautinfiltrate des Gesichtes können zur facies leontina führen. Auch im Ablauf der chronisch-lymphatischen Leukämie entwickelt sich terminal eine stärkere Anämie. Im Blutbild finden sich die Stammzellen der lymphatischen Reihe. Als typisch gilt das Auftreten des Gumprechtschen Lymphocytenschattens. Es handelt sich hierbei um ein „Zerfallsbild" eines Lymphoblasten. Bei der chronischen leukämischen Lymphadenose erkranken Männer bis zu 60, Frauen bis zu 40%. Die chronische lymphatische Leukämie kann 10, ja 20 Jahre hindurch bestehen, im allgemeinen ist sie (natürlich) viel kürzer (3—5 Jahre).

Die *akuten Leukämien* treten alarmierend auf. Das Bild gleicht zunächst einer Infektionskrankheit mit schwerem Krankheitsgefühl, Knochen-, Gelenk-, Hals- und Kopfschmerzen. Die Körpertemperaturen sind hoch, an Mund- und Rachenschleimhaut treten *Nekrosen* auf. Es besteht eine unübersehbare allgemeine Blutungsneigung. Die Schleimhautnekrosen kommen wahrscheinlich durch das Fehlen geeigneter abwehrtüchtiger Zellen zustande. Schließlich können Darmgeschwüre perforieren, so daß eine Peritonitis das Leben beendet. Milz und Leber sind mäßig stark vergrößert. Es entsteht ein Hirnödem, vielfach werden Bilder sogenannter Querschnittsmyelitis oder gar der aufsteigenden Landryschen Paralyse beobachtet. Das Blutbild ist geeignet, die Sachlage, gewöhnlich in Verbindung mit der Punktatuntersuchung (Sternum, Beckenkamm) zu klären. Neben einer Anämie beobachtet man atypische Zellen. Die Anzahl derselben ist mäßig vermehrt. Dagegen bietet die Zell*form* die pathognostischen Besonderheiten. Es handelt sich häufig um monocytoide (Meta-Mikro-)Myeloblasten. Entscheidend ist der hohe Grad der Zellunreife. Sie findet ihren sichtbaren Ausdruck in der abnormen Verschiebung der Kern-Plasma-Relation zugunsten der Zellkerne. In diesen liegen abnorm große sowie ungleich-große Nukleolen. Man findet haploide Mitosen, gelegentlich Auersche Stäbchen. Die Diagnose der akuten Leukämie ist nicht ganz einfach, weil natürlich ein akuter Schub einer anders gearteten Leukämie dahinterstecken kann.

Die *Aleukämien* sind selten und haben gewöhnlich einen chronischen Verlauf. Das quantitative Blutbild ist entweder nicht wesentlich verändert, oder aber die Zellzahlen sind nur mäßig gesteigert. Lymphknoten und Milz schwellen an, es entsteht das allgemeine patho-anatomische Bild einer „richtigen" Leukämie, — indessen immer ohne nennenswerte Zellvermehrung im strömenden Blut. Die Anämie ist häufig besonders stark. Die Diagnose ist einfach, wenn Organ- und Knochenmarkpunktate zur Untersuchung gelangen. Sollten leukämische Infiltrate die Magenwand befallen haben, kann ein perniciosa-ähnliches Bild entstehen.

Die *Differentialdiagnose*, welche Leukämieform in einem einzelnen Falle vorliegt, macht gelegentlich Schwierigkeiten. Die diagnostische Bedeutung der cytochemischen Fermentreaktionen geht aus der Tabelle 1 über die „Chemie der Granula" (S. 375) hervor. Die diagnostische Bedeutung der *Oxydase-Reaktion* (SCHULTZE und WINKLER) beruht auf folgendem: Zur Anwendung gelangen α-Naphthol und Paraphenylendiamin. Durch Modifikation dieser Methode gelingt es, nahezu sämtliche Zellen, auch proliferationstüchtige Gewebezellen, bei denen stärkere Oxydoreduktionsprozesse ablaufen, durch Aufscheinen einer feinen graphitfarben glänzenden Granula sichtbar zu machen. Die Oxydasen sind sauerstoffübertragende Fermente, die Peroxydasen solche, welche den Sauerstoff aus Peroxyden freimachen. Alles in allem kann man sagen, daß Oxydase- und Peroxydase-Reaktion an die Leukocytengranula gebunden sind. Es gilt folgende Faustregel: Unreife Myeloblasten verhalten sich im allgemeinen (nicht immer!)

oxydase-negativ; Promyelocyten verhalten sich schwach oxydase-positiv; Myelocyten und Metamyelocyten sind oxydase-positiv; Granulocyten sind stark oxydase-positiv; Monocyten verhalten sich schwächer oxydase-positiv. Lymphocyten sind oxydase-negativ! Sie sind jedoch nicht frei von jeglicher darstellbaren Granula (Altmann-Schriddesche fuchsinophile Stäbchengranula).

Bemerkenswert erscheint folgende Beobachtung: Es besteht eine gewisse Abhängigkeit des Ausfalles der Oxydase-Reaktion von übergeordneten zentral-nervösen Einflüssen. Bei Zwischenhirnerkrankungen soll die Peroxydase-Reaktion negativ werden, die Oxydase-Reaktion jedoch positiv bleiben; bei Erkrankungen der Großhirnrinde aber ist es umgekehrt: Es verschwindet (angeblich) die Oxydase-Reaktion, und es bleibt positiv die Peroxydase-Reaktion (nach den ungemein sorgfältigen Arbeitsergebnissen der japanischen Schule!).

Die morphologische Unterscheidung von Myelocyten und Lymphocyten ist (für den Anfänger) durch Prüfung des Ergebnisses der Oxydase-Reaktion nicht immer möglich. Beide Zellreihen können gelegentlich Oxydasen führen, die eine mehr, die andere weniger, beide gelegentlich jedoch derart, daß eine klare Trennung auf diese Weise unmöglich wird. Aus allem geht hervor, daß die Fermentreaktion im allgemeinen eine gute Methode zur Differentialdiagnose der einzelnen Blutzellarten darstellen. Sie haben aber ihren besonderen Anwendungs- und Gültigkeitsbereich. Es bleibt daher gelegentlich nichts anderes, als auf „klassische" morphologische Methoden zurückzukommen. So kann man beispielsweise den Mitosenwinkel unreifer Blutzellen mikrometrisch festlegen. Das Problem der Vakuolisation der Zellkerne, des Auftretens pyroninophiler Granula, die Prüfung des Schleusenmechanismus etc. etc. leisten Gutes. Schließlich können die Zellen mit Hilfe der Interferenzmikroskopie auf ihren Prozent-Trockensubstanzgehalt und durch Ultraviolett-Mikrospektrophotometrie (CASPERSSON) auf RNS (DNS-)-Dichte und -Verteilung geprüft werden. Einzelheiten bei W. SANDRITTER: Ultraviolettmikrospektrophotometrie, in Handb. d. Histochemie Bd. I S. 220, Stuttgart: G. Fischer 1958, sowie in Hundert Jahre Histochemie in Deutschland, Stuttgart: Schattauer 1964, schließlich D. MÜLLER u. W. SANDRITTER in BLUT 7:457 (1961). Diese „angewandte" diagnostische Morphologie hat zur Voraussetzung, daß sehr gut technisch ausgestattete Laboratorien zur Verfügung stehen.

Abgesehen von den klinischen Laboratoriumsmethoden sollte man stets die Gesamtsituation prüfend betrachten. Nur in Kenntnis jeweils des *ganzen* Falles ist eine richtige Diagnose zu stellen. Es wird empfohlen, sich die *notorischen Befunde* bei den häufigeren Leukämieformen einprägen zu wollen (siehe Tabelle 3 auf S. 377).

Pathologisch-anatomisch ist folgendes interessant:
Die Milz bei *chronisch-myeloischer Leukämie* kann bis 6 kg und mehr wiegen. Ihre Form ist im ganzen erhalten, sogar die Einkerbungen am vorderen

Milzrande können konfiguriert bleiben. Die Milzkapsel ist verdickt, die Konsistenz der Organschnittfläche vermehrt. Die Farbe der Schnittfläche ist schmutziggraurot. Mit zunehmendem Bestehen der Leukämie ist die Bindegewebswucherung deutlicher (Kennwort: kollagene Metaplasie!). Gelegentlich finden sich Blutungen in die Malpighischen Körperchen. Mikroskopisch handelt es sich um einen Schwund des lymphoretikulären Gewebes und einen Ersatz durch myeloisches Gewebe. Häufig finden sich Megakaryocyten-ähnliche Riesenzellen. In Milz, Blutausstrich und Knochenmark finden sich Charcot-Leyden-Zenker-Neumannsche Kristalle. Die myeloiden Wucherungen können die Malpighischen Körperchen vollständig erdrücken. Prinzipiell entsprechende Wucherungen finden sich in den Lymphknoten. Die myeloisch-leukämischen Infiltrate in der Leber können einen progressiven Parenchymschwund durch „Erdrückung" der Leberepithelreihen, gleichsam aus dem Inneren der Leberläppchen, hervorrufen. Myeloisch-leukämische Infiltrate finden sich natürlich auch in der Darmwand, im Nieren-Interstitium und in den Hirnhäuten.

In den Fällen der *leukämischen Lymphadenose* wiegt die Milz niemals so viel wie bei myeloischer Leukämie (Milzgewichte etwa bei 400 g!). Gelegentlich findet sich auch bei der lymphatischen Leukämie eine myeloische Ersatzwucherung. Es handelt sich hier offenbar um einen Ausgleich für das leukämisch zerstörte Knochenmark. In Milz, Lymphknoten, Knochenmark, in Haut und Interstitien der inneren Organe lassen sich enorme Wucherungen lymphoider Formationen nachweisen. Während das Knochenmark in den Fällen der myeloischen Leukämie eine grau-grüne, fast eiterähnliche („pyoide") Farbe und Beschaffenheit bietet, zeigt das Mark in den Fällen der Lymphadenose eine im allgemeinen kräftig hellrote Farbe. Die lymphatisch-leukämischen Infiltrate der Leber halten sich im allgemeinen an die Läppchengrenzen, liegen also in den Glissonschen Dreiecken. Da die chronische lymphatische Leukämie über sehr viele Jahre bestehen kann, resultiert eine eigenartige interlobuläre Bindegewebsvermehrung in der Leber. Durch die Einwirkung der cytostatischen Therapie können die lymphatisch-leukämischen Infiltrate zum Schwund gebracht werden, wohingegen die bindegewebige Induration zurückbleibt. Auf diese Weise resultieren Bilder einer fast granulär zu nennenden Leberinduration („postleukämische Leberzirrhose"!).

Die wissenschaftliche Frage, die bis jetzt nicht völlig geklärt ist, lautet: Entstehen in den Fällen der klassischen Leukämieformen die Infiltrate in der Leber „metastatisch" (durch das Prinzip der Kolonisation) oder aber autochthon (durch das Prinzip der Wieder-Inbetriebnahme fetal vorhanden gewesener hämatischer Potenzen)? Wahrscheinlich ist, daß beides vorkommt, der zuletzt genannte Mechanismus freilich überwiegt.

Milztumoren bei Veränderungen des Systemes der Blutplättchen:
Die Familie der hierher gehörigen Erkrankungen ist nicht einheitlich. Es sind folgende Hauptvertreter zu nennen: Essentielle Thrombopenie (genauer: essentielle paroxysmale Thrombocytopenie, Morbus maculosus

Werlhofii), Thrombasthenie Glanzmann, Thrombocytopathie v. Willebrand-Jürgens-Lehmann (Aaland-Insel-Krankheit). In allen diesen Fällen, klinisch ausgezeichnet durch eine dramatische hämorrhagische Diathese, ist die Milz mäßig stark vergrößert. Die Milzgewichte liegen bei 300 g, die Kapsel ist locker gespannt, die Pulpa von dunkelroter Farbe, feucht, wenig abstreifbar. Nach der Vorstellung von KAZNELSON resultiert die quantitative Reduktion der Anzahl der Thrombocyten oder aber die qualitative Veränderung der Thrombocytengestalt durch eine pathologische Leistung der Milz. Diese im Prinzip und heuristisch bewährte These ist nicht unwidersprochen. Die elektronenmikroskopische Analyse macht deutlich, daß bei allen diesen Erkrankungen Abweichungen des ultrastrukturellen Baues der Thrombocyten gegeben sind. Sei dem, wie immer: Die Sinuswandzellen der Milz sind entfaltet, zeigen alle Stadien der Phagocytose, die Retikulinfäserchen sind verbreitert, vielfach kollagenisiert, und es findet sich stets eine deutliche Hämosiderose. Die Gesamtheit der lienalen Veränderungen ist jedoch uncharakteristisch. Eine echte myeloische Ersatzwucherung, wie man sie in der Milz sonst bei Zuständen chronischer Zerstörung des Knochemarkes finden kann, ist nicht oder nur ganz ausnahmsweise nachweisbar.

Bemerkungen zum Morbus maculosus Werlhofii:
Nahezu ausschließlich befallen sind junge Mädchen, mittleres Erkrankungsalter 19 Jahre; alarmierend: sehr zahlreiche kleine fleckige Hautblutungen mit Aussparung der Haarfollikel; häufig Magen-Darm-Genital-Blutungen; selten und folgenschwer: Hirnblutungen! Plättchenanzahl gewöhnlich bei 60 000/mm²; Gerinnungszeit in vitro normal. Es findet sich eine mangelhafte Retraktion des Blutkuchens, eine Verlängerung der Blutungszeit, ein positiver Consumptionstest.

Bezüglich der differentialdiagnostischen Beurteilung der Milz bei Morbus Werlhof ist an den Milztumor im Rahmen der myeloproliferativen Syndromes (DAMESHEK, 1957) zu denken.

b) Zirkulatorisch bedingte Milztumoren

Prämisse: Die Hauptfunktionen der Milz sind

1. Stoffumsatz, sowie Stoff-Speicherung;
2. Bildung eines Blut-Reservoires.

Man kann daher unterscheiden (auch phylogenetisch) „Stoffwechselmilzen" und „Kreislaufmilzen". Weil dies so ist, rangieren in unserer Aufzählung die „zirkulatorisch bedingten Milztumoren" hinter den „reticuloendothelialen Milztumoren".

aa) *Stauungsmilzen*

Das Milzvenenblut nimmt seinen Abfluß nicht nur über die Vena linealis, sondern es bestehen Kollateralen, welche unmittelbar vom Milzhilus aus nach dem Magen und dem Ösophagus einerseits, nach dem Hilus der linken Niere andererseits hinziehen.

Kardiale Stauung: Es liegt ein „zentrales" Abflußhindernis vor, z. B. ein dekompensierter Herzfehler. Das Blut wird gleichmäßig nach der Peripherie gestaut. Die Milz steht unter einem mäßig starken Stauungsdruck. Sie ist etwas vergrößert, die Farbe auf der Schnittfläche dunkelblaurot, die Konsistenz fest. Sollte eine Stauung längere Zeit bestehen, werden Milzkapsel und Trabekel verbreitert, die Malpighischen Körperchen jedoch kleiner. Die Kapsel kann eine weißliche Farbe erwerben. Sie ist hyalin durchtränkt, zuckergußartig. Es mag nachträglich zu einer Knorpelbildung kommen, seltener zu einer Kalksalzeinlagerung. Kennwort: *Zuckergußmilz*.

Portale Stauung: Die Blutrückstauung erfolgt zunächst nicht ganz gleichmäßig. Die Erfahrung lehrt, daß das Milzvenenblut von der Leber aus im Sinne sogenannter Flutwellen zurückgestaut wird. Ein Abfluß auf dem Weg über die Kollateralen ist mindestens in der ersten Zeit noch möglich. Die durch die Flutwellen bedingten ungleichmäßigen Stauungsstöße erzeugen einen starken Wachstumsreiz. Dadurch wird die Milz besonders vergrößert. Ihre Konsistenz ist im allgemeinen nicht derart derb wie bei einer kardialen Stauung. Pathoanatomisch gilt folgende Faustregel: Hat eine Leberzirrhose zahlreiche Ösophagusvarizen entstehen lassen, ist der Milztumor verhältnismäßig klein; ist bei einer Leberzirrhose ein mächtiger Milztumor entstanden (splenomegale Leberzirrhose), sind im allgemeinen weniger zahlreiche Ösophagusvarizen nachweisbar.

Milzvenenthrombose, Milzvenenstenose, Phlebosclerosis lienalis: Die Ursachen der Milzven*enthrombose* sind oft nicht recht zu klären. Man spricht dann von „primärer" Milzvenenthrombose. Die Situation der Pfortader ist auf das genaueste zu prüfen. Die meisten Fälle der Milzvenenerkrankung sind aus der Pfortader fortgeleitet; häufig spielen infektiöse Prozesse, auch fieberhafte Allgemeininfektionen, eine Rolle. Andererseits: Entzündliche Erkrankungen des enteralen Pfortaderquellgebietes können auf die Milzvene — in der Kontinuität — fortgeleitet werden. Durch retrograden Transport entstehen dann Milzabszesse oder infarktähnliche Nekrosen. Die Milzvenenthrombose kann nach stumpfem Bauchtrauma, Pankreatitis, nach operativen Interventionen im Bauchraum, durch Übergreifen einer Geschwulst aus der Nachbarschaft, durch Penetration eines peptischen Magengeschwüres verursacht sein. Eine Milzven*enstenose* ist die Folge einer stattgehabten Milzvenenthrombose; die organisatorische Plombe kann zu einer „kavernösen Metamorphose" bzw. „sinusartigen Degeneration" führen. — Die Milzen sind sehr stark vergrößert, die Kapsel ist erheblich gespannt, bindegewebig induriert, hyalin imprägniert, fleckig-zuckergußartig. Die tief dunkel-blaurote Pulpa ist von steifer Konsistenz und nicht abstreifbar.

Stieltorsion: Eine Stieldrehung der Milz kommt bei allgemeiner Eingeweidesenkung (Splanchnoptose) — selten — zur Beobachtung. Auf dem Boden einer Stieltorsion der Milz entsteht eine Strangulation der Blutgefäße und eine mächtige blaurote Infarzierung. Inmitten des hämorrhagisch infarzierten Milzgewebes finden sich kleine landkartenförmige weißgelbe anämische Nekrosen.

Alle chronischen Stauungsmilzen zeigen zunächst eine starke Verdickung der Basalmembranen der Sinus; es kommt sodann zu einer Kollagenisierung des lymphoretikulären Gewebes, also zu einer Entparenchymisierung.

Anhang:

Das Gegenstück zur „Stauungsmilz" ist die „entspeicherte" Milz z.B. bei oligämischem Kreislaufkollaps. Die Milzen sind klein, untergewichtig, im Besitze einer gerunzelten (weil kontrahierten) Kapsel von stahlgrauer Eigenfarbe; die Schnittfläche der Milz ist karmoisinrot, fest, nicht abstreifbar. — Dagegen zeigt die Milz bei primärem Wundschock eine mäßige Vergrößerung, vor allem infolge eines Ödemes der roten Pulpa. In Anlehnung an die Trabekel finden sich regelmäßig sogenannte Pulpablutungen. Die Farbe der Schnittfläche der Milz bei Schock ist ein wenig gesprenkelt, feucht, die Pulpa ist gelockert und eben abstreifbar.

bb) *Infarktmilzen*

Anämische Infarkte:

Einfache blande Embolien zeitigen keilförmige Koagulationsnekrosen. Ein Verschluß des Hauptstammes der Milzarterie erzeugt eine Totalnekrose des Organes. Gelegentlich bleiben kleinste parahiläre und kapsuläre Bereiche ausgespart, welche über die wenigen Kollateralen mit Sauerstoff einigermaßen versorgt worden sind. Wird der Hauptstamm der Milzarterie milzfern, also in der Nähe der Arteria coeliaca verschlossen, entsteht keine Nekrose der Milz, sondern eine hochgradige Milzgewebsatrophie. — Eine totalnekrotisch gewordene Milz zeigt eine Umwandlung der Pulpa zu einem fettigen, käseähnlichen, schmierigen, gelbroten Brei. Die Kapsel kann erhalten bleiben, verdickt werden und nachträglich verkalken. — Die klassischen anämischen Milzinfarkte zeigen zunächst eine Volumenvergrößerung infolge Eintrittes von Blutplasma aus der Zone des hyperämisch-hämorrhagischen Randsaumes. Die nekrotisierten Infarktgebiete können über die Kapsel in die Bauchhöhle sequestriert werden. Im allgemeinen jedoch werden sie nach einigen Tagen ausgelaugt, erbleicht, bis zu einem gewissen Grade bindegewebig substituiert. Das restliche infarziert gewesene Gebiet sinkt ein, schrumpft und kann jahrelang liegen bleiben. Schlußendlich resultieren tief eingeschnittene Infarktnarben. Nach Jahr und Tag verschwindet das im Zentrum des Infarktes abgelagert gewesene Eisenpigment.

Hämorrhagische Infarkte:

Entweder handelt es sich um pseudohämorrhagische Infarkte, also um eigentlich anämisch gewesene Infarkte mit übermächtig-breiter hyperämischer Randzone. Oder aber es liegt eine „*hämorrhagische Infarzierung*" durch plötzlich inszenierten Verschluß eines Milzvenenastes vor. Auch im Gebiete der hämorrhagischen Infarzierung kommt es zur Nekrotisierung des Gewebes. Dadurch wird der zuerst tief-dunkelblau verfärbte Bezirk aufgehellt, kastanienfarben, schließlich rostfarben. Derartige Veränderungen werden häufig im Gefolge von Typhus abdominalis gefunden. Es liegt dann eine *Endophlebitis typhosa* (granulomatosa; Oppenheim) zugrunde. Schließlich resultiert eine Vielzahl bunt-gewirkter nebeneinander gelegener teils hämorrhagischer, teils anämischer Bezirke. Typhöse Milzinfarkte können einschmelzen. Nach Sequestration der Nekrose durch die Milzkapsel in die Bauchhöhle kann eine durch Salmonellen inszenierte Peritonitis resultieren (z. B. — nicht ganz selten — Peritonitis paratyphosa e liene). — Eine besondere Form der Ausbildung von Zirkulationsstörungen in der Milz folgt auf eine *generalisierende Angiitis* (z. B. Periarteriitis nodosa). Dabei liegt ein bunt-gesprenkeltes Bild der Milzschnittfläche vor („*Fleckmilz*", FEITIS). Die „Fleckmilz" ist für die generalisierende Angiitis typisch, welche man am häufigsten bei maligner Nephrosklerose antrifft! — Eine weitere Besonderheit ist die Milzveränderung bei *Erythematodes disseminatus subacutus*: Es findet sich eine imposante, fast nodulär zu nennende, arteriolitische Fibrose. Der Prozeß nimmt seinen Ausgang von den Zentralarterien. Deren Wände werden verdickt. Die weiße Pulpa wird nach und nach vollständig in zwiebelschalenförmig angeordnete konzentrisch etablierte hyalin imprägnierte Bindegewebsnarben umgewandelt. *Diese* Narben auf der Milzschnittfläche sind bis sagokorngroß, Ausdruck einer allgemeinen Kollagenose, makroskopisch nur in Kenntnis aller Krankheitszusammenhänge richtig zu deuten, mikroskopisch jedoch ungemein charakteristisch und diagnostisch zuverlässig. Der Erythematodes disseminatus subacutus ist am leichtesten (patho-anatomisch) zu diagnostizieren, wenn der Nachweis der Endocarditis Libman-Sacks, der wire loops in den Nierenkörperchen und der arteriolitischen Fibrosefelder in der Milz gelingt! — Auch der Milztumor bei *Felty-Syndrom* gehört in diese Gruppe: Auch hier handelt es sich um das Zusammenspiel von lokalen durch Stauung und Angiitis bedingten Zirkulationsstörungen mit entzündlich-hyperplastischer Fibrosierung.

c) Blastomatöse Milztumoren

aa) *Großfollikuläres Lymphadenoblastom („Adenom") Brill-Symmers*

Die Milz kann erheblich vergrößert sein (600—800 g); die Kapsel ist verdickt, die Schnittfläche blaßrot, die Konsistenz fest. Über die Schnittfläche prominieren rundliche knopfähnliche feinknotige Erhabenheiten. Die mikroskopische Kontrolle zeitigt eine enorme lymphoretikuläre Hyperplasie unter Ausbildung riesenhafter Lymphfollikel mit monströsen Reaktionszentren. Dabei kommt es zu Follikelaufbrüchen, ungeordneten Infiltraten, Kapselwucherungen etc. Das Bild gleicht den Veränderungen, die bei Brill-Symmers-Syndrom in den Lymphknoten gefunden werden können. Die Brill-Symmerssche Erkrankung geht häufig nach jahrelanger Latenz, über in ein
1. *Retikulumzellsarkom*,
2. in eine *Lymphogranulomatose*,
3. in eine *Leukämie*.

bb) *Lymphogranulomatose*

Hodgkin's disease (malignes Granulom, Sternberg-Paltauf) erzeugt so gut wie immer einen Milztumor. Die Vergrößerung der Milz ist eine unterschiedliche; Milzgewichte von 500—1000 g sind nicht selten. Die Schnittfläche ist eigenartig gesprenkelt, ähnlich dem Anschnitt einer speck- und griebenreichen Bauernwurst oder der Schlifffläche eines Porphyrs: *Bauernwurstmilz, Porphyrmilz!* — Die jeweils helleren Partien der Schnittfläche entsprechen den eigentlichen Granulomen. Diese können zentral nekrotisiert sein. Das Granulationsgewebe in der Milz unterscheidet sich nicht von dem in den lymphogranulomatös veränderten Lymphknoten.

cc) *Sarkommilzen*

Zahlenmäßig an erster Stelle rangiert das *Reticulumzellsarkom* (Retothelsarkom). Man sollte drei Formen unterscheiden:

Die *zellarme, fibrillenreiche Form;*

die *zellreiche, fibrillenarme Form;*

die *riesenzellenreiche, symplasmatische Form* (sogenannte groteskzellige Form; Einteilung nach RÖSSLE, ROULET und OLIVEIRA).

Bei der Darstellung der Fibrillen bedient man sich der Methoden der Silberimprägnation. Die klassische (zellarme, fibrillenreiche) Form läßt erkennen, daß die Zellen wie die „Weidenkätzchen auf den Weidenbaumzweigen" den Bündeln und Büscheln versilberbarer Fäserchen aufsitzen. Wir sprechen vom „Weidenkätzchenphänomen". Hierher gehören natürlich auch die „Retikulosen". Der Begriff wird nicht einheitlich verwendet. Es lassen sich drei „Retikulosen" unterscheiden:

Symptomatische (reaktiv-reversible) *Formen;*

Adaptative, kompensatorisch-überschießende, im allgemeinen nicht remissionsfähige *Formen* (häufig mit Granulomcharakter; hierher gehören wahrscheinlich auch das eosinophile Granulom, die Abt-Letterer-Siwesche Krankheit und die Histiocytosis X LICHTENSTEIN);

die *automatisierte, sarkomatöse Retikulose.*

Eine besondere Form eines Retikulumzellsarkomes, die als weitgehend „ausgereift" und daher „organotypisch" gelten kann, ist das *lymphadenoplastische Sarkom.* Dieses imitiert in sarkomatös verzerrter Weise den Bauplan der Lymphknoten, auch in der Milz. Eben diese Form eines Sarkomes relativer Gewebereife ist als Spätfolge einer Brill-Symmersschen Erkrankung zu beobachten.

Selbstverständlich kann in einer Milz ein *Rundzellensarkom,* oder aber es kann von der Milzkapsel ein *Spindelzellensarkom* ausgehen.

dd) *Seltenere Blastommilzen*

Es seien die *angiomatösen Tumoren,* also verschiedene Formen kavernisierter Haemangiome, endotheliomatöse Neubildungen, zystöse Lymphangiome genannt. Es handelt sich um Gelegenheitsbeobachtungen. Die Kasuistik ist reich an Besonderheiten.

ee) *Metastatische blastomatös- Milztumoren*

Die Milz gilt als „tumorfeindlich". Die in den Milzsinus zur Verfügung stehenden Abwehrstoffe seien die Ursache dafür, daß haematogene Metastasen in der Milz selten angehen. Die routinemäßige sorgfältige mikroskopische Kontrolle der Milzen bei generalisierter Carcinomatose offenbart jedoch häufig zahlreiche (zahllose) kleine (und allerkleinste) Tochterherdchen, welche offenbar ein Schlummerdasein führen. Erst mit dem Zusammenbruch der Tumorresistenz kommt es zur Manifestation grobknotiger Carcinommetastasen. Auch die Absiedelung von Sarkommetastasen ist nicht eben häufig. Metastatische Geschwülste in der Milz können zystisch erweichen und derart umgebaut werden, daß die Aufklärung der wirklichen Natur Schwierigkeiten bereitet (H. H. JANSEN: Solitäre pseudozystische Spätmetastase der Milz; BRUNS' Beiträge zur klinischen Chirurgie *216*: 88, 1968).

d) Parasitäre Milztumoren

Für Mitteleuropa sind an erster Stelle die Finnen von Schweine- und Hundebandwurm (Taenia solium und echinococcus) zu nennen. Sie können zu weitgehendem Parenchymschwund, starker Organvergrößerung und subtotalem zystischem Umbau führen. Ruptur einer Blasenfinne erzeugt einen Schock (anaphylaktischen Schock?) oder eine entzündliche peritoneale Reaktion. Die klinische Diagnose wird im allgemeinen nur vermutungsweise zu stellen sein. Man achtet auf Bluteosinophilie und hat sich der Antigen-Reaktionen (an der Haut) oder einer Komplementablenkungsreaktion (im Blutserum) zu bedienen.

Klassische parasitäre Milztumoren sind die extremen Milzvergrößerungen bei Protozoonosen: Malaria, Kala Azar. Die Milzgewichte liegen bei 1000 g! Die Kapsel ist verdickt, von graublauer Farbe, die Schnittfläche ist fein gekörnt, die Pulpa eher fest, also nicht abstreifbar. Es liegt eine chronische entzündliche Hyperplasie mit Induration vor. Die Farbe der Milzpulpa bei Malaria ist „rauchgrau" (Malariapigment; Haemosiderose).

5. Sonstiges zur Milz

a) Entzündliche Veränderungen

aa) *Mitbeteiligung der Milz bei pyogener Allgemeininfektion*

Selbstverständlich können, wenn auch selten, pyämische Metastasen, also Milzabszesse, entstehen. Sie können eine pyogene Membran, also eine leidlich gute Abgrenzung erwerben. Größere, konfluierte Milzabszesse finden sich nur ausnahmsweise.

bb) *„Anergische" Milzschwellung*

Dem Obduzenten fällt auf, daß in vielen Zuständen fieberhafter Allgemeininfektion die Milz zwar vergrößert, jedoch nicht derart verändert ist, wie er dies eigentlich erwartet hätte. Man spricht von „anergischer" Milzveränderung und meint folgendes:

Auf dem Boden einer geringen Resistenz ist es zu einer nur mäßig starken zellularen Hyperplasie, vorwiegend aber zur Herauslösung der Reticulumzellen aus ihren Verbänden in die Maschen des Reticulum und zur Entwicklung eines Pulpaödemes gekommen. Im Gegensatz dazu müßte man bei „hochgetriebener" Allergie, etwa im Fortgang einer Sepsis tarda, eine stärkere Milzschwellung („hyperergische Milzschwellung"!) erwarten. Derartiges wird ja auch z.B. im Falle des Vorliegens einer Milzschwellung bei Endocarditis lenta gesehen.

cc) „Tumor inflammatorius lienis"

Diese Bezeichnung aus der „antiken" Medizin will zum Ausdruck bringen, daß die Milz nahezu bei jeder Allgemeininfektion „mitmacht". Genau genommen ist mit der Bezeichnung „Tumor inflammatorius" die Milzschwellung bei Fleckfieber angesprochen. Die Vergrößerung ist eine nur mäßige; im eigentlichen Sinne charakterisierbare Veränderungen gibt es kaum. In den Maschen des Retikulum treten eigenartig große Zellen, sogenannte Pulpazellen (!) ,auf. — Weil „Fleckfieber" auch „Flecktyphus" (Typhus exanthematicus) genannt wird, ist es richtig, mit einem Wort hinzuweisen auf die

dd) „Typhusmilz"

Wie mehrfach erörtert, liegt eine Salmonellose vor. Die Milzvergrößerung bei Typhus abdominalis hominis ist eine mittelgradige (300—400 g). Von den Oppenheimschen Venenveränderungen war die Rede. Die Intimagranulome der Trabekelvenen bestehen aus „Typhusknötchen". Bei diesen handelt es sich um den Ausdruck der „histiozytären Defensivreaktion" (vgl. „Allgemeine Pathologie", S. 144).

ee) *Milzbrand*

Die Milzbrand-Krankheit (Anthrax; was soviel bedeutet wie „Kohle") verläuft dramatisch, sepsisähnlich. Der Milztumor ist unterschiedlich groß, oft nur „anergisch", auf der Schnittfläche von schwarzroter Farbe, weich, zerfließlich. Irgendein histologisches Spezifikum existiert nicht. Die Erreger des Milzbrandes (Bacillus anthracis) sind in großen Mengen in den Maschen der Pulpa angereichert. Die Infektionsgefahr ist eine außerordentliche.

ff) *Tuberkulose*

Die Tuberkulose der Milz tritt in verschiedenen Formen auf:

1. als *Miliartuberkulose* im Ablaufe einer hämatogenen Propagation. Die Milz ist mäßig vergrößert, die Schnittfläche von sagokorngroßen, seltener bis kleinlinsengroßen *tautropfenähnlichen* Knötchen durchsetzt. Diese variieren nach Größe und Farbe derart, daß eine absolute Bindung an die Malpighischen Körperchen nicht gegeben ist. Das Farbspiel erstreckt sich von weiß über grauweiß nach quittengelb.

2. Im Ductus sogenannter *exulcerativer Pubertätsphthisen* (der galoppierenden

Schwindsucht) können bis kastaniengroße untereinander zusammenhängende *Käseherde* die Milz vollständig durchsetzen. Gleichartige Veränderungen werden in der auf eine Späterstinfektion folgenden Phase der Frühgeneralisation dann beobachtet, wenn die Reaktionslage eine besonders ungünstige ist. Wenn afrikanische Menschen in Europa eine Tuberkulose erwerben, kann diese unter dem beschriebenen Bilde der grobknotig-verkäsenden Form ablaufen.

3. Es gibt *infarktähnliche tuberkulöse Käseherde*.

Eine Sonderstellung nehmen die Milzveränderungen bei *Morbus Besnier-Boeck-Schaumann* ein: Hier werden sehr zahlreiche linsen- bis kirschkerngroße, selten größere, dann durch Konfluenz entstandene produktiv-proliferative epitheloidzellige sklerosierende Knoten mit starker Neigung zu hyaliner Vernarbung beobachtet. Der Prozeß verläuft langsam, über viele Jahre, ist im allgemeinen frei von käsigen Nekrosen, zeigt mikroskopisch muschelförmige Schaumann-Körperchen sowie morgensternähnliche asteroid bodies.

gg) *Lues*

Die Syphilis befällt die Milz

1. als *Lues connata*: diffuse zellulare Hyperplasie mit großen Mengen von Plasmazell-Einlagerungen. Die Milz kann nahezu die Größe der Neugeborenenleber erreichen; die Milzkapsel ist verdickt und vermehrt angespannt.

2. Die *erworbene Lues* kann im *Sekundärstadium* zu einer ganz ähnlich strukturierten diffusen zellularen Hyperplasie des ganzen Organes führen.

3. Die *erworbene Syphilis* kann im *Tertiärstadium* — selten — zu einer gummösen Angiopathie, also zur Absiedlung zahlreicher kastaniengroßer Gummen führen. Diese haben keine Neigung zur Verflüssigung. Es liegt das vor, was der Histologe eine trockene Verkäsung nennt. Es entwickelt sich eine breite unspezifische Kapsel, welche eine groteske Vernarbung des Organes (Lien lobatus) verursacht. Die stenosierenden vasculitischen Prozesse veranlassen ihrerseits die Ausbildung anämischer Infarkte. Gummen und Infarktnarben gehören zusammen.

hh) *Rheumatische Polyserositis*

Bei chronisch-fieberhaftem viszeralem Rheumatismus entsteht eine Perisplenitis chronica fibrohyalinosa. Diese läuft auf den „Hauptnenner" einer Zuckergußmilz hinaus. Letztere muß stets im Rahmen aller sonstiger Befunde diagnostisch gewürdigt werden. Spezifische rheumatische Infiltrate fehlen. Ausdruck des lienalen Rheumatismus kann die rheumatiforme Arteriitis der Milz mit keilförmigen Nekroseherden und infarktähnlichen Prozessen sein. Die Gefäßwandinfiltrate sind dann reich an Makrophagen. Die glatte Muskulatur in den Milztrabekeln und den Wänden der Trabekelgefäße zeigt einmal das Talalajewsche Ödem, zum anderen eine fibrinoide Nekrose.

ii) *Milz bei Pilzbefallskrankheiten, bei Pseudotuberkulose (Pasteurellosen), bei Brucellosen und bei Listeriose*

Die Rolle der Milz ist die eines sekundären Erfolgsorganes: Dies bedeutet, daß die für die einzelnen Krankheitsursachen einigermaßen charakteristischen Granulome in der Milz aufgebaut werden können. Dabei sind die Milzgranulome bei *Blastomykose, Coccidioidiomykose*, seltener bei *Aspergillose* nicht sehr eindrucksvoll. Es handelt sich um großzellige Granulome, dadurch ausgezeichnet, daß die PAS-positiven Pilze oder deren Geflechte oder aber die Pilzsporen sichtbar gemacht werden können. Nicht ganz selten ist die Eisenreaktion positiv. Bei den *Pasteurellosen* entstehen miliare oder übermiliare tuberkuloide Granulome (z.B. Tularämie) mit schütterer, krümeliger zentraler Nekrose und radiärem palisadärem Epitheloidzellsaum. Der Milztumor bei Brucellosen ist deutlich. Die Begrenzung der Milz kann auch bei fettreichen Bauchdecken perkussorisch durch Hammer-Plessimeter gut und sicher konturiert werden. Bei *abotus infectiosus Bang* entstehen undeutlich konturierte Epitheloidzellknötchen, welche eine entfernte Ähnlichkeit mit dem Granulom bei einer Tuberkulose haben.

b) Altersveränderungen und allgemeine rückschrittliche Prozesse

Bei Menschen in höchstem Lebensalter ist die Milz im allgemeinen klein, die grauweiße Kapsel ist verdickt, gerunzelt, steif; die Schnittfläche trägt eine graurote Farbe. Das Trabekelwerk ist deutlich. Die Follikel sind mit freiem Auge leicht erkennbar. Der Bindegewebsgehalt überwiegt quantitativ, denn das eigentliche lymphoretikuläre Parenchym ist durch Involution verloren gegangen. Seneszente Lienopathien führen stets vermehrt Eisenpigment. Grundsätzlich gleichartige Veränderungen sind nach chronischen Hungerzuständen, bei alimentärer Dystrophie, nachweisbar. Bei exogenem Nahrungseiweißmangel wird das Milzparenchym „eingeschmolzen". Die Milzgewichte können auf 10—20 g reduziert sein! Derartige Milzen sind reich an Pigment: Inanitionsatrophie mit Lipofuszinose und Pseudomelanose.

c) Milz bei traumatischen Insulten

Ein „Trauma" unserer Zeit wird durch die „Strahlenbelastung" der Milz bei kurativen oder therapeutischen Notwendigkeiten realisiert: Die Milz ist klein, derb und narbig umgewandelt, im Besitze breiter sklerosierter Trabekel, manchmal von keilförmigen tief eingeschnittenen Schrumpfungsprozessen durchzogen. Die Wände der Zentralarterien sind hyalinisiert. Es resultiert eine obliterative Angiopathie. Im Falle einer diagnostischen Thorotrastapplikation kann man nach 15, 20 und mehr Jahren groteske corpusculäre Speicherungen beobachten, welche zu einer narbigen Involution führen. — Ein direktes mechanisches stumpfes Bauchtrauma hat eine Zerreißung der Milz zur Folge. Im allgemeinen wird ein posthämorrhagischer Schock entstehen, der die Milzexstirpation zur Folge hat. Selten wird die Diagnose nicht rechtzeitig gestellt, die Kranken überleben dennoch. Dann kann es zu einer traumatischen Zersplitterung der Milz mit Dislokation einzelner Parenchymkomplexe kommen. Die dislozierten Milzstücke können anheilen, falls die Grenzschnittdicke (vgl. „Allgemeine Pathologie", S. 179) nicht überschritten wird! Bei zentral-nervösen Läsionen findet sich eine eigenartige Auflockerung der roten Pulpa. Mikroskopisch lassen sich streifenförmige Blutungen, vor allem in der Umgebung der Milztrabekel, darstellen, welche neurozirkulatorisch inszeniert worden sein dürften. Der „posthämorrhagische Milztumor" der alten Pathologen dürfte im wesentlichen auf der Lockerung der Milzpulpa durch die neural inszenierten Pulpablutungen beruhen.

Literatur zur Pathoanatomie der Milz:

Wg. ROTTER und W. BÜNGELER: Milz. In: E. KAUFMANN und M. STAEMMLER „Lehrbuch der speziellen pathologischen Anatomie", 11. und 12. Auflage, Bd. I, 1. Hälfte, Berlin: W. de Gruyter 1955, S. 771.

II. Lymphknoten

1. Vorbemerkungen zur normal-morphologischen und funktionellen Situation

Das *lymphatische Gewebe im weiteren Sinne* besteht aus *zwei Repräsentanten*:

A. *Lymphoreticuläres Gewebe:*
  I. Lymphatisches Gewebe im engeren Sinne (determiniert, stabil; Lymphknoten, Milz)
  II. Lymphoides Gewebe (passagere Lymphzelleinlagerung; Noduli lymphatici solitarii, Submucosa d. Ma-Darmes)

B. *Lymphoepitheliales Gewebe:*
  Symbiose von Epithel und Lymphocyten besonders im Kiemendarm (Rachenring, Thymus)

Das lymphoretikuläre Gewebe ist gleichsam allgegenwärtig. Es besteht aus konstanten und nicht konstanten Einrichtungen. Der Mensch besitzt etwa 500—1000 Lymphknoten. Davon liegen 300 im Bauchraum, etwa 200—250 in der Brusthöhle, 150—200 Lymphknoten an Kopf und Hals. Die lymphoiden Zellkongregationen sind nicht konstant. Sie können im Falle einer chronischen örtlichen Entzündung eigens aufgebaut werden. Ob ihr bindegewebiges Grundgerüst aus retikulärem Bindegewebe (ausgestattet mit Retikulinfasern) besteht, ist nicht ausgemacht. — Das lymphoepitheliale Gewebe hat eine eigene Biologie. Es findet sich im Bereiche des Waldeyerschen Rachenringes, der Einrichtungen des Kiemendarmes, also besonders im Thymus. Das lymphoepitheliale Gewebe verfügt über ein aus Epithelzellen aufgebautes Retikulum, in dessen Maschen Lymphocyten liegen. Bei den lymphoepithelialen geweblichen Einrichtungen besteht eine Symbiose zwischen Epithel und Lymphocyten. Dort, wo Lymphocyten invadieren, entsteht eine Zone sogenannter lymphoepithelialer Durchdringung. Dabei kommt es konstant zu einem „Differenzierungsverlust" der Epithelien.

Der Schwerpunkt der Lymphknoten-Ansammlungen beim Menschen liegt in den Viscera. Man kann — vergleichend anatomisch — folgern, daß die Hauptaufgabe der Lymphknoten etwas mit „Stoffumsatz" zu tun hat. Auch bei den Lymphknoten kann man unterscheiden zwischen Parenchym und Stroma. Das Parenchym besteht aus der Ansammlung von Lymphzellen, das Stroma aus Kapsel, Trabeculae und Blutgefäßen. Das Reticulum ist ein Maschenwerk, reich an Retikulinfäserchen; diese sind teilweise versilberbar. Die Maschen des Reticulum werden „getragen" durch sternförmig verästelte Zellen. Es handelt sich um die Reticulocyten. Derzeit wird wissenschaftlich erörtert, ob die „Reticulumzelle" etwas besonderes oder nur ein zeitlich und örtlich an eine bestimmte Aufgabe angepaßter „Histiozyt" ist. Nach W. HUECK ist das Bindegewebe des Menschen als Mesenchymschwamm zu begreifen. Es ist also netzförmig d. h. „retikuliert" aufgebaut. Vom Standpunkte einer allgemeinen histologischen Betrachtung können alle Bindegewebszellen als Reticulumzellen gelten. Diese phänomenologisch orientierte Auffassung wird der aktuellen Terminologie nicht gerecht. Die Hämatocytopathologie will als „Reticulumzelle" nur eine solche mesenchymogene sternförmig konfigurierte Zelle anerkennen, welche eine bestimmtcharakterisierbare Fermentausstattung (es handelt sich insbesondere um Esterasen!) besitzt. — Die Sinus in den Lymphknoten kann man einteilen in Marginalsinus und Intermediärsinus. Die Sinuswandzellen sind in bestimmter Weise an ihre Aufgabe adaptierte reticulocytogene Endothelzellen. Die Sinuswandzellen verfügen wiederum über eine eigene, von den gewöhnlichen Reticulumzellen unterschiedene protoplasmatische Fermentausrüstung. Durch die Binnenräume der Sinus sind fibrilläre Raumgitter, sogenannte Reusensysteme ausgespannt. Die Sinuswandzellen besitzen eine besonders starke Speicherungsfähigkeit. In den Lymphknoten gibt es „große" und „kleine" Reticulumzellen, sowie „große" und „kleine" Lymphocyten, endlich die reticulocytogene Plasmazelle. Alle diese Zellen zeigen ein üppig konfiguriertes endoplasmatisches Reticulum mit untereinander zusammenhängenden Zisternen, mit Lysosomen und Mitochondrien. Im Inneren der Zisternen kann man nahezu regelmäßig Koazervate finden. Prinzipiell ähnlich sehen, natürlich stärker dimensioniert, vielfach geschichtet, die Russell-Körperchen und die Goldmannschen Maulbeergranula aus. Im Zentrum der Lymphfollikel findet man sehr häufig „Keimzentren". Die Bezeichnung „Keimzentrum" geht auf FLEMMING (1885) zurück. Die schwedische Schule hat nachgewiesen, daß die „Keimzentren" nicht so sehr wesensmäßig mit Vorgängen der Regeneration als mit solchen der Abwehr verbunden sind. HELLMAN (1930) spricht daher von „Reaktionszentren". Sein Schüler GÖSTA GLIMSTEDT (1959) hat gezeigt, daß keimfreie Aufzucht von Meerschweinchen Lymphknoten ohne „Keimzentren" entstehen läßt. Man muß also tatsächlich annehmen, daß die Ausbildung der hellen Höfe im

Zentrum der Lymphfollikel etwas mit „reaktiven Vorgängen" zu tun hat. —
Die in den Lymphknoten in reichem Maße vorhandenen Retikulinfasern
sind nach ihrer stofflichen Zusammensetzung nicht ausreichend bekannt.
Kollagene Fibrillen sind zugfest; elastische sind zug- und biegungselastisch;
Retikulin-Fibrillen sind chemisch nicht identisch mit kollagenen Fibrillen;
Retikulinfasern sind zugelastisch! Gitterfasern wiederum sind nicht identisch mit Retikulinfasern. Die in den lymphoretikulären Geweben ebenfalls
in großer Anzahl nachweisbaren Gitterfasern sind dünn, „präkollagen",
versilberbar. Sie bestehen aus Vorstufen sowohl von „Kollagen" als auch
„Retikulin"; sie sind zug- und biegungselastisch. Die argyrophilen Fäserchen liegen im Bereiche der Basalmembranen millionenfach dicht bei dicht.
Sie sind in die Grundhäutchen einbezogen.

Die Speicherungsfähigkeit des lymphoretikulären Gewebes darf als Ausdruck eines „Gruppenmerkmales" des „reticuloendothelialen Systemes"
(ASCHOFF, LANDAU, 1913) verstanden werden. Auch heute ist es essentiell,
sich zu vergegenwärtigen, was ASCHOFF und seine Schule als „reticuloendotheliales System" (RES) verstanden wissen wollten. Aus einer großen, zusammenfassenden Originalarbeit von L. ASCHOFF sei daher im folgenden
eine *Tabelle* zusammengestellt:

Das retikuloendotheliale System
(nach ASCHOFF, 1925)

besteht aus folgenden Zellen und Zellverbänden:

RES i.w.S. {
    1. Die Endothelien der Blut- und Lymphgefäße. (Speicherung nur ausnahmsweise).
    2. Die Fibrozyten oder die gewöhnlichen Bindegewebszellen.
    (Speicherung ebenfalls nur mäßigen Grades).

    RES i.e.S. {
        3. Die Reticulumzellen der Milzpulpa, der Lymphknoten und des übrigen lymphatischen Gewebes.
        (Gute Speicherung).
        4. Die Retikuloendothelien der Sinus der Lymphknoten und der Milz, der Kapillaren der Leber (v. Kupffersche Sternzellen), der Kapillaren des Knochenmarkes, der Nebennierenrinde und der Hypophyse.
        (Noch bessere Speicherung).

    5. Die beweglichen Histiozyten des Bindegewebes (nicht aber die Bindegewebsbildner — die Fibroblasten und Fibrozyten —). Ranviers Klasmatozyten, Renauts rhagiokrine Zellen, Marchands Adventitialzellen, Maximows Polyblasten.
    (Gute Speicherung).
    6. Monozyten (Bluthistiozyten, hervorgegangen aus Zellen der Gruppe 4 und 5).
}

Metschnikoff hatte bereits 1892 auf das tragende Prinzip (der in der Tabelle genannten Zellen) der sogenannten Phagozytose aufmerksam gemacht. Aschoff und Landau gehen insofern über die Konzeption von Metschnikoff hinaus, als sie nach funktionellen Gesichtspunkten nicht nur diejenigen Zellen zusammenfassen, denen die Fähigkeit der Phagocytose eignet, sondern welche erwiesenermaßen Stoffe speichern, intrazellular abbauen, also einen eigenen synergisch orientierten Stoffwechsel besitzen, nämlich an den Vorgängen der „parenteralen Verdauung" (Rössle) mitwirken. Experimentell läßt sich einfach demonstrieren, daß die Zellelemente des RES die Fähigkeit haben, elektrisch negativ geladene kolloïdale Partikel zu speichern; daß die gleichen Zellen am Eiweißumsatz und am Energieumsatz teilnehmen; daß sie also auch eine lebhafte oxydoreduktive Tätigkeit ausüben. Die Konzeption von Aschoff geht also über den rein anatomischen Gedanken deutlich hinaus. H. Siegmund hat den Begriff des RES durch den des „aktiven Mesenchymes" (1927) erweitert. Das „aktive Mesenchym" kann man sehr leicht in der Umgebung kleiner Venen sichtbar machen, am besten an einem nativen Präparat des Omentum majus. Im Gebiete der Taches laiteuses (Milchflecke) liegen die „ruhenden Wanderzellen" (Aschoff), die „Klasmatozyten" (Ranvier), die „rhagiokrinen Zellen" (Renaut), die „Pyrrholzellen" (Goldmann) und schließlich die „Adventitialzellen" (Marchand). Diese Zellen leisten Stoffumsatz und defensive Reaktionen. Die Überschwemmung des Mesenchymes durch Eiweißabbauprodukte exogener und endogener Provenienz ist das physiologische Stimulans für die Entfaltung der genannten Zellgarnitur.

Die eigentlichen Träger der Antikörperbildung sind Lymphocyten und Plasmazellen, welche aus den Reticulocyten und Histiozyten des lymphatischen Standortes entstehen. Die Sinuswandzellen wirken nur insoweit mit, als sie mit den „Retikulumzellen" — ausnahmsweise — identifiziert werden können.

Zell*kern*morphologische, autoradiographische und Bilanzuntersuchungen haben vermittelt

1. einen Einblick in die Wanderungswege der Lymphocyten,
2. in die Typologie der Lymphocyten,
3. in den Lebensablauf der Lymphocyten (Lebensdauer) und
4. in die stoffwechselmäßigen Besonderheiten.

30—40% der weißen Zellen des strömenden Blutes sind Lymphocyten.

30—40mal mehr Lymphocyten liegen ständig in den inneren Organen, davon finden sich etwa gleiche Mengen im Knochenmark sowie in den lymphatischen Organen (Milz und Lymphknoten). Das Gesamtgewicht der lymphatischen Organe beim Menschen beträgt 600—1300 g! Die wenigsten Lymphocyten kreisen im Blute, die meisten liegen also im Gewebe. Das sogenannte lymphoretikuläre Parenchym befindet sich in ständiger Bewegung. Hunger, Art und Menge der gewählten Nahrung, Konstitution und

Disposition, Spiel und Belastung der Drüsen mit innerer Sekretion, Alter und Krankheit zeitigen fortgesetzte Veränderungen! Entzündungsreize werden fortlaufend durch die Lymphknoten der der Reizeinwirkung nachgeordneten Gebiete beantwortet. Seit ADDISON (1855) ist die Beziehung zwischen Nebennieren und Lymphknoten bekannt: Doppelseitiger Nebennierenverlust (experimentelle Epinephrektomie) ruft eine lymphatische Hyperplasie hervor! Umgekehrt zeitigen Glucocorticoide eine schnelle Zerstörung sogenannter kleiner Lymphocyten. Damit hängen also Fragen der Hyperplasie und Hypoplasie innig zusammen. Bei der Hyperplasie kann es sich handeln

1. um ein Zuviel an Zellbildung und

2. um ein Zuwenig an Zellabtransport (Verhinderung der Zellaussschwemmung).

Bei der *Hypo*plasie, die ja immer etwas schwieriger zu fassen ist, mag es sich handeln

1. um ein Zuwenig an Zellbildung und

2. um die Folge einer zu starken Zellausschwemmung.

Cortison bewirkt zwei Vorgänge:

1. eine Zellzerstörung: Lymphocytoklasie, Lymphocytolyse;

2. eine gesteigerte Lymphzellausschwemmung: Entspeicherung.

Das histologische Bild ist der Ausdruck des Gleichgewichtes zwischen Produkten und Abstrom der Lymphzellen. Wir unterscheiden „lymphatische Zentren" und „lymphatische Peripherie". Es gibt verschiedene „Reifungsformen" der Lymphocyten. Diese treten von außen an die Lymphfollikel heran. Sie werden also nicht im Inneren der „Keimzentren" gebildet. Die „Reaktionszentren" werden durch H. HOEPKE (1955) „Regulationszentren" genannt. Es sind mindestens 5—6 lymphatische Zellformen, welche den „Regulationszentren" („Reaktionszentren") vorgeschaltet sind. Diese heißen:

1. große lymphoblastische Stammzelle;

2. kleine lymphoblastische Stammzelle;

3. großer Prolymphocyt;

4. kleiner Prolymphocyt;

5. großer Lymphocyt und

6. kleiner Lymphocyt.

Die autoradiographische Kontrolle des RNS-Stoffwechsels zeigt, daß aktiver Thymidin-Einbau nicht nur in den Zentren, sondern auch in der Peripherie und im Retikulum schlechthin erfolgt. Tritium-Thymidin wird in den ersten Stunden nach Injektion nur in den „großen Lymphocyten" und erst etwa nach zwei Tagen in den „kleinen Lymphocyten" nachweisbar! Die sogenannten großen und kleinen Lymphocyten kann man folgendermaßen unterscheiden:

1. In den Lymphfollikeln liegen sogenannte Follikellymphocyten, dies sind „große Lymphocyten", jeweils ausgestattet durch einen Makronucleolus.

2. In den Lymphsinus, jedoch auch in der lymphatischen Peripherie schlechthin, liegen sogenannte Sinuslymphocyten; dies sind „kleine Lymphocyten" mit kleinen Kernen, welche jeweils mehrere Nucleoli tragen.

Man spricht daher von makronukleolären und polynukleolären Lymphocyten. Im strömenden Blute gehören 75% der Lymphocyten zum makronukleolären Follikeltyp, 16% zum polynukleolären Sinustyp, während 9% nicht eigentlich zu differenzieren sind.

Die *Lebensdauer der Lymphocyten* ist beim Menschen nicht absolut bekannt. Durch ^{32}P markierte Lymphocyten lassen wiederum 2 Zellsorten erkennen:

1. Etwa 20% der so markierten Lymphocyten leben nur 2—3 Tage. Es handelt sich um „Sinuslymphocyten".

2. 80% der so markierten Lymphocyten leben 100—200 Tage; es handelt sich um „Follikellymphocyten".

Im Blutausstrichpräparat gehören 72% der Lymphocyten zu den „Follikellymphocyten" und 28% zu den „Sinuslymphocyten".

Die Gesamtzahl der im strömenden Blute des Menschen vorhandenen Lymphocyten wird täglich 1—3 mal ersetzt! Da die Lymphocyten aber länger, teilweise sehr viel länger, leben, verbringen sie nur einen kleinen Teil ihres Daseins im strömenden Blute!

Die Bedeutung der Lymphocyten für immunologische Vorgänge ist eine außerordentliche: Die kleinen Sinuslymphocyten stehen den Plasmazellen nahe. Sie haben eine entscheidende Bedeutung für die Produktion der Globulin-Eiweißfraktion. Gerade die Plasmazellen zeigen den bekannten Schleusenmechanismus, einerseits zwischen Zellkern und Cytoprotoplasma, andererseits zwischen Protoplasma und dem die Plasmazellen umgebenden geweblichen „Medium". Es handelt sich um Vorgänge der „Sekretion" (in einem allgemeineren Sinne!). Echte morphologische Übergänge zwischen Lymphocyten und Plasmazellen existieren wahrscheinlich nicht? Auch die Plasmazellen leiten sich von den Reticulumzellen her. Es scheint, daß die Plasmazellen eine eigene Genealogie besitzen? Bilanzuntersuchungen bei chronischer Hypoxie haben den Gedanken laut werden lassen, daß kleine Lymphocyten in Zellen der erythropoetischen Reihe, also in Erythrocytenvorstufen, übergehen können! Diese Beobachtungen von E. GRUNDMANN (1960) sind nicht unwidersprochen.

FERDINAND HOFF (1928) hat folgendes beobachtet:

Relative Säuerung im strömenden Blute und der interzellularen Flüssigkeit der Gewebe verursacht eine Neigung zur Entwicklung allgemeiner Leukocytose. Dabei kommt es zu einer meßbaren Vergrößerung der Gaumentonsillen sowie sämtlicher Lymphknoten! Relative Alkalisierung des Blutserum sowie der Flüssigkeit des Interzellularraumes zeitigt eine Neigung zur Hinentwicklung auf eine allgemeine Lymphocytose. Dabei kommt es zu einer nachweisbaren Verkleinerung der Tonsillen sowie sämtlicher Lymphknoten!

Es ist, als ob im Falle der Säuerung die Lymphocyten in der peripheren Blutbahn gebraucht würden. Hierher gehören auch die interessanten Beobachtungen von HOEPKE (1954): Im Zustande absoluter körperlicher Ruhe (Dauerschlaf, Winterschlaf) entwickeln sich große viscerale Lymphknoten mit riesenhaften Follikeln; diese besitzen mächtige „Reaktionszentren". Da eine Reaktion mit belebten Erregern im gegebenen (experimentellen) Zusammenhang unwahrscheinlich ist, kann es sich wohl nur um eine Reaktion mit bestimmten intermediären Stoffwechselprodukten handeln. Winterschlafende Tiere (Igel, Hamster) zeigen eine Tendenz des Blutchemismus in Richtung auf Ausbildung einer Acidose. Werden die Tiere geweckt, resultiert eine Tendenz in Richtung Alkalisierung; dementsprechend werden die Lymphknoten kleiner, ja sie können völlig verschwinden. HOEPKE hat parallele Beobachtungen an menschlichen Vegetariern angestellt. Menschen, die sich vegetarisch ernähren, besitzen kleine Tonsillen, keine unter der Haut tastbaren Lymphknoten sowie Lymphocytenwerte (im peripheren Blut) in Höhe von 50%. Nach Umstellung der Ernährung werden die Tonsillen sichtbar, die subkutanen Lymphknoten palpabel und im strömenden Blute der Peripherie können nur noch 28% Lymphocyten nachgewiesen werden. Die daraus abgeleitete Folgerung HOEPKEs, daß die Lymphocyten unmittelbar in den Säuren-Basen-Haushalt eingreifen könnten, geht vielleicht etwas zu weit. Nicht ganz selten findet der Histologe Blut in den Lymphsinus. Dann handelt es sich (beim Menschen) regelmäßig um pathologische Verhältnisse: Noduli haemolymphatici transitorii. Noduli haemolymphatici „perpetui" gibt es beim Menschen normalerweise nicht. Sie finden sich jedoch regelmäßig bei Widerkäuern. Es handelt sich hierbei um Lymphknoten, welche sekundär ihre Lymphbahnanschlüsse verloren haben. An deren Stelle sind dann kleine Blutgefäße getreten.

2. Mißbildungen

Im Bereiche der Halslymphknoten kommen gelegentlich Epitheleinschlüsse vor. Es handelt sich teilweise um Speicheldrüsengewebe, teilweise um branchiogenes Material. Letztere Epitheleinschlüsse nennt man Albrecht-Arztsche Epithelformationen. Es liegen zystopapilläre Gebilde vor, welche harmlos sind. Maligne Entartung ist behauptet, jedoch kaum jemals bewiesen.

Auch im Bauchraum und in den Becken-Leisten-Lymphknoten werden ähnlich aussehende Befunde erhoben. Dort handelt es sich um Serosaepitheleinstülpungen oder um endometriode Heterotopien!

3. Rückschrittliche Veränderungen

Bei Abmagerung durch Hunger und Kachexie, bei akuten und konsumierenden Allgemeinerkrankungen resultiert eine quantitative Reduktion des lymphatischen Parenchymes. Es kann zu einer Verbreiterung der Kapsel und Trabekel, zu einer hyalinen Imprägnation, auch der Basalmembranen, zu einer fibrösen Umwandlung nahezu des ganzen Lymphknotengewebes kommen. Die einfache senile Atrophie der Lymphknoten ist gewöhnlich eine „lipomatöse" derart, daß von den Lymphknotenhili aus Fettgewebeträubchen nach dem Inneren der Lymphknoten vorgedrungen sind: Fettvakatwucherung, Substitution des verlorenen Parenchymes durch Fettgewebe. — Nebennierenrinden-Überfunktion erzeugt eine erhebliche quantitative Reduktion des lymphatischen Gewebes (im *weiteren* Sinne!).

4. Speicherungsvorgänge sowie degenerative Veränderungen

Die Lungenwurzellymphknoten zeigen nahezu regelmäßig Kohlestaubeinlagerungen. Das Kohlepigment entstammt den Atemwegen, wird dort phagocytiert und auf dem Lymphwege zu den Lymphknoten hingeschleppt. Dort wird es abgelagert und steckt im Inneren der Sinuswandzellen. Neben der *Anthrakose* der Lymphknoten spielt gerade bei den Lungen-Bronchial-Lymphknoten die Summe der Folgeerscheinungen der Einlagerung von Gesteinsstaub (Silikose, Silikatose etc.) eine besondere Rolle. Anthrakose und Silikose erzeugen eine Lymphknotenfibrose. Die über und über durch Pigmenteinlagerung veränderten Lymphknoten zeigen nicht selten eine zentrale Erweichung und eine Umwandlung zu torfähnlichen Massen. Derart erweichte Lymphknoten können in die Gefäße der Nachbarschaft, in Luft- und Speiseröhre einbrechen. Erweichung eines Lymphknotens mit konsekutiver Narbenbildung ruft durch Schrumpfungszug an der Oesophaguswand ein Traktionsdivertikel hervor.

Die Ursachen derartiger Erweichungen sind nicht immer ganz klar. Man denkt einmal an eine Verstopfung der Zubringergefäße, also eine Ernährungsstörung mit konsekutiver Nekrotisierung und nachträglicher Wasseraufnahme. Zum anderen kann natürlich eine mikrobielle Superinfektion im Spiele sein. Lymphknotenerweichungen finden sich überwiegend bei Menschen in höherem Lebensalter.

Selbstverständlich werden in den Lymphknoten alle anderen Pigmente, exogene und endogene, abgelagert. So kann man zahlreiche Tusche- oder Zinnoberpartikelchen in den regionär zu einer Tätowierung der Körperdecke etablierten Lymphknoten nachweisen. Nach Blutungen wird Haemosiderin, bei Malaria das haemoglobinogene larviert-eisenhaltige Malaria-Pigment und bei Morbus Addison Melanin abgelagert.

Echte Speicherungen finden sich in den Lymphknoten bei Morbus Gaucher, bei Niemann-Pickscher, bei Hand-Schüller-Christianscher Krankheit und als diabetische Lipoidzellhyperplasie. Selbstverständlich können die Lymphknoten im Rahmen einer allgemeinen Amyloidose mitmachen.

5. Entzündliche Erkrankungen

a) Sogenannter Sinuskatarrh

Es handelt sich um eine unspezifische entzündliche Reaktion, welche umgemein häufig ist. Sie tritt stets regionär zum Orte der Einwirkung des Entzündungsreizes auf. Dabei liegen eine Proliferation und Desquamation der Sinuswandzellen vor. Man spricht von „Sinushistiozytose" und kann verschiedene Typen unterscheiden. Eine akute pyogene Lymphadenitis ist durch Entwicklung kleiner Lymphknotenabszesse, welche natürlich konfluieren, die Kapsel durchbrechen und auf die Nachbarschaft übergreifen können, ausgezeichnet. — Chronisch-entzündliche Lymphknotenveränderungen können eine Sinushistiozytose höchsten Grades hervorrufen. Eine solche ist für den Anfänger diagnostisch schwierig einzuschätzen (denn die morphologische Abgrenzung gegen metastatisch in die Marginalsinus eingeschwemmte regressiv veränderte Carcinomepithelien ist eine wichtige, gelegentlich besonders schwierige Aufgabe). — Eine chronische morphologisch uncharakteristische Lymphknotenentzündung führt nach Jahr und Tag zu einer totalen Vernarbung und Parenchymverödung.

b) Spezifische Veränderungen

aa) *Tuberkulose*

Sie kann auftreten als *Miliartuberkulose*. Dabei ist der befallene Lymphknoten nur geringgradig vergrößert, die Schnittfläche von sagokorngroßen, tautropfähnlich aussehenden Erhabenheiten durchsetzt. Die Veränderungen sind nicht selten, jedoch nicht eben auffällig. — Die Tuberkulose manifestiert sich sodann produktiv-proliferativ und zwar als *„großzellige und epitheloidzellige Hyperplasie"* (im Sinne ERNST ZIEGLERS). Dabei sind die Einzellymphknoten beträchtlich vergrößert, locker miteinander verbunden, auf der Schnittfläche von fester Konsistenz, fast knorpelartig, glasig-transparent, in die stark gespannte Kapsel eingepreßt. Mikroskopisch finden sich lediglich große Epitheloidzellen. Langhanssche Riesenzellen kommen beinahe gar nicht zur Beobachtung. Die Diagnose ist deshalb für den Anfänger schwierig. — Die häufigste Lymphknotentuberkulose ist die *exsudativ-verkäsende*. Sie begegnet uns im Kopf-Hals-Bereich im Rahmen sogenannter Skrophulose; als lymphoglanduläre Komponente beim tuberkulösen Primärkomplex; besonders aber als verkäsende Mesenteriallymphknotentuberkulose, die man wegen der mit ihr verbundenen Neigung zur Inanition (Malabsorptionsyndrom) *Tabes mesaraica* nennt. Die tuberkulös-verkäsenden Lymphknoten sind, gleich welchen Standortes, vergrößert, etwa kartoffelgroß, untereinander verbacken, zentral häufig eingeschmolzen, insofern nach der Umgebung zu fistulierend (fistulierende Halslymphknotentuberkulose mit alten, strahlenförmig eingezogenen Narben!). Die Zerstörung des Lymphknotengewebes kann eine totale sein. Infolgedessen ist die spezifische gewebliche Kapsel schmal oder gar nicht ausgebildet (genauer: Sie ist ebenfalls der Verkäsung zum Opfer gefallen und deshalb nicht mehr nachweisbar!). Tatsache ist, daß der Anfänger die spezifische Diagnose „Tuberkulose" aus einer total verkästen Lymphdrüse nur mit Mühe stellt. Die Käsemassen können einer ausgedehnten Verkalkung anheim fallen. Diagnostisch sollte unter allen Umständen ein Erregernachweis versucht werden.

bb) *Morbus Besnier-Boeck-Schaumann*

Gruppenweiser Lymphknotenbefall, Ausbreitung im Sinne bestimmter „Gangarten". Die Einzellymphknoten sind deutlich vergrößert, die Lymphknoten einer Gruppe sind locker miteinander verbacken. Auf der Schnittfläche sieht man eine glasige Transparenz. Die Konsistenz ist ziemlich fest. Mikroskopisch handelt es sich um die Ausbildung kleiner und kleinster Epitheloidzellknötchen. Keine zentrale Verkäsung, lediglich schüttere krümelige Nekrosen. Aus der Peripherie eine jeweils starke Tendenz zu hyaliner Vernarbung! Mehr oder weniger zahlreiche Langhanssche Riesenzellen nachweisbar. Zu achten ist stets auf die Anwesenheit sogenannter Schaumann-Körperchen oder von asteroid bodies. Die im Sinne des Morbus BBS veränderten Lymphknoten werden gewöhnlich bioptisch durch Mediastinoskopie oder durch die Operation von Daniels (aus der Scalenuslücke) gewonnen.

Cave: Sarkoid-like lesions! Es handelt sich um kleine und kleinste diskordant zur Entwicklung gelangte Epitheloidzellscheibchen in mediastinalen und axillären Lymphknoten, ohne daß ein Morbus BBS zugrunde läge! Es handelt sich um den morphologischen Ausdruck einer humoralen Fernwirkung eines okkult gebliebenen Carcinomes (Bronchuscarcinom, Mammacarcinom). Die Kenntnis dieser Sachverhalte ist äußerst wichtig.

cc) *Pseudotuberkulosen*

Hierher gehören die Lymphknotenerkrankungen bei den verschiedensten *Pasteurellosen*. Praktisch bedeutet dies für Mitteleuropa die Lymphknotenerkrankung durch *Tularämie!* Es entstehen landkartenförmige krümelige, schüttere Nekrosen, welche von einer jeweils breiten Zone von Zell- und Kernschutt umgeben sind. In der Regel finden sich breite, prachtvoll differenzierte, radiär angeordnete, palisadäre Epitheloidzellsäume, jeweils ausgestattet durch einige pittoreske Langhanssche Riesenzellen. Um die richtige Diagnose stellen zu können, müssen die Anamnese, vor allem aber das klinische Krankheitsbild, bekannt sein!

dd) *Lymphadenopathie bei Infektionen durch Erreger der TPE-Gruppe, bei Brucellosen und Listeriosen*

Die Lymphknoten sind vergrößert, „markig geschwollen", im Besitze miliarer Granulome, welche freilich ganz unterschiedlich ausgebildet sein können. Bei echtem Typhus abdominalis kann man unter Umständen ein

„Typhusknötchen", also eine epitheloidzellähnliche Kongregation, finden. — Bei Infektionen durch die *Brucella abortus infectiosus Bang* imponiert vor allem eine monströse Sinushistiocytose; daneben können kleine tuberkuloide Granulome mit zentraler schütterer Nekrose auftreten. — Bei Infektion durch *Listeria monocytogenes* imponieren miliare Knötchen mit krümeligen zentralen Nekrosen, epitheloidzelligem Palisadensaum und Einlagerung von ungemein zahlreichen versilberbaren Listerien (Kennwort: Argentophilensepsis).

ee) *Viruslymphadenitis*

Hierher gehören das *Lymphogranuloma inguinale* (Lymphomatosis inguinalis suppurativa subacuta Nicolas-Favre-Durand; Poradenitis; 4. oder 6. Geschlechtskrankheit) und die *Katzenkratzkrankheit* (Lymphoréticulose d'inoculation bénin; Cat scratch fever). — Beim Lymphogranuloma inguinale liegt eine landkartenförmige Nekrotisierung der Lymphknoten (gewöhnlich der Leistenbeuge!) vor, welche zu einer fistulierenden Entzündung d. h. zu einer entzündlichen Kontaktnahme durch Verklebung mit der benachbarten Haut, schließlich zu einer echten Perforation („Poradenitis") führt. In der Umgebung der Lymphknotennekrosen, die man auch „sternförmige Abszesse" nennt, scheinen breite Epitheloidzell-Palisaden mit zahlreichen Langhansschen Riesenzellen auf. Die Diagnose ist dann nicht schwierig, wenn der Histologe weiß, wie die Anamnese ist, welches die klinischen Symptome sind und von welcher Körperregion die Lymphknotenbiopsie entnommen wurde. — Histologisch ganz ähnlich sehen die Lymphknotenveränderungen bei Katzenkratzkrankheit aus. Die Zone von Zell- und Kernschutt ist hier noch breiter. Die klinische Dignität beider Prozesse ist freilich eine ganz unterschiedliche; die Katzenkratzkrankheit ist harmlos und heilt von selbst vollständig aus; das Lymphogranuloma inguinale heilt ohne Therapie niemals wirklich aus und zeitigt höchst unangenehme Folgeerkrankungen.

Vgl. „Allgemeine Pathologie", S. 107 (Tuberkulose), S. 130 (Morbus Besnier-Boeck-Schaumann), S. 134 (Lymphogranuloma inguinale), S. 136 (Pasteurellosen), S. 139 (Brucellosen), S. 141 (Listeriose), S. 142 (TPE-Gruppe) und S. 150 (Katzenkratzkrankheit).

c) Sonstige spezifisch-entzündliche Lymphknotenveränderungen

aa) *Syphilis*

Zum syphilitischen Primärkomplex gehört die lymphoglanduläre Komponente. Die Lymphknoten sind groß, in die Kapsel eingepreßt, im Besitze einer reticulocytären Proliferation und in besonderem Ausmaß durch Plasmazellinfiltrate ausgestattet. Die Lymphknoten sind reich an Spirochaeten! Ein „Granulom" tritt nicht auf. Gegen Ende der luischen Primärperiode kommt es zur Polyskleradenitis multiplex d. h. zu einer flüchtig auftretenden generalisierten Lymphknotenanschwellung. Histologisch handelt es sich um eine diskordante d. h. ungleichmäßige reticulocytäre Hyperplasie, um Proliferation und Desquamation der Sinuswandzellen und um

Einlagerung von Plasmazellen. Auch diese Lymphknoten sind reich an Spirochaeten. — Während der Lues II können (relativ selten) Epitheloidzell-Knötchen auftreten, welche unscharf begrenzt sind und nicht die Regelmäßigkeit vergleichbarer Proliferationen (Morbus BBS) besitzen. Die histologische Differentialdiagnose ist leicht, wenn man etwas zur Klinik des Falles erfährt. Die Diagnose wird vollends dann gesichert, wenn die Serumreaktionen positiv sind. An eine Lues sollte immer dann gedacht werden, wenn unverhältnismäßig zahlreiche Plasmazellen eingelagert sind. Im Ablauf der Lues III sind die Lymphknotenveränderungen nicht eben aufdringlich. Das Angehen gummöser Granulome im Inneren der Lymphknoten ist selten. Dagegen werden gummöse Infiltratplatten in den passageren lymphoreticulären Geweben der Schleimhäute (Bronchialbaum, Ileocoecalregion) beobachtet. Hier können perforative und narbig-stenosierende Veränderungen entstehen. Die histologische Differentialdiagnose ist schwierig. In den tertiär-luischen Gewebsveränderungen sind Spirochaeten nur ausnahmsweise nachweisbar.

bb) *Toxoplasmose*

Es resultiert eine hinlänglich charakterisierbare Lymphknotenveränderung: Lymphadenopathia toxoplasmotica, Piringer-Kuchinka-Syndrom.

ALEXANDRA PIRINGER-KUCHINKA hat (1952) darauf aufmerksam gemacht, daß die Toxoplasmose des erwachsenen Menschen mit Vergrößerung vor allem der cervico-nuchalen Lymphknoten einhergehen kann. Es erkranken stets Lymphknotengruppen. Die Lymphdrüsen sind angeschwollen, locker untereinander verklebt, schmerzhaft. Mikroskopisch findet sich eine diskordante reticulumzellige Hyperplasie derart, daß kleine hellzellige Gewebescheibchen entstehen. Daneben findet sich eine Desquamation der Sinuswandzellen. Hat man Glück, findet man die sichelförmigen Parasitenkolonien (Merozoiten) in den stark vergrößerten Reticulumzellen. Die Kranken klagen über subfebrile Temperaturen, Abgeschlagenheitsgefühl, zeigen eine beschleunigte BSG und im Blutplasma eine Gamma-Globulinaemie. Die Prognose ist günstig. Die histologische Diagnose sollte serologisch ergänzt werden. Nach 1—2 Jahren klingt die Lymphknotenentzündung auch ohne Therapie ab.

6. Geschwülste der Lymphknoten

a) Geschwulstige Veränderungen unklarer nosologischer Stellung

Benignes Lymphom (Lymphoreticulom);
Lymphomatosis parotidea;
Lymphomatosis cutis benigna Bäfverstedt.

Die Prognose der genannten Affektionen gilt als günstig. Bei der mikroskopischen Durchmusterung bioptischer Präparate hat man vor allem lymphatisch-leukämische Infiltrate zu bedenken und auszuschließen. Das benigne Lymphom kann im Mediastinum auftreten; seine histologische Grenzziehung gegen das Thymom ist schwierig. Die Lymphomatosis parotidica betrifft die Ohrspeicheldrüse, auch symmetrisch, selbst im Rahmen einer allgemeinen Affektion sämtlicher Kopfspeicheldrüsen. Es bestehen also Beziehungen zum Mikulicz-Syndrom. — Die Lymphomatosis cutis Bäfverstedt manifestiert sich häufig an der Gesichtshaut, an den Ohrläppchen, entsteht schleichend, zeitigt geringe klinische Beschwerden, wird kosmetisch auffällig (ärgerlich) und gelangt so als Biopsie zum Histopathologen. Die Bäfverstedtsche Affektion hängt wohl wesensmäßig mit dem zusammen, was die Dermato-Histopathologen Lymphoma oder Pseudolymphoma Spiegler-Fendt nennen? Es werden verschiedene Unterformen auseinandergehalten. Ist die skizzierte Vorstellung richtig, muß man sagen, daß der „Bäfverstedt" Folge einer Hautinfiltration ausgehend von einem „Spiegler-Fendt" oder aber das kutane Initialstadium des „Spiegler-Fendt" darstellt. Im mikroskopischen Präparat imponieren gewöhnlich zwei Zellformen, nämlich Lymphocyten oder deren Vorstufen einerseits, Histiozyten andererseits. Die follikuläre Natur der Proliferate ist im allgemeinen deutlich entwickelt.

Literaturhinweis: WALTER F. LEVER: Histopathology of the Skin. Philadelphia und Toronto: Lippincott 1967 (4th edition), S. 761.

b) Cystadenolymphom

Adenolymphome (Warthin-Tumor, papilläres Cystadenolymphom) kommen vorwiegend im Bereiche der Kopfspeicheldrüsen, vor allem der Parotis, zur Beobachtung! Sie werden gewöhnlich unter dem klinischen Eindrukke des Vorliegens einer Lymphknotengeschwulst exstirpiert. Das mittlere Lebensalter der Geschwulstträger liegt bei 55 Jahren. Die Geschwülste sind pflaumengroß, kapsulär begrenzt, auf der Schnittfläche zystisch gestaltet. Die Kammern enthalten eine gelatinöse braungelbe Flüssigkeit, Mikroskopisch imponiert eine doppelreihige Epithelgarnitur, welche zu papillären Elevationen neigt. Die Wände zwischen den Kammern führen reichlich lymphatisches Material. Reaktionszentren sind deutlich. Die inneren Zellschichten besitzen saure Phosphaten und geben einen positiven Ausfall der Formazan-Reaktionen. Die Histogenese der Cystadenolymphome ist nicht geklärt. Die Epithelgarnitur entstammt wahrscheinlich der Matrix der Speicheldrüsen. Die Einzelzellen lassen lebhafte Oxido-Reduktionsprozesse erkennen. Die hochzylindrischen Epithelien erinnern vielfach an Onkocyten (HAMPERL). Es sind aber auch talgdrüsenähnliche Gebilde vorhanden. Bei soliden Adenolymphonen überwiegt das lmyphoide Gewebe quantitativ bei weiten. Die Abgrenzung von einer myoepithelialen Sialadenitis (Speicheldrüsenentzündung) ist schwierig. Plattenepithelinseln kommen vor.

c) Brill-Symmerssche Krankheit

Es gibt 20 Synonyme, von denen aber nur einige hier genannt werden sollen: Großfollikuläres Lymphoblastom; großfollikuläres Lymphadenoblastom; makrofollikuläres Lymphom; follikuläres Lymphoblastom; follikuläre Reticulose; lymphoide follikuläre Reticulose; giant follicular lymphadenopathy etc. etc. Die Ätiopathogenese des Leidens ist dunkel, die Prognose dubiös. Die Brill-Symmerssche Krankheit gilt als Praesarkomatose. Der Morbus Brill-Symmers macht 4—7% der malignen Lymphknotengeschwülste aus. Männer erkranken doppelt so oft wie Frauen. Die Krankheit tritt gehäuft im dritten, vor allem aber im 7. Lebensjahrzehnt auf. In mehr als 60% der Fälle erkranken zuerst die Halslymphknoten. Es sind jedoch Erkrankungen sämtlicher Lymphknotengruppen, selbst isolierte Erkrankungen der Milz, schließlich auch der Magen-Darmwand, der Haut, der serösen Häute und des Skelettes bekannt.

Der Morbus Brill-Symmers ist zuerst von GHON und ROMAN (1916) beschrieben worden. Die Schlüsselbeobachtungen gehen auf BRILL, BAEHR und ROSENTHAL (1925) sowie D. SYMMERS (1927) zurück. Die Lymphknoten sind im ganzen vergrößert, auf der Schnittfläche imponieren die Follikel, die mit freiem Auge ganz gut zu erkennen sind. Im histologischen Routinepräparat sind die Follikel übergroß; die Reaktionszentren sind derart verbreitert, daß bei mittlerer Vergrößerung (Vergrößerung 1 : 160/180) je ein Gesichtsfeld durch je einen Follikel mit Reaktionszentrum gänzlich ausgefüllt wird. Nach SYMMERS werden in den Lymphfollikeln (bei Morbus Brill-Symmers) drei Zelltypen gefunden:

1. Lymphoblastenähnliche Zellen mit zentral gelegenem Kern; das Protoplasma ist basophil.

2. Kleinere Zellen mit dichtem Chromatingerüst;

3. Sogenannte große Lymphocyten.

LENNERT (1964) unterscheidet zwei Formen des großfollikulären Lymphoblastomes:

1. Einen großzelligen Typus; es handele sich um den lymphoblastischen Typ, ausgezeichnet durch „Germinoblasten".

2. Er unterscheidet sodann den kleinzelligen Typ. Man spricht von lymphocytärem Typ. Er sei ausgezeichnet durch die Anwesenheit von „Germinocyten".

Die „Germinoblasten" entsprechen den „großen" Zellen von SYMMERS; sie finden sich in den Reaktionszentren. Die „Germinocyten" entsprechen den „kleineren" Zellen von SYMMERS; auch diese findet man häufig in den Reaktionszentren.

Die Cytologie des Morbus Brill-Symmers steckt voller Schwierigkeiten. HUNSTEIN (1968) bezeichnet die „Germinoblasten" von LENNERT als Zellen des „lymphoblastischen Typus" und die Germinocyten (im Sinne LENNLRTS) als Elemente eines „lymphocytären Typus". Um das Maß der diagnostischen Mühen voll zu machen, sei darauf hingewiesen, daß nicht ganz selten mehrkernige Riesenzellen auftauchen, welche eine gewisse Ähnlichkeit mit Sternbergschen Riesenzellen besitzen! Die Riesenzellen bei Morbus Brill-Symmers verfügen angeblich über eine stärkere Basophilie des Protoplasma.

Die Erkrankung entwickelt sich in der Regel langsam; das Allgemeinbefinden ist zunächst nicht wesentlich gestört. Fieberschübe können auftreten. Die Krankheit verläuft über 5, über 10, selbst über 15 Jahre. Schlußendlich entsteht eine Kachexie. Der morphologische Lymphknotenprozeß schlägt um: Es entsteht entweder eine chronische lymphatische Leukämie oder ein Sarkom oder (!?) eine Lymphogranulomatose.

Die ersten Lymphknotenschwellungen veranlassen die Vornahme einer PE (Halsregion!). Die riesenhaften Follikel, die Spärlichkeit der Einlagerung von Mitosen, gelegentliche Follikelberstung d. h. Randzonenaufbrüche, schüttere krümelige Nekrosen etc. sollten an das Vorliegen eines Brill-Symmers denken lassen. Die Lymphknotenschwellungen sind nicht schmerzhaft. Sie können an Größe einige Jahre hindurch unverändert bleiben. In 33% aller Fälle wird nach 1−2 Jahren ein Milztumor deutlich. Das Blutbild ist uncharakteristisch. In der Spätphase entsteht eine hypochrome Anämie.

Im Fortgang des Krankheitsbildes wird das interfollikuläre Lymphknotenparenchym gänzlich verdrängt. Trabekel und Sinus sind im konventionellen Schnittpräparat nicht mehr sichtbar. Die Silberfibrillendarstellung ist insofern enttäuschend, als man im Inneren der riesenhaften Reaktionszentren jeweils nur 1−2 Fäserchen sichtbar machen kann. Dagegen finden sich zahlreiche argyrophile Fibrillen in der unmittelbaren Umgebung der Follikel. Auf dem Boden eines Morbus Brill-Symmers entwickelt sich häufig eine Dermatitis exfoliativa, eine Erythrodermie oder ein Herpes zoster. Im Fortgang der Hauterscheinungen werden die vergrößerten Lymphknoten schmerzhaft! Nach Eintritt der Malignisierung dauert die Krankheit höchstens noch 1−2 Jahre.

Gelingt es nicht, für die Diagnose verwertbare Lymphknoten zu gewinnen (!), sollte man eine Leberpunktion vornehmen. Die Prüfung der Leberpunktate läßt nicht ganz selten follikuloide lymphoretikuläre Infiltrate erkennen. Im Rahmen aller Zusammenhänge ist dann doch eine Diagnose möglich.

d) Dermatopathische Lymphadenopathie

Es handelt sich um die Réticulose lipomélanique Pautrier-Woringer. Man spricht von lipomelanotischer Granulomatose oder Reticulohistiozytosis cutanea hyperplastica benigna cum Melanodermia. Die Lymphknotenschwellungen treten vor allem bei Erythrodermie, generalisiertem Ekzem und exfoliativer Dermatitis auf. Der Prozeß kann wahrscheinlich auch eigenständig in Szene gehen. Es ist immer die Frage, „wer angefangen hat", hat das Hautleiden die Lymphknotenveränderungen inszeniert oder aber hat die Lymphadenopathie die Störungen der Körperdecke ausgelöst? Die

Prognose ist dubiös. Die Lymphknoten sind stark vergrößert, fest miteinander verbacken, zu faustgroßen Gruppen aufgetrieben, nach und nach auch in den Körperhöhlen entfaltet, von kleinknotigen, Schaumzellen und Pigmente führenden Granulomen durchsetzt, schlußendlich verwildert, also sarkomatös entartet. Der Prozeß läuft hinaus auf die Entwicklung eines Reticulumzellsarkomes!

e) Lymphknoten bei Leukämie

Bei lymphatischer Leukämie findet sich eine starke Vergrößerung der Lymphknoten, zunächst einzelner Gruppen, schließlich sämtlicher Lymphknoten. Die Einzellymphdrüse erreicht die Größe einer Kastanie oder einer Clementine. Die Lymphdrüsen sind locker miteinander verbacken, weich, markig, auf der Schnittfläche von grauweißer Farbe, gelegentlich im Besitze landkartenförmiger Koagulationsnekrosen. Es handelt sich um eine diffus ausgebreitete blastomatöse Entfaltung des lymphoretikulären Parenchymes derart, daß die Follikel nicht mitmachen, sondern erdrückt werden. Die Lymphfollikel sind gleichsam überwuchert. Das Kapselgewebe ist infiltriert, das paralymphonoduläre Fettgewebe okkupiert. Im Falle des Vorliegens einer myeloischen Leukämie resultiert eine myeloische Metaplasie des lymphoreticulären Gewebes. In den Fällen der Verödung des Knochenmarkes bei Osteomyelofibrose findet sich in den Lymphknoten eine myeloische Metaplasie, ausgezeichnet durch das Auftreten megakaryocytoider Riesenzellen!

f) Lymphogranulomatose

Es sei auf die Darstellung in unserer „Allgemeinen Pathologie", S. 128—130 hingewiesen! Die Lymphogranulomatose beginnt wie eine Infektion („Granulom") und läuft aus wie eine bösartige Geschwulst („Sarkom"). Es ist bemerkenswert, daß, wenn es gelungen sein sollte, eine befallene Lymphknotengruppe, etwa durch Strahlenbehandlung, zum Verschwinden zu bringen, alle anderen, ebenfalls vergrößert gewesenen Lymphknoten — zunächst — abschwellen. Die Remission währt freilich jeweils nur einige Wochen oder wenige Monate. Die Krankheit ist unheilbar. Strahlen- und Cytotherapie zeitigen zwar bescheidene Erfolge, eine grundsätzliche Veränderung des Krankheitspanorama ist jedoch nicht erreicht. Die Zellulation der Granulome ist hinlänglich charakteristisch: Außer den Sternbergschen Riesenzellen, welche jeweils etwa 2, 3 oder auch 5 Zellkerne führen, sichern die Hodgin-Zellen die Diagnose. Das Paragranulom (JACKSON und PARKER), vielfach durch eine langsamere Verlaufsform ausgezeichnet, verfügt über dichtgefügte polygonale, schlecht anfärbbare, hellzellige Elemente. Ihr Nachweis, etwa im Punktataustrich, hat einige prognostische Bedeutung. — Der Übergang in das Hodgin-Sarkom ist durch Entwicklung sehr vielgestaltiger, an Zellkernen überreich ausgestatteter

Riesenzellen erkennbar. — Neben gleichsam diffus ausgebreiteten Formen der Lymphogranulomatose, welche in den Endphasen nahezu kein Organ verschonen, gibt es provinziell gebundene Manifestationen: Thorakale, abdominale, ja selbst ausschließlich pulmonale sowie nahezu ausschließlich ossäre oder lienale Formen. Die Oligosymptomatik und die Polytopie der organären Bindung charakterisieren das chamäleonähnliche heimtückische Erkrankungsbild.

g) Sarkome

aa) *Rundzellensarkom*

Ausgehend von Haut, Lymphknoten, Ovarium; besteht nur aus Parenchym; jenes ist aus kleinen Lymphocyten-ähnlichen Rundzellen aufgebaut; der Tumor wächst rasant, ohne daß Mitosen in den konventionellen Präparaten gesehen werden könnten. Man nimmt daher an, daß die Mitosen entweder in der Zeit zwischen Entnahme eines Lymphknotens und Wirksamwerden der Fixierung des Gewebegutes — gleichsam schnellstens — zuende ablaufen, oder daß der Teilungsmodus sich der Amitose bedient. Die Konsistenz ist markig, die Farbe fischfleischähnlich. Wegen der weichen, gehirngewebeähnlichen Konsistenz haben die alten Pathologen die Rundzellensarkome „Enkephaloide" genannt.

bb) *Lymphosarkom* (KUNDRAT, PALTAUF)

Es erkranken vorwiegend Jugendliche. Gewöhnlich wird eine Lymphknotengruppe nach der anderen, im allgemeinen in kraniokaudaler Propagationsrichtung, befallen. Der Krankheitsablauf erfolgt schubweise. Die betroffenen Lymphknoten sind stark vergrößert, bilden bis mannsfaustgroße Konglomerate von markiger Konsistenz. Die Schnittfläche ist graugelb; die schnellstwachsenden Bezirke zerstören sich selbst; dadurch entstehen unregelmäßig begrenzte landkartenähnliche Koagulationsnekrosen. Das Zellbild ist monomorph. Die schnellwachsenden Sarkomzellen sind im allgemeinen ferment-negativ. Man kann daher die blastomatöse Zerstörung der Lymphknoten, deren Reticulumzellen fermentpositiv sind (am besten bedient man sich der Phosphatasen-Reaktionen), leicht sichtbar machen. Das strömende Blut ist im allgemeinen nicht mitbeteiligt; die Situation ist (wie man dies nennt) „aleukämisch". Milz, Leber und Knochenmark sind zunächst ebenfalls tumorfrei.

cc) *Leukosarkom* (STERNBERG)

Leukosarkome sind Lymphosarkome mit Mitbeteiligung des peripheren Blutbildes. Durch Ausschwemmung der Sarkomzellen entsteht eine „leukämieähnliche" Situation. Milz, Leber und Knochenmark sind ebenfalls zunächst und lange Zeit nicht beteiligt. Die Differentialdiagnose gegenüber blastomatösen Formen sogenannter aleukämischer Lymphadenosen ist schwierig. Die Entscheidung kann nur aufgrund des Gesamteindruckes des Obduzenten getroffen werden (M. B. SCHMIDT).

dd) *Burkitt-Tumor*

DENIS BURKITT hat 1958 auf die relative Häufung bestimmter Sarkome bei Kindern in Afrika hingewiesen. Ursprünglich sprach man von „Kiefersarkomen", weil die Neubildungen das Kieferskelett, den Bereich der Orbita, Nase, sowie den Nasopharynx betroffen hatten. Bei Mädchen entwickelten sich zudem retroperitoneale Geschwülste und doppelseitige sarkomatöse Ovarialtumoren. Das Blutbild ist stets unbeteiligt; wäre es verändert, würde diese Tatsache gegen die Diagnose „Burkitt-Tumor" sprechen. Als charakteristisch gilt das Fehlen der histiohomologen Tumorentwicklung. Darunter wird die Tatsache verstanden, daß ausgerechnet die Lymphknoten nicht oder nur wenig befallen sind, während die übrigen Gewebe so alteriert werden, als ob es sich um eine Einlagerung blastomatös veränderter Lymphknoten handelte! Mikroskopisch (Lupenpräparat) imponiert ein „sternhimmelähnliches Bild". Man will damit ausdrücken, daß zwischen vakuolisierten Histiozyten bestimmte blastomatöse Lymphocyten eingestreut sind. Die geschwulstigen Lymphocyten tragen runde oder ovale, tief eingeschnittene Kerne, welche ein getüpfeltes Chromatin führen. Im Protoplasma imponieren erhebliche Mengen von RNS! Die Klinik unterscheidet 4 Krankheitsstadien:

1. Stadium des vorwiegend auf *einen* Bereich lokalisierten Tumors;

2. a) Stadium des auf zwei benachbarte und untereinander zusammenhängende Bezirke lokalisierten Sarkomes;

b) Stadium des auf zwei oder mehrere benachbarte Bezirke und zwar jeweils entweder oberhalb oder unterhalb des Zwerchfelles lokalisierten Sarkomes.

3. Entwicklung der Geschwülste kranial *und* kaudal vom Zwerchfell sowie Mitbeteiligung des Knochenmarkes.

4. Zusätzliche Mitbeteiligung des ZNS.

Das Burkitt-Sarkom tritt am häufigsten im 6. und 7. Lebensjahr auf. 98% aller Fälle von Burkitt-Sarkom laufen vor dem 20. Lebensjahr ab. Der Tumor tritt gehäuft in Mittelafrika, vor allem in Rhodesien, in Mozambique und den Küstenniederungen, niemals in Höhen über 1500 m ü. M. auf. Die Geschwülste kommen nur da zur Ausbildung, wo die jährliche Regenmenge mindestens 51 cm und die tiefste Jahrestemperatur nicht unter 15 Grad Celsius beträgt! In den Jahren 1961—1965 trat das Burkitt-Sarkom endemisch gehäuft im Western District von Uganda auf. — Sporadische Fälle sind auch außerhalb Afrikas (Nordeuropa, Nordamerika, Ostasien) beobachtet worden. Das Burkitt-Sarkom ist deshalb wichtig, weil bei ihm unter allen menschlichen Geschwülsten am meisten die Virusätiologie angenommen werden darf: Elektronenmikroskopisch kann man in den Tumorzellen Viruspartikel des Herpes-Typus beobachten. Auch der Nachweis „cross"-reagierender Antigene von verschiedenen Burkitt-Lymphomen spricht für das Vorkommen von Viren. Neuerdings wird angegeben (D. H. WRIGHT, 1967), daß in 5% aller Burkitt-Lymphom-Fälle auch die subkutanen Lymphknoten mitbeteiligt wären. Nahezu in 20% aller Fälle entwickelt sich im Fortgang des Leidens eine Paraplegie. Als Ursache wird eine Infarzierung des Rückenmarkes durch Kompression der zuführenden Segmentarterien durch Burkitt-Lymphom-Infiltrate angenommen. In ätiologischer Konkurrenz stehen das Herpes simplex-Virus, ein REO-Virus und das Vaccinia-Virus. Die Chemotherapie (Cyclophosphamid) leistet Gutes. Patienten-Serum nach vollständiger Tumorrückbildung nach stattgehabter cytostatischer Therapie reagiert notorisch mit Burkitt-Lymphomzellen. Nach therapeutisch erzwungener Tumorremission kommt es offenbar zu einem Anstieg tumor-spezifischer Antikörper. Diese können ihrerseits erneut und bei weiteren Patienten therapeutisch genutzt werden.

(*Literatur* zum Burkitt-Lymphom: D. BURKITT „Sarcoma involving jaws in African children". Brit. J. Surg. *46*, 218 (1958); D. H. WRIGHT: „Burkitts tumour and childhood lymphosarcoma", Clin. Pediat. *6*, 116 (1967)).

ee) *Lymphadenoplastisches Sarkom*

Organoide d. h. relativ ausgereifte Form eines langsam wachsenden, auf dem Boden eines Brill-Symmers entstandenen Lymphosarkomes. Es handelt sich um die höchste Stufe der geweblichen „Reife" im Sarkomfall; man könnte von einem Sarkom mit „organotypischem" Wachstum sprechen.

ff) *Reticulumzellsarkom*

Es gelten alle diejenigen Befunde, Verlaufsformen und histologischen Besonderheiten, über die auf S. 157 des vorangegangenen Milzkapitels berichtet wurde. Als Regel mag gelten, daß die Reticulumzellsarkome vorwiegend im Bereiche der oberen Körperhälfte beginnen, zur Systematisierung neigen, Remissionen ausbilden, schlußendlich aber doch verwildern, d. h. oft riesenhafte Organinfiltrate aufbauen und ausgedehnte Zerstörungen setzen. Imposant sind die Veränderungen des lymphoretikulären Gewebes des Darmkanales: Die Ileocoecalregion kann zu einer einzigen wurstförmigen Infiltratplatte umgewandelt sein. Dabei ist die Schleimhaut von zahllosen Geschwüren durchsetzt, welche in Form und Anordnung den Peyerschen Platten entsprechen. Die histologische Differentialdiagnose zwischen symplasmatischen groteskzelligen Reticulumzellsarkomen und entdifferenzierten Carcinomen bereitet immer wieder Schwierigkeiten. Im Gebiet des Waldeyerschen Rachenringes stellt die histologische *Differentialdiagnose* zwischen *Reticulumzellsarkomen* und *lymphoepithelialem Carcinom* (SCHMINCKE, REGAUD) eine exquisite Aufgabe dar, deren korrekte Lösung für den Patienten von essentieller Bedeutung ist: Im Falle des Vorliegens eines Carcinomes ist eine lokale operative Intervention unter allen Umständen angezeigt. Im Falle des Vorliegens eines Sarkomes aber ist damit zu rechnen, daß eine Systemerkrankung zugrunde liegt, die mit und ohne chirurgische Intervention zur Generalisierung drängt. Beide Tumorformen sind strahlensensibel!

gg) Sekundäre Geschwülste

Diese sind vergleichsweise außerordentlich häufig. Es handelt sich vor allen Dingen um die Absiedelung von Carcinomepithelien. Diese kann man im Punktatausstrich ohne weiteres erkennen. Gelegentliche histo-diagnostische Schwierigkeiten treten dann auf, wenn ganz indifferentzellige Geschwülste Lymphknotenmetastasen gezeitigt haben. An dieser Stelle seien die amelanotischen Formen sogenannter maligner Melanome genannt!

7. Parasitäre Erkrankungen der Lymphknoten

Die *Filariasis* macht eine Verstopfung der Lymphbahnen und Lymphknoten und zeitigt durch Lymphstauung ein inveteriertes elephantiastisches Ödem: Elephantiasis arabum. Die *Schistosomiasis (Bilharziasis)* geht ebenfalls mit Verödung der Lymphbahnen und Lymphknoten-Gruppen einher. In Mitteleuropa werden, selten rezidivierte *Pilzbefallskrankheiten*, gebunden an Lymphbahnen und Lymphknoten, vor allen des Bauchraumes, gesehen. Die Diagnose in vivo ist oft nicht zu stellen; die pathologisch-anatomische (autoptische) Diagnose bereitet keine Schwierigkeiten.

Anhang

Nachstehend wird eine Tabelle angefügt, welche einen *Eindruck* von den quantitativen Verhältnissen vermittelt, welche das Panorama der Lymphknotenpathologie in einer diagnostischen Station eines pathologischen Institutes bestimmen:

Lymphknoten im histologischen Untersuchungsgut des Pathologischen Institutes der Universität Kiel in der Zeit vom 1. 11. 1956—31. 10. 1958

Gesamtzahl der diagnostischen Eingänge	16 176
Gesamtzahl der Lympknoten	912 = 5,64%

Verteilung der Lymphknoten nach ihrer anatomischen *Herkunft:*

Kopf und Hals	323
Achsel	234
Leiste	95
Ellenbeuge	1
Mesenterium	222

Differenzierung der Befunde:

Dysgenetische Lymphadenopathien (Zystadenolymphom)	4
Metabolische Lymphadenopathien (auch regressive Veränderungen)	23
Entzündliche Lymphadenopathien, total	503
Unspezifische	341
Spezifische Tuberkulose	117
Tularämie	4

Virus (Katzenkratzkrankheit)	24
Brucella	
Lymphogranuloma inguinale	2
Syphilis	1
Parablastomatöse Lymphadenopathien	
Lymphogranulomatose	
typische, atypische (Paragranulom)	51
Brill-Symmerssche Krankheit	2
Blastomatöse Lymphadenopathien	
authochthone	
Sarkome	38
heterochthone Systemerkrankungen	18
Klinisch: Lymphknoten; anatomisch: kein Lkn	22
(5 × Neurinom; 3 × Parotismischtumor)	

Schlüsselliteratur zur Lymphknotenpathologie

L. HEILMEYER und H. BEGEMANN: Blut und Blutkrankheiten. In: Handbuch der Inneren Medizin, Bd. II, 4. Aufl., Berlin-Göttingen-Heidelberg: Springer 1951;

L. HEILMEYER (und Mitarb.): Bd. II, Teil 1 des gleichen Handbuches, 5., völlig neu bearbeitete Auflage (!), Berlin-Heidelberg-New York: Springer 1968.

K. LENNERT: Lymphknoten. In: Handbuch Spez. path. Anat. (LUBARSCH-HENKE, RÖSSLE-UEHLINGER), Bd. I, Teil 3, A. Berlin-Göttingen-Heidelberg: Springer 1961.

K. LENNERT: Pathologie der Halslymphknoten. Berlin-Göttingen-Heidelberg: Springer 1964.

B. KELLNER, K. LAPIS und S. ECKHARDT: ‚Lympknotengeschwülste'. Budapest: Verlag der ungarischen Akademie der Wissenschaften 1966.

III. Pathologische Anatomie des Knochenmarkes

1. Vorbemerkungen

Die feinere morphologische Organisation des Markes wurde durch PAUL EHRLICH, BIZZOZERO und ERNST NEUMANN erarbeitet. Seit dem Jahre 1929 werden Vitalpunktionen (Knochenmark, Beckenkamm, Wirbelkörper) durchgeführt. Das Gewicht des Knochenmarkes des erwachsenen Menschen beträgt 1600—3700 g! Grob phänomenologisch unterscheidet man ein rotes, ein gelbes und ein Gallertmark. Das blutbildende Knochenmark wiegt normalerweise etwa 1300 g. Dies bedeutet, daß 1 cm³ KM die

Zellen für 4 ml strömenden Blutes bildet. Es besteht eine eigenartige Wechselbeziehung zwischen knöcherner Substanz und dem Gewebe des Knochenmarkes im engeren Sinne: Wird das knöcherne (calcifizierte) Gewebe entfernt, so resultiert eine Entdifferenzierung des Markes. Es gibt sowohl eine osteogene Myelopathie wie auch eine myelogene Osteopathie. Die eigentlichen *Bausteine* des Knochenmarkes sind:

Endost (osteoplastische *und* osteoklastische Funktion),

Reticulum (= Knochenmarkstroma),

Parenchym (= Gesamtheit der aus dem Reticulum differenzierten Blutzellen!).

Die Cytogenese der Fettzellen und die Entstehung der Gitterfasern ist nicht gänzlich geklärt. Wichtig erscheint die Organisation der Blutbahn im Inneren des Knochenmarkes. Es geht um die Frage, ob ein determiniertes „Ufer" besteht, d. h. (genauer): Ist das „Ufer" der Knochenmark-Blutstraßen geschlossen, geöffnet, fakultativ geöffnet? Existieren möglicherweise sogenannte myotheliale Sphinkteren? Die arteriellen Capillaren enden mit trichterförmigen Erweiterungen an den venösen Sinus. Die Basalmembranen der capillären Blutbahnen im Inneren des Knochenmarkes sind wahrscheinlich dicht. In der Umgebung der Knochenmark-Bälkchen finden sich sogenannte Zellreifungszentren. Man sollte unterscheiden: Die Vorgänge bei der Zellteilung (und -reifung) und die Vorgänge bei der Zellausschwemmung stellen etwas verschiedenes dar. Bei den Granulocyten erfolgt die Ausschwemmung durch Eigenbewegung, bei den Erythroblasten durch proliferative Strombahn-Ufer-Durchwachsung. — Im Knochenmark existieren auch Lymphknötchen. — Von den eigentlichen Knochenmarklymphbahnen weiß man nichts. Die Nervenversorgung ist eine sehr reichliche.

„Poietine" = ESF = *E*rythropoiese *s*timulierender *F*aktor. Die Erythropo(i)etine werden überwiegend in der Niere gebildet. Die Leukopo(i)ese und die Thrombocytopo(i)ese werden durch Glykoproteide stimuliert. — Eine vermehrte Knochenmarkfunktion führt zu einer Osteoporose; eine verminderte Knochenmarkfunktion zeitigt eine Osteomyelofibrose (oder -sklerose).

Typologie der Knochenmark-Reticulumzellen:

1. Phagocytierende Reticulumzellen:

Kleiner exzentrisch gelegener Kern, polygonaler Protoplasmasaum;

2. Lymphoide Reticulumzellen:

Es handelt sich um die eigentliche Elementarzelle des Knochenmark-Stroma.

3. Plasmazellulare Reticulumzellen:

Diese verfügt über ein kräftig anfärbbares, basophiles Protoplasma mit zahlreichen Vakuolen, welche pyroninophile Substanzen enthalten. Dieser

Zelltypus verrichtet eine Elementarfunktion für die Globulin- und Antikörperbildung! Die plasmazellulare Reticulumzelle ist die phylogenetisch älteste Knochenmarkzelle!

4. Jugendliche Reticulumzellen:
Diese Zellen zeichnen sich durch den Besitz eines relativ größten Zellkernes aus.

Die Zellen des Typus 1, 2 und 4 können als eigentliche Blutzellbildner aufgefaßt werden.

2. Kreislaufstörungen des Knochenmarkes

Ödem: Das Ödem des Knochenmarkes ist histologisch schwierig zu konkretisieren. Man findet es am häufigsten als Äquivalent einer chronisch-serösen Entzündung! Derartiges wird gefunden bei der Sudeckschen trophoneurotischen Atrophie, bei Spätzuständen nach Verbrennung, bei Ostitis deformans Paget sowie nach Radium- und Röntgenbestrahlung. — Gelegentlich werden Ödem-indurierte Partien im Diaphysenmark der Extremitätenknochen bei incipienter Osteomyelofibrose und Osteomyelosklerose gesehen.

Blutungen: Vorwiegend nach Trauma („Frakturhämatom"); sodann in allen Fällen sogenannter hämorrhagischer Diathese; endlich (und in besonderem Umfange) bei C-Avitaminosen (z.B. bei Möller-Barlowscher Krankheit).

Knocheninfarkte: Diese treten einmal unter dem Bilde aseptischer Knochennekrosen, z.B. bei der Perthesschen Erkrankung, zum anderen nach länger stattgehabter Cortisonmedikation auf. Schließlich gibt es seltenere Manifestationsformen der Enderiitis obliterans v. Winiwarter-Buerger und der Periarteriitis nodosa Kussmaul-Maier im Diaphysenmark! Die größte Störanfälligkeit für Zirkulationsanomalien besitzt die „Metaphyse", vor allem bei jugendlichen Menschen im Wachstumsalter.

3. Metabolische Erkrankungen des Knochenmarkes

Senile gallertige Atrophie des Markes. — Umwandlung des blutbildenden Markes in ein indifferentes, vermehrt durchfeuchtetes, zellarmes Mark im hohen und höchsten Lebensalter.

Mitbeteiligung des Markes bei einfachen Speicherungskrankheiten: Amyloidose und Paramyloidose; dabei gelegentlich Auftreten von doppeltlichtbrechenden oktaedrischen Paraprotein-Kristallen. — Mitbeteiligung des Markes bei Hämochromatose.

Eigentliche Thesaurismosen: Morbus Gaucher, Hand-Schüller-Christiansche Cholesterin-Granulmatose etc. etc.

Reticulosen mit „metabolischem Einschlag": Abt-Letterer-Siwesche Krankheit; maligne Granulomatose, die beginnt wie eine Entzündung und ausläuft wie ein Sarkom, *mit* zunehmender Thesaurierung von Lipiden und Lipoproteiden! Ausgedehnte Skelettzerstörungen. Hierher gehört auch die Histiocytosis X Lichtenstein.

4. Entzündliche Erkrankungen des Knochenmarkes

a) Osteomyelitis

Banale Osteomyelitis

Bevorzugung des Wachstumsalters, hämatogene Entstehung durch Absiedelung des Staphylococcus pyogenes aureus (Metastase nach Furunkulose, nach Panaritium etc.). — Die benale Osteomyelitis betrifft die Metaphyse; es kann zur Störung der Wachstumsfuge (Epiphyse) kommen. Das Markgewebe wird mortifiziert, abszeß-ähnlich umgewandelt. Durch Nekrotisierung der entzündlich alterierten Markanteile entstehen „Sequester". Der Eiter tritt folgend dem Verlaufe der Haversschen Systeme sowie der von Volkmannschen Kanäle unter das Periost. Es entsteht eine subperiostale Phlegmone. Diese kann nach außen durchbrechen. Die durch die Eiterstraßen perforierten Corticalisanteile sterben ab; es resultiert eine Kommunikation zwischen Markhöhle und Umgebung: „Kloake"! — Durch reaktive ossifizierende Periostitis der weiteren Umgebung entsteht ein Knochenanbau im Sinne der Entwicklung einer „Knochenschale". Diese wird bezeichnet als „Sargdeckel" oder „Totenlade". — Mit spontaner echter Heilung einer Osteomyelitis ist in praxi kaum zu rechnen. Allenfalls kommt es zu einer Mitigation und Virulenzdrosselung; es resultiert ein Brodie-Abszeß. Hierbei handelt es sich um eine blande, fibrosierende Spätform metaphysärer pseudozystischer Skelettrarefikation. Die Kenntnis des Brodie-Abszesses ist differentialdiagnostisch wichtig.

In seltenen Fällen entsteht eine *posttraumatische Markphlegmone*. Dabei ist die ganze Knochenmarkhöhle eitrig umgewandelt. Derartige Markphlegmonen sind gelegentlich nach Küntscher-Nagelung gesehen worden.

Nicht-banale Osteomyelitis und sogenannte spezifische Entzündungen:

Palaeopathologisch läßt es sich zeigen, daß die in früheren Jahrhunderten lebende Menschheit verhältnismäßig sehr oft durch Osteomyelitiden belastet und geplagt war. Es dürfte sich wahrscheinlich um die Folgen enterogener Salmonellen-Infekte gehendelt haben!

Anhang: Bemerkungen zum Problem „*Reticulose*".

Zwischen metabolischen, entzündlichen und blastomatösen Erkrankungen des Knochenmarkes steht gleichsam das Phänomen der *Reticulose*. Diffus ausgebreitete chronisch gewordene oder aber primär-chronische, automatisierte, entzündliche Prozesse haben *wesensmäßige* Beziehungen zu dem, was man Reticulose nennen kann. Das nachstehende *Schema* will der *Verständigung* dienen. Seine gedankliche Assimilation fördert alsdann auch das *Verständnis*.

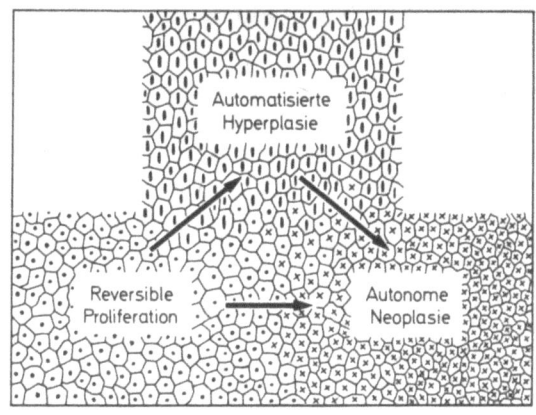

Schema zum Beispiel der „Reticulosen" nach Fr. Stein „Betrachtungen zum Problem der Hyperplasie und der Neoplasie bei den Reticulosen" (Virchows Archiv *329*: 732, 1957).

Das Diagramm will folgendes deutlich machen: Bei den „Reticulosen" kann es sich um reversible Proliferate der Gesamtheit der Reticulumzellen handeln. Die Reversibilität ist der Ausdruck dafür, daß ein reaktiver Prozeß gegeben ist, der nach „Erfüllung seiner Aufgabe" abklingt und rückgebildet wird. Hierher gehören alle „metabolischen" und „entzündlichen" Reticulumzell-Hyperplasien. — Die patho-anatomische Erfahrung lehrt aber, daß, wird eine gewisse Grenze des reaktiv-hyperplastischen Prozesses überschritten — zeitlich und örtlich —, entweder eine „automatisierte" oder gar eine „autonome" Wucherung in Szene geht.

Die „automatisierte" reticulumzellige „Hyperplasie" läuft gesetzmäßig, schicksalhaft, ab. Hierher gehören alle geschwulstähnlichen Entfaltungen, die wie eine Entzündung (Granulom) beginnen und die wie eine bösartige Geschwulst (Sarkom) enden (hierher gehört die Lymphogranulomatose, die Abt-Letterer-Siwesche Granulomatose, die Histiocytosis X Lichtenstein). Wahrscheinlich gehören einige Repräsentanten chronischer „relativ gutartiger" Leukämien zu den „automatisierten" Hyperplasien.

b) Tuberkulose

Miliare Tuberkulose des Knochenmarkes:
Vorwiegend Auftreten in der sogenannten Frühgeneralisationsperiode.
  Spina ventosa (Winddorn; tuberkulöse Osteomyelitis mit umschriebener Verkäsung, Rarefikation der Corticalis einer Fingerphalange mit spindelförmiger Auftreibung);

Wirbelkörper: häufig Konfluenz zahlreicher miliarer Tuberkel; dadurch ausgedehntere verkäsend-tuberkulöse Zerstörung.

Später entstandene Streuherde mit Neigung zur Konfluenz:
Verkäsende Caries besonders der Markgebiete der Wirbelkörper, des Sternum, der Scapula, des Beckenskelettes, der Rippen etc. etc. Auffällig: Deckplatteneinbrüche, Corticalisdestruktionen, Kalkarmut der benachbarten Knochenbälkchen, Fistelbildung nach außen hin. Im allgemeinen keine quantitativ erhebliche Konsequenz für die Vorgänge der Hämatocytopoese.

c) Lepra

Lepröse Skelettveränderungen der „alten Welt"; fossile Knochenreste mit den Spuren der vor vielen hundert Jahren abgelaufenen leprösen Knochendestruktion. Danach scheint es gelegentlich zur lepromatösen Totalzerstörung des Markes gekommen zu sein.

d) Lues

Syphilitisches Periostitis und Endostitis mit Beteiligung des Knochenmarkes bei Lues II. Im tertiären Stadium gummös-syphilitische Periostitis.

e) Morbus Besnier-Boeck-Schaumann

Ostitis cystoides multiplex Jüngling: Granulomatöse Destruktion des Markes der Mittelhand-, Mittelfuß- und der Phalangealknochen.

f) Aktionmykose

Enorme ostitisch-periostitische Reaktion, sogenannter Kieferwurm am Unterkiefer aktinomykosekranker Rinder. Aktinomykotische Wirbelkaries des Menschen. Fistulierende Osteomyelitis mit Drüsen.

g) Pasteurelleninfekte

Pseudotuberkulöse Zerstörung des Knochenmarkes, unter Umständen quantitativ in besonders ausgedehntem Maße.

5. Osteomyelofibrose und -sklerose

Prinzip:

Belastung der Hämatocytopoese mit Zusammenbruch der Zellen des Parenchymes:
a) Idiopathisch, d.h. aus in den Zellen selbst gelegenen Gründen;
b) toxisch (mikrobiell-toxisch, allergisch, immunopathisch)
c) durch strahlende Energie (Radium, Röntgen, Atombombenexplosionen etc. etc.).

Entparenchymisierung durch serös-entzündliches Exsudat:
Die Zellen des Knochenmarkparenchymes werden durch die pathologische Leistung der entzündlichen Ergüsse zerstört.

6. Blastomatöse Erkrankungen des Knochenmarkes

a) *„Grenzland":* Osteodystrophia fibrosa generalisata cystica Engel-v. Recklinghausen; Osteodystrophia deformans Paget; Osteodystrophia deformans juvenilis Jaffé-Lichtenstein; Osteodystrophia localisata cystica (gutartige Riesenzellgeschwülste; braune Tumoren).

b) *Sogenannte Myeloblastome:* Plasmazellulare, erythroblastäre etc.

c) *Sarkome des Knochenmarkes,* mit und ohne Beziehung zur Blutzellbildung, mit und ohne Pigmentation, evtl. Chlorosarkomatosen (chloros = grün).

Anhang: Die genaue Erörterung der vom Knochenmark ausgehenden Geschwülste gehört in das Gebiet der Pathologie des Skelettes, vgl. Spez. path. Anat. II.

7. Knochenmark bei Blutkrankheiten

a) Anämien infolge einer allgemeinen Zellbildungsstörung: Aplastische Anämie im weiteren Sinne

1. *Aregeneratorische Anämie:* Verminderung der Erythropoese, Erythroblastopenie und Erythroblastophthise:
connatale aplastische Anämie Diamond-Blackfan,
bei Thymustumoren,
bei hämolytischer Anämie,
bei renaler Insuffizienz.

2. *Panmyelophthise* mit den verschiedensten Untergruppen.

b) Anämie durch Störung der Zellkernbildung und Kernreifung

Megaloblastische Anämien; diese entstehen generell:
durch Mangel an Vitamin B_{12} (Cyano-d-Cobalamin, Katalyse der Thymidin-Synthese), Mangel an Folsäure (Katalyse der Synthese durch Thymin) oder durch refraktäres Verhalten der Erythroblasten gegenüber diesen Stoffen. — Zu diesen Anämieformen gehören:

1. *Perniciosa:* Ursachen sind Vitamin B_{12}-Defizit, Störung des intrinsicfactor, autoimmunisatorisches Prinzip.

2. *Megaloblastische Anämien des Kindesalters* (z. B. „Ziegenmilch-Anämie"; Anaemia splenica etc.);

3. *sonstige megaloblastische Anämien* bei Coeliakie, fibrocystischer Pankreaserkrankung, Sprue, Malabsorptionssyndrom und bei Befall durch Diphyllobotryocephalum latum.

4. *Aufbrauch-Perniciosa bei malignen Tumoren* (Knochenmarkinsuffizienz z.B. durch Leukosen etc.); Perniciosa als posthepatitischer Zustand infolge ungenügender Speicherung von Vitamin-B_{12} in der Leber; Perniciosa nach Schwangerschaft und in Vergesellschaftung mit Pellagra.

c) Anämie durch Störung der Haemoglobin-Synthese

1. *Hypochrome Anämie durch Fe-Mangel:*

Störung der Fe-Resorption: Achylia gastrica, Achlorhydrie, „dumping", bei chronischer Colitis etc.

Fe-Verluste durch äußere oder innere Blutungen;

durch erhöhten Fe-Bedarf:

bei Infektionskrankheiten und Gravidität;

durch Störung des Eisentransportmechanismus.

2. *Sideroachrestische Anämien:*

Fe-Verwertungsstörung durch Störung des Porphyrin-Stoffwechsels

angeboren (konstitutionell, erblich),

erworben (Anaemia refractoria sideroblastica) bei

Thalassämie,
Pyridoxin-Mangel,
Störung der Globulinbildung,
chronischer Bleivergiftung,
Panmyelopathie.

d) Anämie durch Hämolyse (hämolytische Anämie)

1. *Sogenannte korpuskuläre Anämien:* Mikrosphaerocytose, Elliptocytose, Ovalocytose;

2. *Anämie bei Hämoglobinopathien:* Sichelzellenanämie (Trepanocytenanämie) mit Hb-S; Hb-M-Anomalie; familiäre Methämoglobinämie. (Hämoglobin-A = adultes Hämoglobin; Hb-F = fetales Hb; Hb-S = Hb bei Sichelzellenanämie; Hb-M = methämoglobinbildendes Hb).

3. *Thalassämie:* Abnorm hoher Gehalt der Erythrocyten an Hb-F.

4. *Enzymopenische hämolytische Anämie:*

Enzymopenische hämolytische Anämie mit obligater spontaner Hämolyse ohne Innenkörperbildung; mehrfache Fermentdefekte besonders Hexokinase-Defekte etc.;
mit Innenkörperbildung und Mangel an 2, 3-Diphosphoglyceromutase;

enzymopenische hämolytische Anämie mit medikamentös oder alimentär ausgelöster Hämolyse und Innenkörperbildung. Mangel an Glukose-6-Phosphat-Dehydrogenase (100 Mio Genträger), oder durch Fava-Bohnen, einheimische Bohnen (selten), durch Pyramidon oder Chloramphenicol.

5. *Nächtliche paroxysmale Hämoglobinurie*: Erworbene korpuskuläre hämolytische Anämie durch nächtliche Verschiebung des P_H des Blutplasma unter 7,0. — Dabei ist das Erythrocytenstroma alteriert.

6. *Extrakorpuskuläre hämolytische Anämie*:
Toxisch: Pb, As, $KClO_4$, Sulfonamide etc.
Immun-hämolytische Syndrome:
1. Anaemia gravis, Icterus gravis, Hydrops foetus connatus;
2. Kälte- und Wärme-Agglutination.

e) Agranulocytose

aa) *Granulycytopenie*

Durch verminderte Zerstörung der Neutrophilen im peripheren Blut:

1. Allergische Leukopenie mit Agranulocytose;
2. Immuno-Leukocytopenien durch leukocytäre Antikörper;
3. durch Bluttransfusionen.

bb) *Durch verminderte Bildung der Granulocyten*

1. durch Knochenmarkverödung z.B. durch Benzol; Osteomyelofibrose und Panmyelophthise;
2. durch Geschwulstmetastasierung oder lymphogranulomatöse Zerstörung des Knochenmarkes!
3. durch exogenen Nahrungsmangel;
4. durch fieberhafte Allgemeininfektionen;
5. durch splenopathische Knochenmarkhemmung;
6. durch hereditäre Granulocytopenie (P. EHRLICH, 1888 „Aplastische Anämie"; Panmyelopathie mit Reduktion aller Zellformen; WERNER SCHULTZ, 1922, Angina agranulocytotica; Zusammenhang mit Medikamenten-Abusus etwa seit 1931 bekannt).

Heute werden 10 pathogenetisch bedeutsame Medikamententypen unterschieden:

a) Analgetica (besonders Pyramidon);
b) Antibiotica;
c) Antidiabetica;
d) Antihistaminica;
e) Antikoagulantien (Dicumarol);
f) Chemotherapeutica (Sulfonamide, Salvarsan);

g) Diuretica (Quecksilber-Verbindungen);
h) Sedativa (besonders Barbiturate);
i) Tuberculostatica (IHN, PAS);
k) verschiedene Gifte (DDT-Pyrethrum-Aerosol etc.).

Eine unmittelbare toxische Wirkung besteht so gut wie niemals. Die pathologische Leistung wird durch eine Antigen-Antikörperreaktion vermittelt. In Lunge, Leber und Milz werden die agglutinierten Blutzellen abgebaut. Die Relation von Frauen zu Männern beträgt bei der Agranulocytose 4 : 1; das 45.—60. Lebensjahr ist bevorzugt. Die Knochenmarkbefunde sind nicht einheitlich. Sehr häufig finden sich Schleimhautnekrosen. In sehr vielen Fällen tritt der Tod an Pneumonie ein. Das pneumonische Exsudat ist dadurch ausgezeichnet, daß es arm ist an Leukocyten! Es gibt auch milde Verlaufsformen einer Autoimmun-Agranulocytose, welche offenbar Beziehungen zu den Kollagenosen haben. Dabei können LE-Zellen nachgewiesen werden. Die LE-Zellen entstehen durch die morphogenetische Leistung von gegen die Zellkerne (bestimmter Leukocyten) gerichteten Antikörpern. Die veränderten Zellkerne werden aus dem Protoplasma ausgehüllt und dann phagocytiert. In 25—50% aller Fälle von Erythematodes disseminatus subacutus besteht eine Granulocytopenie.

f) Myeloproliferatives Syndrom, Dameshek, 1957

Hierher gehören zwei Hauptkrankheitsgruppen:

1. *Chronische Erkrankungen:*
Polycythämia rubra vera, chronische myeloische Leukämie, Osteomyelosklerose.

2. *Akute Erkrankungen:*
Akute myeloische Leukämie; di Guglielmo-Syndrom.

Bemerkungen zur Osteomyelosklerose (als Paradigma):

KM-Punktion zeitigt ein „trockenes" Punktat. Mikroskopisch werden faserreiche und zellarme Verödungsbezirke neben Gebieten einer kompensatorischen zellularen Wucherung gesehen. Nicht ganz selten kommt es zur Exacerbation einer alten Lungentuberkulose, offenbar durch Resistenzminderung. Die Osteomyelosklerose besitzt pathogenetische Beziehungen zur chronischen myeloischen Leukämie:

1. Die Leukämie kann als Folge einer überschießenden Kompensation verstanden werden;

2. Osteomyelosklerose und chronische myeloische Leukämie werden nicht ganz selten gleichzeitig und nebeneinander gefunden.

3. Die Osteomyelosklerose wird auch als eigenständige „bösartige Geschwulst" aufgefaßt. Man hat die Osteomyelosklerose den „Szirrhus" des

Knochenmarkes genannt. Es wäre auch denkbar, daß eine Osteomyelosklerose Folgezustand einer „Reticulose" ist. Umgekehrt werden auch seltene Formen sogenannter generalisierter Reticulo-Histiocytose (Histiocytomatose) als Ausdruck überschießender Fehlregeneration bei osteomyelofibrotischen Zuständen verstanden.

Literaturhinweise zur pathologischen Anatomie des Knochenmarkes:

ROHR, KARL: „Das menschliche Knochenmark", 3., vollständig umgearbeitete Auflage; Stuttgart: Thieme 1960;

MCDONALD, G. A., T. C. DODDS u. B. CRUICKSHANK: „Atlas der Hämatologie"; Stuttgart: Thieme 1966.

C. Pathologische Anatomie der Atemwege

I. Pathologie der Nase

1. Anatomische Prämissen

Am Naseninneren unterscheidet man drei Regionen: Die Regio vestibularis, respiratoria und olfactoria. Die *Regio vestibularis* liegt im Bereiche des beweglichen Septum; ihre Schleimhaut ist von geschichtetem Plattenepithel bedeckt. Sie ist reich an Talgdrüsen und Härchen (Vibrissae). Die Vibrissae haben keine Arrectores pilorum. Die *Regio respiratoria* ist der Hauptteil der Nasenhöhle. Ihre Schleimhaut ist von geschichtetem zylindrischem Flimmerepithel, das von Becherzellen untermischt ist, bedeckt. Die Epithelien sitzen einer glasklaren Basalmembran auf. Die Schleimhaut ist reich an lymphoidem Gewebe und an Gefäßnetzen. Man findet acinöse Drüsen. Im Bereiche der Muscheln tragen die Gefäßwände besonders viel glatte Muskulatur. Die Gefäße können hier die Funktion von Schwellkörpern übernehmen. Der Strom des Flimmerschlages ist nach der Nasenöffnung zu orientiert. Auch die Nasennebenhöhlen sind von respiratorischer Schleimhaut ausgekleidet. Diese Schleimhaut ist jedoch an allen Teilen dünner als in der regio respiratoria nasi. Die *Regio olfactoria* umfaßt den mittleren Teil der oberen Muschel und die entsprechenden Gebiete der Nasenscheidewand. In frischem Zustande soll diese Schleimhaut eine etwas gelbbraune Eigenfarbe besitzen. Mikroskopisch besteht sie aus einem mehrstufigen Zylinderepithel, welches nicht flimmert und mit Riech-, Stütz- und Basalzellen untermischt ist, sowie einem schmalen Stroma. Die Riechzellen sind die längsten Zellen, sie gehen durch die ganze Dicke der Epithelhöhe, besitzen basale Nervenfortsätze. Die feinere Organisation ist elektronenoptisch durch KL. SEIFERT (1970) aufgeklärt. In der Tunica propria der Schleimhaut der Regio olfactoria finden sich gemischte schlauchförmige „Speicheldrüsen" (= Bowmansche Drüsen).

Die drei Muscheln teilen die Nasenhöhlen in je drei Nasengänge, nämlich in eine untere, eine mittlere und eine obere Etage. In den unteren Nasengang mündet der Sinus nasolacrimalis. In den mittleren Gang mündet seitlich der Hiatus semilunaris. Es handelt sich um einen schmalen sichelförmigen Spalt, der zuweilen bei der Postrhinoskopie gesehen werden kann. Sein unterer Kontur wird vom Processus uncinatus ossis ethmoidalis gebildet. Der Hiatus führt in eine Vorhöhle, das Infundibulum. Von hier aus führen drei Öffnungen weiter: Eine in die Stirnhöhle, eine in die Oberkieferhöhle und eine nach hinten orientierte zu den meisten Siebbeinzellen. Der obere Nasengang mündet nach hinten oben in die Keilbeinhöhle und in die oberen Siebbeinzellen. Die Muscheln entstehen aus der anfänglich glatten seitlichen Nasenwand dadurch, daß Wülste herausmodelliert werden. Man heißt diese die Turbinalia. Man unterscheidet ein Maxilloturbinale = Concha nasalis inferior, ein Ethmoturbinale I = Concha nasalis media und ein Ethmoturbinale II = Concha nasalis superior. Ein Os nasoturbinale verschwindet frühzeitig und wird zum sogenannten Agger nasi. Man versteht unter letzterem einen breiten Wulst an der seitlichen Nasenwand vor der mittleren Muschel. Ausnahmsweise ist das Os nasale später ebenfalls pneumatisiert. Gerade von hier aus würde sich das Nasoturbinale entwickeln können. Die gelegentlich vorhandene Concha nasalis suprema entsteht als Nebenmuschel vom Os ethmoturbinale II. Bei der Einatmung steigt die Luft zunächst die Nase hinauf, biegt vor dem vorderen Ende der unteren Muschel um und steigt dann leicht nach den Choanen zu wieder abwärts. Der Luftzug wird also bogenförmig geleitet. Bei einer Außentemperatur von 8 Grad Celsius wird die Luft auf dem Wege durch die Nase um 25 Grad Ceslsius erwärmt. Am vorderen unteren Rande der knorpeligen Nasenscheidewand liegt ein besonderer Organrest, das Organon vomero- nasale (Jacobsonsches Organ). Es besaß ursprünglich einen besonderen nervalen Riechast und stand durch den Canalis incisivus mit der Mundhöhle in Verbindung. In diesem Kanal findet man als weitere entwicklungsgeschichtliche Reminiszenzen kleine epitheliale Gänge, die Stensonschen Gänge. Die Bedeutung des Organes bestand im gustatorischen Riechen, also in einer Verbindung zwischen Geruch und Geschmack. — Hinter der Nase liegt die Pars nasalis pharyngis. Sie trägt mehrstufiges Zylinderepithel wie die Regio respiratoria nasi. In der Höhe der unteren Muschel liegen die Mündungen der Ohrtrompeten. Die am Rachendach liegende Mandel (Tonsilla pharyngica) gehört in die Gruppe der Plattenmandeln. Sie besteht aus über das sonstige Schleimhautniveau vorspringenden Falten mit großen Mengen des sogenannten lymphoepithelialen Parenchymes. Die *Blutversorgung* der inneren Nase erfolgt im wesentlichen aus dem Gefäßgebiet der Arteria sphenopalatina, also aus der A. maxillaris interna. Das Septum nasi wird versorgt von der A. nasopalatina scarpae aus dem gleichen Quellgebiet. — Die Rachenschleimhaut wird ernährt durch die A. pharyngica ascendens; Siebbein und oberster Anteil der Nase werden versorgt durch die Aa. ethmoidales, die aus der A. ophthalmica stammen. Dieses Blut kommt also aus der A. carotis interna. — Während also der größte Teil der Nase aus dem Gebiete der A. maxillaris interna versorgt wird, hat die Nasenspitze mit dem obersten Anteil des Nasenrückens eine eigene Blutversorgung, nämlich durch die Aa. ethmoidales. — Das venöse Blut fließt entsprechend zurück. Diese Tatsache ist für die Ausbreitung von Infektionen wichtig. Eine Eiterung an der seitlichen Nasenwand oder am unteren Teil des Septum würde durch die Vena sphenopalatina zum Plexus pterygoideus weitergeleitet werden. Infektiöse Prozesse an der

Nasenspitze und der obersten Nase dagegen würden entlang den Vv. ethmoidales zur Vena ophthalmica superior durch die Fissura orbitalis superior nach dem Sinus cavernosus hin fortschreiten. Chronischer Alkoholismus zeitigt eine Dauerhyperämie des Gefäßgebietes der Carotis interna, damit eine strotzend hyperämische Nasenspitze („Schnapstrinkernase"). — Der Lymphabfluß aus der inneren Nase erfolgt teils zu den retropharyngealen Lymphknoten, teils nach Kommunikation mit den Gaumenmandeln zu den Lymphoglandulae cervicales superiores, sowie drittens durch die perineuralen Lymphscheiden entlang den Fila olfactoria zum Tractus olfactorius und zum Subarachnoidalraum. Die nervale Versorgung der Nase erfolgt durch die Zweige des I. und II. Trigeminusastes.

2. Mißbildungen

Spaltbildungen des Schädels können auf die Nase übergreifen. Es kann dann ein Teil des Gehirnes in den hinteren oberen Nasenabschnitt hineinragen. Die Nase kann überhaupt fehlen, sie kann aber auch, und zwar in Verbindung mit einer anderen schweren Mißbildung, der Cyclopie, zu einem rüsselartigen Stummel (Proboscis) umgestaltet sein. Die nasenwärtige Verlagerung von Gehirn kann im allgemeinen als Enkephalocele nasalis aufgefaßt werden. — Das Nasenseptum kann fehlen, die eine oder die andere Nasenmuschel kann aplastisch sein, gelegentlich wird ein Zahn (eine Zahnanlage) in die Nase verlagert gefunden. Derartiges ist nicht ganz selten mit einer Deviatio septi narium vergesellschaftet.

3. Zirkulationsstörungen

Jeder 10. Mensch hat Gefäßveränderungen seiner Nasenschleimhaut. Derartiges findet sich besonders am hinteren Rande der unteren und oberen Muschel. Das *Nasenbluten* (Epistaxis) ist ein Symptom und kann ganz verschiedene Ursachen haben: Traumatisch; entzündliche Veränderungen der Nasenschleimhaut (Typhus abdominalis); alle Formen von Blutkrankheiten; alle Formen und Möglichkeiten der Capillarwandschädigung; Blutungen aus der Nase können von Angiomen, welche polypös gewachsen sind, herrühren. Nasenbluten tritt auch bei cardialer Stauung, bei allen Formen arterieller Hypertonie, bei schleichender Glomerulonephritis etc. auf. Schließlich kann Nasenbluten als vikariierende Menstruationsblutung beobachtet werden. Auch sogenannte Erstickungsblutungen werden mit Vorliebe an der Nasenschleimhaut beobachtet (bei Neugeborenen, bei denen Verdacht auf eine stattgehabte Kindestötung besteht, sollte die Prüfung der Nasenschleimhaut niemals unterlassen werden). — Die Prädilektionsstelle für das Nasenbluten ist der Locus Kiesselbachii. Er liegt am knorpeligen Nasenseptum und gehört zum Versorgungsgebiet der A. ethmoidalis anterior.

4. Entzündliche Erkrankungen der Nase

a) Akuter Katarrh

Rhinitis, *Coryza*, Schnupfen. Die Ursachen sind völlig verschiedene: Mechanische, chemische, allergische, vasoneurotische, mikrobielle etc. Bedingungen stehen in Konkurrenz. Die Form der Entzündung kann eine seröse, eitrige, fibrinöse, exulcerativ-verschorfende etc. etc. sein. Ein starker akuter Schnupfen geht stets mit entzündlichen Reaktionen der Nachbarschaft (Conjunctivitis; rüsselförmige Auftreibung der Oberlippe mit entzündlichen Exkoriationen) einher. Nicht ganz unwichtig, heute extrem selten, ist die Nasendiphtherie.

b) Chronischer Katarrh

Bei einer chronischen Entzündung der Nasenschleimhaut kommt es entweder zur Hyperplasie oder zu einer Schleimhautinvolution („atrophisierende Entzündung"). Der klassische Vertreter der letzteren ist die *Ozaena* (Stinknase) = Rhinitis atrophicans sicca cum foetore. Es kommt hierbei zu einer Atrophie der Gesamtschleimhaut mit totalem Schwund der Schleimhautdrüsen. Infolgedessen ist die Selbstreinigung der Schleimhaut beeinträchtigt. Dadurch entsteht eine faulige Zersetzung eines borkigen Sekretes. Die Ozaena befällt Frauen häufiger als Männer. Der Geruch der Ausatmungsluft entspricht einem „aggressiv-penetranten Schweißgeruch". Dem Geruch der Ozaena gleich kommt der des Stinkpilzes (Phallus impudicus). Der Geruch entsteht angeblich durch Fettsäurenbildung. Die Patienten nehmen ihren eigenen Gestank nicht wahr, angeblich, weil durch die Atrophie der Schleimhaut auch die Regio olfactoria mit beschädigt ist.

Die Ursachen der genuinen Ozaena sind nicht bekannt. Man nimmt entweder eine zufällige Koinzidenz von Chamäprosopie, weiter Nase und chronischer Entzündung mit Epithelmetaplasien, Drüsenatrophien, sowie Sekretverhaltung an. Oder man denkt an eine bakterielle Ätiologie. Vitamin A-Mangel fördere die Entstehung von Epithelmetaplasien. Aus dem Kreise der Erreger, deren fragliche pathologische Leistung eine Ozaena erzeugen können soll, sind zu nennen der Perezsche Kapselbazillus (der der Klebsiella pneumoniae Friedländer nahesteht), vielleicht auch eine besondere Form von Diphtheriebakterien. Eine Mitbeteiligung hormoneller Störungen wird diskutiert. — Die therapeutischen Konsequenzen, welche aus der anatomischen Situation gezogen werden, sind folgende: Die Schleimhaut muß feucht gehalten werden, die Nasengänge sind also zu verengern. Es werden Nasenspülungen, insbesondere die Anlage einer in 24 Stunden dreimal zu wechselnden Tamponade der Nasenhöhle (morgens links, nachmittags rechts, nachts links, anderntags in wechselndem Turnus) empfohlen. Die Transplantation des Ductus parotideus in eine Oberkieferhöhle soll durch ständigen Speichelfluß zu einer Berieselung der Nasenschleimhaut führen und auf diese Weise Abhilfe schaffen (insbesondere den Gestank beseitigen). Endlich wird die operative Mobilisierung und Median-Verstellung der lateralen Nasenwände praktiziert. Die Erfolge sind problematisch.

c) Entzündliche Läsionen der Schleimhäute der Nasennebenhöhlen

Hodogenese: Die Nasennebenhöhlenentzündung entsteht entweder von der Nase aus oder durch die Mundhöhle. Zahnwurzeleiterungen, eine perforierende Zahncaris des 5. oberen Zahnes (= 2. Praemolarzahnes) sind wichtig! Ein bei Zahnextraktion abgebrochener und nach dem Boden der Oberkieferhöhle zu entwichener Zahnwurzelrest ist nicht ganz selten die Ursache eines Kieferhöhlenempyemes. Dieses kann durch die Vorderwand des Sinus maxillaris in die Fossa canina oder aber in die Nasenhöhle perforieren. Jede chronische Sinusitis erzeugt Epithelmetaplasien. Diese können unter Umständen als Praecancerosen aufgefaßt werden. Gefürchtet ist eine von einer eitrigen Nebenhöhlenentzündung aus inszenierte Osteomyelitis des Gesichtsskelettes. Gefährlich sind die Empyeme der Siebbeinzellen und der Keilbeinhöhle!

Es besteht die Gefahr der Entstehung einer infizierten Thrombose des Sinus cavernosus. In anderen Fällen resultiert eine Neuritis axialis optica. Diese zeitigt eigene, gefürchtete Konsequenzen.

d) Spezifische Entzündungen

aa) *Tuberkulose der Nasenschleimhaut*

Schleimhautlupus; grobknotige, zu starker Vernarbung neigende Fibrotuberkulose; schließlich auch fungöse Formen der Nasentuberkulose: Pseudotumorale epitheloidzellige quasi riesenhafte Granulome.

bb) *Syphilis*

Die Lues connata ruft die *Coryza syphilitica* hervor. Diese geht mit einer Stenose der Nasenhöhle, einer starken Behinderung der Naseatmung einher: „Schniefen"! Die gummöse Infiltration des Nasenskelettes kann zu einem Einbruch des Nasenbeines und zur connatal-luischen Sattelnase führen. — Die tertiäre erworbene Lues manifestiert sich durch umschriebene Gummen des Nasenskelettes und ruft Perforationen hervor!

cc) *Rotz*

Malleus farciminosus: Es handelt sich um lymphangitische wurmgangsähnliche derbe steife, von Mikroabszessen unterbrochene Infiltrate. Im Falle der Chronifizierung (bei Menschen extrem selten!) resultieren tuberkuloide epitheloidzellige Granulome.

dd) *Lepra*

Lepröse d.h. epitheloidzellige und plasmazellulare Infiltrate der Nasenschleimhaut stehen nicht ganz selten am Anfang der Lepra als Gesamt-Erkrankung. Daneben gibt es knotige tuberkuloide Leprome! Im histologischen Bild sind die Schaumzellen = Virchow-Zellen charakteristisch. Sie führen gelegentlich die zu zigarrenbündelähnlichen Paketen abgelagerten Leprabakterien (vgl. „Allgemeine Pathologie", S. 118).

ee) *Rhinosklerom*

Ursache ist die Klebsiella rhinoscleromatis. Das Virusreservoir ist das Hausschwein. Die Krankheit ist beheimatet in Indonesien, Mittelamerika und im europäischen Osten. Die Infiltrate sind diffus ausgebreitet, mit starker Tendenz zur Vernarbung. Es resultieren also Stenosen der Nasengänge. Im Schnittbild imponieren Plasmazellen sowie Pseudoxanthomzellen = Mikulicz-Zellen. Die Prognose ist dubiös.

5. Geschwülste der Nase

a) Polypen

Es handelt sich im allgemeinen um entzündliche Hyperplasien. Das subepitheliale Bindegewebe ist ödematös durchtränkt, mächtig aufgetrieben, vaskularisiert und entzündlich-zellig infiltriert. Die Infiltrate bestehen überwiegend aus Lymphocyten, Plasmazellen und eosinophilen Leukocyten. Russellsche Körperchen sind reichlich vorhanden. — Als Polypen können auch papillomatöse Wucherungen imponieren. Dabei ist das Oberflächenepithel gewöhnlich verdickt, geschichtet, plattenepithelial umgewandelt. Solche Polypen befinden sich am hinteren Rande der unteren Nasenmuschel. Die geschichteten Epithelien können allerlei Atypien zeigen. Mitosen sind vorhanden. Derartige Polypen rezidivieren, sind jedoch gutartig. — Schließlich gibt es adenomatöse Polypen sowie polypös gewachsene mikrozystische Fibroadenome. — Unter dem *Kartagener-Syndrom* versteht man die Koinzidenz von Nasenschleimhautpolypen, Bronchiektasen und (partiellem) Situs inversus.

b) Einfache Bindesubstanzgeschwülste

Angiome; nicht ganz selten: Angiofibrome; gelegentlich:

Teleangiectasia hereditaria Osler. Angiome (jeder Form) sind natürlich häufig die Quelle des lang anhaltenden Nasenblutens. — Im übrigen werden in der Nasenhöhle beobachtet Chondrome, Chordrome (Ekchondrosis physalifora), natürlich auch Osteome. Die Osteome liegen nicht ganz selten in den Nasennebenhöhlen, auch als „tote" d.h. sequestrierte Osteome, die ihre Stielverbindung mit der knöchernen Wand der Nebenhöhlenbegrenzung verloren haben.

c) Bösartige Geschwülste

aa) *Carcinome*

Vorkommen häufig in der Regio vestibularis, dann gewöhnlich als Folge eines chronischen Reizes (z. B. durch Plattenepithelmetaplsie als Ausdruck einer Rhinitis chronica sicca cum perforatione). Die Tumoren der Nasenhöhle folgen der Typologie sogenannter Epidermiskrebse. — Die Regio respiratoria trägt gewöhnlich Plattenepithelkrebse, welche sogenannten Übergangsepithel-Tumoren ähnlich sehen. Krebse der Regio olfactoria werden als Geschwülste der „Schneiderschen Membran" bezeichnet. Die „Schneiderian tumours" sind „transitional-celled" Carcinomata oder aber lymphoepitheliale Krebse. Unter der Schneiderschen Membran versteht man die Schleimhautplatte, welche die höchste Kuppel der Nasenhöhle von innen her tapeziert. Sie trägt ihren Namen nach dem Anatomen CONRAD SCHNEIDER (Wittenberg, 1664), der erstmals feststellte, daß die Lamina cribrosa nasenwärts durch eine schleimhäutige Deckplatte dicht verschlossen ist (vgl. „Allgemeine Pathologie", S. 146). — Ganz selten finden sich Adenocarcinome der Nasenhöhle. Diese sind dann besonders drüsenreich; die Drüsen sind lang ausgezogen, mehrfach abgefaltet, atypisch verzweigt, ineinander geschachtelt, liegen dos-à-dos und nehmen ihren Ausgang von den ortsständigen Schleimhautdrüsen. Man schätzt, daß auf 41 Plattenepithelcarcinome der Nasenhöhle 2 Adenocarcinome entfallen.

bb) *Sarkome*

Es handelt sich entweder um Spindelzellsarkome oder um Reticulumzellsarkome oder (seltener) um skeletogene Sarkome der Gesichtsknochen.

d) Juveniles Nasenrachenfibrom

Es nimmt seinen Ausgang von der Fibrocartilago basalis. Der Tumor ist relativ groß, mikroskopisch leidlich ausgereift, rezidivfreudig, verstopft die Choanen und ist gefäßreich. Die operative Entfernung ist technisch deshalb nicht ganz einfach. Bleibt ein Teil der Matrix erhalten, kommt es bestimmt zur Rezidivbildung. Das sogenannte juvenile Nasenrachenfibrom besitzt zwei Häufigkeitsgipfel. Es findet sich am meisten im zweiten Lebensjahrzehnt, wird jedoch nicht selten auch im 6. und 7. Lebensjahrzehnt beobachtet. Es findet sich mehr bei Frauen als bei Männern. Die Verlegung der Choanen erzeugt eine Rhinolalia clausa.

6. Geschwulstähnliche Wucherungen

a) Wegenersche Granulomatose

Riesenzellige Angiitis mit Granulombildung und lokaler Zerstörung der Nase, des Nasenrachens, sowie absteigend der ganzen Region der Luftwege, also auch der Lungen. Die Prognose ist ungünstig. Der pulmonale Befall zeitigt große, unregelmäßig gestaltete Infarktnekrosen. Es bestehen histogenetische Beziehungen zur Periarteriitis nodosa vgl. S. 116.

b) Granuloma gangraenescens

Ulcus faciei. Es handelt sich um eine schnell wachsende geschwulstähnähnliche Wucherung, aufgebaut aus hinfälligem, nekrosereichem, sekundär infiziertem Granulationsgewebe. Die Neigung zu monströser Destruktion von Nase und Gesichtsskelett ist außerordentlich. Der Verlauf ist schnell, das geschwulstähnliche Granulationsgewebe ist reich an Riesenzellen und bietet Detailbilder einer sarkomatösen Entartung.

(Bemerkung zur „Situationskritik": Wir haben bis jetzt über fünf „Granulome" berichtet, die, „wie eine Entzündung begannen", jedoch „wie eine bösartige Geschwulst ausliefen": Lymphogranulomatose; Mycosis fungoides Abt-Letterer-Siwesche Krankheit; Histiozytosis X Lichtenstein; Granuloma gangreanescens).

7. Parasitenbefall

Myiasis nasi interna: Madenfraß nekrotischer Nasen- und Nasennebenhöhlenschleimhaut infolge Eiablage durch Stubenfliegen (Musca domestica) oder die gemeine Schmeißmücke (Lucilia caesar). — Der Bereich der Nasennebenhöhlen wird ganz selten durch einen Arachniden und zwar die Linguatula rhinaria (= Pentastoma denticulatum) befallen.

II. Pathologische Anatomie des Kehlkopfes

1. Anatomische Vorbemerkungen

Das Skelett von Kehlkopf und Luftröhre besteht vorwiegend aus *hyalinem* Knorpel. Nur die Epiglottis, die Processus vocales der Aryknorpel sowie die kleinen Wrisbergschen und Santorinischen Knorpel sind *elastische* Knorpel. Die Schild- und Ringknorpel verknöchern vom 4. Lebensjahrzehnt an. Die Verknöcherung tritt beim Manne eher als beim Weibe ein. Markräume und Blutgefäße kommen in den Kehlkopfknorpeln schon sehr frühzeitig vor. Die Muskulatur des Kehlkopfes besteht aus quergestreifter Skelettmuskulatur. Die Kehlkopfschleimhaut ist nicht überall scharf von der Submukosa getrennt. Im kaudalen Teil des Kehlkopfes sammeln sich die reichlich vorhandenen elastischen Fasern zur Ausbildung eines Conus elasticus. Dieser beginnt an den Stimmbändern und bildet mit dem Musculus vocalis die Stimmlippe, das Labium vocale. — In der Regio hypoglottica ist der Conus elsaticus die Grenzschicht zwischen Mucosa und Submukosa. An der Stimmlippe fehlen die gemischten „Speicheldrüsen" vollständig. Die Schleimhaut an der Hinterseite der Epiglottis und an den Stimmbändern trägt geschichtetes Plattenepithel. Im Ventriculus laryngis Morgagni findet sich geschichtetes, sonst im Kehlkopf überall einschichtiges flimmerndes Zylinderepithel. Beim Embryo trägt die laryngeale Epiglottisseite Zylinderepithel. Später breitet sich das Plattenepithel der Mundhöhle kehlkopfwärts aus. Auch nach Ausdehnung des Plattenepithelbelags fehlen an der laryngealen Epiglottisseite Papillen. Geschmacksknospen aber sind vorhanden, wenn auch selten. Gemischte Drüsen sind häufig.

Die Gesamtheit des lymphoiden Gewebes im Kehlkopf, besonders am Kehldeckel, nennt man Tonsilla laryngica. Eine besondere Ansammlung des lymphatischen Gewebes findet sich in der Morgagnischen Tasche.

Die „Grundlage" der Trachea bildet ein bindegewebiger, mit elastischen Fasern versehener Schlauch, die Membrana elastica tracheae. Sie wird durch zahlreiche hyaline Knorpelringe gestützt. Zwischen den Knorpelringen ausgespannt liegen die Reste der elastischen Membran, die man als Ligamenta annularia bezeichnet. Zwischen dem dorsalen freien Ende der Knorpelringe bleibt die elastische Grundmembran in ihrer Gänze frei. Man spricht von der Pars membranacea tracheae. Nach innen zu liegt hier der Musculus transversus tracheae. Er besteht aus zirkulär angeordneter glatter Muskulatur, die nach jeder Seite entsprechend je einer Knorpelspange in eine kleine elastische Sehne ausläuft. Diese setzt am Perichondrium der Knorpelringe an. Nach außen zu sind longitudinale Fasern nachgewiesen: Musculus longitudinalis tracheae.

Nach der Lichtung der Luftröhre zu liegt dann die Submukosa. Sie ist durch eine elastische Grenzschicht von der Schleimhaut selbst getrennt. Besonders in der Submukosa findet man große Mengen gemischter Drüsen.

Der Kehlkopf empfängt sein Blut durch die Arteriae thyreoideae und laryngicae.

Die nervöse Versorgung wird durch die Nn. laryngici superiores und inferiores geregelt. Der Nervus laryngicus superior ist ein sensibler Nerv für den ganzen Kehlkopf. Er führt aber auch die motorischen Fasern für den Musculus cricothyreoideus. Er teilt sich in einen äußeren und einen inneren Ast und durchbohrt die Membrana hyothyreoidea. Dadurch gelangt der Nerv in das Innere des Kehlkopfes. Der Nervus laryngicus superior stammt aus dem Nervus vagus. Nach Abgang des Kehlkopfnerven gibt der Vagus nur noch feinere Rami cardiaci ab. Erst später entspringt der N. recurrens. Er verläuft rechts um die A. subclavia, links um das Ligamentum Botalli und den Aortenbogen. Er gibt dann einige Äste für Trachea und Oesophagus ab und bildet jederseits den N. laryngicus inferior.

Bei einer Kompression des N. reccurrens erlahmen zunächst diejenigen Kehlkopfmuskeln, welche die Stimmritze öffnen, dann erst die Schließer der Stimmritze. Der N. laryngicus inferior ist also der motorische Kehlkopfnerv schlechthin. Der einzige nennenswerte Stimmritzenöffner ist der M. cricoarytaenoideus posterior. Die Regel, daß der Öffner zuerst und die Schließer erst später einer Lähmung zum Opfer fallen, nennt der Laryngologe das „*Semon-Rosenbachsche Gesetz*".

Wenn die Stimmritze nicht mehr geöffnet werden kann, dann bleibt sie nahezu ständig geschlossen. Würde eine doppelseitige partielle Recurrenslähmung entstehen, käme es zur kompletten Lähmung der Kehlkopföffner, damit aber zum Stimmritzenschluß und zum akuten Erstickungsanfall. Derartige Vorkommnisse sind aber selten. Die Schließung der Stimmritze würde natürlich die Phonation in der üblichen Weise zustande kommen lassen.

Die totale Recurrenslähmung macht eine „*Kadaverstellung*" der Stimmbänder. Sie stehen dann weit auseinander, die Stimmritze ist geöffnet, die Atmung frei und unbehindert, die Phonation jedoch unmöglich. Die Stimmbänder stehen dann in ihrer natürlichen Mittelstellung wie beim Toten; eben deshalb spricht man von „Kadaver"-Stellung!

Der akute Verschluß des Kehlkopfeinganges, etwa durch „Verschlukken", d. h. durch aspirative Einkeilung eines Fremdkörpers ruft einen Reflextod, den „*Bolustod*", hervor!

2. Leichenerscheinungen

Wenn Mageninhalt agonal oder post mortem in Kehlkopf oder Luftröhre hineinläuft, wird die Schleimhaut stark angedaut. Ein Vergleichen des Kehlkopfinhaltes mit dem Mageninhalt klärt den Sachverhalt sofort auf.

3. Mißbildungen des Kehlkopfes

Durch unvollständigen Schluß der Halsbucht können *Fisteln* entstehen, die in dem vorderen Halsdreieck unterhalb vom Zungenbein und medial vom Kopfnicker münden. Die Fisteln sind entweder nach außen oder nach innen geschlossen. Es handelt sich um branchiogene Bildungen. Sind sie nach allen Seiten abgeschlossen, spricht man von branchiogener Zystenbildung. Diese ist von geschichtetem nicht verhornendem Plattenepithel, vielfach von geschichtetem, teilweise flimmerndem Zylinderepithel ausgekleidet. Die Wandung der Fisteln und Zysten ist reich an lymphoiden Einlagerungen. Dieser Befund spricht am meisten für die entodermale Herkunft dieser Fehlbildungen. Kehlkopf- und Luftröhrenfisteln sind viel seltener als Pharynxdivertikel.

Einzelne Kehlkopfknorpel können völlig fehlen. Sehr selten ist eine connatale *Atresie* des Kehlkopfes. Recht selten ist auch eine angeborene *Membranbildung* an der vorderen Kehlkopfkommissur im Sinne einer Schwimmhaut. Durch Verklebung fetaler Epithelpfröpfe kann eine Diaphragma-Bildung entstehen.

Ein angeborenes *Divertikel* des Kehlkopfes könnte mit einem abortiven Bronchus verglichen werden. Besonders eindrucksvolle Mißbildungen werden von dem Kehlsack, der vom Sinus Morgagni ausgeht, gebildet. Man spricht vom Saccus ventricularis intra- und extralaryngealis. Ein solcher Kehlsack kann abgeschnürt werden. Es entsteht dann eine *Zyste*. Sie kann flottieren und könnte, was tatsächlich beobachtet ist, indem sie in die Stimmritze hineingerät, einen akuten Erstickungstod zur Folge haben.

Wenn der Kehlsack nicht zur Zyste geschlossen ist und seitlich unter der Halshaut gefühlt werden kann, spricht man von *Laryngocele ventricularis*.

Im Inneren des Kehlkopfes sind *akzessorische Schilddrüsenstücke* nachgewiesen worden. Sie entstehen frühembryonal durch Abschnürung des Ductus thyreoglossus.

Zu den Mißbildungen zählt man heute gern die *Tracheopathia chondroosteoplastica* und ein eigenartiges, erheblich inszeniertes Krankheitsbild, die *chondrolytische Perichondritis*. Bei der Tracheopathia chondroosteoplastica liegen kleine knöcherne oder knorpelige, stecknadelkopf- bis hirsekorngroße Knoten vor. Die Gesamtheit dieser Erhabenheiten verleiht der Schleimhaut, gewöhnlich jedoch erst im Erwachsenenalter, ein reibeisenähnliches Aussehen. Die höckrigen Erhabenheiten stehen weniger mit dem knorpeligen Skelett von Kehlkopf und Luftröhre als mit dem elastischen Fasersystem in Verbindung. Wahrscheinlich handelt es sich um einen kombinierten Effekt d. h. um den Ausdruck einer Entwicklungsstörung, welche durch eine Entzündung richtunggebend verschlimmert (verdeutlicht) wurde. Bei der chondrolytischen Perichondritis liegt ein ungemein chronisches Leiden vor, welches im Laufe einiger Jahre zur aseptischen Erweichung der Knorpel der Nase, der Ohrlöffel, des Kehlkopfes und der Luftröhre führt. Nicht ganz uninteressant ist, daß dieses tödlich endende Krankheitsbild (Kehlkopf-, Tracheal-Kollaps!) auch experimentell imitiert werden kann. Es bestehen nämlich histogenetische Beziehungen zu den Knorpelveränderungen, die durch Lathyrismus hervorgerufen werden können, insbesondere zur pathologischen Leistung der Cocain-Vergiftung.

4. Stoffwechselstörungen der Kehlkopfschleimhaut

Nicht ganz selten und differentialdiagnostisch wichtig sind die in Einoder Mehrzahl vorkommenden, wachsartigen, ziemlich derben Knoten der tiefen Bindegewebsschichten, welche kongorot-positiv sind. Man spricht von *Amyloidtumoren*. Sie entstehen auf dem Boden einer chronischen Entzündung, finden sich vereinzelt auch in der ganzen Traches und erzeugen Atembeschwerden. Bei *familiärer Lipoidose* kommen an Haut und Schleimhäuten, besonders auch beim Diabetes mellitus, gelbe oder gelbgrüne Knoten von trockenem Glanze zur Beobachtung. Sie sind eine Parallele zu dem, was man Xanthelasmen nennt. Nach Einatmung ätzender Chemikalien (Luft- und Geländekampfstoffe) oder bei starker Hitzeeinwirkung ist die Schleimhaut des Kehlkopfes blaßgrau, trübe und von fibrinösen Pseudomembranen bedeckt. In der Umgebung von Tracheotomiewunden an der Luftröhrenschleimhaut, nach Intubation, besonders anch Anlage eines Tracheostoma, treten *Drucknekrosen* auf, die sich nach allen Richtungen ausbreiten können. Bei marantischen Individuen findet man auf der Rückseite des Ringknorpels, und zwar an der dort gelegenen Schleimhaut, zuweilen aber auch im Bereiche der gegenüberliegenden Schleimhaut der

Pharynxhinterwand, ein zirkumskriptes Druckgeschwür. Dieses Decubitalulcus entsteht dadurch, daß beim bettlägerigen Individuum die Schwerkraft des Kehlkopfes zur Abplattung der benachbart gelegenen Schleimhäute, zu deren Kompression und Geschwürsbildung führt.

5. Kreislaufstörungen

Blutungen: Blutungen der Kehlkopfschleimhaut kommen nach Trauma, Frakturen des Kehlkopfskelettes, bei Erstickung (Suffokationsblutungen) und bei hämorrhagischer Diathese zur Beobachtung. Kleinere Blutungen werden auch bei örtlichen Drucksteigerungen im Inneren der Blutgefäße z. B. durch Erbrechen, Hustenstöße, Starke Bauchpresse mit Blutandrang zum Kopfe etc. notiert. Endlich resultieren Blutungen bei Ruptur variköser Phlebektasien der lateralen Kehlkopfschleimhaut. Venenerweiterungen der Kehlkopfwand finden sich in 20% aller Sektionsfälle. Sie gelten als häufige Ursache sogenannter „habitueller" Trachealblutungen.

Sogenanntes Glottisödem: Es handelt sich um die bemerkenswerteste Erscheinung der Kreislaufstörungen am Kehlkopf. Das Ödem liegt weniger an der Glottis, also an der Stimmritze, sondern an der Epiglottis und im Bereiche der aryepiglottischen Falten. Ein Ödem der Stimmritze ist deshalb nicht gut möglich, weil die Schleimhaut gerade dort besonders fest auf ihrer Unterlage haftet. Man sollte also besser statt von Glottisödem von einem „Epiglottisödem" reden. Die Ursachen des sogenannten Glottisödemes sind folgende:

a) **Das Ödem der Epiglottis** tritt als „entzündliches" bei einer Entzündung des Gewebes der Umgebung oder bei einer Perichondritis des Kehldeckels auf.

b) Ein Erysipel greift auf Mund- und Rachenschleimhaut über.

c) Bei einer starken Angina tonsillaris kann es zu kollateralem Ödem der Epiglottisschleimhaut kommen.

d) Bei allgemeinem Hydrops anasarca kann das lockere Zellgewebe der Recessus piriformes mit betroffen sein.

e) Ein Epiglottisödem kann als vasoneurotisches, also als Quinckesches Ödem oder als allergisches Ödem, ähnlich also wie bei einer Urticaria, auftreten.

f) Bei Jodmedikation ist das Epiglottisödem infolge Jod-Idiosynkrasie beobachtet worden.

Bemerkungen zur Situationskritik

Von dem eigentlichen Glottisödem zu trennen ist ein mehr umschriebenes, subepithelial etabliertes Ödem an Taschen- und Stimmbändern, welches in der HNO-Fachsprache „Reinkesches Stimmbandödem" genannt wird. Es resultiert durch chronische mechanische Überbelastungen, entsteht also dann, wenn bei chronischer Laryngitis die Glottis durch undiszipliniertes Sprechen, Schreien, Singen etc. strapaziert wird. Es kann sein, daß unterstützend die Inhalation von Pfeifen-, Zigarren- und Zigarettenrauch wirkt.

6. Entzündungen am Kehlkopf (nebst Bemerkungen zu Luftröhrenaffektionen)

a) Die katarrhalische Laryngitis

aa) Akute Laryngitis

Es handelt sich um einen akuten Katarrh der Kehlkopfschleimhaut. Diese ist gerötet und geschwollen, von einem serös-schleimigen Exsudat bedeckt und zeigt kleine und kleinste Epitheldesquamationen (Erosionen). Die Ursachen einer akuten Laryngitis sind mechanische Reize (Staub), chemische (Gase), thermische (heiße oder extrem kalte Luft) und bakterielle Reize (Scharlach, Masern, Keuchhusten, Influenza).

Die histo-pathologischen Verhältnisse der Schleimhaut bei *Keuchhusten* sind nicht uninteressant. Zur Klinik des Keuchhustens sei in Erinnerung gebracht, daß die Inkubationszeit 3 — 14 Tage beträgt. Die Klinik unterscheidet ein erstes katarrhalisches Stadium, welches 14 Tage dauert. Es folgt dann das konvulsivische Stadium, welches 4 Wochen bis 3 Monate (!) währen kann. Es schließt sich das 2. katarrhalische Stadium von 14-tägiger Dauer an. Die Krankheit ist vor allem bei Kleinkindern ernst zu nehmen. Im Blutbild imponiert eine Lymphocytose. Komplikationen drohen durch Auftreten einer Pneumonie oder einer toxischen Encephalopathie. Als Erreger kommt ein kurzes, kleines, ovoides, pleomorphes, gram-negatives, hämoglobinophiles Stäbchen infrage: Bacterium BORDET-GENGOU (1906). Den Erreger des Keuchhustens (Pertussis, Whooping cough, Coqueluche) nennt man heute gern (nach internationaler Konvention) *Bordetella pertussis*. Das Stäbchen kann elliptoid konfiguriert sein. Es ist auf jeden Fall unbeweglich, weil unbegeißelt und mikroskopisch äußerst schwierig von dem Erreger (besser: Miterreger) der Influenza, dem Haemophilus influencae, zu unterscheiden. Die Ansteckung erfolgt praktisch nur durch Tröpfcheninfektion vom Kranken! In die Blutbahn dringt B. pertussis niemals ein. Die Vermehrung im Organismus des Kranken erfolgt im Inneren der Schleimhaut, angeblich sehr schnell. BORDET und GENGOU führten bereits im Jahre 1906 einen Kartoffel-Glycerin-Blutagar ein, der auch heute noch erfolgreich verwendet wird. B. pertussis wächst zum Unterschied von H. influenzae nicht auf Levinthal-Agar, wodurch man beide Erreger ganz gut voneinander trennen kann. Die Antigenstruktur von B. pertussis ist einigermaßen kompliziert. Der Agglutinationstiter besitzt eine gewisse Aussagekraft über die Immunität. Die Endotoxine von B. pertussis rufen kleinstherdige, fein disseminierte, im ganzen mächtig ausgedehnte oberflächliche Schleimhautnekrosen hervor! Die intensive bakterielle Besiedelung erzeugt angeblich eine rasche Ausbildung von Antikörpern, welche schon am Ende des ersten katarrhalischen Stadiums die Keimvermehrung hemmen. Damit mag es zusammenhängen, daß sich bereits im Anfange des konvulsivischen Stadiums eine gewisse Immunität entwickelt. Klinisch gesunde Keimträger gibt es nicht. Histologisch ist das Entzündungsbild durch eine enorm starke lymphocytäre Infiltration ausgezeichnet. Der Erregernachweis gelingt ganz gut dadurch, daß man die Kinder während des ersten katarrhalischen Stadiums auf eine große Blut-Agar-Platte aufhusten läßt. Nach 3 — 4 Tagen wächst der Erreger in rundlichen, farblosen Kolonien. Erst nach der zweiten oder gar dritten Kultur gelingt es dann, ihn auf hämoglobinfreie Nährböden, z. B. Ascites-Agar, zu übertragen. Eine Zweitinfektion ist wegen der durch Überwindung der Krankheit vollständig „ausgereiften" Immunität äußerst selten. Immerhin finden sich Zweiterkrankungen in zeitlich weiterem Abstand, also auf der Höhe des Erwachsenenalters. Solche sind naturgemäß schwierig erkennbar. Man hat behauptet, daß frühzeitige Antibioticum-Medikation die „Reifung" der Immunitätsentwicklung stören könnte, so daß in den letzten Jahren Zweiterkrankungen (bei jugendlichen Erwachsenen) ein klein wenig häufiger geworden seien. Die Immunität bei Keuchhusten wird als „antibakterielle" bezeichnet; damit soll es zusammenhängen, daß bakterielle Impfstoffe wirksam sind. — Pathologisch-anatomisch bemerkenswert ist, daß durch die Hustenattacken Mikrodissektionen der Lungenalveolenwände mit Einpressung des intraalveloaren Gasgemisches in die in der Umgebung der feinsten Lungenbläschen etablierten Capillaren erfolgen kann. Es resultiert eine „Diffusionsgasembolie" (vgl. „Allgemeine Pathologie", S. 30). Man hat angegeben, daß ein Teil dessen, was man Keuchhustenklampsie nennt, durch Mikro-Gasembolien nach derartigen Hustenattacken erklärt werden kann. Der andere Teil ist wohl als Folge einer toxischen Encephalopathie zu verstehen.

bb) Chronische Laryngitis

Das Sekret ist spärlicher, es ist zäh und trocken. Die Schleimhaut ist verdickt, gerötet, gewulstet und rauh. Mikroskopisch findet man unregelmäßige Infiltrate vorwiegend bestehend aus Plasmazellen. Stellenweise ist eine Verstärkung des subepithelialen Bindegewebes sichtbar zu machen. Durch die Plasmazellinfiltrate und durch die Schwellung der lymphoiden Gewebsansammlungen entsteht ein „gekörntes" Schleimhautbild, die sogenannte *Laryngitis granulosa*. Durch Metaplasie der Epithelien resultiert eine *epidermoidale Umwandlung* der Schleimhautoberfläche. Man spricht dann gern von *Pachydermia larygnis*. Bie der Pachydermie handelt es sich vorwiegend um circumscripte, angedeutet plattenförmige, grauweiße bis graugelbe Schleimhautverdickungen, welche, treten sie im Bereiche der Stimmbänder selbst auf, Kontakt-Impressionen auf der gegenüberliegenden korrespondierenden Stimmlippen-Schleimhaut-Seite hervorrufen können. Die Epithelalterationen, vor allem in den basalen Schichten, können beträchtliche sein. Vielfach resultieren lokale Bezirke sogenannter Dyskeratosen und Parakeratosen. Das Gewebebild ist dem einer bowenoiden Dysplasie außerordentlich ähnlich!

Damit hängt es zusammen, daß die Produkte chronisch-entzündlicher Reizung, also die leukoplakischen Pachydermien als *Praecancerosen* angesprochen werden. Die Malignisierungsrate wird auf etwa 20% eingeschätzt! Die laryngologische Klinik orientiert sich gern nach einer von KLEINSASSER (Köln) ausgearbeiteten Gradeinteilung (Stufe I, II, III und IV; III bedeutet beginnende Entartung, IV = incipientes Carcinom!).

In der Differentialdiagnose der Pachydermia laryngis sollten reaktive Epithelveränderungen bei irgendeiner Grundkrankheit z.B. einer tiefen Schleimhauttuberkulose oder einer Lues latens bedacht werden. — Die chronische katarrhalische Laryngitis kann auch als Sekundärphänomen, nämlich in Abhängigkeit einer chronischen Nasennebenhöhlen-Schleimhautentzündung (Empyem eines Sinus maxillaris) inszeniert und vor allem unterhalten werden!

cc) Smoker's larynx

Unter diesem Begriff werden in der englisch sprechenden Welt verschiedene, ursächlich jedoch auf den gleichen Faktor zu beziehende Schleimhautveränderungen zusammengefaßt: Hierher gehört die soeben beschriebene chronische unspezifische (katarrhalische) Laryngitis; es werden aber auch Affektionen im Sinne der Ausbildung von Stimmbandpolypen, besonderer Leukoplakien, ja selbst incipienter Kehlkopfcarcinome subsummiert. WYNDER (1953) fand zwischen dem einfachen Raucherkatarrh des Kehlkopfes und dem voll ausgebildeten Kehlkopfcarcinom die verschiedensten Zwischenstufen. Die ursächliche Bedeutung der einzelnen Glieder in der Reaktionskette ist schwierig zu beweisen. Im allgemeinen wird behauptet, daß nach völligem Einstellen des Tabakrauchens eine spontane Heilung einer chronischen Laryngotracheitis zustande käme.

b) Die pseudomembranöse Laryngitis

Es handelt sich um eine fibrinös-pseudomembranöse Entzündung, den sogenannten Croup im allgemeinen Sinne.

aa) Oberflächliche Entzündung = croupöse Entzündung

Das fibrinöse Exsudat erstarrt. Histologisch sieht man mehrere Schichten eines Fibrin-Faser-Filzes. Es handelt sich um ein Netz fibrinöser, unterschiedlich dicker Balken. Die Pseudomembran wächst von unten nach oben. Das Schleimhautepithel ist in ihrem Bereiche mortifiziert. In den schleimhäutigen Resten findet man eine starke Hyperämie mit monströser leukocytärer Infiltration. An den Stellen der Schleimhaut, die mit Flimmerepithel bedeckt gewesen waren, läßt sich die Pseudomembran im allgemeinen gut abziehen. Die unter diesen Epithelien gelegen gewesene Basalmembran ist (im allgemeinen) leidlich gut erhalten. An den Stellen aber, an denen sich Plattenepithelien befanden, greift der Prozeß auf die tieferen Schichten über. Im übrigen läßt sich nachweisen, daß die in der Schleimhaut etwa erhalten gebliebenen Schleimdrüsen trotz entzündlicher Umbauten und Zerstörungen weiter sezernieren. Ihr Sekret liegt zwischen den Resten der Schleimhaut und der sogenannten Pseudomembran. Dadurch wird die spätere Lockerung der Pseudomembran eingeleitet, ihre Desquamation, aber auch ihr „Abziehen" ermöglicht. Wenn eine croupöse Entzündung abgelaufen ist, regeneriert die Schleimhaut schnell und zwar offenbar von den Hälsen der stehen gebliebenen Drüsen aus.

bb) Tiefgreifende = verschorfende Entzündung

Es handelt sich um die Exsudation, vergesellschaftet mit tiefergreifender Schleimhautnekrotisierung. An den mit Plattenepithel bedeckt gewesenen Stellen der Schleimhäute haftet diese pseudomembranöse Entzündung besonders gut, denn hier befindet sich unter den Epithelien im allgemeinen keine glasklare Basalmembran. Während sich also im Bereiche der sonst mit Zylinderepithel bedeckten Schleimhäute pseudomembranöse Entzündungen vorwiegend oberflächlich abspielen, weil der entzündliche Prozeß in der Regel die Basalmembran nicht überwindet, das Produkt der Exsudation, der Fibrinbelag also, gut abgezogen werden kann, haftet eine Pseudomembran an den mit Plattenepithelien ausgestatteten Schleimhäuten fester, weil eine Barriere durch eine Basalmembran (im allgemeinen) fehlt, die Exsudation gleichsam von der Tiefe her die Schleimhautoberfläche erreicht und eine ausgedehntere Nekrotisierung in Gang bringt. — Die pseudomembranöse Entzündung der Kehlkopfschleimhaut reicht häufig bis zu den Stimmbändern, läßt die Stimmritze im engeren Sinne ein wenig frei und tapeziert dann den Ausgang des Kehlkopfes vom unteren Rande der Stimmritze nach kaudal. Der Prozeß kann auch vorwiegend, selten auch ausschließlich, unterhalb der Stimmbänder beginnen und schrankenlos auf die Luftröhre übergreifen.

In der Ursachenreihe der pseudomenbramösen Entzündung ist an erster Stelle das Corynebacterium diphtheriae (KLEBS, LÖFFLER) zu nennen. Man spricht (konventionell, vulgär) von „Diphtheriebazillen". Es handelt sich um grampositive Stäbchen, welche in der Kultur fingerförmig, palisadenförmig, manchmal fächer-palmblattartig zusammenliegen und keulenartige Anschwellungen an den Polen zeigen (Babes-Ernstsche Körperchen; nach dem Heidelberger Pathologen Paul ERNST). Es handelt sich nicht um Sporen. Es findet sich keine Kapselbildung. Die Stäbchen sind unbeweglich. Pathogene Diphtheriebazillen finden sich auf Haut und Schleimhäuten von Menschen, welche an einer Diphtherie erkrankt sind, besonders aber auch bei Rekonvaleszenten, Dauerausscheidern, also Bazillenträgern. Die Erreger haften an Gegenständen, die mit derartigen Menschen in Berührung gekommen waren, also an Wäsche, Kleidung, Geschirr, Spielsachen, Treppengeländern, Eßwaren. Als sogenanntes Virusreservoir kann ein Teil unserer Haustiere gelten. Man hat Diphtheriebazillen im Nasensekret des Rindes, in den großen Kopf- und Halsdrüsen des Pferdes, aber auch im Mittelohr gesunder weißer Ratten, selbst bei Hunden, gefunden. Es ist wohl mehr ein Kuriosum, daß pathogene Diphtheriebazillen auch bei Küchenschaben nachgewiesen worden sind. Ob tierpathogene Corynebacterien menschenpathogen sind, weiß man nicht. Die Erreger sind gegen Austrocknung durchaus widerstandsfähig, auch gegenüber Kälte- und Lichteinwirkung. In 14 Tage alten Pseudomembranen sollen noch immer lebende Diphtheriebakterien nachgewiesen werden können. Die Kultur wird heute im allgemeinen auf von CLAUBERG (1936) angegebenen Serum-Glycerin-Tellurplatte vorgenommen. Die Erreger benötigen einige Stunden (etwa 18 Stunden), bis schwärzliche, matt glänzende, charakteristisch riechende Kolonien entstanden sind. Die am meisten bewährte Färbung ist die von NEISSER angegebene. Die Diphtheriebazillen bilden komplexe Toxine (Toxin A, klassisches Toxin, ROUX und YERSIN; Toxin B, O'MEARA; Toxin C, H. SCHMIDT). Daneben spielen Endotoxine eine Rolle.

Bei menschlichen Spontanerkrankungen entscheidet (gewissermaßen) der Genius epidemicus darüber, wo die Pseudomembranen angehen: auf den Tonsillen, im Kehlkopf, in der Luftröhre etc. — Die ärztliche Erfahrung hat gezeigt, daß bei *einer* Diphtherieepidemie Nase und Rachen, bei einer anderen Kehlkopf, Luftröhre und Bronchien vorwiegend befallen waren.

Neben der Diphtherie erzeugen auch Scharlach, Masern, Influenza, Typhus abdominalis, Cholera, eine Pneumokokken-Pneumonie, eine Phlegmone der tiefen Halsfaszien, aber auch eine allgemeine Septicopyämie unter Umständen — mehr oder weniger stark — eine pseudomembranöse Laryngitis!

Waren die Nekrosen nicht allzu tief in das Gewebe eingedrungen, führt die Heilung zur Restitutio ad integrum. Waren die Nekrosen tiefergreifend, können stenosierende Narben resultieren.

Die Klinik spricht einmal von echtem Croup, zum anderen von Pseudocroup. Die Verhältnisse sind terminologisch einigermaßen verworren.

Echter Croup ist im Grunde nur die Laryngitis pseudomembranacea, welche hervorgerufen wurde durch den Diphtheriebazillus KLEBS-LÖFFLER. Nur die klassische Kehlkopfdiphtherie im engeren Sinne verdient die Bezeichnung „echter Croup". Klinisch charakteristisch ist (abgesehen von allen anderen Symptomen) die Aphonie der Stimme; das kranke Kind hustet bellend, heiser, und die Stimme ist völlig tonlos (aphonisch)!

Der *Pseudocroup* ist nicht einheitlich. Es handelt sich

aa) einmal um eine pseudomembranöse Laryngitis, welche durch andere Erreger als den Diphtheriebazillus KLEBS-LÖFFLER hervorgerufen wurde. Es handelt sich

bb) zum anderen darum, daß überhaupt keine pseudomembranöse Entzündung vorliegt (!), sondern daß lediglich eine Laryngitis subglottica acuta, also ein Katarrh der distalen Kehlkopfschleimhaut besteht. Dieser ist dann freilich regelmäßig mit einer besonderen Spasmophilie (Laryngospasmus) kombiniert!

Auch beim Pseudocroup zeigen die Kinder einen heiseren bellenden Husten. Die Stimme ist jedoch nicht völlig tonlos, es ist nicht zu einer kompletten Aphonie gekommen.

Die Aphonie wird als Ausdruck einer toxischen Läsion der Muskelbündel des Musculus vocalis durch die Diphtherie-Bakterien-Toxine verstanden.

Bezüglich der Unterscheidung von Croup und Pseudocroup sei zunächst auf die Darstellung „Allgemeine Pathologie" S. 101 hingewiesen. Die Erklärung des Wortes „Croup (verdeutscht: Krupp) ist einigermaßen schwierig. Angeblich stammt das Wort „croup" aus dem Schottischen. Es soll sich im strengen Sinne um nichts anderes als eine Lautmalerei handeln. Die Klangfarbe des Wortes „croup" sei ähnlich wie die „Phonetik" der Stimme des hustenden Croup-kranken-Kindes. Es wird auch angegeben (K. KÖHN, 1969), daß das schottische Wort „croup" so viel bedeutet wie „Einschnürung" und von Francis HOME (1765) in die wissenschaftliche Medizin übernommen worden sei. In Schottland werde jenes weiße Häutchen auf der Zunge junger Hühner, das in Deutschland als „Pips" bezeichnet wird, „croup" genannt. — Die Etymologie des Wortes „croup" ist bis zur Stunde nicht befriedigend erhellt.

c) Pustulöse Laryngitis

Es handelt sich hierbei im wesentlichen um die Laryngitis herpetiformis. Hierbei treten zahllose kleine und kleinste Bläschen im Bereiche der gesamten Kehlkopfschleimhaut auf. Die Bläschen liegen vorwiegend intraepithelial d.h. zwischen den geschichteten Epithelzellen, selten tiefer. Der Bläscheninhalt kann serös, trüb-serös, später auch eitrig, häufiger sanguinolent sein. Es besteht eine starke Heiserkeit bis zur kompletten Aphonie! Das Krankheitsbild ist im allgemeinen harmlos und klingt nach wenigen Tagen ab. Es ist in den letzten Jahren häufiger geworden. — Die Laryngitis herpetiformis hat nichts zu tun mit den ernsteren Dermatosen, welche *auch* auf Kehlkopf- und Luftröhrenschleimhaut übergreifen können wie z.B. die Dermatitis herpetiformis DUHRING, der Pemphigus, die Mycosis fungoides, der Lichen ruber planus, das Erythema exsudativum multiforme oder auch die Epidermolysis bullosa hereditaria.

d) Phlegmonöse Laryngitis

Es handelt sich um mehr oder weniger ausgedehnte Eiterungen der Submukosa der lockeren Schleimhautpartien. Solche Schleimhautphlegmonen finden sich besonders im Bereiche der aryepiglottischen Falten und an den Sinus piriformes. Möglicherweise tritt eine echte Abszeßbildung hinzu. Als Ursachen haben Trauma, Erysipel, andere kollaterale Entzündungen, seltener eine hämatogene Metastasierung, vorwiegend — heutzutage — die Verletzungen nach Intubation oder durch operatives Tracheostoma zu gelten. Vielfach wird heute geradezu von „Intubationslaryngotracheobronchitis" gesprochen. Manchmal entsteht am Orte der traumatischen Läsion eine chronische granulomatös-polypöse Entzündung („Intubationsgranulom"). Es resultiert ein oft monströses subglottisches, lang ausgezogenes, auf die Luftröhre weit übergreifendes, Ödem mit sekundärer Vereiterung, Exulceration und Pseudomembranbildung. Die Intubations-Laryngotracheitis ist, gemessen an der großen Anzahl der vorzunehmenden Intubationen, ein erstaunlich seltenes Ereignis!

Die Folgen der phlegmonösen Laryngitis bestehen im wesentlichen in der Ausbildung einer *Perichondritis* des Kehlkopfskelettes. Man versteht darunter die Entwicklung einer Eiterung zwischen Perichondrium und Knorpel. Dadurch resultieren Knorpelnekrosen mit nachfolgender Sequestration. Knorpelnekrosen entstehen bekanntlich auch nach Röntgenbestrahlung des Kehlkopfes. Die Perichondritis betrifft besonders gern die Aryknorpel. Die dann abgesetzten Knorpelsequester werden aspiriert oder expektoriert. Eine Perichondritis des Ringknorpels kann von einem dorsalen Decubitalulcus ausgehen. Perichondritis und Chondromalacie entstehen nicht ganz selten in der Folge exulcerativer spezifischer Schleimhautentzündungen.

Im Zusammenhang mit der formalen Pathogenese der nach Intubation entstehenden Schleimhautentzündungen wird auch die individuelle unterschiedliche Resistenz der Kranken erörtert.

e) Spezifische Laryngitis
aa) Tuberkulose

Bei chronischer Lungentuberkulose ist die Tuberkulose des Kehlkopfes außerordentlich häufig. Die Infektion der Kehlkopfschleimhaut kommt entweder als Kontaktinfektion durch das Sputum zustande. Oder aber es ist gleichzeitig noch eine Ätzwirkung des tuberkulösen Sputum im Spiele. Es läge dann also eine kombinierte Wirkung vor. Schließlich ist es auch möglich, daß die Tuberkulose des Kehlkopfes hämatogen entsteht. Eine primäre, exogene, aerogene, tuberkulöse Infektion ist stets erwogen, niemals jedoch nachgewiesen worden. — Pathologisch-anatomisch unterscheidet man verschiedene Formen der Kehlkopftuberkulose:

1. Lentikuläre Geschwüre

Es handelt sich um linsenförmige, flache, scharfrandige Vertiefungen mit blassem graugelbem Grunde. Durch Konfluenz können größere, kreisbogenförmig begrenzte Figuren entstehen, welche den ganzen Kehlkopf auskleiden. Der Lieblingssitz der lentikulären Geschwüre ist die laryngeale Seite der Epiglottis. Die kleinen Ulcera entstehen auf dem Boden verkäster miliarer Tuberkel. Wenn aus der Tiefe neue Geschwüre aufschießen, dann vergrößert sich der tuberkulöse Prozeß derart, daß schließlich tiefreichende ausgedehnte Exulcerationen mit wallartig erhabenen, angenagten und ausgefransten Rändern entstehen. Die Geschwüre können bis auf den Knorpel vordringen.

2. Tuberkulöse Infiltrate

Tuberkulöse Infiltrate findet man in der Submukosa, gebunden an lymphoide Follikel. Dadurch können unregelmäßige Geschwüre mit Neigung zur Perforation des Kehlkopfes nach außen hin entstehen. Die Folge einer

Kehlkopfperforation ist die Entwicklung eines unter den Halsfaszien gelegenen Luftsackes. Man nennt ein derartiges Gebilde eine Pneumatocele laryngica.

3. Tuberkulöse Geschwüre mit besonders chronischem Verlauf

Sie liegen entweder an den Aryknorpeln oder an einem wahren Stimmband. Es entstehen Geschwüre mit derben, wallartigen Rändern. Am Stimmband sind die Ulcera längsgestellt, so daß scheinbar eine Verdopplung des Bandes resultiert.

4. Tumoröse Tuberkulome

Nach käsigem Zerfall unregelmäßiger Geschwüre findet man ausgedehnte Zerstörungen besonders im Bereiche der Regio interarytaenoidea. Die Geschwüre zeigen an ihren Rändern polypöse, fibröse Schleimhautwucherungen. Das läßt die Natur der Sachlage erkennen: Es handelt sich um geschwulstähnliche knotige Tuberkel, welche nachträglich zerfallen sind.

5. Schleimhautlupus

Der Lupus der Kehlkopfschleimhaut ist der Tuberculosa luposa cutis vollständig histologisch gleich. Der Kehlkopf-Schleimhautlupus kann als „Ausläufer" eines Nasen- und Rachenlupus verstanden werden. Unter 823 Lupusfällen fand sich in 11% eine Kehlkopfbeteiligung (RANDERATH, 1939). Das weibliche Geschlecht ist bevorzugt betroffen. Der Unterschied zwischen Schleimhautlupus und banaler Schleimhauttuberkulose besteht darin, daß lupöse Erkrankungen durch einen besonders protrahierten, also langsamen Verlauf, durch Symptomenarmut, daher auch durch Schmerzfreiheit, ausgezeichnet sind. Die Tendenz zur Vernarbung ist eine vergleichsweise höhergradige, so daß Narben nach Lupus mit luischen Schrumpfungsprozessen verwechselt werden können. Der Kehlkopflupus liegt vor allem auf der laryngealen Seite der Epiglottis, an den aryepiglottischen Falten und über den Aryknorpeln. Die banale exulcerative Schleimhauttuberkulose dagegen wird mehr an den Stimm- und den Taschenbändern gefunden. Bei Schleimhautlupus überwiegt die Ausbildung eines relativ gefäßreichen epitheloidzelligen Granulationsgewebes. Eine Verkäsung kommt nicht oder doch nur ausnahmsweise zustande.

bb) Syphilis

Die angeborene Lues des Kehlkopfes ist ganz selten. Die erworbene Syphilis repräsentiert sich im zweiten Stadium in Gestalt sogenannter Schleimhautpapeln (Plaques muqueuses, Plaques opalines). Mikroskopisch handelt es sich um kleinzellige subepitheliale pericapilläre Infiltrate, welche vorwiegend aus Plasmazellen bestehen. Diese Veränderungen sind nicht unbedingt spezifisch. Im Stadium der Lues III finden sich gummöse Infiltratplatten, also scharf geschnittene, wie mit dem Locheisen geschlagene, Geschwüre, u. U. mit Perforationen der Kehlkopfwand. Weil der Prozeß langsam voranschreitet, bleiben im allgemeinen nur noch vereinzelte Schleimhautreste zurück. Die Narbenbildung ist eine besonders hochgradige.

Man beobachtet vielfach strahlenförmige strickleiterähnliche oder auch Brückennarben. Durch Narbenzug kann der Kehldeckel in spitzwinkliger Retroflexion fixiert werden! Eine Stenose des Kehleinganges kann zur Behinderung der Atmung ernsten Anlaß geben. — Anhangsweise sei bemerkt, daß auch syphilitische Primäraffekte der Kehlkopfschleimhaut einwandfrei beobachtet sind. Die formale Pathogenese ist etwas schwierig vorstellbar. Man denkt an Infektion durch Speichel, Speisen oder infizierte ärztliche Instrumente! — Nicht ganz uninteressant ist das Vorkommen einer Myositis syphilitica (als Lues III) mit doppelseitiger Parese des Musculus cricoarytaenoideus posterior („Posticusparese").

cc) Lepra

Im Kehlkopf findet sich die tuberkuloide Form der Lepra. Bei Lepra tuberosa (tuberculoides) macht die Kehlkopfschleimhaut in 65% aller Fälle mit! Die erkrankte Epiglottis ist oft pseudotumoral verdickt und zeigt eine dachgiebelartige Konfiguration. Die Stimmbänder sollen walzenförmig verdickt, derb, unbeweglich, die Stimme also rauh und heiser, sein. Der Prozeß greift in der Kontinuität auf die Trachea über. In Abheilung begriffene lepröse Infiltrate hinterlassen strikturierende strahlige Narben.

dd) Morbus BESNIER-BOECK-SCHAUMANN

Es handelt sich vorwiegend um kleine, seltener plattförmige Knötchen von derber Konsistenz. Mikroskopisch imponiert das bekannte epitheloidzellige Bild. Langhanssche Riesenzellen sind nur spärlich nachweisbar. Auffällig ist, daß jede Neigung zur Nekrotisierung, insbesondere zur Verkäsung, fehlt. Pseudotumoraler Befall der aryepiglottischen Falten ist bekannt.

ee) Typhus abdominalis, Rotz, Milzbrand und Pocken

Der *Kehlkopftyphus* kann verschiedenartige Veränderungen zeitigen:

1. *Katarrhalische Laryngitis typhosa:* Symmetrische Randgeschwüre am Kehldeckel, entstanden auf dem Boden eines akuten Katarrhes. Mikroskopisch finden sich „Typhuszellen". Als Typhus-Spätererkrankungen (Komplikationen) gelten Perichondritis typhosa et paratyphosa.

2. Die Lymphfollikel der laryngealen Seite des Kehldeckels und der Morgagnischen Tasche bauen eine Intumescentia medullaris auf. Auf dem Boden der nachfolgenden Verschorfung entstehen perforative Geschwüre, die ihrerseits wiederum eine Pneumatocele laryngica zur Folge haben können.

3. In manchen Fällen wird eine nekrotisierende geradezu diphtherische Entzündung bei Typhus beobachtet.

Die durch den *Rotz-Bazillus* (Malleomyces mallei) hervorgerufene Krankheit — der *Kehlkopfrotz* — spielt in der Veterinärpathologie keine geringe Rolle, kommt beim Menschen jedoch nur extrem selten vor. — Bei *Milzbrand* entsteht eine hochgradige hämorrhagisch-sulzige, teigig-ödematöse Schleimhautschwellung. Der Prozeß ist beim Menschen tödlich! — Bei *Pocken* (Variola) trägt die Kehlkopfschleimhaut „kleienförmige" Beläge. Es kommen aber auch diphtherische Membranen, kleine Schleimhautknötchen, Pseudopusteln, kleinste rundliche Geschwüre und bei den „schwarzen Blattern" auch ausgedehnte Blutungen vor.

ff) Sklerom

Das Sklerom tritt im Kehlkopf und in der Luftröhre im Zusammenhang mit der kontinuierlichen Propagation, ausgehend von der Nase, auf. Das histologische Bild ist durch die ungemein dichte plasmazellulare Infiltration, das Auftreten Goldmannscher Maulbeergranula und Russellscher Körperchen, vor allem aber durch das Auftreten der Mikulicz-Zellen ausgezeichnet. Der Prozeß ist ungemein chronisch, verläuft tödlich, falls nicht chemotherapeutische Hilfe kommt, heilt dann aber unter Hinterlassung strickleiterförmiger Narben ab.

gg) Lymphogranulomatose

Eine eigenständige Erkrankung des Kehlkopfes im Sinne der Lymphogranulomatose ist nicht bekannt. Der Prozeß greift auf den Kehlkopf aus der Nachbarschaft über. Die Schleimhaut ist vielfach von plattenförmigen Infiltraten unterschichtet. Sie zeigt dann laryngoskopisch eine weißliche derbe Höckerbildung. Pseudotumorale polypöse Auftreibungen der Stimmbänder, selbst bis Haselnußgröße, sind bei Lymphogranulomatose zuverlässig beschrieben worden. — Die Gefahr bei Befall des Kehlkopfes durch Lymphogranulomatose besteht darin, daß eine eingeleitete Strahlenbehandlung zu einem Zusammenbruch des Kehlkopfskelettes führt. Durch eine radiogen induzierte Perichondritis mag es zur Nekrotisierung des Knorpelgewebes mit Sequesterbildung, auf diese Weise zu einem totalen Kollaps mit Erstickungsanfall, kommen!

7. Mykosen und Wurmkrankheiten

Pilzerkrankungen der Schleimhäute von Kehlkopf und Luftröhre entstehen sekundär d. h. von Mundhöhle und Rachen einerseits oder aus der Lunge andererseits fortgeleitete Infektionen. Die *Aktinomykose* tritt in Kehlkopf und Luftröhre nicht ganz selten auf. Es handelt sich um knotige, bretthartige Infiltrate, welche zu einer fistulierenden Entzündung mit Zerstörung des Knorpelskelettes führen. Das Auftreten von Schaumzellen ist bemerkenswert, die Diagnose freilich nur durch Nachweis der „Drusen" zu sichern. — Die *Blastomykose*, in den USA und in Canada als „Chicago-Krankheit" bekannt, ist dort nicht selten. Angeblich werden 50% aller in Amerika beobachteter Fälle in der Umgebung von Chicago nachgewiesen! Man kann eine nordamerikanische, eine südamerikanische und eine europäische Blastomykose unterscheiden. Das histologische Bild wird ganz wesentlich durch die Reaktionslage des Wirtsorganismus bestimmt. Es ist möglich, daß tuberkelähnliche Knötchen entstehen, die zur Nekrotisierung und Abszedierung neigen, vielfach auch Fremdkörperriesenzellen besitzen. Im Inneren der Riesenzellen können PAS-positive Mikroorganismen nachgewiesen werden. Das benachbarte Schleimhautepithel neigt zu Akanthose und Hyperkeratose. Die Herde können unter Hinterlassung von Narben ausheilen, Männer erkranken häufiger als Frauen. Im Ablauf der nordamerikanischen Blastomykose werden zwei Entwicklungsformen unterschieden, eine vorwiegend entzündliche und eine vorwiegend fibrosierende. Vielleicht ist es so, daß die entzündlichen Veränderungen den Prozeß einleiten, die fibrosierenden aber ein unter knotiger Auftreibung der Stimmbänder auslaufendes Spätstadium darstellen. Die Knoten haben eine graue oder gelbe Farbe und zeigen mikroskopisch einen tuberkuloiden Bau. — Die südamerikanische Blastomykose (FIALHO, 1960) soll mit geschwürigen Veränderungen der Epiglottis und Stimmbänder einhergehen. Die Geschwüre hätten eine Ausdehnung von 2:3 mm und reichten bis zum Perichondrium heran! — Die *Histoplasmose* (hervorgerufen durch das Histoplasma capsulatum) ist eine schleichend beginnende Allgemeininfektion, die mit Erkrankung von Lungen, Leber und Milz einhergeht. Mikroskopisch finden sich Granulome der Kehlkopfschleimhaut. Dabei imponieren insbesondere histiozytäre Proliferate. Im Protoplasma der Histiozyten lassen sich die Pilze färberisch gut darstellen. Für das Angehen der Infektion durch Histoplasma capsulatum spielt die „Resistenz" der Kranken eine große Rolle. Man hat die Histoplasmose in Amerika als „Mangelkrankheit" der ärmeren, offenbar ungenügend ernährten Bevölkerung bezeichnet. — Die *Soor-Mykose* (Moniliasis) der Kehlkopfschleimhaut befällt kleine Kinder und dekrepide Individuen. Pyogene Mischinfektionen sind häufig und bestimmen das Bild. Sehr viel seltener entstehen tuberkuloide Infiltrate. Die *Coccidioidomykose* (hervorgerufen durch Coccidioides immitis) befällt in erster Linie Lungen, Bronchien, Haut und Skelett, sodann Kehlkopf, Myokard und Meningen. Auch hier handelt es sich um granulomatöse tuberkuloide, sekundär zu Nekrotisierung und Exulceration neigende, dann jedoch auch pyogen mischinfizierte Veränderungen. — Aus dem größeren Formenkreis der *Wurmkrankheiten* sei vor allem die *Trichinose der Kehlkopfmuskulatur* genannt! Dabei entsteht eine Myositis vocalis eosinophilica mit totaler Aphonie! — In der Hunger- und Elendsperiode nach dem letzten Kriege in Deutschland war die *Ascaridiasis* der Luftwege ein leider nicht seltener Zufallsbefund. Die Ascaridenknäuel, welche erbrochen und aspiriert worden waren, stellten ein schwerwiegendes Atemhindernis dar!

8. Veränderungen des Kehlkopfes bei Erkrankungen des hämatopoetischen Apparates

a) Agranulocytose und Panmyelophthise

Sowohl Agranulocytose wie auch Panmyelophthise rufen häufig exulcerativ-nekrotisierende Schleimhautveränderungen am Kehlkopf (und auch an der Luftröhre) hervor. Die Zerstörungen liegen im allgemeinen an der

Epiglottis, weniger an den Stimmbändern. Die Angina agranulocytotica liegt im Sinus piriformis. Die Zerstörung kann von der Vallecula epiglottica aus beginnen und den Kehldeckel verunstalten.

b) Leukämie

Leukämische Infiltrate der Kehlkopf- (und Luftröhren-)schleimhaut sind seit R. VIRCHOW (1865) bekannt. Sie liegen vor allem an der Hinterfläche der Epiglottis, an den aryepiglottischen Falten, an den Stimmbändern, natürlich auch im subglottischen Raume. Es handelt sich entweder um kleinere Knötchen oder um diffuse Schleimhautanschwellungen. Höhergradige Stenosen können zu stridoröser Atmung führen. Auf dem Boden leukämischer Infiltrate entstehen sekundäre Geschwüre mit Blutungen. Die lymphatische Leukämie macht stärkere Infiltrate der Kehlkopfschleimhaut als akute Leukämien oder leukämische Myelosen.

c) Extramedulläres Plasmocytom

Raumfordernde, pseudotumorale plasmazellulare Infiltrate liegen vorwiegend an den Taschenbändern, auf der laryngealen Seite der Epiglottis und an den aryepiglottischen Falten. Klinisch entsteht der Eindruck eines Schleimhautpolypen. Die Größe ist unterschiedlich, selten bis zur Dimension einer Walnuß. Ob echte Beziehungen zwischen lokalen sogenannten Plasmocytomen und dem typischen klinischen Bilde des generalisiert auftretenden multiplen plasmazellularen Myelomes bestehen, ist nicht sicher bekannt. Es scheint, daß das laryngeale isolierte Plasmocytom örtlicher Ausdruck einer territorial gebundenen Stoffwechselstörung ist.

9. Veränderungen der Kehlkopfschleimhaut bei Störungen des Hormonhaushaltes

a) Beziehungen zu den Sexualhormonen

Seit Einführung der „Pille" ist das „Hohe C" aus dem Konzertsaal „verschwunden"! Ob dieser (vulgär formulierte) Satz stimmt, bedarf der kritischen Prüfung. Tatsache ist folgendes: Über die Beziehungen zwischen Sexualhormonen und Schleimhäuten des Respirationstraktes existieren umfangreiche wissenschaftliche Untersuchungen. Gestalt und Größe des Kehlkopfes, damit aber auch Höhenlage der menschlichen Stimme, unterliegen hormonellen Einflüssen. Seit der Antike gilt der Kehlkopf als sekundäres Geschlechtsmerkmal. Durch gesteigerte Androgenbildung bei Nebennierenrindenhyperplasie kommt es zu frühzeitiger Verknöcherung des Kehlkopfes. Auch bei völligem Fehlen der Hoden bleibt eine Verknöcherung des Kehlkopfskelettes, offenbar durch kompensatorische Wirkung der Nebennierenrinde, nicht ganz aus. — Bei der Laryngopathia gravidarum findet sich eine eigenartige ödematöse Lockerung und Quellung des Bindegewebes der Schleimhaut des Kehlkopfes, der Trachea und der Hauptbronchien. Mikroskopisch ist ein Katarrh d.h. eine Desquamation der Epithelien und eine lymphocytäre Infiltratbildung nachzuweisen. Kehlkopfveränderungen finden sich in 75% aller Schwangeren. — Seitdem Trägerinnen eines Mammacarcinomes durch männliche Sexualhormone behandelt werden, haben die hormonell-abhängigen Kehlkopfveränderungen wieder eine stärkere wissenschaftliche Beachtung gefunden. An überzeugenden anatomischen Untersuchungen, insbesondere des Musculus vocalis (!), fehlt es bis jetzt.

b) Beziehungen zur Hypophyse

Bei Akromegalie kann ein abnormes Größenwachstum auch des Kehlkopfes resultieren. Dabei findet sich eine mächtige Schleimhauthyperplasie eine Verdickung der Aryknorpel und eine Bewegungseinschränkung der Stimmbänder. Gelegentlich ist eine Posticusparese gesehen worden.

c) Beziehungen zur Schilddrüse

Myxödem erzeugt nicht nur eine ödematöse Schwellung der Stimmbänder, sondern eine eigenartige wachsartige Verquellung des Musculus vocalis! Bekanntlich haben hypothyreote Menschen eine besonders tiefe, rauhe, ja quarrende Stimme.

10. Geschwülste des Kehlkopfes

a) Pseudotumorale Veränderungen

Die Kenntnis der Differentialdiagnose zwischen echten Geschwülsten und tumorartigen Verdickungen ist aus praktischen Gründen wichtig.

1. Laryngocelen;

2. Dyschylische Pseudotumoren: Infolge ·chronisch-rezidivierender, entzündlicher Veränderungen der Kehlkopfschleimhaut, vor allem im Bereiche der Taschenbänder, kann es zu einer Stenose der Ausführungsgänge der ubiquitär angelegten tubulo-alveolären Drüsen kommen. Fortschreitende Sekretproduktion, Sekretion gegen Hindernis, schließlich auch Sekreteindickung etc. führen zu einer zystischen Erweiterung und tumorähnlichen Auftreibung, so daß hierdurch eine erhebliche Volumenzunahme eines der Taschenbänder entstehen kann (K. KÖHN, 1969).

3. *Pseudotumoral-hyperplastische, polypenähnliche Prozesse* bei chronischer Entzündung (der verschiedensten Ätiologie), plasmocytomähnlichen Infiltraten, sogenannte Amyloidtumoren, Intubationsgranulomen etc. etc.

4. *Wegenersche Granulomatose.*

5. *Erkrankungen des Blutes und des lymphoreticulären Gewebes.*

6. *Intralaryngeale dystopische Schilddrüsen-Strumen.*

7. *Sängerknötchen* (vgl. S. 217).

b) Echte Geschwülste

Echte Geschwülste kann man nach phänomenologischen und histologisch-anatomischen Gesichtspunkten einteilen.

aa) *Phänomenologische Einteilung*

Es handelt sich um den *Versuch*, das Erscheinungsbild der Geschwülste zu ordnen:

1. *Polypen*

Unter einem Polypus versteht man eine Geschwulst oder geschwulstähnliche Verdickung im allgemeinen einer schleimhäutigen Körperoberfläche, welche anatomisch d. h. histologisch gänzlich unterschiedlich zusammengesetzt sein kann. Wesensmäßig gehört zum Polypen die Tatsache, daß das Gebilde über das sonstige Schleimhautniveau erhaben, mit schmaler oder breiter Basis gestielt, etwas beweglich („flottierend") ist. Wörtlich übersetzt bedeutet Polypus „Vielfuß", eine antikisierende Bezeichnung geschwulstiger Manifestationen unter dem Eindrucke der zoologischen Erforschung der maritimen Molluscenwelt.

2. *Papillome*

Unter Papillomen versteht man leidlich umschriebene, mehr oder weniger stark, im allgemeinen nur flach erhabene Geschwülste schleimhäutiger Oberflächen, welche einen „warzigen" Charakter tragen. Auch bei einem Papillom braucht der histologische Bau durchaus nicht einheitlich zu sein.

3. *Tubero-nodale, also knotige oder wulstige Veränderungen,*

welche nicht nur an der Oberfläche einer Schleimhaut, sondern auch in der Tiefe liegen können.

4. *Geschwürsform der Geschwülste*

Jede Form einer Geschwulst kann natürlich zu einer Exulceration führen. Maligne Tumoren, welche vergleichsweise schneller wachsen, neigen mehr als andere zur Exulceration. Schleimhautgeschwüre sind stets mikrobiell infiziert. Von hier nehmen sekundäre entzündliche Prozesse ihren Ausgang. Diese können die eigentliche geschwulstige Manifestation zerstören, überlagern oder bis zur Unkenntlichkeit verunstalten.

bb) *Histologische Einteilung*

1. *Fibrome*

Es gibt harte und weiche, halbkugelige oder birnenförmige, breitbasig gewachsene und gestielte Fibrome der Kehlkopfschleimhaut, besonders auch an den Stimmbändern. Sie variieren beträchtlich in der Größe, zwischen der Dimension eines Stecknadelkopfes, der einer Linse oder der einer kleinen Kirsche. Die häufigsten Fibrome des menschlichen Kehlkopfes sind die „*Sängerknötchen*" (Schreiknötchen). Sie liegen an den Schwingungsbäuchen der Stimmbänder und treten erfahrungsgemäß dann häufig auf, wenn Menschen, auch berufsmäßig, ihre Stimme undiszipliniert strapazieren. Der

„Geschwulstcharakter" ist nicht immer deutlich. Es handelt sich häufig um umschriebene bindegewebige Überschußbildungen, welche natürlich von dem Epithel des jeweiligen Standortes überkleidet sind. Das Epithel kann reaktiv verdickt und hyperkeratotisch sein. Die Fibrome sind geflechtartig texturiert, häufig sehr gefäßreich, vielfach nahezu hämangiomatoid differenziert, ödematös gelockert, im Besitze plasmazellulärer oder eosinophilleukocytärer Infiltrate. Die Grundsubstanz dieser Fibrome ist nicht ganz selten hyalinisiert oder durch amyloide (bzw. paramyloide) Massen durchtränkt. Die Kongorotfärbung ist dann leuchtend positiv. Zwischen kongophilen Fibromen und lokalen Amyloidtumoren gibt es fließende Übergänge.
— Es gibt auch *besondere* Fibrome: Zu nennen ist in erster Linie das Riesenzellenfibrom. Es sieht aus wie eine Epulis gigantocellularis. Der Tumor ist gutartig, aber man muß ihn kennen, anders sehr leicht irrtümlich eine Sarkomdiagnose gestellt wird! Es sei sodann das Haemangiofibroma xanthomatosum angeführt. Dieses hat eine Beziehung zu den Histiozytomen. Jene besitzen einen brecciénförmigen histologischen Bau von wunderlicher Ordnung, untermischt durch Pseudoxanthomzellen (Schaumzellen) mit Hämosiderinpigment.

2. Myxome, Lipome, Leiomyome

Die Diagnose „Myxom" ist nicht belanglos. Myxome sind im allgemeinen nicht polypös eleviert (im Gegensatz zu den Fibromen), sondern eher in das Niveau der Schleimhaut eingebettet, also nodal oder tuberal. Myxome bestehen aus retikulierten Zellen mit einer an sauren Mucopolysacchariden sehr reichen Grundsubstanz. Myxome neigen leider zum Rezidivieren. — *Lipome* stellen in Kehlkopf und Luftröhre „histologische Delikatessen" dar, sind polypös gebaut und stenosieren die Lichtung. — *Leiomyome* im Kehlkopf stellen eine Seltenheit dar, weil die Kehlkopfmuskulatur keine glatte sondern eine quergestreifte ist. Dennoch finden sich gelegentlich glatte Muskelbündel, knotig angeordnet, rhythmisch gebaut, unter dem Bilde eines flachen, mit breiter Basis gewachsenen Polypen einhergehend.

3. Hämangiome, Lymphangiome

Derartige Angiome, welche nicht vergesellschaftet mit einem Fibrom auftreten, liegen gerne im Gebiet der Morgagnischen Tasche und der Regio interarytaenoidea. Die Tumoren sind bis haselnußgroß capillär differenziert, selten kavernös. Sie können als Blutungsquelle Unruhe stiften und sich lange Zeit dem laryngoskopischen Nachweis entziehen.

4. Chondrome, Osteome

Chondrome des Kehlkopfes treten solitär, seltener multipel auf, finden sich gelegentlich im Zusammenhang mit einer systematisierten Chondromatose (Morbus Ollier). Der Ringknorpel gilt als bevorzugter Ausgangspunkt der Chondrome. Sie bestehen aus hyalinem Knorpel, neigen zur Ausbildung von großen Ödemtümpeln und pseudozystischen Rarefikaten, werden gelegentlich verkalkt, alsdann verknöchert. Es bestehen fließende Übergänge zur Tracheopathia chondroosteoplastica.

5. Myoblastenmyom *Abrikossoff*

Es handelt sich um kleine, knotige, flach elevierte, dann unter dem Bilde eines breitbasigen Polypen einhergehende, gelegentlich auch tuberale Geschwülstchen, deren nosologische Stellung nicht ganz klar ist. FEYRTER spricht von „granulärem Neurom". Die histologische Situation ist eindeutig: Große, polygonale, durch ein granuliertes Protoplasma ausgestattete Zellen, welche reich sind an Lipoproteiden. Die Abrikossoff-Tumoren sind völlig harmlos. Die ursprüngliche Annahme, sie hätten etwas mit den Bildungszellen der quergestreiften Muskulatur zu tun, hat sich nicht aufrecht erhalten lassen. Die Kenntnis dieser Geschwülste ist aus Gründen der Differentialdiagnose essentiell. Myoblastenmyome finden sich in 0,5% aller Geschwülste.

6. Adenome, Fibroadenome

Reine Adenome im Kehlkopf sind selten. Sie wachsen unter dem Bilde eines Polypen. Sie nehmen ihren Ausgang von den ortsständigen tubulo-alvellären, gemischten, vorwiegend mucinösen Drüsen. Fibroadenome haben einen blättrigen Bau. Es bestehen keine direkten Beziehungen zu den sogenannten Bronchialadenomen, welche man besser Carcinoide nennt. Die Adenome und Fibroadenome des Kehlkopfes sind harmlose Neubildungen.

7. Papillome

Papillome stellen gestielt-polypöse, der Schleimhaut aufsitzende Neubildungen dar. Man unterscheidet *Alterspapillome*, welche mehr umschrieben an den Stimmbändern auftreten und eine Beziehung zu einer „Vorgeschichte" haben und *juvenile Papillome*. — Juvenile Papillome treten primär-multipel auf. Eine besondere „Vorgeschichte" ist nicht zu erheben. Juvenile Papillome entstehen in der Folge einer Virusinfektion. — *Alle* Papillome sind Fibroepitheliome. Sie sind korallenstockförmig, seltener dendritisch gebaut. Das Epithel ist verdickt, häufig hyperkeratotisch. Das Stroma ist unterschiedlich gefäßreich. In der Umgebung der Gefäße finden sich Entzündungszellen. Die Papillome des Kehlkopfes sind sehr häufig. Sie machen nahezu 60% aller Kehlkopfgeschwulste aus. Juvenile Papillome neigen zum Rezidivieren. Leukoplakisch präformierte Papillome älterer Menschen können als praecanceröse Pachydermien gelten. Die maligne Entartung des seneszenten Papillomes wird auf 14—20% eingeschätzt! — In den Formenkreis jener Papillome, welche als leukoplakische Pachydermien und damit als Praecancerosen angesprochen werden, gehören auch eigenartige dyskeratotische Wucherungen, welche unter dem Bilde eines Morbus Bowen einhergehen. Die Gruppe I (im Sinne von KLEINSASSER, 1962, 1963, 1964) wird repräsentiert durch eine „einfache Plattenepithelhyperplasie"; die Gruppe II wird dargestellt durch eine „Plattenepithelhyperplasie mit vereinzelten Zellatypien"; die Gruppe III entspricht einem „praecancerösen Epithel". Hierher gehört das, was an anderen Körperstellen als Carcinoma in situ bezeichnet wird. Wenn man will, kann man eine Gruppe IV hinzufügen. Bei dieser würde es sich um eine echte incipiente Carcinomform handeln. Interessant ist, daß ein *Keratoakanthom* des Stimmbandes vorkommt. — Das Keratoakanthom tritt sonst nur an jenen Stellen der äußeren Körperdecke bei älteren Menschen auf, welche der Sonnenbestrahlung exponiert waren. Die Neubildungen zeigen (an der äußeren Körperdecke) eine topische Bindung zu den Ausführungsgängen von Talgdrüsengruppen; ein Keratoakanthom trägt einen zentralen, durch Hornmassen ausgefüllten Geschwürskrater; die basalen Epithelien verfügen zwar über eine „Zellunruhe", eine eigentliche Infiltration und Okkupation des Gewebes der Umgebung ist aber nicht nachweisbar. Das Keratoakanthom verhält sich klinisch benigne, obwohl es histologisch einem Plattenepithelkrebs sehr ähnlich sieht! — Das Keratoakanthom der Kehlkopfschleimhaut (genauer: Papillär strukturiertes, oberflächlich exulceriertes, leukoplakisch-pachydermisch gewachsenes Papillom) hat leider eine Sonderstellung: Es entartet in etwa 16—17% aller Fälle maligne! — eine maligne Entartung eines Keratoakanthomes der Haut ist dem Verfasser dieser Zeilen nie begegnet. — Alles in allem: Papillome des reiferen Alters haben prinzipiell als praecancerös zu gelten. Faßt man die Summe aller Erfahrungen zusammen, ist es erlaubt, mit einer Malignisierungsrate in einer Dimension von 14—20% zu rechnen. Die Angaben der Literatur streuen, selbst bis 30%, was wohl doch zu hoch gegriffen ist. Während die Virusätiologie der zwar lästigen, jedoch harmlosen juvenilen Papillome gesichert ist, werden als Ursachen der Papillome jenseits der Lebenswende exogene Schädigungen immer wieder behauptet (Tabakrauch, Alkoholabusus, stimmliche Überanstrengung, chronische Entzündungen). Der Tabakrauch gilt als der wichtigste ursächliche Faktor!

8. *Carcinome*

Man unterscheidet äußere und innere Kehlkopfkrebse; die äußeren gehen von der schleimhäutigen Seite des Hypopharynx oder den Sinus piriformes aus. Innere Kehlkopfkrebse sind alle diejenigen, welche topographisch dem Binnenraum des Kehlkopfes zugeordnet sind. Kehlkopfkrebse finden sich in 1—2% aller Krebs-Obduktionen. Ob der Kehlkopfkrebs in den letzten 20 Jahren häufiger geworden ist, wie behauptet wurde, ist bis jetzt statistisch nicht eindeutig geklärt. Der Kehlkopfkrebs tritt besonders im 5.—7. Lebensjahrzehnt auf. Männer erkranken weit häufiger als Frauen. Nach dem Vorschlage eines internationalen Komitee (1953) werden die Kehlkopfkrebse in folgende Gruppen eingeteilt: 1. *Supraglottische*, 2. *Stimmbandcarcinome*, 3. *subglottische*, 4. *Krebse der Kehlkopfumgebung*.

Die inneren Kehlkopfkrebse gehen vor allem von den Stimmbändern aus. 85% aller Kehlkopfkrebse haben eine Beziehung zu den Stimmbändern. An zweiter Stelle rangieren die Taschenbänder und der Ventriculus laryngis Morgagni. Subglottische Carcinome dringen frühzeitig in den Ringknorpel ein. Eigenständige Epiglottiskrebse gelten als selten. — Die Kehlkopfkrebse imponieren anfänglich wie Hyperkeratosen mit grauweißlichen Epithelverdickungen. Sie gehen gelegentlich unter dem Bilde graurotfarbener Papillome oder Polypen einher. Sie liegen jedoch auch im Niveau der Schleimhaut, bilden flache Wülste und teigige Infiltrate. Gestielt wachsende, polypöse Krebse sind dagegen kaum bekannt. Der Stimmbandkrebs breitet sich frühzeitig nach der Tiefe zu aus. Das Stimmband ist im ganzen verdickt, in der Funktion frühzeitig beeinträchtigt, eigenartig starr. Die Sicherung der Krebsdiagnose durch Probeexcision ist nicht ganz einfach. — Metastasen der Stimmbandkrebse treten zeitlich spät auf. Dies mag mit der nicht eben günstigen Lymphgefäßversorgung der Stimmbänder zusammenhängen. Histologisch handelt es sich fast durchgehend um Plattenepithelkrebse. Die Verhornung kann hochgradig sein. Basalzellencarinome im Kehlkopfe machen nur etwa 2% der Kehlkopfkrebse aus. Auch Adenocarcinome sind sehr selten. Die Koinzidenz von Kehlkopftuberkulose und Kehlkopfcarcinom wird heute nur mit etwa 4% angegeben. Ob es echte Narbenkrebse gibt, weiß man nicht. Die Prognose der inneren Kehlkopfkrebse ist nicht ungünstig. Die Tumoren wachsen relativ langsam. Sie führen, unbehandelt, erst nach 2—3 Jahren zum Tode. Die kombinierte operative und Strahlenbehandlung berichtet über Heilungsquoten von 70—90%! Die Beziehungen zwischen Kehlkopfkrebsen und beruflichen Schädigungen werden erörtert. Die Kasuistik berichtet über das Auftreten von Kehlkopfcarcinomen bei Arbeitern, welche der Inhalation von Chrom-, Nickel-, Silber-, Salzsäure-, Salpetersäuredämpfen oder der Inhalation der verschiedensten Gesteins-Stäube ausgesetzt waren. — *Zylindrome* der Kehlkopfschleimhaut sind bekannt. Hierbei handelt es sich um „Carcinoide", also um relativ ausgereifte Epitheliome, welche lokal-destruierend vordringen. Metastasen werden im allgemeinen nicht gesetzt.

9. Sarkome

Es sind bekannt einfache Fibrosarkome (fibroplastische Sarkome), Spindelzellensarkome, chondroplastische Sarkome, sowie Carcinosarkome. Auf 100 Carcinome entfallen nur 2 Sarkome! Die Tumoren wachsen unterschiedlich schnell, zerstören das Kehlkopfskelett, neigen zum Rezidivieren und setzen frühzeitig Metastasen.

10. Sekundäre Kehlkopfgeschwülste

Im Kehlkopf finden sich, sucht man nach ihnen, Metastasen hypernephroider Carcinome sowie maligner Melanome. Selbstverständlich können alle anderen Tumoren auch im Kehlkopf Metastasen setzen, naturgemäß sind Inokulationsmetastasen der Schleimhaut bei kleinzelligen Bronchuscarcinomen gesehen worden. — Derartige Vorkommnisse gelten jedoch als Seltenheiten (Übersicht bei K. KÖHN, 1969).

11. Verletzungen und Fremdkörper

Verletzungen des Kehlkopfes sind häufiger, als man im allgemeinen annimmt. Das Knorpelgerüst ist durch seine Lage inmitten der Halsweichteile gut geschützt. Ist aber die Verkalkung des Kehlkopfsekelettes vorgeschritten, ist naturgemäß die Gefahr der Frakturierung der Knorpel größer. Man unterscheidet Verletzungen durch stumpfe Gewalt (Quetschung, Fraktur,

Luxationen), sowie Verletzungen durch scharfe Gewalteinwirkung: Schnitt-, Stich- und Schußverletzungen, schließlich Zertrümmerungen des ganzen Kehlkopfes. Die einzelnen Ursachen sind natürlich sehr variabel. Bei Erwürgen oder Strangulation brechen Zungenbeinhörner und seitliche Ausläufer der Schildknorpel ab. Frakturen treffen den Schildknorpel am häufigsten. Luxationen werden an den kleinen Kehlkopfknorpeln am meisten gesehen.

Die narbige Ausheilung einer traumatischen Läsion bringt die Gefahr der Stenosierung des Kehlkopfes. Pseudoarthrosen einerseits, Ankylosen andererseits (zwischen Cartilago cricoidea und arytaenoidea) sind beschrieben. — Mehr als 50% der *Fremdkörper* werden bei Kleinkindern gefunden. Die meisten Fremdkörper passieren den Kehlkopf und bleiben in 70% der Fälle im rechten Hauptbronchus stecken. Große und weiche Fremdkörper werden konisch in den Aditus laryngis, allenfalls die Stimmritze, eingekeilt und verursachen den Bolustod. Scharfkantige Fremdkörper setzen Schleimhautverletzungen mit Blutung. Unter den pflanzlichen Fremdkörpern spielen Zigarettenreste und Getreidespelzen keine geringe Rolle. — Durch Kalksalze inkrustierte kleine Fremdkörper können in den Morgagnischen Taschen als Calculi laryngeales abgelagert werden. Sie stellen bei der Obduktion einen Zufallsbefund dar. — Allgemein-pathologisch interessant ist das Schicksal der Frakturen des Kehlkopfskelettes: Vom Perichondrium aus wird ein typischer Callus aufgebaut, der reich ist an Capillaren. Das Frakturhaematom ist stets beträchtlich. Nach und nach kommt es zu einer chondroiden Umwandlung. Die Heilung ist oft langwierig. Difformitäten sind nicht selten.

III. Pathologie der Luftröhre

1. Anatomische Vorbemerkungen

Die Bifurkation der Luftröhre liegt 13—14 cm unterhalb der wahren Stimmbänder. Die Luftröhre enthält 16—20 Trachealknorpelspangen. Der Bifurkationswinkel mißt 50—100 Grad, meist 70 Grad. An der Birfurkation erkennt man einen halbmondförmigen, nach innen gerichteten Vorsprung, die *Carina*. Sie entspricht der letzten Knorpelspange. Der rechte Hauptbronchus liegt mehr in der Längsachse der Trachea. Fremdkörper der Luftröhre gelangen deshalb in 70% der Fälle in die rechte Lunge. Entzündungen des rechten Lungenunterlappens sind häufiger als die anderer Lungenabschnitte. Lungenkrebse sind rechtsseits häufiger als links. Der Winkel zwischen der Längsachse der Trachea und der des Hauptbronchus beträgt rechts 24,4 und links 45,6 Grad. Der rechte Bronchus ist auch weiter als der linke. Als Ursache dieser Asymmetrie im Tracheobronchialbaum gelten Anlage und Entwicklung des Herzens. Der linke Bronchus ist jedoch länger als der rechte. Auf dem linken reitet der Aortenbogen, auf dem rechten nur die Vena azygos. Die Carina selbst weicht etwas von der Mitte der Trachea ab.

Sie wurde in 57% der Fälle links von der Mitte, in 42% genau in der Mitte und nur in 1% der Fälle rechts davon gefunden. Die Schleimhaut der Luftröhre enthält zahlreiche Becherzellen, ein geschichtetes zylindrisches Flimmerepithel sowie große Reihen longitudinal angeordneter tubulo-alveolärer gemischter d.h. seromucinöser Drüsen.

2. Mißbildungen der Luftröhre

Nicht ganz selten finden sich konnatale *Atresien*. Diese stehen gewöhnlich in Verbindung mit Fistelbildungen zum Ösophagus (Kennwort: Oesophago-Trachealfistel; Einzelheiten Kapitel ‚Ösophagus', Spezielle pathologische Anatomie II). — Daneben spielen konnatale *Knorpeldefekte* einerseits, angeborene *Knorpelüberschußbildungen* andererseits keine geringe Rolle. Hierdurch können Difformitäten, Stenosen der Tracheallichtung, aber auch sekundäre chondrolytische Prozesse entstehen. Der *Tracheopathia chondroosteoplastica* war gedacht worden. Die nosologische Stellung dieses eigenartigen Krankheitsbildes ist nicht klar. Es steht auf der Grenze zwischen Mißbildung und Folgezustand chronischer Entzündung. Es handelt sich um die Einlagerung stachelförmiger knöcherner Exkreszenzen zwischen die Trachealringe der Schleimhaut, wodurch ein reibeisenförmiges Aussehen resultiert. Durch Palpation gewinnt man den Eindruck, daß die Wand der Luftröhre wie mit kleinen und kleinsten Chondroosteomen übersät ist. Es gibt Fälle, bei denen die Knorpelüberschußbildungen, es gibt andere, bei denen die ossifizierende Tendenz überwiegen. Ist die Knorpelbildung vorherrschend, zeigt die Schleimhaut ein strickleiterförmiges oder geriffeltes Aussehen. Die Veränderungen beginnen gewöhnlich im mittleren Drittel der Luftröhre, können kaudalwärts an Intensität zunehmen und auf die großen Bronchien übergreifen. Über den knorpelig-knöchernen Einlagerungen trägt die Schleimhaut ein abgeflachtes Zylinderepithel, teilweise ein metaplastisches Plattenepithel. Die Schleimhaut ist sonst weitgehend atrophisch. Die wissenschaftliche Streitfrage geht darum, ob die Knorpel-Knochenstückchen vom präformierten Trachealskelett oder aber vom Bindegewebe zwischen den Knorpelspangen ausgehen. An eine Parallele zur sogenannten Myositis ossificans ist gedacht worden. Die Tracheopathia chondroosteoplastica wird vorwiegend bei Kranken mit Lungentuberkulose, mit Ozaena und Rhinosklerom gesehen. Das Leiden kommt bei beiden Geschlechtern gleichhäufig vor. Die klinische Manifestation fällt in das 2.—3. Lebensjahrzehnt. Es wird vor allem über ein Fremdkörpergefühl geklagt. Später entwickelt sich ein unstillbarer Hustenreiz. Seltener kommt es zu schwerwiegenden Trachealstenosen oder auch, vielleicht infolge der Hustenattacken, zu stärkeren Blutungen. — Unter einer *Säbelscheidentrachea* versteht man die Kompression der Luftröhre, gewöhnlich durch einen größeren Kropf. — Divertikulöse Fehlbildungen der Trachealwanddrüsen können zu fistulösen Blindsäcken führen, welche, sind sie in Richtung auf die Ösophaguswand vorgetrieben, Kommunikationen zwischen

Luft- und Speiseröhre entstehen lassen. Hiermit im Zusammenhang steht die Frage, ob ein Teil der Traktionsdivertikel des Ösophagus nichts anderes darstellt wie eine konnatale fistulöse Verbindung zwischen beiden Hohlorganen.

3. Kreislaufstörungen der Luftröhrenwand

Hier sind lediglich Blutung und Ödem zu nennen. Beides wird häufig in der Umgebung eines Tracheostoma beobachtet.

4. Entzündliche Erkrankungen der Trachea

Ungemein charakteristisch sind die Veränderungen der Luftröhrenschleimhaut bei Virus-Influenza. Es resultiert die Tracheitis epithelialis necroticans! Die Erreger der *Influenza* sind epitheliotrope Viren. Diese machen eine Zerstörung der oberflächlichen Schleimhautschichten. Erst dann kommt es zu tiefergreifenden Veränderungen, zur Entwicklung einer pseudomembranösen Entzündung mit Blutung oder tiefgreifender eitriger Zerstörung. Frühtodesfälle bei Virusinfluenza lassen eine flammende Rötung und kleienförmige Schuppung der Trachealwand erkennen. Damit stimmt die klinische Symptomatik eines brennenden, hinter das Sternum lokalisierten Trachealschmerzes mit quälendem Hustenreiz überein. — Die klassische Form der pseudomembranösen Entzündung der Trachea ist die Luftröhrendiphtherie. Weitere pseudomembranöse Entzündungen wurden nach Gelbkreuz-Vergiftung, weniger stark nach Scharlach und Pocken, beobachtet. — Phlegmonös-sequestrative Entzündungen der Luftröhrenwand treten posttraumatisch oder nach stattgehabter Radium-Röntgen-Bestrahlung auf. — Sehr charakteristisch ist die Perforation eines anthrakotisch erweichten Lymphknotens durch die Trachealwand, meist in Nähe der Bifurkation, oder auch durch die Wand eines Hauptbronchus. Es resultiert eine strahlenförmig eingezogene, pechschwarz pigmentierte Narbe. Es wird erwogen, ob auf dem Boden derartiger Narben sogenannte Narbenkrebse entstehen könnten.

5. Geschwulstige Erkrankungen

Hier ist in erster Linie die *juvenile Papillomatose* zu nennen, die vom Kehlkopf ausgehend die ganze Luftröhrenwand abweiden kann. Alsdann ist das *Carcinoid* herauszustellen. Hier sind zwei Formen zu unterscheiden: Das Adenom des Carcinoidtypus und das Adenom des Zylindromtypus. Echte Carcinoide bestehen aus hellzelligen Epithelien, welche versilberbar, teilweise auch chromaffin, sind. Sie lassen sich durch die Feyrterschen Einschlußfärbungen darstellen. Diese Carcinoide werden aufgebaut durch die von FEYRTER einst beschriebenen diffusen endokrinen epithelialen Organe. Es handelt sich also um jene Zellfamilie, welche für den Darmkanal als „gelbe" Zellen bezeichnet werden. Die Carcinoide (Adenome vom Carcinoidtypus) liegen entweder intramural oder endophytisch oder aber exophytisch. Die Tumoren, welche im Inneren der Luftröhre angehen, sitzen in Nähe der Bifurcatio tracheae und zeitigen eine Obturation, mindestens eine höhergradige Stenose. Eben hierdurch werden sie auffällig. Denn der Rückstau des Sekretes und die mangelhafte Belüftung der Lunge einer Seite rufen einen Lungenkollaps d. h. eine inveterierte Atelektase mit allen Konsequenzen hervor. — Die Zylindrome (die Adenome vom Zylindromtypus) weiden die Luftröhrenwand in ganzer Ausdehnung ab. Es gibt Fälle, welche vom Kehlkopf ausgehen und bis in die großen Bronchien hineinreichen. Das histologische Bild ist besonders charakteristisch: Es finden sich alveoläre und tubuläre Formationen, bei denen die Einzelzellen vorzüglich differenziert sind. In den Lumina der epithelialen Räume liegen eingedickte eosinrot getönte eiweißreiche Kolloidmassen. Durch das Etablissement dieser Veränderungen ist der Eindruck der „Zylinderbildung" unabweisbar. — Carcinoide und Zylindrome sind semimaligne. Sie sind jedoch — klinisch — ernst zu nehmen; sie geben keine Ruhe, rezidivieren und wachsen Schritt für Schritt. Metastasierende Carcinoide können Hormoneffekte (Flush-Syndrom, Cassidy-Syndrom) durch Serotoninwirkung hervorrufen. Zylindrome machen keine Metastasen, wachsen jedoch „ohne Gnade" in die Umgebung. — Gefürchtet sind die *Carcinome* der Luftröhrenwand. Es handelt sich gewöhnlich um Plattenepithelkrebse mit und ohne Verhornung, seltener um kleinzellige Carcinome, äußerst selten um Adenocarcinome. Die Biologie dieser Neubildungen ist identisch wie jene der bronchopulmonalen Krebse.

IV. Halsfisteln

1. Bemerkungen zur Entwicklungsgeschichte der Kiemenbogen

Im ersten Fetalmonat werden am Vorderdarm 5 innere entodermale und 4 äußere ektodermale Kiemenfurchen angelegt. Es handelt sich um Vertiefungen der Darm- und der äußeren Embryonalwand. Die inneren Kiemenfurchen werden als Schlundtaschen bezeichnet. Innere und äußere Schlundtaschen liegen korrespondierend d. h. in gleicher Höhe derart, daß ihre jeweils tiefsten Punkte der Einsenkung in nächstnachbarliche Beziehungen zueinander geraten. Dadurch bleibt nur ein schmaler membranartiger Gewebestreifen zwischen den Kiemenfurchen ausgespart. Es handelt sich um die Membrana obturans sive branchialis. Diese Membran besteht jeweils aus embryonalem Bindegewebe und ist nach innen von Entoderm, nach außen von Ektoderm bedeckt. Reißt eine derartige Membran ein, dann entsteht eine Kiemenspalte.

Das Gewebe, das in kaudo-cranialer Richtung jeweils zwischen den Furchen liegen bleibt, bildet Wülste, die sogenannten Kiemenbögen. Man hat 6 Kiemenbogenpaare zu unterscheiden. Die 5. entodermale Schlundtasche ist klein, sie ist nur von der 4. aus zu ereichen und gilt als Appendix derselben.

Die Membrana obturans sive branchialis reißt nun aber zumeist nicht ein. Im Gegenteil, sie wird dicker, das embryonale Bindegewebe der Örtlichkeit vermehrt sich, Entoderm und Ektoderm rücken weiter auseinander. Von einer richtigen Membran kann man bald nicht mehr sprechen. Die äußere Haut zeigt jetzt in Höhe des 2.—3. Kiemenbogens eine seichte Delle. Diese nennt man Halsbucht, Sinus cervicalis. Indem nun die nur noch schwach modellierten Kiemenbogen I und II weiter an Mächtigkeit zunehmen, die kaudalen aber zurückbleiben, schiebt sich der Opercularfortsatz des II. Kiemenbogens kaudalwärts über die Halsbucht. Diese wird dadurch eingeengt. Aus dem Sinus entsteht der Sulcus cervicalis. Schließlich entsteht durch nahezu allseitigen Verschluß des Sulcus und zystische Ektasie des Restlumens die Vesicula cervicalis. Sie liegt jetzt in Höhe der 3. Schlundtasche und steht durch je einen Gang mit der 2. und 4. Schlundtasche in Verbindung (Ductus branchialis secundus und quartus). Normalerweise verschwinden alle diese Bildungen der Halsbucht.

Das *Schicksal* der Kiemenbogen und Schlundtaschen ist folgendes:

Aus dem ersten Kiemenbogen wird der Unterkieferfortsatz; der erste Kiemenbogen heißt deshalb auch Mandibularbogen; er enthält den Meckelschen Knorpel.

Aus dem zweiten Kiemenbogen wird der Zungenbeinfortsatz; er heißt deshalb Hyoidbogen. Er enthält den Reichertschen Knorpel.

Aus der ersten Schlundtasche entstehen Tuba auditiva, Paukenhöhle und Gehörgang. Man bezeichnet deshalb die erste Schlundtasche als Tubotympanaltasche.

Aus der zweiten Schlundtasche entsteht die Tonsillarbucht. Aus den dorsalen Partien der dritten und vierten Schlundtasche entstehen die Epithelkörperchen. Die kranialen Anlagen bilden die kaudalen, die kaudalen jedoch wandern langsamer abwärts und bilden die kranialen Epithelkörperchen.

Aus den ventralen Partien der dritten und vierten Schlundtasche entstehen die Thymusanlagen.

Aus der fünften Schlundtasche wird das telo- oder ultimobranchiale Körperchen. Hieraus resultiert ein Teil der Thymusanlage. Unter pathologischen Bedingungen entsteht aus dem lymphoepithelialen Organ des ultimobranchialen Körperchens die Getzowasche Struma.

Organe epibranchialer Herkunft sind Rathkesche Tasche und deren Abkömmlinge.

Organe hypobranchialer Herkunft sind Ductus thyreoglossus und Abkömmlinge.

2. Bemerkungen zur Organisation der Halsfisteln

Die medialen Halsfisteln entstehen meist aus dem Ductus thyreoglossus; die lateralen Halsfisteln werden meistens von der Halsbucht abgeleitet. Die äußere Fistelöffnung liegt ventral vom Sternocleidomastoideus und kaudal vom Zungenbein.

Fisteln der zweiten Kiemenspalte liegen zwischen Carotis interna und externa, sowie ventral vom Nervus glossopharyngeus und vom Nervus vagus.

Fisteln der dritten Kiemenspalte liegen zwischen Carotis communis und Vagus, sowie zwischen Glossopharyngeus und Laryngeus cranialis.

Fisteln der vierten Kiemenspalte umschlingen rechts die Arteria subclavia, links den Aortenbogen.

Von der vierten und fünften inneren Kiemenfurche aus werden die seitlichen Pharynxdivertikel abgeleitet.

Die branchiogenen Organe sind zum großen Teile lymphoepitheliale Einrichtungen. Man erkennt dies leicht an den normalen Leistungen dieser Gebilde (Tonsillen, Zungenmandeln, Thymus etc.). Vielfach sind die pathologischen branchiogenen Bildungen durch den Einbau von Knorpelstücken ausgezeichnet.

Aus Fisteln können Zysten werden. Aus Kiemengangsepithelien können Carcinome entstehen: Branchiogenen Carcinome. Sie bevorzugen Männer jenseits des 40. Jahrs, werden faustgroß und größer und sind angeblich in besonderem Maße strahlensensibel.

Zuweilen findet man auch andere branchiogene Geschwülste. Besonders spielen auch Mischgeschwülste in dieser Region eine Rolle. Sie haben eine entfernte Ähnlichkeit mit den Mischgeschwülsten der Glandula parotis. Daß alle diese Bildungen Knorpel enthalten, kann bei Berücksichtigung der Tatsache, daß auch normalerweise in den Kiemenbogen Knorpel beheimatet sind, nicht verwundern. Hierher gehören auch branchiogene Zystadenolymphome und ähnliche pleomorphe blastomatöse Dysplasien.

Zusammenfassende Lit. betr. Nase, Nasennebenhöhlen, Kehlkopf und Luftröhre vgl. Kurt KÖHN in W. DOERR, G. SEIFERT und E. UEHLINGER, Spezielle path. Anat. Bd. IV, Berlin — Heidelberg — New York: Springer 1969.

V. Bronchopulmonale Pathologie

1. Anatomische Vorbemerkungen

Der extrapulmonale Teil der Hauptbronchien ist links doppelt so lang wie rechts. Der linke Hauptbronchus enthält 9—12, der rechte 6—8 hufeisenförmige Knorpelspangen. Die Hinterwand der Hauptbronchien ist wie bei der Luftröhre membranös. Die Schleimhaut trägt, ebenso wie bei der Trachea, geschichtetes flimmerndes, von Becherzellen untermischtes Zylinderepithel. Plattenepithel kommt normalerweise an den großen Bronchien nicht vor.

Phylogenetisch sind die beiden Lungenunterlappen die ältesten. Nur der rechte Lungenlappen wird eparteriell angelegt.

In der *Lunge* unterscheidet man einen alveolären und einen bronchialen Anteil. Die beiden Unterlappenbronchien werden als Stammbronchi bezeichnet. Der linke Ober- und der rechte Mittellappen gelten als Sekundärlappen. In den Unterlappen entspringen aus den Bronchi je drei bis vier ventrale und dorsale Äste. Die Oberlappenstammbronchien geben je einen ventralen und dorsalen Ast ab. Der ventrale Oberlappenast hat vier, der dorsale drei Seitenäste. Von diesen verläuft einer senkrecht zur Lungenspitze (Ramus apicalis posterior des dorsalen Oberlappenbronchus), der zweite schräg nach hinten oben und der dritte horizontal nach rückwärts (dorsal). Die Kenntnis der *bronchopulmonalen Segmente* ist von großer praktischer Wichtigkeit. Jede Lunge hat 10 Segmentbronchi, die mit 1—10 unter Vorsetzen eines B (Bronchus) als B 1, B 2, B 3 etc. bezeichnet werden. In der linken Lunge gehören B 1—B 5 zum Oberlappen, B6—B10 zum Unterlappen, in der rechten Lunge B 1 bis B 3 zum Oberlappen, B 4 und B5 zum Mittellappen, B 6—B 10 zum Unterlappen. B 7 ist der Bronchus des Lobus infracardiacus. Jeder dieser 10 Bronchi verzweigt sich weiter in individuell verschiedener Weise und versorgt mit diesen Zweigen je ein kegel- oder pyramidenförmiges Gebiet, dessen Basis an der Lungenoberfläche liegt, dessen Spitze jedoch hiluswärts orientiert ist. In der linken Lunge fehlt oft B 7; das Segment 7, also das Gegenstück zu Bronchus und Lobus infracardiacus rechts, ist dann nicht angelegt.

Bereits nach der ersten Verzweigung der Bronchien zeigen die Knorpel keine Hufeisenform mehr. Sie haben eine unregelmäßige Gestalt. Die Bronchialwand besteht aus drei Schichten. Man unterscheidet eine äußere Faserhaut mit Knorpel, die mittlere Muskelhaut und die nach innen zu gelegene Schleimhaut. Die Knorpel reichen distal bis zu den Bronchien mit einer Kaliberstärke von 1 mm Dm. Der letzte Knorpel ist als zwickelförmiges Reiterchen in den Teilungswinkel eines kleinen Bronchus eingebaut. Die Bronchialmuskulatur ist anfangs ringförmig, später netzartig angeordnet. Die Muskelfasern verlaufen schräg zur Längsachse der Bronchien, sind also spiralig etabliert. Wenn sich die Muskelfasern kontrahieren, dann kommt es zur Verkürzung und Verengerung des Bronchus, aber nicht zum Verschluß desselben. Wenn die Muskelfasern quer zur Längsachse zirkulär angeordnet wären, dann müßte es bei Kontraktion zum Verschluß oder zur Verlängerung des Bronchus kommen. Beides wäre unzweckmäßig. Dort, wo die Knorpel fehlen, verhindert die spiralige Muskulatur den Kollaps der Bronchiolen. Die Muskulatur reicht weit über den Knorpel nach distal. Die Muskelfasern reichen bis in die Alveolargänge hinein, jedoch nicht eigentlich bis in das Innere der Alveolenwand. Die Schleimhaut der Bronchien ist längsgestellt, also longitudinal gefaltet. Eine Längsfaltung der Schleimhaut der Luftröhre und der großen Bronchien findet sich lediglich im Bereiche der Pars membranacea. Die Bronchialschleimhaut trägt zunächst geschichtetes, später einschichtiges flimmerndes Zylinderepithel. Zwischen den regelmäßig und gleichmäßig ausgebildeten zylindrisch konfigurierten basalen Epithelzellen findet sich eine kleinzellige Schicht sogenannter Basalzellen. Diese sind unscheinbar, liegen zwischen den zylindrischen Epithelien einerseits, der Basalmembran andererseits; sie erreichen die Lichtung der Bronchialschleimhaut unter keinen Umständen. Im allgemeinen werden diese Zellen, welche für die Regeneration der Schleimhaut und für die Histogenese bronchopulmonaler Krebse wichtig sind, übersehen. Der in die Besonderheiten der Bronchialwand nicht eingedachte Histologe hält diese Zellen leicht für Lymphocyten. Sie sind also klein, rundlich, allenfalls elliptoid und im Besitze chromatinreicher Zellkerne. Die Bronchialschleimhaut enthält außerdem tubulo-alveoläre, vorwiegend mucinöse Drüsen.

2. Aufteilung der feineren Bronchialverzweigungen

Bronchioli terminales sind solche Bronchien, die ein Kaliber von 0,5 mm haben. Sie sind knorpel- und drüsenfrei. Ihr Wandbau entspricht sonst den üblichen Verhältnissen.

Wenn man die terminalen Verzweigungsverhältnisse übersieht und zu einer vernünftigen Einteilung der Lungenfunktionselemente gelangen will, beginnt man am besten mit der Aufgliederung eines sogenannten Bronchiolus I. Ordnung. Hierunter wird jener Bronchiolus verstanden, der dem Bronchiolus terminalis in der zweiten „Generation" vorgeschaltet ist. Die Einzelheiten sind folgende:

Ein *Bronchiolus I. Ordnung* gibt 5 Bronchioli II. Ordnung ab. Man kann diese, weil sie den Bronchoili terminales nur in der ersten „Generation" vorgeschaltet sind, auch als Bronchioli praeterminales bezeichnen.

Ein *Bronchiolus II. Ordnung* gibt gewöhnlich je drei Bronchioli III. Ordnung ab. Diese nennt man Bronchioli terminales.

Ein *Bronchiolus III. Ordnung* (= Bronchiolus terminalis) gibt 2 Bronchioli alveolares ab. Es handelt sich um Bronchiolen, deren Wand über und über von Alveolen übersät ist. Ein *Bronchiolus alveolaris* gibt 2—9 Ductuli alveolares, je 1 Ductulus alveolaris aber wiederum je 2—3 Sacculi alveolares ab. Eine weitere Verzweigung gibt es nicht.

Das gesamte Verzweigungsgebiet eines Bronchiolus I. Ordnung nennt man nach internationaler Konvention einen *Lobulus* (LOESCHCKE, C. HUSTEN). Das Verzweigungsgebiet eines Bronchiolus terminalis nennt man einen *Acinus*. Der Acinus der Einteilung nach LOESCHCKE und HUSTEN entspricht dem Lobulus der älteren Einteilung von KOELLIKER und LAGUESSE. Der Acinus der neuen Nomenklatur ist also gleich dem Lobulus der alten. Dieser

Lobulus der alten Nomenklatur enthält also zwei Acini nach neuer Einteilung. Ein Acinus kann angeblich bis 60 Sacculi alveolares enthalten. Die Verzweigungsrichtung der Bronchiolen ist pleurawärts, gelegentlich jedoch auch nach „seitlich", zuweilen sogar „rückläufig" orientiert. Die Acini sind von Bindegewebe umhüllt. Je zwei benachbarte Acini besitzen eine gemeinsame, weil aneinander angrenzende Bindegewebshülle. Es handelt sich um das sogenannte interacinäre Septum. Der Acinus entspricht als Einheit etwa dem Osteon des Skelettes oder dem Nephron der Niere. 12 — 18 Acini bilden einen Lobulus, der also eine bereits stattliche Größe besitzt. Entsprechend den Verhältnissen der Acini haben je zwei Lobuli eine gemeinsame Bindegewebsgrenzfläche. Mann nennt diese ein interlobuläres Septum.

Die *Alveolenwand* trägt zwei verschiedene Zellformen. Die Alveolarzelle im engeren Sinne hat ein diskret granuliertes Protoplasma. Man hat sie „Körnchenzelle" genannt. Daneben existieren helle, glasig-transparente, kernarme Protoplasmaplatten. Am Alveoleneingang liegt ein elastischer Ring. Wenn man im Sputum eines Kranken elastische Fasern findet, dann können diese von dem genannten Ringe herrühren. Der Nachweis elastischer Elemente im Sputum würde für eine echte Lungenparenchymzerstörung sprechen. Die glatte Muskulatur drängt sich zwischen die elastischen Ringe hinein. Die um die Alveolen ausgesponnenen Capillaren bilden ein verhältnismäßig engmaschiges Netz. Die elektronenmikroskopische Analyse hat eine Reihe von interessanten „Interstitien" deutlich gemacht: Es sind dies, folgt man dem Wanderweg des Gases aus dem Inneren der Alveolen nach dem Inneren der Capillaren zu,

1. die Alveolarwandzellen,
2. die Basalmembranen (in der unmittelbaren Umgebung der zellularen Alveolenbegrenzung),
3. ein „Interstitium", in dem elastische Fäserchen und ein bindegewebiges „Niemandsland" angetroffen werden können;
4. die Basalmembran der Capillaren,
5. die Endothelien der Capillarwand.

Die Capillaren sind in ihrer Organisation nicht einheitlich. Es gibt „einfache" Alveolarwandcapillaren, welche nach ihrer Größe, vor allem der lichten Weite, den gewöhnlichen Capillaren der Kreislaufperipherie entsprechen; es gibt sodann Capillaren, welche eine leichte Weite von $20-30\mu$, und noch mehr, besitzen. Diese stehen wahrscheinlich weniger im Dienste des Stoffaustausches als in der Steuerung der Motorik des Kreislaufes selbst. *Daneben* existieren echte arterio-venöse Kurzschlußverbindungen; deren Wände sind verdickt, im Besitze sogenannter Quellzellen, im übrigen ausgestattet durch glatte Muskulatur. Diese Anastomosen können fakultativ geöffnet oder geschlossen werden.

Der Gasaustausch folgt ganz überwiegend physikalischen Gesetzlichkeiten. Die Bezeichnung der Lunge als „Gasdrüse" ist nicht völlig korrekt. Von einer ‚Drüse' müßte man dann sprechen, wenn der Sauerstoffpartialdruck in den Alveolen klein wäre und der Sauerstoff dennoch in das Blut hinein transportiert werden würde. Dies ist jedoch nicht der Fall. Andererseits: Die Erfahrungen bezüglich der Entstehung sogenannter Atelektasen haben gelehrt, daß das an wenig belüfteten Alveolen vorbeigeführte Capillarblut eine gewisse „resorptive Kraft" besitzt. Derartiges kann jedoch nur bedeuten, daß eine physico-chemische Bindungsfähigkeit der restierenden Alveolen-Gasgemische seitens des Blutplasma gegeben ist! Bezüglich der Vorgänge des Gasaustausches zwischen dem Inneren der Alveolen und dem Inneren der vorbeigeführten Blutcapillaren spielt der Begriff der *Compliance* eine große Rolle. Unter der Compliance versteht man das Maß für die Dehnbarkeit des Lungengewebes (Volumen-Druck-Koeffizient).

Jenes hängt mit dem Gasvolumen zusammen, das mit einem Druck von ml/cm H_2O in die Lunge unter genormten Bedingungen eingefüllt werden kann. Veränderungen der Compliance zeitigen Störungen des Gaswechsels. Einzelheiten wollen bitte nachgelesen werden bei H. MEESSEN: Die Pathomorphologie der Diffusion und Perfusion, Verhandlungen Dt. Ges. f. Path. *44*, 98 (1960).

Die Alveolenwand hat Lücken, sogenannte Stomata. Diese verbinden benachbarte Alveolen, vielleicht auch die verschiedenen Ductuli miteinander. Ob unter physiologischen Verhältnissen eine Porenkorrespondenz zwischen den Alveolen vorkommt, ist nicht bekannt. Die sogenannten *Kohnschen Porenkanäle* sind unter pathologischen Bedingungen, nämlich bei Einlagerung eines pneumonischen Exsudates, durch Fibrinfärbung ohne weiteres sichtbar zu machen.

Die Anzahl der Alveolen beim Menschen beträgt 150 Millionen; die Gesamtoberfläche der Alveolen mißt 80—130 m². Jeweils 9—12 Lymphknoten liegen an der Bifurkation zwischen Herzbeutel und Ösophagus. Am rechten Hauptbronchus finden sich 5—7, am linken im allgemeinen 3—6 Lymphknoten. Im Inneren der Lungen liegen die Nodi lymphatici bronchopulmonales, pulmonales und subpleurales. Die Lymphe der Lunge fließt durch den Truncus bronchomediastinalis dexter ab. In der nervösen Versorgung der Lungen gilt der Vagus als Bronchoconstrictor und Vasodilator, der Sympathicus als Bronchodilator und Vasoconstrictor. In Hilusnähe sind reichlich vegetativ-nervale Ganglien in die Muskelhaut der Bronchialwände eingestreut. Die periphere vegetativ-nervale Steuerung hat einen entscheidenden Einfluß auf die Funktion bronchopulmonaler Segmente. Der Bronchialwand liegen je ein Zweig der Art. pulmonalis, die Bronchialarterien, Lymphbahnen und Bronchialvenen, nicht aber die Pulmonalvenen an! Im konventionellen histologischen Schnitt kann man die Pulmonalvenen daran leicht erkennen, daß sie als „Einzelgänger" in die bindegewebigen Septula eingebaut sind. Die Vasa publica gehören also zur Arteria pulmonalis, die Vasa privata sind die Äste der Bronchialarterien. Selbstverständlich bestehen zahlreiche Anastomosen zwischen Bronchial- und Pulmonal-Gefäßen. Die Bronchialvenen führen ihr Blut in die Vena azygos. Unter pathologischen Bedingungen, insbesondere bei angeborenen Herzfehlern, wird eine imposante Lungenausgleichs-Blutversorgung aufgebaut. Jede Drucksteigerung im Inneren der Lungencapillaren kann eine Kompression der Alveolen zur Folge haben: Capillar-ektatische Alveolenkompression, z. B. nach Anlage einer Blalock-Taussigschen Anastomose.

Literatur:

J. SCHOENMACKERS und H. VIETEN: Atlas postmortaler Angiogramme. Stuttgart: Thieme 1954.

3. Entwicklungsstörungen

Atypische entodermogene Knospenbildungen können bei der Entwicklung der Lunge zu pathologischer Lungenlappung, zur Ausbildung sogenannter *Nebenlungen* und zur Differenzierung abnormer Gefäßverbindungen führen. Im Falle einer operativen Intervention imponieren vor allem dorsale atypische Gefäße, etwa zur absteigenden Brustaorta. — Eine weitere, wahrscheinlich nicht ganz seltene Entwicklungsstörung, welche sich vorwiegend im mikroskopischen Bereiche abspielt, stellt die konnatale *Alveolardysplasie* dar. Es handelt sich um eine unvollkommene Ausbildung der Alveolenwände, um eine pathologische Verteilung des Musters der elastischen Netze, schließlich vor allem um eine unterschiedliche Weite der Alveolen. Mit derartigen Veränderungen wesensverwandt sind diejenigen, welche in die gegenteilige anatomische Situation hinüberspielen: Es handelt sich um die *Wabenlunge*, welche gewöhnlich vergesellschaftet auftritt mit sackförmigen *Bronchiektasen*. Das histologische Bild sieht einer fehlgebildeten tubuloalveolären Drüse ungemein ähnlich.

4. Stoffwechselstörungen des bronchopulmonalen Systemes

Amyloidose und Paramyloidose folgen im allgemeinen dem Verlauf der Lungengefäße. Kongophile Substanzen können, selten in extremem Maße, in den Wänden der Pulmonalvenen abgelagert werden. — Imposant ist die paraproteinämische Mikrolithiasis pulmonum. Dabei werden gleichsam kleinste, die Alveolen ausfüllende „Steine" abgelagert, was bei Paraproteinämie (im Rahmen einer allgemeinen Paraproteinose) immer wieder einmal gesehen werden kann. — Rätselhaft ist der vorzeitige Verschleiß der elastischen Elemente. Es resultiert eine eigenartige Situation, die man als *Elasticodiairese* (V. BECKER, 1954) bezeichnet hat. Die elastischen Elemente sind gesplittert. Die Fragmente der elastischen Platten werden durch Riesenzellen phagocytiert. Man könnte von abiogenetischer Aufbraucherkrankung des elastischen Gewebes in der Lunge sprechen. Die klinische Folge besteht darin, daß eine eigenartige Steifigkeit der größeren Septen, eine Art der Lungenfibrose oder Lungenzirrhose, resultiert. Jedenfalls ist der Gaswechsel beeinträchtigt. Das Leiden befällt Menschen jenseits der Lebenswende. —

In den gleichen Formenkreis gehört das *Ceelen-Gellerstedt-Syndrom*. Dabei handelt es sich um eine bis jetzt nicht recht erklärbare idiopathische bronchopulmonale Blutung, welche auch junge Menschen betreffen kann. Es werden intramurale Capillarektasien und Dysplasien gefunden. Das Leiden beginnt heimlich, schleichend und wird erst dann deutlich, wenn höhergradige Veränderungen entstanden sind. Es findet sich dann eine überreiche vorwiegend interstitielle Hämosiderose des Lungengewebes. Die Prognose ist ungünstig. — Langzeit-Cortison-Medikation erzeugt gar nicht selten ein *Lipoidose* der Alveolarwandzellen. Diese „erigierten" Alveolarmakrophagen werden desquamiert und füllen die Alveolen-Lumina vollständig aus. Es entsteht das Bild der „Schaumzellenpneumonie".

5. Kreislaufstörungen der Bronchialwände

Auf dem Boden einer Varicosis im Inneren der Wände ektatischer Bronchien können Sickerblutungen, selten höhergradige Pneumorrhagien und rezidivierte Hämoptysen entstehen. Die Varicose der Pulmonalvenen kann zu katastrophalen Rupturblutungen Anlaß geben. Eine Commotio thoracis kann zu diffus ausgebreiteten Lungenparenchymblutungen führen, welche, kommt der Verletzte einige Tage später zu Tode, auf dem Sektionstisch einer lappenfüllenden Pneumonie im Stadium der roten Hepatisation ähnlich sehen.

6. Entzündliche Erkrankungen der Bronchialwände

a) Unspezifische Entzündungen der Bronchialwand

Man kann ganz allgemein eine katarrhalische, eine fibrinöse, eine eitrige Bronchitis, eine Capillarbronchitis (Bronchiolitis) und eine Bronchitis in Verbindung mit Asthma bronchiale unterscheiden. Es hat sich folgende Einteilung der häufigeren Bronchitisformen — in pathologisch-anatomischer Sicht — bewährt:

aa) Akute und chronische katarrhalische Bronchitis

Mucopurulente Bronchitis; Bronchoblennorrhoe. Die Sputa sind serös oder schleimig oder eitrig, gelegentlich hämorrhagisch, mäßig-voluminös.

Die entzündlich alterierte Bronchialschleimhaut ist gerötet, geschwollen, verdickt; das Faltenbild ist mehr oder weniger stark vermehrt. Es ähnelt einem auf einer Gardinenstange gerafften Vorhang. Die Epithelien sind desquamiert. Jede stärkere katarrhalische Bronchitis geht mit Epithelverlusten einher. Es resultieren Erosionen. Tiefere Defekte fehlen. Ist der Sekretfluß stärker, also die Exsudation durch Beimischung von Blut und Eiter ausgezeichnet, spricht man (konventionell) von Bronchoblennorrhoe. — Klingt die akute katarrhalische Bronchitis nicht ab, kann der Prozeß chronisch werden. Dabei findet man neben hypertrophischen Alterationen auch atrophisierende Vorgänge. Im ersten Falle ist die Schleimhaut sammetartig verdickt, zottig-polypös und zeigt mikroskopisch elastisch-muskuläre Wandzüge. Die rippenförmigen Leisten und Vorsprünge der Bronchialwand werden als trabekuläre Hypertrophie bezeichnet. Bei atrophisierenden Prozessen scheint die Regenerationskraft der Schleimhaut erschöpft zu sein. Die Mächtigkeit des Stroma nimmt ab. An die Stelle der Zylinderepithelien treten metaplastische Plattenepithelformationen. Das Sekret nimmt nach und nach an Quantität ab. Der Katarrh wird „trocken", im Sputum zeigen sich Crachats perlés („Perlen").

bb) Fibrinöse Bronchitis

Sie kann unter verschiedenen Bildern einhergehen. Es kann sich handeln um eine „primär-essentielle plastische Bronchitis", um die „Bronchitis fibrino-mucosa" oder um eine „sekundär-pseudomembranöse Bronchitis". Die pathologisch-anatomischen Vorgänge sind folgenschwer: Die Schleimhäute sind auf weiter Strecke mehr oder weniger ausgedehnt durch fibrinöse Exsudate belegt. Im Inneren des Exsudates finden sich auch die desquamierten Epithelschichten. An den Verzweigungsstellen der feineren Bronchien sitzt das Exsudat besonders fest. Der sogenannte sekundäre Bronchialkatarrh ist stets ein „descendierender". Er birgt die Gefahr der Entwicklung einer Capillarbronchitis! Die fibrinöse Bronchitis geht einher mit einem „trockenen Husten"; es handelt sich um jene Form der im allgemeinen zur Chronizität neigenden Bronchialwandentzündung, welche die klassische Medizin als „Catarrhe sec Laennec" bezeichnet hatte. Das unter großen Mühen entleerte Expectorat kann gedrehte Schleimspiralen, fibrino-mucinöse Pseudhelminthen, demonstrieren. Das Sputum enthält häufig sagokornartige Corpusceln.

cc) Capillarbronchitis

Es handelt sich um eine klinisch folgenschwere Erkrankung. Sie trifft besonders kleine Kinder mit schlechter Resistenz, heruntergekommene Individuen, imponiert gewöhnlich als sekundär-descendierende Bronchitis, stört die Lungenbelüftung ganz erheblich und verursacht die Entwicklung bronchopneumonischer Infiltrate. In den Sputa finden sich „Linsen", also Kondensate von Zellen, Detritus, Bakterien, Fibrin und eingedicktem Schleim. — Tiefgreifende deformierende bronchitische und bronchiolitische Veränderungen wurden im ersten Kriege nach Phosgengas-Vergiftung gesehen. Gleichartige Veränderungen treten natürlich auch im Zusammenhang mit Diphtherie, Masern und Influenza auf.

dd) Bronchitis bei Asthma bronchiale

Es mag nicht ganz korrekt sein, einige Bemerkungen über das Bronchialasthma im Zusammenhang mit der Erörterung des Problemes „Bronchitis" anzufügen. Bronchialasthma bedeutet „mehr" und wohl auch „anderes" als „Bronchitis". Ein wesentliches Leitsymptom des Bronchialasthma stellt aber die Veränderung am Bronchialbaum dar. Will man nur diese herausstellen, könnte man sprechen von Bronchitis fibrino-mucinosa. Beim Asthma bronchiale handelt es sich um multiple funktionelle sowie funktionell-entzündliche Alterationen. Unter diesen spielen die Bronchiolostenosen die wesentliche Rolle. Es handelt sich also um Veränderungen an den Bronchiolen, weniger um solche an den Bronchien. Unter Bronchialasthma sind Anfälle der Atemnot zu verstehen. Das eigentliche Erfolgsorgan des Asthma bronchiale ist der *Asthmaapparat* (K. HANSEN). Dem Asthmaapparat gehören an:

a) die glatte Muskulatur der Bronchiolenwand,
b) das subepitheliale Gefäßbindegewebe und
c) das Epithel der Bronchialschleimhaut einschließlich aller Bronchialwanddrüsen.

Unter Bezugnahme auf die Gliederung des Asthmaapparates hat man gesprochen von „bronchiolomotorischer Neurose", von „sekretorischer Neurose" und von einer „vasomotorischen Neurose". Welche anatomischen Befunde kann man bei Asthmatikern erheben?

1. An der Bronchiolenmuskulatur findet sich eine Hypertrophie; die verdickten Muskelfasern werden vielfach in Zuständen extremer Kontraktion zur Darstellung gebracht. Auffällig ist, daß kontrahierte und erschlaffte Muskelfaserbündel miteinander abwechseln. Zwischen den Muskelbündeln liegen eosinophil-leukocytäre Infiltrate. Ob die Verdickung der Bronchiolenmuskulatur Ausdruck einer Arbeitshypertrophie oder einer konstitutionellen Fehlorganisation ist, wird diskutiert. Wenn eine Bronchiolostenose durch Muskelkontraktion allein hervorgerufen werden sollte, müßte den Spasmen eine zentrale Bedeutung für die Auslösung eines Asthmaanfalles zukommen. Das Problem ist komplizierter.

2. Am subepithelialen Gefäßbindegewebsapparat der Bronchialschleimhaut imponieren Gefäßreichtum, Ektasie der kleinen Gefäße, strotzende Hyperämie und eine serös-zellige Exsudation. Bei den Zellen des Exsudates prävalieren wiederum die Eosinophilen.

3. Am Epithel der Bronchiolarwand findet sich eine Schwellung, Vergrößerung, eine starke Verschleimung der Becherzellen und die Ausbildung eigenartiger Schleimpfröpfe in den Hälsen der Bronchialwanddrüsen. Die unter der Epithelgarnitur gelegenen Basalmembranen sind verbreitert, hyalin imprägniert, drehrund, stark lichtbrechend. Die kleinen Bronchien sind von eingedickten Schleimmassen angefüllt. Die Curschmannschen Spiralen bestehen aus durch die Bronchiolomotorik im Sinne einer Peristaltik zusammengeschobenen kondensierten, häufig durch einen Axialfaden ausgestatteten Schleimmassen. Die Stärke der Reaktionen auf Asthmareize ist an den einzelnen Teilen des Asthmaapparates verschieden; auch bei gleichen asthmatischen Zuständen ist die Mitbeteiligung der Elemente des Asthmaappatares in den einzelnen Lungenabschnitten unterschiedlich.

Neben die geschilderten Veränderungen treten Begleitbefunde: Katarrhalische Tracheobronchitis, chronisch-substantielles Lungenemphysem, eosinophil-pneumonische Infiltrate, gelegentlich Bronchiektasen, Pleuraverwachsungen und eine sekundäre Pulmonalsklerose. Dagegen ist ein Cor pulmonale bei Zuständen des chronischen Bronchialasthma nur ausnahmsweise vorhanden.

Die Trias des Asthmaapparates ermöglicht den Ablauf dreier verschiedener Grundvorgänge: An der Muskulatur kommt es durch Tonussteigerung zur Entwicklung einer Arbeitshypertrophie; am Gefäß-Bindegewebsapparat läuft eine serös-entzündliche Exsudation ab; an den epithelialen Einrichtungen kommt es zur Hypersekretion. Nur deshalb ist man berechtigt, von bronchiolomotorischer, vasomotorischer und sekretorischer Neurose zu sprechen. Durch die Bezeichnung „Neurose" soll die Bedeutung der gestörten nervalen Regulation herausgestellt werden. Tatsache ist, daß durch die Biotechnik des Asthmaapparates quasi-komplette Bronchiolenverschlüsse verwirklicht werden können. — Neben den Curschmannschen Spiralen zeigt das Sputum die oben genannten Zenker-Neumann-Charcot-Leydenschen Kristalle und gewöhnlich auch Eosinophile.

Die Ursachen des Bronchialasthma sind nicht einheitlich. Durch die Arbeiten der Gießener Schule (BOHN) ist der Gedanke aufgetaucht, es könnte sich beim Bronchialasthma um eine durch Fermentdefekt fehlgesteuerte Schleimproduktion handeln. Asthma bronchiale wäre daher ein Äquivalent sogenannter Mucoviscidosis. Anders formuliert: Die Mucoviscidosis könnte mit unterschiedlichen Manifestationen einhergehen: Fibrozystische Erkrankung des Pankreas, Ulcus pepticum ventriculi, Asthmabronchitis etc. etc. Es fehlt zur Stunde an schlüssigen Beweisen für eine solche Interpretation. — Das Bronchialasthma entsteht auf dem Boden einer erworbenen Überempfindlichkeit, natürlich auf dem Hintergrund einer konstitutionellen Krankheitsbereitschaft, durch das Mittel einer Reflexneurose. Träger eines Bronchialasthma gehören vielfach in den Konstitutionstypus des „Arthritismus". Zum „Arthritismus" gehören Fettsucht, Gicht, Gallensteinleiden, Diabetes mellitus, Ekzeme, Urticaria, Asthma bronchiale sowie eine Diathese für Migräneanfälle (vgl. „Allgemeine Pathologie", S. 53 u. 215). In der Ätiologie der das Bronchialasthma steuernden Überempfindlichkeitsreaktionen spielen unter anderem und vor allem die verschiedenartigsten Staub-Allergien eine zentrale Rolle (Pollen-Asthma, Hausstaub-Asthma; daneben natürlich auch Nahrungsmittel-Überempfindlichkeiten: gegen Erdbeeren, Fischeiweiße, Eiereiweiß etc.). Im Status asthmaticus sterben die Kranken bei hochgradiger expiratorischer Dyspnoe an akuter Rechtsherz-Insuffizienz. In der Konvergenz der Krankheitsursachen sind auch psychische Insulte bedeutsam. Andererseits: Hirnstammnarkotica können einen Asthmaanfall unterdrücken.

In der Differentialdiagnose des Bronchialasthma ist das große Feld sogenannter asthmoider Bronchitiden zu bedenken und auszusondern; Mediastinaltumoren können asthma-ähnliche Anfälle auslösen; eine entzündliche Erkrankung der Lungenhiluslymphknoten („Hilusdrüsenkatarrh") kann die großen Bronchien komprimieren und daher ebenfalls Anfälle erzeugen;

eine Capillarbronchitis sollte bedacht werden. Schwere Formen einer Ascaridiasis können eine asthmoide Bronchitis inszenieren. — Die *bioptische* Diagnose des Bronchialasthma (an herausgenommenen kleinen Bronchialwandstücken) stützt sich im wesentlichen auf den Nachweis der starken Verbreiterung der Basalmembranen. — Ein gänzlich ungelöstes Problem ist das der *Chronifizierung* einer Bronchitis: Der Schlüssel zum Verständnis liegt wahrscheinlich bei den gestörten Vorgängen der Selbstreinigung der Schleimhaut. Man hat auch an eine Schädigung des Reflexbogens (im Rahmen der Pathomechanik der Hustenattacken) gedacht. Selbstverständlich können autoimmunisatorische Prozesse richtunggebend eingreifen.

b) Spezifische Entzündungen der Bronchialwand

aa) Tuberkulose

Sie kommt an den Bronchien in drei Formen vor: An den Hauptbronchien können lentikuläre Schleimhautgeschwüre wie in der Trachea gefunden werden. Diese Form ist selten. Häufiger finden sich miliare Schleimhauttuberkel. Von diesen aus kann eine Tuberculosis peribronchialis und perivascularis zustande kommen. Diese Form der Bronchialwandtuberkulose kann im Sinne einer weitgehenden Restitution ausheilen. — Schließlich gibt es, häufig im Anschluß an eine käsige Pneumonie, eine tuberkulöskäsige Bronchitis. Diese kann im anatomischen Sinne niemals völlig ausheilen. Die verkäsende Entzündung der Bronchialwand kann in der Kontinuität auf die Umgebung, also das Lungengewebe, übergreifen und eine peribronchiale käsige Pneumonie hervorrufen. Bronchien und Lungen bilden eine natürliche Funktionseinheit. Die tuberkulöse Bronchitis ist für die Reinfektionsperiode der Lungentuberkulose wichtig. Im Gebiet des Ramus apicalis posterior des dorsalen Oberlappenbronchus werden verhältnismäßig häufig tuberkulöse Bronchialkatarrhe beobachtet. Die bevorzugte Erkrankung dieses Gebietes erklärt sich dadurch, daß der genannte Bronchus einigermaßen gerade in Thoraxmittelachse über der Zwerchfellkuppel steht und den Atemexkursionen am meisten unterworfen ist.

bb) Syphilis

Diese findet sich, wenn überhaupt, dann an den großen Bronchien. Sie erzeugt dort gummöse Infiltrate der Schleimhaut, die durch Infektion von der Schleimhautoberfläche geschwürig erweichen. Es bleiben ausgestanzte, mehr oder weniger dicht nebeneinander gelegene Geschwüre zurück, die zu hochgradigen Narbenstenosen führen. In seltenen Fällen ist die bronchiale Syphilis das einzige Zeichen einer visceralen Lues. Die histologische Situation ist diagnostisch schwierig zu beurteilen.

cc) Sonstige spezifische Entzündungen

Aktinomykose (labyrinthäre Fistelung), Lymphogranulomatose (fächerförmige Infiltrate), Lepra (lepromatöse Bronchialbaumabbrüche), Blastomykosen (torpide areaktive Wandusuren), Morbus Besnier-Boeck-Schaumann („tumoriger Hilus").

7. Veränderungen der Bronchiallichtung

a) Stenosen

Obturation: Fremdkörper, Schleimpfropf, „Bronchialstein".

Striktur: Entzündliche Narbe, Strahlenfibrose (iatrogener therapeutischer Nebeneffekt), Carcinom (Szirrhus).

Kompression: Druck von außen (Tumor, Lymphknoten, Aneurysma). Lymphknoteneinbrüche (anthrakotische Erweichung mit Perforation) können zu hochgradigen narbigen Difformitäten führen. Gerade auch der genannte Morbus Besnier-Boeck-Schaumann komprimiert und „bricht ab" die hilusnahen großen Bronchien. — Aber auch abgesackte interlobäre Pleuraergüsse sowie echte mediastinale sowie hilusnahe Geschwulstbildungen können Bronchus-Kompressionen erzeugen.

Anhang: Akuter Spontanverschluß, gewöhnlich hervorgerufen durch Schleimpfropf! Er war früher zur Zeit der Äther-Inhalationsnarkosen ohne Intubation relativ häufig. Der akute Bronchusverschluß erzeugt einen Kollaps der zugehörigen Lunge. Auf diese Weise entsteht eine Verziehung des Mediastinum (nach der erkrankten Seite zu) mit Zyanose (durch Einflußstauung) und Kreislaufkollaps.

b) Ektasien

Bronchiektasien: Bronchiektas(i)en entstehen

1. durch entzündlichen Wandumbau,

2. dysontogenetisch,

3. ohne erkennbare Ursache (wahrscheinlich infolge Störung des Erhaltungsstoffwechsels der Bronchialwandstrukturen).

Einteilung der Bronchiektasen nach der Form

Zylindrische Bronchiektasen: Röhrenförmige Bronchuserweiterungen; pseudopolypös-hyperplastische Schleimhautfalten; variköse Gefäßektasien der hyperplastischen Bronchialwand; vorwiegend in den Lungenunterlappen.

Sackförmige Bronchiektasen: Vorkommen hauptsächlich in den Lungenoberlappen; rosenkranzähnliche Bronchuserweiterungen. Die Ektasien liegen wie aufgeschnürte Perlen hintereinander. Die Oberlappen-Bronchiektasen entstehen besonders gern auf konstitutionellem Boden und gelten als „angeboren".

Spindelförmige Bronchiektasen: selten.

Die anatomische Untersuchung der Bronchialwand zeigt Veränderungen entweder im Sinne einer chronisch-hypertrophischen Bronchitis oder meist später im Sinne einer Schleimhautatrophie. Bei atrophisierenden Prozessen kann die Bronchialwand zu einer dünnen serosaähnlichen Haut umgewandelt werden. Wenn dagegen eine Hypertrophie vorhanden ist, kommt es stets auch zu Gefäßwucherungen und deshalb zu Hämoptysen. Die Schleimhaut zeigt dann rippen- und leistenförmige Vorsprünge. Auch Schleimhautthernien (herniöse Prolapse) kommen vor. Das Sekret im Inneren der Bronchiektasen wird vielfach geschichtet, sekundär inkrustiert (verkalkt) und auf diese Weise verhärtet. Es können Bronchialsteine entstehen. Auch eine geschwürige Zerstörung der Wände der Bronchiektasen ist beobachtet. Von hier aus kann es durch Übergreifen auf die pulmonale Umgebung zur Ausbildung größerer bronchiektatischer Zerfallshöhlen kommen. — Die histogenetischen Zusammenhänge zwischen sogenannten angeborenen d. h. sackförmigen Oberlappenbronchiektasen und den Gewebebildern der Zysten- oder Wabenlunge sind fließende. Bronchiektasen, welche im Gebiet einer chronisch-atelektatischen Lunge liegen, imponieren als besonders stark verzweigtes Höhlen- und Röhrensystem. Die Klinik der Bronchiektasen ist charakteristisch: Auskultatorisch finden sich bronchitische Rasselgeräusche, die im Gegensatz zum Verhalten bei einer banalen Bronchitis vorwiegend über einer umschriebenen Stelle des Lungengewebes vorkommen und auch dort verbleiben. Diese „Bronchitis" trotzt der üblichen Therapie, ist also im wahren Sinne chronisch. Durch die Erweiterung des Bronchiallumens werden größere Sekretmassen angesammelt, besonders während der Nächte. Morgens expektorieren die Kranken dann große Mengen eines schaumigen fade riechenden Sputum („maulvolle Expektoration"). Das im Spitzglas aufgefangene Sputum zeigt die oben genannte Dreischichtung: Oben findet sich Schaum, in der Mitte eine trübe Flüssigkeit und am Boden Eiter mit Krümelmassen. Letztere bestehen aus den sogenannten Dittrichschen Pfröpfen. — Sehr charakteristisch ist, daß die Fingerendglieder eine spindelförmige Verdickung zeigen, umso deutlicher, je länger das Leiden besteht (Ostéoarthropathie hypertrophiante pneumique P. MARIE). — Bronchiektasien sind nicht selten die Quellherde für die hämatogene Entstehung von Hirnabszessen. Praktisch bedeutsam ist, daß auch bei einer Bronchiektasie aus einer kleinen Schleimhautwunde oder aus einem varikös ektatischen Schleimhautgefäß eine Blutung — Haemoptoe — einsetzen kann. Die Hämoptyse zwingt zur Differentialdiagnose gegenüber Tuberkulose und Carcinom. — Bronchiektasen erzeugen auf die Länge der Zeit eine Amyloidose. — Gelegentlich entsteht eine Thrombophlebitis pulmonalis.

Anhang: In schiefrig indurierten, tuberkulös-zirrhotischen Lungenspitzenherden findet sich stets ein Emphysema bronchiolectaticum (W. PAGEL). Man stellt sich vor, daß die Ektasie der kleinen Bronchien durch einen schrumpfenden Zug seitens des Gewebes der Umgebung hervorgerufen wird.

8. Fremdkörper

Fremdkörper gelangen in die Bronchien auf verschiedenen Wegen: Sie können eingeatmet werden (Stäube); bei Gelähmten werden sie „verschluckt". Durch Einbruch von anthrakotisch-erweichten Lymphknoten durch die Bronchialwand werden Kalk-Pigmentmassen aspiriert. Geschwülste der Umgebung (Ösophaguscarcinom, Mediastinalsarkom etc.) brechen in das bronchopulmonale Gewebe ein. Auch der Einbruch von Echinococcus-Zysten in den Bronchialbaum ist bekannt.

VI. Lungenpathologie im engeren Sinne

1. Kadaveröse Lungenveränderungen

Gelangt saurer Mageninhalt durch agonale Inspiration, durch künstlich durchgeführte Atemübungen (im Zusammenhang mit den Bemühungen der Reanimation), durch Transport des Leichnams oder dessen abnorme Lagerung, schließlich unterstützt durch Gasblähung des Magens in die Lunge, so resultiert eine saure Erweichung: Pneumonomalacia acida. Man sieht braun verfärbte, weiche, zundrige Lungengewebemassen, vor allem in den hinteren unteren Lungenabschnitten.

2. Veränderungen des Luftgehaltes

a) *Lungenkollaps:* Man versteht hierunter die Tatsache, daß eine zuvor regelrecht entfaltet gewesene Lunge „zusammenfällt", z.B. entweder durch Trauma oder durch Spontanverschluß eines Bronchus. Auch ein plötzlich entstehender Pneumothorax kann zu einem Lungenkollaps führen.

b) *Atelektasen:* Unter einer Atelektase hat man genau genommen nicht einen „Lungenkollaps", sondern eine „unvollständige Entfaltung" des Lungengewebes zu verstehen (ateles = unvollkommen; ektasis = Erweiterung). Ein Lungenkollaps dagegen würde voraussetzen, daß die kollabierte Lunge vorher entfaltet gewesen sein muß, sonst könnte sie eben nicht kollabiert sein. Ist ein Kollaps hochgradig, kann es zur Luftleere der befallenen Lungenpartie kommen. Besteht ein Lungenkollaps längere Zeit, ist es schwierig, die makroanatomischen Verhältnisse richtig zu beurteilen.

3. Formen der Atelektasen

a) Angeborene Atelektase

Die Lunge ist klein, schlaff, blaurot; sie knistert nicht und schwimmt nicht; ihre Konsistenz erinnert an die des Pankreas. Histologisch sieht sie drüsenähnlich aus. Die Ursachen einer angeborenen Atelektase sind mannigfaltige. Es seien genannt: Aspiration von Fruchtwasser, Schleim und Mekonium; zentral-nervöse Störungen der Lungeninnervation; Hirnhautblutungen. Genau genommen ist die Bezeichnung „angeborene Atelektase" nur auf die

„Persistenz" fetaler Verhältnisse zu beziehen. In praxi handelt es sich darum daß die Lungen von Neugeborenen mehr oder weniger gut belüftet gewesen sind, dann aber einer Atelektase zum Opfer fallen. Man spricht dann korrekter von „Dystelektasen". Diese Bezeichnung würde zum Ausdruck bringen, daß die betreffende Lunge „schlecht" belüftet ist.

Die Frage, ob eine kindliche Lunge geatmet hatte oder nicht, ist ein bekanntes *gerichtsärztliches Problem*. Es ist hier zunächst die *Lungenschwimmprobe* anzuführen. Entweder läßt der Obduzent die ganze Lunge mit unterbundener Trachea oder (weit besser) mehrere subpleural entnommene Lungenstückchen (möglichst aus allen Lungenlappen) in einem gut gefüllten Probierglas (etwa eingegossenes Wasser muß sich völlig beruhigt haben; Wasserströmungen sollen vermieden werden) schwimmen. Sinken die Lungenstückchen unter, sind die betreffenden Lungenteile praktisch luftleer. Von größter Bedeutung ist die Kenntnis der *Fehlerquellen der Lungenschwimmprobe*. Diese sind:

Eine nicht beatmet gewesene Lunge kann aus einer Reihe von Ursachen dennoch schwimmen:

1. Es wurde durch vorzeitige intrauterine Atembewegungen zufällig in größeren Mengen Fruchtwasser mit Vernix aspiriert. Die Vernix-Schmiere ist spezifisch leichter als Wasser. Eine solche Lunge könnte schwimmen, obwohl sie praktisch luftleer ist.

2. In einer fetal-atelektatischen Lunge entwickeln sich reichliche Mengen von anaeroben Gasbildnern. Es handelt sich also um Fäulnisvorgänge. Die Fäulnisgase lassen auch eine nicht beatmet gewesene Lunge an der Wasseroberfläche verweilen.

3. Bei manueller Geburtshilfe (Zerstörung der Fruchtblase) und vorzeitigen intrauterinen Atembewegungen ist die Lunge natürlich lufthaltig, obwohl das Neugeborene extrauterin nicht gelebt hat, sondern nach Verlassen der Geburtswege bereits tot gewesen ist. Das Kind hat also außerhalb des Mutterleibes nicht geatmet!

4. Schultzesche Schwingungen zur Wiederbelebung eines vermeintlich asphyktisch zur Welt gekommenen Neugeborenen können Luft in die Lunge einsaugen, obwohl das Kind längst intrauterin abgestorben war!

Eine sicher extrauterin beatmet gewesene Lunge kann im Falle der Anstellung der Lungenschwimmprobe gleichwohl untersinken:

In der Agonie der oft unreifen und nur einen Tag alt gewordenen Neugeborenen sistiert die Atmung eher als der Blutkreislauf. Das an den Alveolen vorbeigeführte Capillarblut resorbiert die im Inneren der Alveolen vorhandene Luft. Dadurch wird die Lunge von dem intraalveolären Gas befreit, gleichsam luftleer und sinkt unter.

Weil nun die Fehlerquellen der Lungenschwimmprobe recht groß und die Verhältnisse schwierig zu übersehen sind, sollte man sich folgendes klar machen:

1. Ein subpleurales Lungenstückchen (besser mehrere) sollte bei der histologischen Verarbeitung in Paraffin eingebettet und an zahlreichen Schnitten in der Färbung mit HE, nach van GIESON und mittels einer Elastin-Darstellung präpariert werden. Liegen die elastischen Elemente überall halskrausenförmig geschlängelt, dann spricht dies deutlich gegen eine stattgehabte Entfaltung. Diejenigen Lungenanteile, die einmal entfaltet gewesen sind, bleiben auch bei nachfolgender Atelektase einigermaßen geglättet. Das Unterlassen einer solchen mikroskopischen Lungenuntersuchung durch den Fachmann gilt als Kunstfehler!

2. Die Lungenschwimmprobe wird durch die Magen-Darm-Schwimmprobe ergänzt. Hat ein Neugeborenes einige Stunden gelebt, dann befindet sich auch im Magen und im Duodenum Luft. Magen und Darm müssen (bei der Autopsie) abgebunden werden. Die Methode ist nur bei frischen Leichen aussagefähig; liegt eine Leiche länger als zwei Tage, ist unter allen Umständen mit der Entwicklung von Fäulnisgasen in Magen und Darm zu rechnen. Die Dignität der Methoden hängt ein wenig von den äußeren Bedingungen ab, unter welchen sich der Leichnam befand (Lufttemperatur etc.).

b) Kompressionsatelektase

Sie betrifft meist nur einen Teil der Lunge, gewöhnlich nicht das ganze Organ. Der befallene Lungenabschnitt ist klein, von braungrauer oder schiefriger Farbe, er knistert beim Betasten nicht, seine Konsistenz ist schlaff wie die eines nassen Fensterleders. Die Ursachen der Kompressionsatelektase sind Pneumothorax, Pleuraerguß, Pleurageschwulst, Lungentumor, Kyphoskoliose, Hochstand des Zwerchfelles durch Ascites, Abdominaltumor etc. etc. Möglicherweise liegt weniger eine Kompression als eine Retraktion des Lungengewebes infolge pleuroviszeralen Reflexes vor. — Die klassische iatrogene Kompressionsatelektase ist die aus der Zeit der operativen Anlage einer Thoracoplastik oder der Einlegung (zwischen Lunge und Brustwand) einer Paraffinplombe!

c) Resorptionsatelektase

Sie entsteht durch Verstopfung, Striktur oder Kompression eines Bronchus. Dadurch kommt es zur Resorption der Luft im korrespondierenden peripherischen pulmonalen Verzweigungsgebiet. Durch das an den Alveolen vorbeifließende Blut wird zunächst der Sauerstoff, dann die Kohlensäure und endlich der Stickstoff resorbiert.

Die Verstopfung eines Bronchialastes kommt durch Fremdkörper, Schleimpfröpfe sowie entzündliche Schleimhautveränderungen zustande. Eine Striktur der Bronchiallichtung muß nicht narbig-entzündlich, sie kann auch funktionell-spastisch bedingt sein. Die Kompression eines Bronchus erfolgt in der Regel durch Lymphknoten oder Geschwülste.

Ist die Luft im Versorgungsgebiet eines Bronchus resorbiert, dann fällt der Luftdruck im Inneren der Alveolen weg. Die Capillaren in den Alveolarwänden werden dadurch hyperämisch, geschlängelt, ihr Inhalt wird karbonisiert, die Capillarwände zeigen Vorgänge der Transsudation von Flüssigkeit in Richtung auf die Alveolen. Es resultiert ein *atelektatisches Ödem*. Die resorptions-atelektatische Lunge ist schlaff, blaurot und feucht. Gerade die Feuchtigkeit bedeutet einen wesentlichen Unterschied gegenüber der Kompressionsatelektatischen Lunge. Die Flüssigkeitseinlagerung in das Feld einer Resorptionsatelektase ist auf jeden Fall sehr viel stärker.

d) Kontraktionsatelektase

Neben Kompression und Resorption könnte eine reflektorische Engerstellung der Bronchiallichtung korrespondierende Lungenbezirke luftleer oder wenigstens doch luftarm machen. Die Bronchialwandmuskulatur reicht im allgemeinen bis zum elastischen Eingangsring der Alveolen. Die Kontraktion dürfte wahrscheinlich die Ductuli alveolares und die Sacculi, nicht aber die Alveolen selbst, betreffen. Die Alveolenwände sind ja frei von Muskelfasern. Ob nun eine Muskelkontraktion ausreicht, die gesamte Luft aus einer Lunge hinauszubefördern, muß fraglich erscheinen, weil ja die anatomische Muskelanordnung keinen vollständigen Bronchiolarverschluß, sondern lediglich eine Verengerung gestattet.

Dennoch kann in der Stärke der Muskelkontraktion der Bronchialwände ein sehr wesentliches unterstützendes Moment für die Entstehung einer Atelektase angenommen werden. Die ärztliche Erfahrung lehrt, daß nach Freilegung der Lungenoberfläche bei Brustwandoperationen Pleurareize geeignet sind, einigermaßen umschriebene Lungengewebeabschnitte zur Kontraktion und Ischämie zu veranlassen. Kontraktionsatelektasen begegnen uns häufig als Streifen-Atelektasen oder segmentale Atelektasen.

e) Veränderungen im Bereiche atelektatischer Lungenpartien

Wie erörtert, wird bei Wegfall des Alveolenluftdruckes Blutserum in abnorm vermehrter Menge in das Innere der Alveolen einsickern können. Es entsteht das pathogenetisch für die Bronchopneumonie enorm wichtige *atelektatische Ödem*. Dieses kann verschieden lange Zeit liegen bleiben. Meist ist restitutio ad integrum möglich. Besteht das Ödem längere Zeit, dann wird es mit sauren, vasoaktiv wirksamen Stoffwechselprodukten beladen. Auf dem Boden eines atelektatischen Ödemes vermehren sich Krankheitserreger wie auf einem Nährboden. Das chronische atelektatische Ödem verleiht der Lunge durch Vermehrung des Lungenbindegewebes eine abnorme Konsistenz. Die Lungen fühlen sich an wie eine Milz, man spricht von *Splenisation*. Die Ursache der Splenisation ist eine „Giftwirkung" der Ödemflüssigkeit. Der morphogenetische Effekt besteht in einer Vermehrung der Fibrillen und einer Versteifung des alveolären Gerüstes. Sollten die Ursachen einer Atelektase erst jetzt beseitigt werden können, so mag es gelegentlich gelingen, daß atelektatische Ödem zum Verschwinden zu bringen. So könnte im Laufe der Zeit noch immer eine restitutio ad integrum resultieren. Meist aber ist dies nicht der Fall. Was einmal im Sinne einer Splenisation verändert war, bleibt splenisiert. Die Steigerung dieser Vorgänge führt schließlich zur abnormen Versteifung des Gewebes, so daß man von einer *Kollapsinduration* reden kann. Es handelt sich hierbei um ein allgemein-gültiges pathogenetisches Prinzip. Chronische Blutstauung oder, wie im gegebenen Falle, ein chronisches Ödem, erzeugen eine Bindegewebsvermehrung der Örtlichkeit. Die Farbe einer splenisierten Lunge wechselt je nach dem Blutgehalt, kann also heller oder dunkler rot sein.

4. Lungenblähung und Lungenemphysem

Das Wort Emphysem rührt her von emphysao = ich blase auf! Nahezu sämtliche Emphysemformen werden erworben: auf dem Wege der Bronchien, der Pleura oder durch eine Lungengewebsdesintegration.

Lungengewicht: 120—150 g (normal)
Lungengewicht bei Emphysem: 50—70 g
Lungengewicht bei Ödem: 500—1000 g!

Formen des Emphysemes:

a) Akutes vesikuläres Emphysem oder parafokales kompensatorisches Emphysem

Es handelt sich um eine akute Lungenblähung. Die Lunge ist ganz oder teilweise ausgedehnt. Die Infundibula der Bronchien sind erweitert. Komprimiert man eine derartige Lunge, so entweicht das Gas nahezu vollständig; sie gewinnt dann später ihre normale Farbe und regelrechte Konsistenz wieder. Die Farbe einer geblähten Lunge ist stets auffallend blaß. Dies hängt damit zusammen, daß die Blutgefäße komprimiert werden. Ursachen eines akuten Lungenemphysemes sind Zustände akuter Erstickung, akute Bronchitis sowie kompensatorisch-vikariierende Blähung in der Umgebung bronchopneumonischer Lungenherde. Man könnte dann von einem parafokalen Emphysem sprechen.

b) Chronisch-substantielles Lungenemphysem

Hier liegt eine „dauerhafte" Lungenveränderung vor. Es handelt sich um einen echten Lungengewebsumbau. Die Alveolen sind stark erweitert, die Wände überdehnt. Die Alveolarsepten erscheinen vermehrt gespannt. Dadurch entsteht eine Dehnung und Auszerrung der Capillaren. Auf diese Weise kommt es zur Strangulation der Capillaren und dadurch zu einer Ischämie. Die Anämie des Lungengewebes führt zum Schwund desselben. Man kann folgende Ursachenreihe aufstellen: Dehnung des Lungengewebes, Anämie der Lunge, Atrophie der interalveolären Septula, geweblicher Schwund. — Der Schwund der Septula beginnt entweder an den Stomata der Alveolenwände, oder es handelt sich um eine atrophische Fensterung der Bläschenwände. Durch Schwund großer Alveolenwandabschnitte konfluieren benachbarte Lungenbläschen und bilden auf diese Weise größere Hohlräume. Die Lunge zeigt dann eine blasse Farbe, nicht nur weil sie anämisch, sondern auch, weil sie depigmentiert wird. Die Depigmentation, also die Wegschaffung des anthrakotischen Lungenpigmentes, erfolgt durch Einpressung der Kohlestäubchen in die Capillaren wahrscheinlich durch gesteigerten intraalveolären Gasdruck, vielleicht auch durch vermehrten Spannungszug der Alevolenwände. Man nennt diesen Vorgang den der Intravasation des Pigmentes. Das Pigment wird abtransportiert, einmal lymphogen in Richtung auf die Lungenwurzellymphknoten, zum anderen hämatogen. Damit hängt es zusammen, daß man bei der Obduktion von Menschen, welche litten und starben an den Folgen eines hochgradigen substantiellen Lungenemphysemes embolisch abgelagertes anthrakotisches Pigment in Milz und Knochenmark, gelegentlich auch gebunden an die v. Kupfferschen Sternzellen nachweisen kann. — Infolge des Gewebsschwundes beim chronischen Lungenemphysem verliert die Lunge ihre natürliche Elastizität. Nach Eröffnung des Brustkorbes sinkt die Lunge dann nicht mehr zurück. Auf Fingerdruck bleibt eine Delle stehen.

Die Ursachen dieses eigentümlichen Umbauprozesses der Lunge sind noch nicht vollständig geklärt. Man nahm zunächst eine chronische Bronchitis mit vermehrtem expiratorischem Gasdruck, sodann eine chronische Belastung (Überdehnung) der Bronchialwände etwa durch Instrumentenblasen oder Glasbläserei, schließlich auch chronische pneumonische Prozesse an, ja man erörterte die mutmaßliche Bedeutung einer Lungenlues für die Entstehung eines Emphysemes.

Wir verdanken W. A. FREUND (1858) die Entwicklung einer besonders interessanten Vorstellung über das Zustandekommen des chronischen Lungenemphysemes: Er nahm eine vorzeitige asbestartige Degeneration des Knorpels der 2. und 3. Rippe mit Starrwerden, Auffaserung und Verlängerung der Rippenknorpel an. Dadurch sollten die Rippen gleichsam zu lang werden. Die starre Verlängerung der Rippen aber sollte den sagittalen Thoraxdurchmesser vergrößern. Der übrige Brustkorb sollte später nachfolgen. Er wurde dadurch nicht nur starr, sondern auch faßförmig. Infolge des intrapleuralen Donderschen Unterdruckes würden die Lungen in die Amplitude der Thoraxwand mit herausgesogen, ausgedehnt und vermehrt aufgespannt. Diese abnorm gedehnte Lungenspannung sollte dann das chronische Emphysem bewirken. FREUND sprach also als Ursache des chronischen Lungenemphysemes eine Veränderung der Rippenknorpel mit nachfolgender Brustkorbveränderung an: „Primär chondrogen starr dilatierter Thorax" (Lit.: W. A. FREUND: Beiträge zur Histologie der Rippenknorpel im normalen und pathologischen Zustande. Breslau: L. F. MASKE 1858).

H. LOESCHCKE (1928) argumentiert anders: Das Primäre sei eine Kyphose der obersten Brustwirbelsäule. Dadurch werde der ventrodorsale Thoraxdurchmesser vergrößert. Dadurch komme es, sollten die Rippen ihre alte Verlaufsrichtung beibehalten, zur relativen Elevation und Einnahme einer Inspirationsstellung derselben. Die Inspirationsstellung der Rippen werde zunächst nur an der ersten und zweiten Rippe, erst später an allen anderen Rippen deutlich. Die dauernde Rippenstellung in Inspirations-Haltung erzeuge eine gewisse Verkantung. Diese setze einen chronischen Reiz am Perichondrium der Rippenknorpel. Dadurch komme es zu einer perichondralen schalenförmigen Ossifikation vor der Zeit. Seien die Rippenknorpel erst einmal verknöchert, so sei die Inspirationsstellung mechanisch fixiert. Der Thorax habe dann eine weite und faßförmige Gestalt angenommen; die Lungen würden überdehnt aufgespannt und reagierten im Sinne des schleichenden emphysematischen Umbaues (Lit.: H. LOESCHCKE: Störungen des Luftgehaltes. In: F. HENKE und O. LUBARSCH Handbuch spez. path. Anat. Bd. III, 1, Berlin: Springer 1928). Die These von LOESCHCKE ist sehr gut, auch mechanisch, selbst mathematisch durchgearbeitet. Sie basiert problemgeschichtlich auf den alten Untersuchungen von W. A. FREUND. Die These von LOESCHCKE hat sich heuristisch vollständig bewährt. Einige Teilfragen bleiben offen. Die Kyphose der oberen Brustwirbelsäule kann Folge einer Spondylosis deformans oder aber einer Spondylarthritis ancylopoetica Strümpell-Marie-Bechterew sein. Die Kyphose macht auch eine Verkürzung der Wirbelsäule in ihrer Längsachse. Dadurch werden die Zwerchfellansätze gehoben, wodurch eine weitere Vergrößerung des Thoraxbinnenraumes möglich gemacht würde. Nach LOESCHCKE ist also der Emphysematiker-Thorax einigermaßen mit dem Kypho(skolio)tiker-Thorax identisch. Mit anderen Worten: Wer eine Thoraxdifformität hat, ist in hohem Maße gefährdet, ein chronisch-substantielles Lungenemphysem durch das Prinzip des Volumen pulmonum auctum zu erwerben.

Bei den Trägern eines chronischen Lungenemphysemes hat man auch ein besonderes Hervorspringen (Konturiertsein) einiger Vertreter der auxiliären Atemmuskulatur beobachtet (Sternocleidomastoidei, Scaleni, Trapecii). Das legte den Gedanken nahe, ob nicht eine primäre krampfhafte Dauerkontraktion der Atemmuskulatur die Inspirationshaltung des Thorax miterzeugt haben könnte. Vergleichende Wägungen der Kopfnicker von Emphysematikern und Gesunden haben aber keine signifikanten Unterschiede in der Masse der Muskulatur erkennen lassen. Danach scheint die auffällige Stellung der Atemhilfsmuskulatur eine sekundäre Anpassung an die aus anderen Gründen erzielte Einatmungshaltung des Thorax darzustellen.

Heute wird vor allem erwogen, ob das chronisch-substantielle Lungenemphysem nicht vorwiegend doch Folge einer chronischen katarrhalischen Bronchitis mit Schleimhautumbau sein könnte. Es wird erörtert (GIESE, 1967), ob eine fehlerhafte Schleimproduktion der Bronchialwanddrüsen ursächlich Schuld sei: Pathologischer Schleim habe eine andere Viscosität, behindere die Selbstreinigung der Atemwege, unterhalte einen chronischen Entzündungsreiz und erzeuge auf diese Weise (nach Jahr und Tag) einen entzündlichen Umbau des Lungengerüstes. Die „letzte" Ursache wäre dann — vielleicht — eine Fermentdefektkrankheit, also eine konstitutionelle Prämisse. Wie dem auch sei, ganz sicher können alle diejenigen Vorgänge, welche zu einer Abnahme der Elastizität des Lungengewebes beitragen, also alle jene Prozesse, welche eine primäre Degeneration der elastischen Netze inszenieren, die Entwicklung eines chronischen Emphysemes begünstigen. Je nach der methodischen Haltung des Betrachters spricht man von chronisch-substantiellen oder von chronisch-obstruktivem Lungenemphysem und will damit ein Bekenntnis zur Auffassung LOESCHCKES oder ein Bekenntnis zur modernen Schule (GIESE) zum Ausdruck bringen.

Die Folgen eines chronischen Lungenemphysemes bestehen im wesentlichen in einer Störung des Gaswechsels, einer Beeinträchtigung der Compliance und in einer Behinderung der Lungendurchblutung. Es resultiert eine pulmonale Hypertonie, als deren Äquivalente eine sekundäre Pulmonalarteriensklerose mit Verödung zahlreicher Lungengefäßbezirke gelten kann. Die Träger eines Lungenemphysemes sind schwerstgefährdet, sollte sich in eine Emphysemlunge eine Pneumonie hineinentwickeln.

c) Seniles Lungenemphysem

Es handelt sich um ein „atrophisches" Emphysem. Es kann partiell oder diffus ausgebreitet auftreten. Als eigentliche Ursache hat eine senile Ernährungsstörung mit Involution der elastischen, fibrösen, aber auch muskulären Elemente des Lungengewebes zu gelten. Eine Steigerung des Gasdruckes braucht keine Rolle zu spielen. Der Thorax ist zwar starr, jedoch in seinen natürlichen Proportionen erhalten. Der makroskopische Befund der Lungen bei senilem Emphysem wird durch den Terminus „welke Alterslungen" treffend bezeichnet. Ist eine höhergradige Rarefikation des Lungengewebes zustande gekommen, resultieren riesenhafte Emphysemblasen.

d) Interstitielles Lungenemphysem

Es entsteht durch eine Dehiszenz der interalveolären Septula bei gleichzeitiger Steigerung des alveolären Gasdruckes, also traumatisch (wenn eine Expiration akut unmöglich gemacht wird: Erwürgen, Erdrosseln, Ertrinken, Aspiration von Fremdkörpern) oder nach zu starker Inspiration (iatrogene Überblähung der Lungen bei Intubation!) oder aber im Gefolge einer Pneumonie. Die Gasblasen liegen im Lungenbindegewebe, folgen häufig den Lymphbahnen des Lungengerüstes, treten perlschnurartig vielfach in zierlichen Bändern und Straßen unter die Pleura, seltener hinüber in das mediastinale Zellgewebe, in extremen Fällen von da aus fortgeleitet auch im Bindegewebe und Fettgewebe von Achselhöhle und Hals auf. Daß Gasblasen im lungenfernen Bindegewebe vital angesiedelt worden sind, läßt sich leicht durch mikroskopischen Nachweis von Fremdkörperriesenzellen demonstrieren, welche optisch leere Räume eingescheidet haben. Druckstoßverletzungen der Lunge (Luftdruckwellen infolge Explosion sogenannter

Luftminen) erzeugen ausgedehnte Lungenzerreißungen mit monströsen Formen eines interstitiellen Emphysemes. Gelegentlich breitet sich nachträglich eine Infektion aus, die gleich einer Phlegmone den interstitiellen Gasblasen folgt.

5. Kreislaufstörungen der Lungen

a) Aktiv-kongestive Hyperämie

Bei Entzündung, nach Einwirkung thermischer Reize, nach chemischer Reizung ($COCl_2$), als Entlastungshyperämie nach Punktion eines großen Pleuraergusses, aber auch nach Entwicklung einer Atelektase.

b) Passive Stauungshyperämie

aa) *Bei Herzfehlern:* Bei linksseitigen Herzklappenfehlern kommt es zu Erweiterung und Schlängelung der Lungengefäße. Sie sind strotzend hyperämisch. Eine derartige Stauung ist im allgemeinen eine chronische. Sie macht auf die Länge der Zeit eine bindegewebige Induration. Ursache letzterer ist entweder der mechanische Belastungsdruck des rückgestauten Blutes oder der bei Stauung stets vorhandene Erstickungsstoffwechsel, also vielleicht ein intermediäres Stoffwechselprodukt des Lungengewebes („Gewebegift"). Jedenfalls ist die Lunge starr, schwer, sie zeigt anfänglich eine mehr rote Farbe *(Induratio rubra pulmonum)*, später eine braune Tönung *(Induratio fusca)*. Bei der Herausnahme der Lunge aus der Leiche kollabiert die Lunge nicht, sie ist lederartig, knistert wenig und zeigt auf der Schnittfläche eine fleckige bräunliche Sprenkelung. Die Bronchialschleimhäute sind verdickt, gewulstet, gerötet, von zähem Schleim bedeckt. Mikroskopisch findet man knopfförmige, in die Alveolen vorspringende Capillaren, eine Anfüllung der Alveolen mit Blutserum und Zellen, eine Hyperämie gleichsam aller Gefäße, eine Vermehrung des Lungenbindegewebes einschließlich der elastischen Fäserchen, sowie interstitielle Blutungen. Diese sind vielfach ausgelaugt, so daß man sich fragen muß, ob sie autochthon entstanden oder sekundär an den Ort ihres Sichtbarwerdens verschleppt sind. So finden sich kleine Blutergüsse bei chronischer Stauungslunge auch in den Hiluslymphknoten.

Die Zellen im Inneren der Alveolen führen Erythrocyten und Pigmente. Es handelt sich um Herzfehlerzellen, die der Kliniker im rostfarbenen Sputum der Kranken nachweisen kann. Diese Makrophagen werden entweder durch Alveolarendothelien oder Capillarendothelien, allenfalls durch mesenchymogene Zellen z. B. durch hämatogene Histiozyten (Monocyten) dargestellt. Durch den Zerfall der Erythrocyten entsteht Hämosiderinpigment von gelber, braungelber, goldgelber oder dunkler Farbe. Makrophagen, welche eisenhaltiges Pigment eingeschlossen haben, heißen siderofere Zellen. Makrophagen, welche Erythrocyten aufgenommen haben, heißen globulifere Zellen. Der Eisengehalt wird nachgewiesen durch die Berlinerblau-, die Turnbullblau- oder die Quinckesche Reaktion; im Heidelberger Institut wird die Turnbullblau-Reaktion in der Modifikation nach TIRMANN und SCHMELZER angestellt. Röntgenologisch zeigt eine Stauungslunge eine fleckige Verschattung mit vermehrter Gefäßzeichnung. Differentialdiagnostisch wäre an eine miliare Tuberkulose, an disseminierte kleinstherdige bronchopneumonische Infiltrate und an multiple Atelektasen zu denken. Herzfehlerlungen erkranken weniger oft an Tuberkulose. Man vermutet eine Schutzwirkung der Hyperämie, ähnlich den Verhältnissen bei Bierscher Blutstauung.

bb) *Bei hypostatischer Hyperämie:* So wie beim Toten durch Absinken des Blutes in die abhängigen Regionen Totenflecke (Livores) entstehen, so zeigt der Leichnam innere Totenflecke an den tiefstgelegenen Punkten einzelner (durchaus nicht aller!) Organe. Bei Nachlassen der Herzkraft sinkt nun nicht etwa das Blut in die rückwärtigen Partien ab, sondern es kann nicht mehr entgegen der Schwerkraft zum Herzen zurückgeführt werden. Der Motor versagt. Die paravertebralen unteren Lungenpartien werden hyperämisch, durch Extravasation feucht, zeigen auf der Schnittfläche eine schwarzrote Farbe und eine schlaffe gelatinöse Konsistenz. Aus den hyperämischen Gefäßen treten auch Erythrocyten in die Alveolen hinein. Das hypostatische Ödem ist immer auch ein hämorrhagisches. Auf seinem Boden geht gerne eine banale Infektion an. Sie führt, besonders infolge mangelhafter Belüftung, bei liegenden Kranken (durch fehlendes Abhusten) zur Ausbildung einer hypostatischen Pneumonie. Man nennt diese eine *Pneumonia laxa*, eine schlaffe Pneumonie. Sie gilt als causa proxima mortis bei zahlreichen Krankheiten.

c) Lungenausgleichsblutversorgung

Bei höhergradigen Pulmonalstenosen kommt es zur Entwicklung einer Lungenausgleichs-Blutversorgung über den Ductus arteriosus Botalli, die Arteriae bronchiales oder durch Anlage einer Blalock-Taussigschen Anastomose. Im Grunde wird die Lunge bei betonter Pulmonalarterienstenose zunächst weniger gut mit Blut versorgt. Im Gegensatz zur Stauungslunge sind die Lungen bei Pulmonalstenose leichter für das Angehen einer tuberculobacillären Infektion disponiert. Im Fortgang der Zeit entwickelt sich jedoch eine Lungenausgleichs-Blutversorgung, die vor allem in den Fällen einer stattgehabten operativen Korrektur (Anlage einer Blalock-Taussigschen Anastomose) eine eigenartige Form einer Dauerhyperämie erzeugen kann. Man spricht von Aortalisation der Lungenarterienbahn. Hierdurch soll zum Ausdruck gebracht werden, daß das Aortenblut, entweder kurzgeschlossen über den Ductus Botalli oder aber künstlich, nämlich durch Anlage der operativen Anastomose, ausgestattet durch höhere Drucke, in das Lungenarterienbett eingeführt wird. Infolgedessen entwickelt sich eine Ektasie der Capillaren mit Kompression der Lungenalveolen: Capillarektatische Alveolarkompression! Eigentliche Späterfahrungen liegen noch nicht vor. Die Träger einer capillarektatischen Alveolarkompression sind natürlich hinsichtlich des Gaswechsels benachteiligt!

d) Ischämische Lungenveränderungen

In besonderem Maße bei höhergradigen Formen der Pulmonalarterienstenose. Interessant ist das Phänomen der *‚vanishing lung'* (E. UEHLINGER: Vanishing Lung, progressive Lungendystrophie. Erg. d. Röntgendiagnostik 1952—1956, S. 363). Es handelt sich dabei um eine Aufhellung des Lungenröntgenbildes derart, daß von „heller" Lunge gesprochen werden kann. Man findet einen Schwund des Hilusschattens im Zusammenhang mit der Hypoplasie der Gefäße. Die Lungenzeichnung ist über ein größeres Feld, manchmal einen ganzen Lungenlappen, seltener über mehrere Lappen, bis auf wenige Gefäßschatten, sogenannte *markings*, gelegentlich aber auch vollständig, verschwunden. Bei einseitig heller Lunge ist der Kontrast in der Gefäßgröße und Gefäßfüllung gegenüber der normalen Seite besonders auffallend. In der Differentialdiagnose ist die vanishing lung abzugrenzen gegen den (partiellen) Pneumothorax, die einkammerigen großen Lungenzysten, das senile Lungenemphysem und das Asthma bronchiale mit Emphysem. Die vanishing lung hat verschiedene Ursachen; eine der wesentlichen ist eine territorial gebundene stenosierende oder obliterative Angiopathie, im allgemeinen eine Periarteriitis nodosa! — Ischämische Lungenveränderungen gibt es auch bei der Ayerzaschen Krankheit. Dabei handelt es sich um eine „entzündliche Pulmonalarteriensklerose" bei positiven Lues-Serumreaktionen.

e) Lungenödem

Die Ödemlunge ist groß, schwer, luftarm, auf der Schnittfläche feuchtglänzend, glasig und vor Schaum triefend. Der Schaum ist die intravital entstandene Mischung von Atemluft und Blutwasser. Bei längerem Bestande eines Ödemes zeigt der Schaum mehr Wasser und weniger Luft. Die Füllung der Lungenbläschen ist oft so groß, daß der Unkundige geneigt ist, eine Pneumonie zu diagnostizieren. Auf Fingerdruck bleibt eine Delle in der Ödemlunge stehen. Aus der Lungenschnittfläche bei Ödem entleert sich das Wasser geradezu in Strömen. Ist die Lunge leicht zerreißlich, liegt meist ein entzündliches Ödem zugrunde. Das Ödem liegt nicht nur in den Alveolen, sondern auch im Interstitium. Entweder handelt es sich um ein reines Transsudat, dann ist die Ödemflüssigkeit eiweißarm; oder es handelt sich um ein entzündliches Ödem, dann ist dieses relativ eiweißreich. Die entzündliche Ödemflüssigkeit sowohl im Interstitium als auch den Alveolen kann durch besondere Fixierung (Sulfosalizylsäure in 10%igem Formol), also durch Koagulation, sichtbar gemacht werden.

aa) *Kardiales Lungenödem:* Es handelt sich um ein Stauungsödem und entsteht durch das Mißverhältnis zwischen der Kraft der rechten und linken Herzkammer. Das kardiale Ödem entsteht bei akuter Linksherzinsuffizienz, z. B. bei akutem Verschluß der linken Herzkranzschlagader. Die chronische Linksherzinsuffizienz zeitigt im allgemeinen kein Ödem, jedenfalls zunächst nicht, sondern eine Stauungslunge mit Induration. Es besteht zwischen Lungeninduration und Lungenödem ein grundsätzlicher Unterschied.

Warum im einen Falle ein Ödem, im anderen aber keines entsteht, ist nicht in allen Einzelheiten geklärt. WASSERMANN hat vor Jahren das akute Herz-Lungenödem als ein Reflexphänomen bezeichnet. Es könne durch Druck auf Vagus oder Glossopharyngicus coupiert werden. Ob dies richtig ist, soll dahingestellt bleiben. Es ist nicht unwahrscheinlich, daß ein Lungenödem unter Mitwirkung des Nervensystemes entsteht. Ausschließlich mechanische Vorstellungen befriedigen nicht. *Pulmonale hyaline Membranen* bei unreifen *Neugeborenen* sind *wandständige* fibrinreiche Ödembildungen und gelten als *Schockäquivalente* (Azidosefolge; BLEYL 1969, 1970).

bb) *Kongestiv-entzündliches Lungenödem:* Sein klassischer Vertreter ist die „Anschoppung", also das erste Stadium der croupösen Pneumonie. Das entzündliche Lungenödem findet sich weiter als perifokales Ödem in der Umgebung herdförmiger Lungenläppchenentzündungen der verschiedensten Ätiologie.

cc) *Kongestiv-toxisches Lungenödem:* Es entsteht nach Einatmung von reizenden Dämpfen und Gasen, so besonders nach Kampfstoffbegiftung. Klassisches Beispiel ist hier die Phosgengas-Vergiftung. Das Ödem soll hier durch Salzsäure in statu nascendi, also durch Ätzwirkung, auf die feinen Bronchien, die Bronchioli alveolares und die Wände der Lungenalveolen entstehen. Auch dies ist wiederum nicht absolut geklärt. Auch hier könnte der N. vagus unterstützend eingreifen.

dd) *Ödem bei allgemeiner Hydrämie:* Ein Lungenödem kann auch eintreten bei allgemeiner Permeabilitätsveränderung der Capillarwände, besonders bei Glomerulonephritis, weniger bei sonstigen Allgemeininfektionen.

ee) *Angioneurotisches Lungenödem:* Es stellt die Parallele zum Quinckeschen Ödem der Haut (Ödema fugax) dar. Es entsteht experimentell durch Faradisierung des Lungengewebes und durch Reizung des peripheren Vagusstumpfes.

ff) *Atelektatisches Ödem:* Es entsteht durch den Abfall des alveolären Luftdruckes. Das chronische atelektatische Ödem führt zur Splenisation des Lungengewebes. Aus dieser kann sich so etwas wie eine Kollapsinduration entwickeln. Kommt eine Pneumonie hinzu, spricht man von der Kollapspneumonie. Morphologisch bestimmt-charakterisierbare, nicht aber ätiologisch definierte Ödeme sind die *chronisch-inveterierten Lungenödeme*. Hierbei handelt es sich um Ödeme, welche lange an Ort und Stelle liegen geblieben sind. Die Veränderungen sind ganz ähnlich wie die bei einer Splenisation. Ein wesentlicher Unterschied zwischen Splenisation und chronisch-inveteriertem Lungenödem ist der, daß das inveterierte Ödem begriffsmäßig gleichsam für ein perifokales Ödem reserviert ist. Man spricht dann von Inspissation, gelatinöser Infiltration, desquamativer Pneumonie. Die Lunge zeigt makroskopisch eine graue bis gelbweiße Sprenkelung des Gewebes. Nach und nach kommt es zu einer Verfettung der abgeschilferten Alveolarepithelien.

Das Lungenödem stellt einen häufigen Befund dar, gewöhnlich als terminal entstandenes kardiales Ödem. Es ist dann abhängig *auch* von der Lagerung des Kranken. Bei rechter Seitenlage ist die rechte Lunge stärker betroffen.

— Bei „akuter" Linksherzinsuffizienz ist es nicht so, daß die Herztätigkeit schlagartig aufhört. Unter Akuität versteht man nur das schnelle, einigermaßen zeitlich begrenzte linksventrikuläre Herzversagen.

f) Lungenblutungen

aa) *Aspirationsblutungen:* Bei Inhalation von Blut im Zustande der Bewußtlosigkeit (z. B. nach Schädelhirntrauma) aber auch bei Magenblutungen etc. gelangt das Blut im allgemeinen in die Unterlappen. Die Blutaspirate erzeugen keilförmige Verdichtungsherde und fördern das Angehen von Pneumonien. Die Blutaspiration beim Neugeborenen kann eine Melaena vortäuschen.

bb) *Hämorrhagische Neugeborenenpneumonien:* Es handelt sich nicht eigentlich um eine „Pneumonie", jedoch um die totale oder subtotale Anschoppung einer oder beider Lungen, gewöhnlich eines unreifen Neugeborenen (Frühgeborenen) durch Blutwasser und Erythrocyten. Es liegt so etwas wie eine pulmonal gebundene hämorrhagische Diathese vor. Die Ursache ist nicht klar; ob eine Infektion im Spiele ist, weiß man nicht; signifikante Störungen des Blutgerinnungssystemes sind nicht immer erkennbar. Vielleicht liegt eine „Unreife" der Alveolenwände und Capillarwände vor.

cc) *Idiopathische Lungenblutungen:* Es handelt sich um Blutungen weniger aus dem Lungenparenchym als aus den Wänden der kleinen Bronchien. Idiopathische Lungenblutungen sind etwa dasselbe wie die Gesamtheit jener Veränderungen, die oben unter dem Begriffe des Ceelen-Gellerstedt-Syndromes erörtert wurden. Es liegt also eine an die Wände der kleinen Gefäße der Schleimhäute der feineren Bronchien gebundene hämorrhagische Diathese vor. Die Prognose ist getrübt, das Leiden progredient. Die rezidivierten Blutungen machen eine schwere Hämosiderose mit konsekutiver Induration. Die rezidivierten Blutungen fördern das Angehen einer Infektion.

dd) *Traumatische Lungenblutungen:* Sie entstehen entweder durch eine direkte traumatische Lungenzerreißung, etwa durch eine Anspießung durch eine zersplitterte Rippe oder bei perforativer Brustwandverletzung. Oder es handelt sich um die Folgen einer Lungenkontusion: Bei schwerer stumpfer Gewalteinwirkung „klatscht" die Lunge an die Brustwand und die Pleura zerreißt. Oder es liegt eine Commotio pulmonis vor. Hierbei würde die Lunge nurmehr auf das heftigste erschüttert, nicht eigentlich mechanisch alteriert. Bei einer Commotio kommt es natürlich zu einer Irritation des intrapulmonalen Gefäßnervensystemes und infolge hiervon zu capillären Zirkulationsstörungen, Stasen und praestatischen Blutungen. Die Kenntnis der Contusio und Commotio pulmonis hat für die Unfallbegutachtung eine große praktische Bedeutung. Ein stumpfes direktes oder indirektes Brustwandtrauma könnte die Lunge derart erschüttern, daß diese entweder an die Brustwand anschlägt, oder aber durchgerüttelt wird. Die Diapedesisblutung (vasoneurotische Blutungen) würden zur ausgiebigen Sickerblutung in die Alveolen führen. Eine solche Lunge sieht nach einigen Stunden ähnlich wie im Falle des Vorliegens einer roten Hepatisation aus.

Bei Explosion großer Sprengkörper hat man Druckstoßverletzungen auch an der Lunge beobachtet. Sie entstehen nicht etwa dadurch, daß die Luftdruckwelle selbst in die Luftröhrenäste gelangt und die bronchialen Endbäumchen zerreißt, sondern dadurch, daß die Druckstoßwelle die Brustwand von außen her „hart" trifft. Die Druckwelle eilt zu schnell über den betreffenden Körper hinweg, als daß sie Zeit hätte, an den Bronchialverzweigungen entlang zu laufen. Nur das Siebbein macht eine Ausnahme: Siebplattenfrakturen sind durch direkten Luftstoßdruck hervorgerufen worden. Im ganzen sind derartige Verletzungen selten. Da ein stattgehabter Luftdruckstoß heftig gewesen sein muß, kann man an den durch reine Luftstoßwirkung zerrissenen Kleidern eines Verletzten beobachten (ausgefranste Hosenbeine, zerrissene Röcke etc.). Auch Wasserdruckstoß-Wellen können eine ähnliche pathologische Leistung zeitigen. Unterwasserdetonationen (Torpedo-Treffer) können eine Commotio thoracis bei im Wasser schwimmenden Schiffbrüchigen hervorrufen.

Die *Versicherungsmedizin* beschäftigt sich mit der Frage, gibt es eine traumatische Pneumonie oder nicht? Der ursächliche Zusammenhang zwischen Unfall und Lungenentzündung ist anerkannt. Voraussetzung für die Anerkennung ist aber, daß das Trauma tatsächlich stattgefunden hat, daß es schwer (erheblich), daß die Gewalteinwirkung auf der Seite der Pneumonie lokalisiert gewesen, und daß die Pneumonie nicht vor Ablauf von 24 Stunden nach der Gewalteinwirkung aufgetreten ist. Tritt sie eher auf, dann hätte der Betreffende seine Lungenentzündung auch ohne Einwirkung eines Trauma bekommen. Wie soll man sich eine traumatische Lungenentzündung entstanden denken? Entweder gehen die ohnehin in der Lunge vorhanden gewesenen Keime auf dem Boden der Blutungen (!) besonders gern an und erzeugen eine Pneumonie, oder die Keime können sich im Inneren der paralytischen Capillaren besonders gut ansiedeln und von hier aus ihre pathologische Leistung entfalten; oder das Trauma wirkt als unspezifischer Erfolgsreiz bei einer zuvor bestandenen Sensibilisierung z.B. gegen Pneumokokken. Jedenfalls kann man sagen, daß ohne das Trauma zu einer bestimmten Zeit bei gegebenen Verhältnissen des Einzelfalles eine Pneumonie nicht entstanden wäre.

ee) *Arrosionsblutungen:* Sie entstehen entweder bei Lungenzerfallsprozessen, bei Lungentumoren oder bei besonderen Gefäßerkrankungen (in der Umgebung tuberkulöser Lungenveränderungen, bei Carcinom, bei Periarteriitis nodosa, bei hämorrhagischen Lungeninfarkten).

ff) *Blutungen bei zentral-nervösen Störungen:* Man kennt Lungenblutungen bei Verletzungen des Hirnstammes, insbesondere bei Beschädigung von Brücke, Medulla und Nervus vagus. Nach operativen Eingriffen am Gehirn (bei Tumoren) werden gar nicht selten kleinfleckige intraalveoläre sowie streifenförmige peribronchiale Blutungen gesehen. Dabei finden sich stets auch vasoneurotische Blutungen unter dem Epikard, unter dem Endokard (auf der linken Seite der Kammerscheidewand), an Magen und Duodenalschleimhaut, im Thymusfettkörper, im Bereiche der Schleimhaut des Trigonum vesicae.

gg) *Blutungen bei hämorrhagischer Diathese:* Hier sind zunächst Lungenblutungen im Sinne vikariierender Menstruationsblutungen zu nennen. Man hat sie „Menstruationsmetastasen" — vulgär — bezeichnet. Sie haben nichts mit den seltenen Fällen endometrioider Heterotopien im Lungenparenchym zu tun. Sie entstehen durch brüsken Abfall des Hormonspiegels. — Im übrigen können alle Capillaropathien und Haematopathien zu Blutungen in das Lungengewebe führen.

g) Lungeninfarkte

Die Lungeninfarkte sind so gut wie immer *hämorrhagische Infarkte*. Dies hängt mit der doppelten arteriellen Blutversorgung der Lunge zusammen (vgl. „Allgemeine Pathologie", S. 31/32).

Der embolische Lungeninfarkt: Bei der Leichenöffnung findet man multiple, zuweilen 10—20 kirsch- bis walnußgroße, ziemlich derbe, gern in den Unterlappen und an den scharfen Lungenrändern, bevorzugt auch in den Mittelgeschossen beiderseits, ganz überwiegend unter der Pleura gelegene, letztere mäßig stark vorwölbende Herde. Sie lassen auf der Schnittfläche eine Keilform erkennen. Ihre Farbe ist dunkelblaurot bis sepiafarben. An ihren Rändern zeigen die Lungeninfarkte einen im allgemeinen nur wenige mm breiten gelbroten Saum. An der Spitze des Keiles, gewöhnlich ein klein wenig von der Spitze entfernt, findet man eine verschlossene kleine Aterie. Die Venen der Umgebung sind ebenfalls thrombosiert. Die Pleura an der Basis des Keiles trägt einen Fibrinschleier und ist getrübt. Mikroskopisch findet man die Alveolen von zusammengesinterten Blutmassen ausgestopft. Die kleinen Gefäße im Infarktgebiet enthalten hyalinisierte Thromben, das Lungengewebe selbst ist nekrotisch geworden. In der Umgebung des Infarktes liegt ein Leukocytenwall. Durch die Verfettung der Leukocyten entsteht der gelbrote Randsaum. Die Unterlappen und die subpleuralen Gebiete sind im allgemeinen bevorzugt, weil dort angeblich die Blutgefäße weiter als sonst und stärker durchblutet sein sollen. Man hat früher angenommen, die Infarkte der Unterlappen würden aus dem Quellgebiet der Vena cava caudalis, die der Oberlappen aus dem der Vena cava cranialis embolisch verursacht werden. Injektionsversuche haben jedoch Zweifel an der Haltbarkeit dieser Vorstellungen aufkommen lassen.

Ein Lungeninfarkt entsteht nur dann, wenn der Blutabfluß aus der Lunge behindert, also das linke Herz geschädigt ist. Ein Lungeninfarkt entsteht besonders, wenn bei einer Lungenstauung infolge eines linksseitigen Herzklappenfehlers ein Pulmonalarterienast plötzlich embolisch verschlossen wird. Durch einen solchen Verschluß entsteht ein keilförmiges Unterdruckgebiet. Die Lungenarterien sind funktionelle Endarterien. Es fehlen größere Anastomosen zwischen den Lungenarterienästen und den Ästen der Bronchialschlagadern. Kleine Anastomosen sind reichlich vorhanden. Die Entstehungsbedingungen des hämorrhagischen Lungeninfarktes bewegen die Gemüter der Pathologen seit langer Zeit:

COHNHEIM nahm an, daß nach Verschluß eines Lungenarterienastes das venöse Blut aus der zugehörigen Pulmonalvene zurückfließen könnte (Refluxus venosus). Das durch den arteriellen Verschluß über kurze Zeit anämisch gemachte Gebiet würde leichter durch eine Capillarwandschädigung zur Blutung per diapedesin neigen. Die Capillarwandschädigung sollte eben durch die vorübergehende, wohl nur relativ starke „Anämie" zustande kommen. — Es hat sich aber gezeigt, daß ein hämorrhagischer Lungeninfarkt auch dann entsteht, wenn außer einer Lungenarterie auch eine Lungenvene mit verstopft ist (oder: experimentell unterbunden wird). Der Refluxus venosus kann also keine überragende Rolle spielen.

GRAWITZ vermutete deshalb, die Blutung ins Infarktgebiet käme aus neugebildeten Bronchialarterienästen zustande. Die Bedeutung der Grawitzschen Auffassung ist darin zu sehen, daß GRAWITZ die Aufmerksamkeit bei der formalen Genese des hämorrhagischen Lungeninfarktes auf die Bedeutung der Bronchialarterien gelenkt hatte.

MARCHAND, dem man heute im allgemeinen folgt, hatte einst folgende These entwickelt: Wenn ein Lungenarterienast verschlossen wird, dann entsteht ein Unterdruckgebiet und in diesem eine Blutstromverlangsamung. Bei kreislaufgesunden Menschen genügen die Anastomosen zu den benachbarten Pulmonal- und Bronchialarterienästen, um die Strömung in diesem Unterdruckgebiet durch eine genügend große vis a tergo in Gang zu halten. Das Prinzip der Triebkraft von rückwärts (vis a tergo) ist hierbei also das wesentliche. Bei Herzkranken ist die Situation grundlegend anders: Wird bei einer Stauungslunge ein Pulmonalarterienast verschlossen, dann entsteht ebenfalls ein Unterdruckgebiet. Indem der Blutdruck dort in einigen Augenblicken erheblich absinkt, ist die Druckdifferenz zwischen prospektivem Infarktgebiet und dem Gebiete der Umgebung, wo ja im Falle der Stauungslunge hohe Venendrucke herrschen, groß. Dies bedeutet, daß eine mächtige kollaterale Hyperämie in Szene geht und gleichsam Blut von allen Seiten aus den nicht verschlossenen Pulmonalarterien-, Bronchialarterien-, Pulmonal- und Bronchialvenenästen herbeiführt. So läuft das Infarktgebiet voll, und so erklärt sich seine dunkelblaurote, ja schwarzrote Farbe. — Die Verhältnisse werden dann völlig klar, wenn man die Drucke in Bronchialarterie und Pulmonalvene in gesunden und kranken Tagen miteinander vergleicht. Der Venendruck (im Inneren der Pulmonalvenen) ist normalerweise recht klein, der Arteriendruck (im Inneren der Bronchialarterien) aber groß. Würde bei einem kreislaufgesunden Menschen ein mittelkalibriger Lungenarterienast verschlossen werden, dann genügte die Druckdifferenz zwischen Bronchialarterie und Pulmonalvene, um den Blutstrom auch im Unterdruckgebiet jenseits des Verschlusses der Lungenarterienverzweigung in Gang zu halten. Die vis a tergo wäre völlig ausreichend, ein Lungeninfarkt könnte nicht entstehen! — Im Falle einer Linksherzinsuffizienz ist der Pulmonalvenendruck jedoch hoch, die Druckdifferenz zwischen Bronchialarterie und Pulmonalvene klein oder gleich null. Der Bronchialarteriendruck liegt im allgemeinen nur wenig über dem Blutdruck in den Pulmonalvenen. Die vis a tergo ist also minimal. Sie reicht keinesfalls aus, um die Zirkulation aufrecht zu erhalten. Das aus den Seitengebieten des prospektiven Infarktes in das spätere Infarktgebiet eingesickerte Blut wird jetzt keinesfalls in Richtung auf das Quellgebiet der Pulmonalvenen hinausgedrückt.

In seltenen Fällen entsteht ein *weißer Lungeninfarkt*. Man findet ihn nur dann, wenn die Kollateralen schlecht sind. Anämische Lungeninfarkte sind sehr selten, kommen, wenn überhaupt, nur bei hochbetagten Menschen vor, bei denen eine stärkere Pulmonalarteriensklerose oder eine Hyalinose der kleinen Gefäße besteht. Auch im Falle sonstiger organischer Gefäßerkrankungen (Endarteriitis, Periarteriitis; Hyalinofibrose etc.) können anämische Infarkte entstehen.

Im Zusammenhang mit der Infarktlehre der Lungen interessiert folgende Frage: Was geschieht, wenn Äste verschiedenen Kalibers (der Lungenarterie) verschlossen werden?

1. *Verschluß kleinster Pulmonalarterienäste:* Es entsteht kein Infarkt, weil die Kollateralen besonders zahlreich sind und die Bronchialarterienäste ausreichen, um das Infarktgebiet zu durchströmen.

2. *Verschluß von Äste mittleren Kalibers:* Werden diese Äste verschlossen, resultiert im Falle einer Stauungslunge ein klassischer hämorrhagischer Lungeninfarkt.

3. *Verschluß des Hauptstammes der Lungenschlagader:* Ein solcher Verschluß führt im allgemeinen zum Tode. Es handelt sich um das Beispiel der fulminanten Lungenarterienembolie. Wenn der linke oder rechte Hauptast der Lungenschlagader verschlossen wird, entsteht kein Lungeninfarkt, sondern eine Ischämie der betroffenen Lungenseite.

Die Kranken, welche einen Lungeninfarkt erleiden, sterben entweder daran, daß zahlreiche, dicht nebeneinander liegende, große Infarkte gebildet wurden, welche infiziert werden. Träger einer Embolie eines größeren Lungenarterienstammes können das Opfer der fulminanten Embolie durch akuten Verschluß der Pulmonalarterien werden. Nicht ganz selten findet man jedoch nur kleinere Pfröpfe, welche die Lichtung des Lungenarterienstammes oder die der Hauptäste nicht verschlossen haben können. In der Pathomechanik der tödlichen Regulationsstörung wird dann ein Lungenentlastungsreflex diskutiert. Hier für sprechen experimentelle Erfahrungen (Kennwort: „Glasperlenspiel").

Ein besonders bemerkenswertes Phänomen ist das der multiplen rezidivierten, jeweils klinisch unterschwellig abgelaufenen Lungenarterienembolien der mittleren und kleineren Pulmonalarterienäste. In den Fällen der Phlebitis migrans entstehen immer wieder, häufig im Fortgang einiger weniger Jahre, derartige kleine embolische Verschlüsse, welche zu einem Umbau der Lungenarterienwände führen. Es finden sich dann organisierte „Gefäßplomben" sowie makrophagocytäre resorptive Reaktionen im Inneren der Wände der betroffenen Pulmonalarterien derart, daß man daran denken könnte, es läge eine eigenständige Pulmonalarterienerkrankung (Endarteriitis obliterans) vor. — Bei der außerordentlichen Anzahl ärztlicher i. v. Injektionen werden die Lungenblutgefäße ständig durch inkorporierte Arznei-, Blutersatzmittel etc. „belastet". Wären die Lungengefäße nicht phylogenetisch darauf eingerichtet, als „Schlammfang" jenseits des rechten Herzens zu funktionieren, würde unter dem Zwange der therapeutischen Usancen stets und ständig eine obliterative Pulmonalarterienerkrankung nachzuweisen sein. Dies ist nun erfreulich selten der Fall. Andererseits beobachtet man die Lungenarterienveränderungen häufig genug, um sie (im Leichenöffnungsgut großer Institute) immer wieder zu sehen und um die klinische Medizin auf die etwaigen Folgen einer Medikation aufmerksam zu machen. Die unkontrollierte Einnahme eines Entfettungsmittels („Menocil"), als Mittel zur Begünstigung der körperlichen Abmagerung, hat eindrucksvolle Gefäßveränderungen gezeitigt. Dabei handelt es sich um polytope, diskontinuierlich zur Entwicklung gelangende, aus großen Quellzellen aufgebaute Intimaproliferate mit und ohne Parietalthrombose, mit und ohne Lungengefäßverschließung, mit und ohne Ausbildung einer organisatorischen Plombe. Wodurch die Veränderungen eigentlich entstehen, weiß man nicht. Es wird ein pharmakologischer Effekt ähnlich einer Katecholaminwirkung (ephedrinähnlicher Effekt) vermutet. Die Verengerung der Lungenstrombahn ist folgenschwer.

Die Quelle der gewöhnlichen Thrombemboli sind die Plantar-, Waden-, Schenkel- und Beckenvenen. Zusammengesetzte, fortgeleitete, viele cm lange Blutpfröpfe werden auf der Wanderung durch den Körper schleifenartig gedreht und können, gleich einem aus fingerstarken Gerinseln gebildeten Konvolut, die Lungenhauptschlagader verstopfen.

Klinisch wird ein hämorrhagischer Lungeninfarkt durch stechende Schmerzen (Pleurareiz), Hustenreiz, hämorrhagisches Sputum und pleuritisches Reiben registriert. Nach wenigen Tagen kann durch Blutzerfall im Infarktgebiet ein Ikterus entstehen (Infarktikterus; Infarktitis). Ein Lungeninfarkt kann vollständig resorbiert werden. Es kann aber auch eine kleine Narbe zurückbleiben. Bei sehr kleinen Infarkten ist eine restitutio ad integrum bekannt. Gelegentlich entstehen aputride Nekrosen. Diese sind nicht ungefährlich, weil sie in die Pleurahöhle sequestiert werden. Dadurch ist die Gefahr eines Spontanpneumothorax gegeben. Alte Lungeninfarkte sind gewöhnlich sekundär infiziert, sie können aber auch das Opfer einer dystrophischen Verkalkung werden.

Stauungslungeninfarzierung: Durch Thrombose einer großen Pulmonalvene kann so etwas wie eine Stauungslungeninfarzierung entstehen. Solche Vorkommnisse lassen sich nur bei decrepiden Individuen in den hinteren unteren Lungenpartien, gemeinhin in der Umgebung eines Lungenabszesses, beobachten. Sie entstehen im Zusammenhang mit einer Thrombophlebitis in einer Pulmonalvene. Die Verschließung einer größeren Pulmonalvene muß verhältnismäßig plötzlich zustande kommen. Eine solche Thrombophlebitis kann die Quelle für eine mykotische Embolie (über das linke Herz) in Hirn und Nieren werden.

Andersartige Lungenarterienembolien: Die Lunge kann das Ziel einer Fett-, Gas-, Zell-, Bakterien- und Pigmentembolie werden. In 54% aller Fälle einer Fettembolie wird die Lunge, in 46% das Gehirn — vorwiegend — betroffen. Die Fettembolie in den Lungen ist von dem postmortalen kadaverösen Fetttransport in die Lungengefäße zu trennen. Einzelheiten dieser Embolie vgl. „Allgemeine Pathologie", S. 29—30. Das klinisch bedeutsamste Beispiel einer Zellembolie in die Lungen ist die Ausbreitung sehr zahlreicher Tumormetastasen (z.B. Sarkom des Beckenskelettes, Einbruch in die pelvinen Venen, Absiedelung von einigen hundert Sarkommetastasen in beide Lungen!). Selbstverständlich gibt es — in Deutschland selten — parasitäre Lungenarterienembolien: Embolische Echinococcose aus der Leber in die Lunge!

6. Entzündliche Erkrankungen der Lunge

a) Fibrinöse, lobäre, segmentale, croupöse Pneumonie

Es handelt sich um eine akute fieberhafte, sporadisch auftretende, im allgemeinen nicht endemisch vorkommende Infektionskrankheit. Pathologischanatomisch liegt eine exsudativ-hämorrhagisch-fibrinöse Pneumonie vor. Der entzündliche Erguß gerinnt. Das steife Exsudat füllt Alveolen und Infundibula wie mit Pfröpfen aus. Diese springen körnig über die Schnittfläche vor. Mann könnte deshalb auch von einer granulierten Pneumonie reden. Der Durchmesser der Infudibularpfröpfe beträgt je 1 mm.

Diese Lungenerkrankung hat einige *Charakteristika*, die sie zu etwas besonderem stempeln:

a) Die croupöse Pneumonie beginnt plötzlich,
b) sie ist lobär oder segmental ausgebreitet und
c) sie läuft in Stadien d.h. zeitlich gebunden ab.

Die Krankheit entwickelt sich also in einer bestimmten zeitlichen Ordnung, um dann zu verschwinden.

Der *plötzliche Krankheitsbeginn* wird mit der Annahme einer allergischen Reaktion zu erklären versucht. Man hat sich vorzustellen, daß eine bestimmte Zeit nach einer Sensibilisierung durch bestimmt-charakterisierbare Keime eine Erfolgsreaktion dann zustande kommt, wenn bestimmte „quantitative Prämissen" d.h. stöchiometrische Voraussetzungen bei der Antigen-Antikörper-Auseinandersetzung, erfüllt sein müssen. Es gehört zum Wesen einer hyperergischen Reaktion, daß sie plötzlich in Szene geht und „geordnet" abläuft. Man kann die croupöse Pneumonie als „zyklische Infektionskrankheit" auffassen.

Für die *lappenfüllende Ausbreitung* der Krankheit gibt es mehrere Erklärungsversuche:

aa) Eine bronchogene Infektion macht zunächst nur einen lobulären, nicht lobären Entzündungsprozeß. Dieser breitet sich erst nachträglich in der Kontinuität also über ein zugeordnetes bronchopulmonales Segment aus.

bb) Nach A. LAUCHE ist die Stelle der zunächst einsetzenden Entzündung in Hilusnähe zu suchen. Von hier aus könnten die Keime bronchogen, vielleicht auch retrograd lymphogen in die Umgebung verschleppt werden.

cc) Nach LOESCHCKE macht der Reinfekt in einer sensibilisierten Lunge eine Herdpneumonie, die vorwiegend durch das Hin- und Hergehen der Atemluft („Luftpendelung") intrakanalikulär ausgebreitet wird. Dabei sollen interlobuläre Bindegewebsfenster und die von KOHN beschriebenen Porenkanälchen unterstützend wirken.

dd) N. Ph. TENDELOO ist der Meinung, daß im wesentlichen die Pneumonie interstitiell lymphogen, ähnlich einem Erysipel der Körperdecke, ausgebreitet wird. Er meint, daß man zuweilen geradezu von einer interstitiellen Phlegmone des Lungengerüstes reden könnte.

ee) Die lobäre Pneumonie ist häufig nicht streng an die Lappengrenzen gebunden, sondern segmental angeordnet; die segmentale Ausfüllung des Lungengewebes soll auf dem Weg über das Nervensystem verstanden werden. Man müßte also einen viscero-visceralen Reflex annehmen. Die Einzelheiten sind strittig. Die Gesamtvorstellung, daß das Nervensystem für die Ausbreitung der Entzündung in der Lunge wichtig und daß die Pneumonie mehr segmental als lobär angeordnet ist, hat vieles für sich (CHARCOT, STERNBERG, A. STURM, KALBFLEISCH). Es könnte ein möglicherweise zunächst nur umschrieben gewesener kleiner Entzündungsherd einen bulbomedullären Reflex auslösen. Die Brücke zwischen Zentralnervensystem und Lungenentzündung werde durch die viscero-segmentale autonome Innervation geschlagen. Der Vorgang im einzelnen dürfte über das Gefäßnervensystem ablaufen. Auf die besondere Bedeutung desselben für die Gestaltung entzündlicher Prozesse hingewiesen zu haben, bleibt, auch wenn Einzelheiten der Lehre stark korrekturbedürftig sind, das Verdienst von G. RICKER.

Auch der zeitlich geordnete Ablauf der Lungenentzündung könnte mit Hilfe des Wechselspieles zwischen nervöser Zentralstelle und peripherem Entzündungsort insbesondere unter Berücksichtigung quantitativer Verhältnisse bei der Ausreifung sogenannter Antikörper verstanden werden.

Als *Erreger der Lungenentzündung* spielt der *Streptococcus lanceolatus pneumoniae Fränkel-Weichselbaum* (Pneumococcus schlechthin) die Hauptrolle. Es handelt sich meist um einen in Diploform liegenden, kerzenflammartig konfigurierten, gram-positiven, im Tierkörper mit einer Schleimkapsel umgebenen Erreger. Die Kapsel fehlt in der Kolonie. Der Pneumococcus läßt sich im Ausstrich des Sputum leicht mit bestimmten Färbungen sichtbar machen. Er hat einige Besonderheiten. Die Typen I und II sind die häufigsten Pneumonieerreger. Der Typus III ist als Pneumococcus mucosus bekannt. Er erzeugt auch anderenorts Eiterungen mit schleimig-fadenziehendem Sekret (z. B.

Mucosusotitis). Der Typus IV ist ein Sammeltopf und enthält nicht weniger als 30 Untertypen. — Neben den Pneumokokken sind die *Pneumobazillen* zu nennen. Es handelt sich um die *Klebsiella pneumoniae Friedländer*. Dieser Erreger ist plump, stäbchenförmig, gram-negativ. Endlich können auch andere Strepto- und Staphylokokken, seltener Influenza-Bazillen (Haemophilus influencae Pfeiffer), ja selbst Salmonellen eine Crouposa erzeugen.

Getreu dem besonderen Verlauf der Crouposa unterscheidet man verschiedene Stadien:

Das *I. Stadium* ist das der *Anschoppung* (Engouement Laennec). Es liegt ein entzündliches Ödem zugrunde. Die hyperämische Lunge hat eine blaurote Farbe. Ihr Luftgehalt ist herabgesetzt. Kleine Lungenstückchen können jedoch noch immer bei der Schwimmprobe an der Wasseroberfläche bleiben Der Prozeß dauert rund 24—48 Stunden. Klinisch besteht ein steiler Temperaturanstieg mit Schüttelfrost, das Sputum ist zwetschgenbrühfarben, man hört über der Lunge ein Knisterrasseln, die Crepitatio indux.

Das *II. Stadium* ist das der *roten Hepatisation*. Die Lunge ist groß und schwer, luftarm, auf der Schnittfläche von roter Farbe. In den Alveolen liegt ein fibrinöses Exsudat, dem sehr reichlich Erythrocyten als bestimmende und jetzt charakteristische Zellform beigemischt sind. Das Exsudat erstarrt mehr und mehr. Dadurch wird die Konsistenz der kranken Lunge leberartig. In den kleinen Blut- und Lymphgefäßen liegen fibrinöse Thromben. Zu Beginn der Pneumonie liegen die Pneumokokken im Inneren der Leukocyten. Sie sind aber zunächst noch nicht allzu reichlich vorhanden. Sie beherrschen erst später das Feld. Wir finden jetzt die Pneumokokken auch noch in den Alveolarseptula. Möglicherweise kommt den Pneumokokken eine leukocytenattrahierende Wirkung zu. Dieses Stadium dauert 3 Tage. Klinisch besteht hohes Fieber, Dämpfung, Bronchialatmung, Verstärkung des Pektoralfremitus und im Blutbild eine Leukocytose.

Das *III. Stadium* ist das der *grauen Hepatisation*. Die Lunge ist jetzt besonders schwer, völlig luftleer, vergrößert, so daß bei der Eröffnung des Brustkorbes Impressionskonturen der Rippen auf der Pleura deutlich sichtbar werden. Die Schnittfläche der Lunge ist trocken, fest, deutlich granuliert. An der Pleura finden sich zarte Fibrinauflagerungen. Das Stadium der grauen Hepatisation dauert wiederum 3 Tage. Klinisch besteht noch immer hohes Fieber, massive Dämpfung, Bronchialatmen und Verstärkung des Pektoralfremitus. Der Prozeß geht am letzten Tage der grauen Hepatisation über in eine Phase der graugelben Hepatisation. Manche Pathologen sprechen von einem besonderen Stadium der *gelben* Hepatisation. Die Lunge ist jetzt, wenn möglich, noch schwerer; sie wiegt bis 2 kg (gegenüber 250 g unter gewöhnlichen Umständen). Sie wird jedoch wieder feuchter, ist brüchiger und hinfällig. Die gelbe Farbe entsteht durch die Verfettung der Leukocyten. Der Prozeß geht über in die Phase der *Resolution*, die *Lysis*. Dabei zerfällt die Emulsion und geht in eine Erweichung über. Die Granula verschwinden, die Lungenschnittfläche ist schlaff, gelbgrün bis gelb. Bei diesem Lösungsprozeß entsteht eine eiterähnliche Flüssigkeit, die im Grunde kein Eiter ist. Es handelt sich also um eine Emulsion aus schleimig erweichtem Fibrin und zerfallenen Leukocyten. Klinisch fällt die Krisis der Krankheit etwa mit dem Beginn der Lysis zusammen (Schweißausbruch, Euphorie). Im Harn beobachtet man eine besonders starke Sedimentbildung. Durch den Zerfall der Leukocytenkerne werden Urate frei (Ziegelmehlsediment). Im Blute fällt die Leukocytose gleichzeitig mit dem Stadium der Entfieberung ab.

Während der Lysis entsteht eine Polypeptidämie. Die Niere beantwortet diese Belastung durch Ausbildung einer hyalintropfigen Eiweißspeicherung der Harnkanälchenepithelien. Im Harn werden große Mengen von Aminosäuren ausgeschieden (Gerhardtsche Chloridprobe). Peptone und Albumosen kreisen im Blute.

Bei der Obduktion macht die pyoide Emulsion der Lungenschnittfläche den Eindruck von Pseudoabszessen. Die Beseitigung des Exsudates erfolgt natürlich nicht nur durch Expektoration, sondern zum weitaus größten Teil durch Resorption d. h. auf dem Wege der Blut- und Lymphgefäße. Die Alveolarendothelien regenerieren von einzelnen erhaltenen Zellen aus. Man kann dort Mitosen nachweisen. Die Lunge ist jetzt wieder lufthaltig, bleibt aber bis zur 4. Woche nach dem Krankheitsbeginn blutreich, weniger elastisch und noch immer brüchig.

Die Sterblichkeit bei Greisen jenseits des 80. Jahres und bei Säuglingen wird mit fast 100% angegeben! Ein Drittel der Todesfälle ereignet sich im Stadium der grauen Hepatisation. Die meisten Kranken sterben am 11.—12. Tage dann, wenn sich die Resolution verzögert hatte. Die Kranken sterben an Herzschwäche und Vasomotorenkollaps. ABRIKOSSOFF hat Veränderungen an den sympathischen Ganglien des Grenzstranges nachgewiesen. — Es ist ganz charakteristisch, daß die Lösung der croupösen Pneumonie entweder am 7. oder am 9. oder aber am 11. Krankheitstage erfolgt.

Die *Lokalisation der Pneumonie* zeigt Besonderheiten. Die Unterlappen sind bevorzugt, der rechte Unterlappen erkrankt am meisten. Wenn mehrere Lungenabschnitte erkrankt sind, greift der Prozeß in breiter Front auf die Umgebung über. Dies bedeutet, daß dann nicht alle Abschnitte im gleichen Krankheitsstadium stehen können. Die Pneumonie ist im Bereiche der Unterlappen im allgemeinen am weitesten fortgeschritten. Das pneumonische Exsudat wird nach den Lungenspitzen zu „jünger". Die anatomische Bezeichnung einer derart zusammengesetzten Pneumonie wird jeweils nach dem ältesten Krankheitsstadium gewählt. Männer erkranken häufiger als Frauen! Diejenige Pneumonie, die schrittweise auf die Umgebung übergreift, heißt *Pneumonia migrans*. Breitet sich die Entzündung sprunghaft aus, dann spricht man von der *erratischen Pneumonie*. Bei der zentralen Pneumonie schreitet die Entzündung vom Hilus weg in die Peripherie, ohne diese tatsächlich zu erreichen. Bei Kindern machen die Pneumokokken vielfach auch lobuläre pneumonische Infiltrate. Der rechte Lungenoberlappen ist dann bevorzugt. Bei Greisen kennt man eine schlaffe und feuchte seröse Oberlappenpneumonie. Ähnliche Prozesse, die man als *asthenische Pneumonie* bezeichnet, verlaufen ohne Fieber, vielfach ohne auffällige klinische Erscheinungen bei decrepiden Individuen und Alkoholikern.

An der Pleura findet man bei der croupösen Pneumonie stets eine fibrinöse trockene Entzündung. An den Bronchien lassen sich stärkere fibrinöse Ausgüsse nachweisen. Sie stammen aus den Alveolen und den Infundibula. Gelegentlich werden verzweigte Fibringerinnsel ausgehustet.

An den Lymphgefäßen sieht man unter der Pleura gelegentlich netzartige Verzweigungen. Sie entstehen dadurch, daß die Lymphbahnen mit Eitermassen angefüllt sind. Es handelt sich um eine echte Lymphangitis und Perilymphangitis. Man findet sogar Lymphgefäßthromben.

Wenn die Lysis nicht eintritt, bleibt das Exsudat in den Alveolen liegen. Es wird dann organisiert. Die Einzelheiten für die Ursachen eines solchen Prozesses sind im physico-chemischen Sinne noch immer nicht ganz klar. Für die Tatsache, daß das Exsudat liegen bleibt, könnte man eine verzögerte Resorption infolge einer Veödung der Lymphbahnen oder infolge von Pleuraadhäsionen verantwortlich machen. Das Entscheidende für die Organisation scheint aber das Ausbleiben der Resolution zu sein. Das liegen gebliebene Fibrin reizt offenbar das Gewebe zur produktiven Entzündung. Manchmal hat man schon drei Wochen nach einer Pneumonie eine rote bis braunrote fleischige, manchmal auch gesprenkelte Masse im Bereiche der entzündet gewesenen Lungenanteile darstellen können. Die alveoläre Körnelung ist dann verschwunden. Gewöhnlich bleibt subpleural ein „diffuser" Gewebeblock liegen. Mikroskopisch sieht man starke Wucherungen von jugendlichen Bindegewebs- und Alveolardeckzellen. Es finden sich polypöse Wucherungen entlang den fibrinösen Leitbändern, selbst durch die Porenkanäle hindurch! Dazwischen bleiben die Reste des Exsudates liegen. Diese verfetten und erzeugen das Bild der Sprenkelung. Die Wucherung der Alveolardeckzellen erzeugt drüsenähnliche Formationen. Je älter der Prozeß wird, umso fester ist die Konsistenz. Die Lunge hat ein fleischähnliches Aussehen erworben. Man spricht von *Karnifikation*. Ältere Wucherungsprozesse führen zur Narbenbildung und Hyalinose. Durch Lungenschrumpfung können Bronchiektasen entstehen.

Bei chronischen Säufern wird nicht selten eine eitrige Einschmelzung des pneumonischen Exsudates beobachtet. Es handelt sich um die Pneumonia apostematosa. Die Abszesse erzeugen eine ausgedehnte Defektbildung: Postpneumonische Pneumatocele! Während der Abszedierung erscheinen im Sputum Hämatoidin- und Cholesterinkristalle. Manchmal schließt sich eine Gangrän durch Infektion mit Fäulniskeimen an. Dann entstehen auch Dittrichsche Pfröpfe. Diese bestehen aus Zellen, Zelltrümmern, Fettsäurenadeln, Cholesterin, Tripelphosphat, Tyrosin-, Leucin-Kristallen und Leptothrixfäden. Die Expectoration ist dann ähnlich wie bei der früher häufiger zu beobachtenden putriden Bronchitis eine maulvolle. Die Sedimentation der Sputa im Spitzglas offenbart eine bestimmte Schichtung. Die cytodiagnostische Beurteilung des Sputum bei chronifizierter partiell abszedierter Pneumonie ist schwierig. Die cytodiagnostische Aufbereitung der Sputa wird am besten durch die Methode nach SILVERSTOLPE vorgenommen. Bei der Prüfung etwa der Frage, ob tumorverdächtige Zellen vorliegen, ist die Anwesenheit von Parabasalzellen, jener oben beschriebenen, zwischen den zylindrischen Basalzellen etablierten Lymphocyten-ähnlichen Zellen zu prüfen. Die etwaige Reichlichkeit der Anwesenheit sogenannter Parabasalzellen gilt als alarmierendes Zeichen. Man kann mit einiger Sicherheit auf das Vorliegen tiefgreifender deformierender entzündlicher Prozesse rückschließen, finden sich basozellulare Placards. An die diagnostische Bedeutung des Nachweises elastischer Fasern im Sputum sei noch einmal erinnert!

Die aktuelle Pathologie der lobären Pneumonie wird durch die Frage bewegt, ob die absolute Häufigkeit der Pneumonie (in aller Welt) zugenommen hat. Angeblich konnten große Statistiken nordamerikanischer Lebensversicherungsgesellschaften wahrscheinlich machen, daß die lappenfüllende Pneumonie ein klein wenig an Häufigkeit zugenommen hat! Dagegen ist das Krankheitsbild der lobären Pneumonie im pathologisch-anatomischen Sektionsgut unter dem Einfluß der modernen Therapie stark zurückgegangen. Die Krankheit wird offenbar frühzeitiger diagnostiziert, also besser erkannt und dann auch wirkungsvoller behandelt. Andererseits ist es kein Zweifel, daß alle diejenigen Komplikationen einer Pneumonie, die auch in der alten Zeit beobachtet worden sind, noch heute gesehen werden. Mehr noch: Eigene umfangreiche statistische Bemühungen haben gezeigt, daß während der Sulfonamidära (1940—1949) Komplikationen im Zusammenhang mit Lobärpneumonien in 31,77% aller Fälle zustande kamen. In der alten Zeit der Chininära (1930—1939), fanden sich Komplikationen bei allen Lobärpneumonien lediglich in 15,47% der Fälle! Die Penicillin-Ära hat die Häufigkeit der Komplikationen gesenkt. Immerhin findet man noch heute im Obduktionsgut großer Pathologischer Institute in 20,96% aller Fälle von croupöser Pneumonie bestimmt-charakterisierbare Komplikationen: Karnifikation, metapneumonischer Abszeß, Lungengangrän, Pleuraempyem, Meningitis sowie Hirnabszeß! Alles in allem: Man stirbt zwar heute sehr viel weniger oft als früher an einer lobären Pneumonie; bei den Todesfällen an lobärer Pneumonie spielen dagegen die Komplikationen eine quantitativ größere Rolle als zur Zeit der Chinin-Ära, jedoch eine quantitativ geringere Rolle wie zur Zeit der Sulfonamid-Ära! Das Ergebnis unserer eigenen früheren Untersuchungen über den „Gestaltwandel klassischer Krankheitsbilder" (W. DOERR: Pathomorphose durch chemische Therapie. Verhandlungen Dt. Ges. Path. *39*, 17, 1955/1956) ist folgendes:

a) Die prozentuale Häufigkeit der lappenfüllenden Lungenentzündung im Leichenöffnungsgut ist um 2/3 gesunken und macht rund 1% aus.

b) Bei den Fällen, bei denen die Therapie den tödlichen Ausgang nicht aufhalten konnte, finden sich keine grundsätzlich neuartigen Befunde. Die Therapie schafft nichts, was nicht auch ohne diese spontan entstehen könnte.

c) Wahrscheinlich können kleine Narben, Fibrosen, deformiernde bronchitische Prozesse als Residuen überstandener, besonders intensiv chemotherapeutisch angegangener Pneumonien gelten.

d) Eine vermehrte Neigung zur Ausbildung von Komplikationen unter der modernen Therapie ist nicht zu leugnen.

Die antibiotische Therapie hatte zu einer Beeinflussung der saprophytären Kollektivflora der Schleimhäute und zur Entfesselung des Pilzwachstumes geführt! Dieser Umstand hat zur Entwicklung eines früher in Deutschland wenig beachteten komplizierten Gebietes dem der *Pneumonomykosen*, mit beigetragen.

Die *Prognose der lobären Pneumonie* im Falle des Vorbestehens eines chronischsubstantiellen Lungenemphysemes ist, wie oben bemerkt, besonders schlecht. Überstehen einer Pneumonie hinterläßt keine Immunität.

b) Bronchopneumonien

Bronchopneumonien sind herdförmige Lungenentzündungen, die ungefähr das Areal eines Lungenläppchens oder durch Konfluenz mehrere Lungenläppchen betreffen können. Sie entstehen folgendermaßen:

1. *Bronchogen*, und zwar in der Kontinuität, oder durch direkte Aspiration von Krankheitskeimen in das Innere der Alveolen. Dabei wird vielfach der Weg über eine bronchitisch-bronchostenotisch inszenierte Atelektase gewählt.

2. *Hämatogen*. Dies gilt als selten. Wie oft tatsächlich hämatogen inszenierte Bronchopneumonien vorkommen, weiß man nicht.

Der Unterschied zwischen der croupösen und einer Bronchopneumonie ist kein prinzipieller. Viele Herdpneumonien neigen zur Konfluenz, so daß Bilder entstehen, welche an eine lobäre Pneumonie erinnern. Bei Kindern sind die Bronchopneumonien häufiger als die croupösen. Das hängt mit der Enge der kindlichen Bronchien und der damit verbundenen Neigung zur Entwicklung einer Dystelektase zusammen.

Formen der Bronchopneumonien

1. Endobronchiale, lobuläre Bronchopneumonie im engeren Sinne

Es ist gleichgültig, ob die Entzündung in der Kontinuität durch Sekretmassen oder aber direkt aerogen propagiert nach den Alveolen zu voranschreitet. Die Ausbreitung dieser Entzündung ist in jedem Falle eine intrakanalikuläre. Es handelt sich hierbei um die lobuläre Pneumonie katexochen. Das Exsudat ist unterschiedlich dicht, wechselnd eiweißreich; dementsprechend ist die Farbe auf der Lungenschnittfläche wechselnd, häufig gesprenkelt, gelegentlich hämorrhagisch-nekrotisierend.

2. Peribronchiale alveoläre Bronchopneumonie

Es geht eine Bronchitis, sodann eine Bronchiolitis voraus. Daraus entsteht eine Entzündung des peribronchialen Gewebes. Die Propagation der Entzündung erfolgt entlang den interalveolären Septula. Dadurch entsteht die Entzündung der Alveolen fernab vom primär erkrankten Bronchus.

3. Hämatogene Herdpneumonie

Da nach den alten Untersuchungen von P. v. BAUMGARTEN (Tübingen) die Alveolen selbst keimfrei sein sollen, wäre es denkbar, daß bei pneumonischen Prozessen Krankheitskeime hämatogen in die Nähe der Alveolen gebracht werden. Die ärztliche *Erfahrung* lehrt, daß nach operativen Eingriffen in der Bauchhöhle nicht ganz selten hämatogene Pneumonien — Metastasen — durch Escherichia coli entstehen. Selbst wenn man die Möglichkeit einer solchen Pneumonieentstehung zugeben will, ist sie keineswegs als besonders häufig einzuschätzen. Sie hat wohl mehr eine theoretische Bedeutung.

Auf der Schnittfläche einer bronchopneumonisch alterierten Lunge finden sich zahlreiche prominierende Herdchen von grauer, roter oder gelber Farbe. Das Exsudat zeigt eine schwankende Konsistenz. Es gerinnt meist nicht und läßt sich in Tropfen aus den Alveolen auspressen. Im Inneren der Alveolen liegen abgeschilferte Deckzellen. Zuweilen findet man zusammenhängende Zellplatten. Es finden sich Leukocyten und Rundzellen. Die Umgebung des pneumonisch infiltrierten Bezirkes offenbart eine besondere Hyperämie. Die Menge des Zellgehaltes und die des Fibrines wechselt mit der Art der ursächlich für die Bronchopneumonie verantwortlichen Erreger. In dem Formenkreis der formal-pathogenetischen Bedingungen der Bronchopneumonie nimmt die Atelektase eine zentrale Stelle ein. Eine katarrhalische Bronchitis führt zur Bronchostenose, jene erzeugt eine Resorptionsatelektase (amycische Atelektase), auf dem Boden des dann entstandenen atelektatischen Ödemes entwickelt sich die Pneumonie. Die Infektion geht dort an wie auf einem Nährboden! Auch bei Hypostase des Blutes entsteht bekanntlich ein Ödem (hypostatisches Ödem). Auch dieses wird das Opfer einer Infektion. Atelektase und hypostatisches Ödem sind die Schrittmacher der Bronchopneumonie.

4. Ätiologisch besondere Formen der Bronchopneumonie

Bei *Masern und Keuchhusten* ist das pneumonische Exsudat reich an großen Zellen. Es handelt sich im wesentlichen um abgeschilferte Alveolarepithelien. Man spricht gern von Riesenzellenpneumonie. Tatsächlich sind gelegentlich vielkernige Riesenzellen sichtbar zu machen. Hechtsche Riesenzellenpneumonie.

Bei der *Diphtherie* ist das pneumonische Exsudat besonders eiweißreich. Eine peribronchiolitische Ausbreitung fehlt niemals!

Die *Grippepneumonie* zeigt einen hämorrhagischen Einschlag. Sie neigt zur Nekrotisierung und Vereiterung. Wegen des blutigen Charakters des Exsudates wird die Influenza-Pneumonie als „bunte" bezeichnet. Genau genommen ist die Influenza-Pneumonie eine Viruspneumonie. Sie ist daher eigentlich eine interstitielle Pneumonie. Die interstitiell-entzündlichen Prozesse, über die zu sprechen sein wird, werden in wenigen Tagen mit großer Regelmäßigkeit mikrobiell super- d. h. mischinfiziert. So beobachtet man nur ganz ausnahmsweise „reine" Formen von Grippepneumonie.

Bei verschiedenen *Streptokokken-Infekten* z. B. bei *Scharlach* kann man phlegmonös-interstitielle, erysipelatöse Entzündungen nachweisen. Diese Pneumonieformen sind häufig besonders wasserreich. Das älter werdende entzündliche Ödem imitiert das Bild einer Splenisation.

Pneumonien durch *Staphylokokken-Infektion* werden gern im Säuglingsalter beobachtet. Es handelt sich um abszedierte, vorwiegend subpleural etablierte bronchopneumonische Prozesse, auf der Schnittfläche von Kleeblatt- und Rispenform, mit Pleuranekrosen und begleitender fibrinös-eitriger Pleuritis. Bei *frühkindlichen Staphylokokkenpneumonien* ist unter allen Umständen an ein bestimmtes Grundleiden, eine *Mucoviscidose*, zu denken. Auf dem Boden einer solchen (fibrozystischen Pankreaserkrankung) kommt es zur Fettresorptionsstörung aus dem Darm, dadurch zu einem Vitamin A-Defizit und infolgedessen zu einer gesteigerten Anfälligkeit aller Schleimhäute für das Angehen von Infekten.

Bei *Milzbrand* werden blutig-seröse Pleuropneumonien mit hämorrhagischer regionärer Lymphadenitis beobachtet. Milzbrandpneumonien sind heute in Mitteleuropa beim Menschen exquisite Seltenheiten. Sie entstehen durch Inhalation sporenhaltigen Staubes, etwa beim Sortieren von Fellen und Lumpen: „Hadernkrankheit". Die Milzbrand-Pneumonie nimmt über kurz oder lang einen septischen Krankheitscharakter an.

Bei der *Pest* gelangt die Pasteurella pestis durch Inhalation in die Lunge. Es entsteht eine blutig-brandige, also nekrotisierende Pneumonie. Es handelt sich um eine ungemein schwere, galoppierende Form der Pestbakterien-Infektion, welche in kurzer Zeit zum Tode führt. Charakteristisch ist die starke Blutungsneigung im Exsudat. Durch die dunkelfarbene, blutige Durchtränkung der erkrankten Organe hat die Pest seit alters den Namen „schwarzer Tod".

Atypische Bronchopneumonien: Hierher gehören pneumonische Infiltrate bei *Tulärämie, Listeriose, Parasitenbefall* etc. Diese Pneumonien entstehen nicht plötzlich, bilden symmetrische, infarktähnliche, schmetterlingsförmige Infiltrate aus, zeigen atypische Temperaturkurven, streckenweise einen afebrilen Krankheitsverlauf und sind, wird die Diagnose nicht rechtzeitig und richtig gestellt, therapieresistent.

Welches ist das Schicksal einer Bronchopneumonie?

Das bronchopneumonische Exsudat wird leider häufig erst nach Wochen gelöst. Es zerfällt zu einem fettigen Brei, wird expektoriert oder auf dem

Blut- und Lymphwege resorbiert. Die Heilung kann eine vollständige sein. Daneben kommt auch eine chronische *katarrhalische Pneumonie* zur Beobachtung. Es handelt sich hierbei um die Abschilferung der Alveolardeckzellen mit konsekutiver Verfettung. Seltener kommt es zur Organisation und schwieligen Induration eines bronchopneumonischen Exsudates.

c) Formen der Lungenabszesse und der Lungengangrän

aa) *Bronchogene Abszesse:* Durch Vermittlung des Bronchialweges kann es zur Aspiration von Fremdkörpern, von jauchig-infektiösem Material aus den oberen Luft- und Speisewegen oder auch von anderen in den Lungenobergeschossen gelegenen Lungenabszessen kommen.

bb) *Metastatisch-embolische Abszesse:* Es handelt sich um hämatogene, septische Herdpneumonien. Sie entstehen nicht selten auf dem Boden eines mykotisch infiziert gewesenen Lungeninfarktes. Das Gewebe der Umgebung verrät die Infarktnatur durch die schwarzrot-hämorrhagische Farbe. Die dunkle Farbe kann auch durch Schwefel-Eisenbildung entstehen.

cc) Lungenabszesse entstehen nicht selten auf dem Boden einer zerfallenden, schnell wachsenden *Lungengeschwulst*. Hierher gehört der Begriff der „parablastomatösen" Pneumonie!

dd) *Andere Lungenabszesse* können *traumatisch* entstehen. Es kann sich um ein direktes oder indirektes, ein stumpfes oder perforatives Trauma handeln. Glatte Lungendurchschüsse zeigen aber auch vielfach eine erstaunlich gute Heilungstendenz. Lungenabszesse entstehen umso leichter, wenn Projektilteile, Zeugfetzen oder andere Fremdkörper als indirekte Geschosse in die Lunge verschleppt worden sind.

d) Interstitielle Pneumonie

Bei der akuten interstitiellen Pneumonie verläuft die Entzündung vorwiegend, wenn auch nicht ausschließlich, im Bereiche des Bindegewebes entlang den Lymphbahnen. Es liegt eine interstitielle lymphangitische Pneumonie vor. Die Entzündung greift auf die Alveolen der Nachbarschaft über. Meist handelt es sich um eine pleurogene Pneumonie.

Eine eitrige Pleuritis, die z. B. durch Trauma oder Lungenabszeß entstanden ist, greift dann ihrerseits auf das Lungenbindegewebe über. Entsprechend den lobulären Grenzzügen des Bindegewebes entstehen netzartig verbundene Linien. In ihnen liegen bis auf Bleistiftdicke angeschwollene, von Eiter erfüllte, runde abszeßähnliche oder variköse Lymphbahnen. Wenn ein besonderes Lungenstück durch die interstitielle eitrige Entzündung allseitig begrenzt ist, wird es von Eiter umspült. Es liegt dann eine demarkierende Entzündung, eine Pneumonia dissecans, vor. Eine interstitielle Pneumonie kann bei einer septischen Grippe, nach Wirbeleiterung und eitriger Lymphadenitis des Mittelfellraumes zustande kommen.

Ein entsprechendes Beispiel der Veterinärpathologie ist die Lungenseuche der Rinder. Es handelt sich um eine besonders eindrucksvolle interstitielle Lymphangitis. Man findet im Lungengerüst breite, von gelbem Eiter angefüllte Lymphbahnen, die bei längerem Bestand von schwieligem Gewebe umgeben werden. Die entzündeten Lymphstränge liegen im Bindegewebe wie die Adern eines Gesteines, ähnlich z. B. der Zeichnung auf der Schnittfläche von Mamor.

Wenn die interstitielle Pneumonie chronisch wird, kann eine ausgedehnte Lungenschrumpfung resultieren. Man findet dann ein vielfach verzweigtes unregelmäßig gestaltetes netziges Narbensystem. Dieses entspricht dem Phänomen der *Lymphangitis reticularis* (v. HANSEMANN).

Interstitielle Pneumonien sind heutzutage gewöhnlich *Viruspneumonien*. Diese manifestieren sich mit und ohne Kälteagglutination, mit und ohne positive WaR, mit und ohne Hanganatsiu-Deichersche Reaktion. Die morphologischen Veränderungen sind einigermaßen uniform. Die Interstitien sind verbreitert, ödematös durchtränkt. Der Infiltratcharakter ist ungemein typisch: Im Falle einer Virusinfektion überwiegen Lymphocyten, Monocyten und Plasmazellen. Die an die Interstitien angrenzenden Alveolen lassen gewöhnlich eine katarrhalische Desquamation erkennen. Eine frühkindliche, virusbedingte, interstitielle, plasmazellulare Pneumonie wird repräsentiert durch den *Morbus Nitschke*. Die „reine" Influenza-Pneumonie ist mindestens in den ersten Tagen ebenfalls eine interstitielle! Eine klassische interstitielle Pneumonie ist die bei *Q-Fever*. Sie wird hervorgerufen durch die Rickettsia burneti. Die Krankheit ist zuerst in Australien beobachtet (Queensland-fever). Eine andere durch Rickettsien hervorgerufene Pneumonie findet sich bei der *Papageienkrankheit (Psittakose)*. Der Erreger ist die Rickettsia psittaci. Die Papageienkrankheit ist zum ersten Male im Jahre 1879 in der Schweiz beschrieben worden (RITTER). In Paris ist eine kleine Seuche im Jahre 1892 aufgetreten. Man hat damals eine Salmonelle als Ursache vermutet. Diese ist heute als Konsortionsvirus entlarvt. In Deutschland kommen seit 1929 immer wieder kleine Gruppen- und Familienendemien vor. Das Virusreservoir sind Papageien und Wellensittiche. Die kranken Vögel sitzen zusammengekauert, aufgeplustert in ihrem Bauer, leiden an Durchfällen, Tracheobronchitis, sind entkräftet, zeigen ataktische Bewegungen, werden schließlich komatös und gehen unter Konvulsionen ein. Die Tiere können gelegentlich die Infektion überstehen. Sie werden dann zu Dauerausscheidern. Beim Menschen beträgt die Inkubationszeit 7—14 Tage. Es entwickelt sich ein typhöses Krankheitsbild. In der Lunge entsteht eine zunächst zentrale, dann umherziehende Pneumonie. Der physikalische Lungenbefund ist gering. Trotz starken Reizhustens wird fast kein Sputum entleert. Die Krankheit dauert etwa zwei Wochen. Entweder kommt es in der dritten Woche zur Lösung der Pneumonie oder der Kranke stirbt. Die Sterblichkeit betrug früher 10—30%. Durch die besser durchgearbeitete Diagnostik und die Möglichkeit der Anwendung stark wirkender Antibiotica ist die Sterblichkeit entscheidend gesenkt worden (3—5%!). Die Rekonvaleszenz ist langwierig. Interessant ist, daß besondere Dispositionsunterschiede für die Krankheit bestehen müssen. Die Mortalität der Kinder ist gering. Die Kinder überstehen die Papageienkrankheit fast ausnahmslos.

Die Papageienkrankheit wird vom Tier auf den Menschen entweder durch Biß oder durch Staubinhalation oder beim Rupfen von Tieren übertragen. Vor vielen Jahren hat eine kleine Epidemie auf den Faröer-Inseln Aufsehen erregt. Die Inselbewohner hatten sich durch das Rupfen von Sturmvögeln infiziert. Diese müssen die Rickettsia psittaci auf ihren weiten Streifzügen bis zum Südatlantik durch den Genuß von im Amazonas-Delta treibenden verstorbenen Papageien erworben und in ihre nördliche Heimat getragen haben! Eine weitere interessante Tatsache dieser gefährlichen Krankheit ist, daß die Kontagiosität in der ersten „Krankheitsgeneration" von Mensch zu Mensch groß, in der zweiten klein ist. Das Überstehen der Krankheit hinterläßt keine Immunität. Die Diagnose kann leicht durch die Komplementbindungsreaktion gestellt werden.

Klassische Viruspneumonien zeichnen sich häufig dadurch aus, daß der Temperaturanstieg eine Zeit von 24—48 Stunden benötigt. Es kommt dann nicht immer zu einer Continua, vielfach zu Remissionen. Bradykardie und Leukopenie lassen differentialdiagnostisch an einen Typhus abdominalis denken. Kopfschmerzen und schweres Krankheitsgefühl ergänzen das Bild. Im peripheren Blute finden sich stets abnorm gesteigerte Lymphocytenwerte. Eines der verläßlichsten Zeichen ist die Kälteagglutination. Sie gilt als positiv, wenn der Titer 1:24 (und darüber) beträgt. Die Kälteagglutinationsprobe wird frühestens vom 7. Krankheitstage an positiv. Bei den WaR-positiven Pneumonien bleibt die Seroreaktion etwa 2 Wochen lang stark positiv.

Ein Teil der Viruspneumonien wird von den us-amerikanischen Pathologen „Pneumonitis" genannt. Die Krankheit ist als solche während des letzten Krieges zum ersten Mal unübersehbar deutlich geworden. Sie trug damals die verschiedensten Namen: Krim-Fieber, Balkan-Fieber, Olympia-Fieber, bei der britischen Mittelmeerarmee „PUO" (pyrexia of unknown origin). *Heute* ist eine Vielzahl klinisch sehr verwandter Krankheitsformen ausgearbeitet.

Ein praktisch sehr bedeutsames pneumonisches Bild bei jungen Säuglingen wird durch *Pneumocystis Carinii* verursacht. Dabei handelt es sich um eine parasitäre Erkrankung, deren nosologische Stellung nicht geklärt ist. Man hatte lange Zeit angenommen, Pneumocystis Carinii sei eine bestimmte Hefepilzform; heute wird angegeben, Pneumocystis sei ein Protozoon. Tatsächlich findet man Protozoen-Kolonien, welche ein eigenartig wabig-schaumiges Aussehen besitzen, ganze Lungenalveolengruppen ausfüllen, vegetative Dauerformen mit Merozoiten (im protrahierten Giemsa-Präparat) offenbaren und durch eine breite interstitielle lymphocytäre u. plasmazellulare Reaktion begleitet werden. Die Pneumonie durch Pneumocystis Carinii ist gekoppelt mit der Infektion durch das Speicheldrüsenvirus, also mit einer eigenartigen, als Zytomegalie bezeichneten Krankheit (vgl. „Allgemeine Pathologie", S. 157).

Eine primär-chronische interstitielle Pneumonie mit klinischen sowie patho-anatomischen Besonderheiten ist das *Hamman-Rich-Syndrom:* Es handelt sich um eine diffuse progressive interstitielle Lungenfibrose. Die Krankheit kann familiär gebunden auftreten, wird jedoch vorwiegend sporadisch beobachtet. Sie ist wahrscheinlich identisch mit dem, was in der deutschen Literatur als „Lymphangitis reticularis" (D. v. HANSEMANN, 1915) bezeichnet wird. Das Hamman-Rich-Syndrom als solches ist 1933 beschrieben worden. Man unterscheidet zwei Krankheitsphasen, eine erste Phase der kompensierten pulmonalen Insuffizienz und eine zweite Phase der Dekompensation. Das Leiden beginnt schleichend, mit trockenem Reizhusten und schwierig zu lokalisierenden Schmerzen in der Brust. Gelegentlich entstehen wochenlange Temperatursteigerungen, welche durch ebenso lang anhaltende Remissionen unterbrochen werden. Das Sputum ist zäh, schleimig, nur gelegentlich blutig. In der zweiten Krankheitsphase nehmen Atemnot und Atemfrequenz zu. Es resultiert eine Polyglobulie, und es finden sich Trommelschlegelfinger. Im Röntgenbild findet sich eine von den Unterfeldern aufsteigende Verschleierung mit eng retikulierter Lungenzeichnung. Die röntgenologische Differentialdiagnose hat eine chronische (kardiale) Stauungslunge und eine Miliartuberkulose auszuschließen. Männer erkranken käufiger als Frauen. Pathologisch-anatomisch imponiert die Verbreiterung des Interstitium mit starker Tendenz zur Vernarbung. Dabei kommt es zu einer Zerstörung der elastischen Lamellen. In der Umgebung der Elasticasplitter erblühen Fremdkörpergranulome. Die Eisenreaktion kann positiv sein.

e) Spezifische Lungenentzündungen

aa) *Lungentuberkulose*

Sie ist die häufigste Manifestation der menschlichen Tuberkulose. In 85—87% aller Tuberkulosen liegt eine primäre Lungentuberkulose zugrunde. Sie ist also auch die wichtigste Tuberkuloseform schlechthin. In der menschlichen Lunge werden im allgemeinen nur solche Tuberkulosen gefunden, welche durch den Tuberkelbazillus vom Typus humanus hervorgerufen worden sind. Als Infektionswege sind in allererster Linie Atemwege, alsdann Blut- und Lymphwege zu nennen.

Allgemeine Morphologie der Lungentuberkulose

Wie in allen anderen Organen des menschlichen Körpers ist auch die Lungentuberkulose entweder eine produktive oder eine exsudative. Es interessiert die Frage, was geschieht, wenn Tuberkelbazillen in eine menschliche Lunge (z.B. durch Inhalation) hineingelangen. Die Verhältnisse werden am besten durch folgendes Diagramm versinnbildlicht:

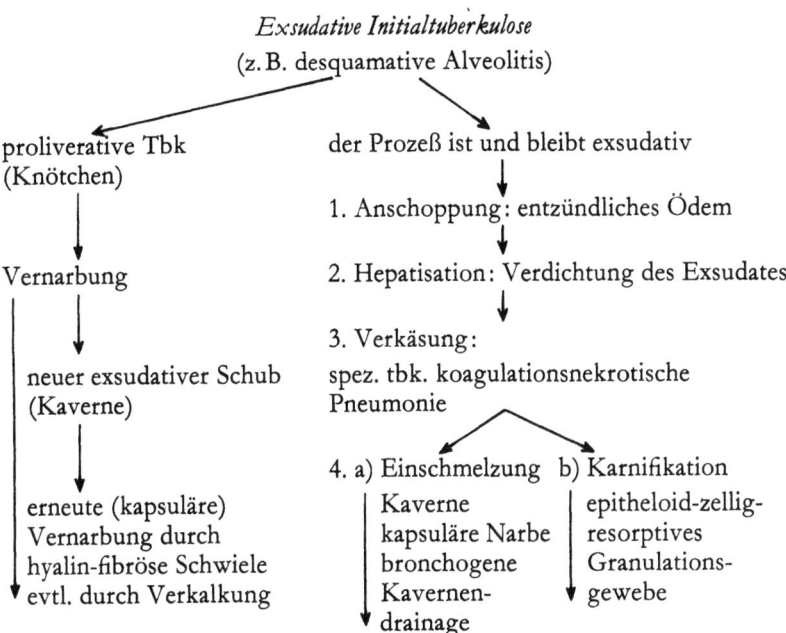

1) Produktive Tuberkulose: Es handelt sich um die charakteristische tuberkulöse Granulombildung. Sie ist dadurch ausgezeichnet, daß jeweils eine zentrale Verkäsung, unter Umständen mit Erweichung und Verflüssigung vorhanden ist. In vielen Fällen sogenannter produktiver Tuberkel findet sich natürlich eine perifokale Vernarbung und eine zentrale Verkalkung. Alle produktiven Tuberkel sind immer und zunächst sogenannte Gerüsttuberkel. Es liegen also miliare oder übermiliare Knötchen im Alveolengerüst oder an der Wand kleiner Gefäße oder auch im Inneren der Bronchialwand vor. Die Knötchen wachsen in die Umgebung, in Alveolen und Bronchien hinein. Vielfach entsteht eine begleitende Endarteriitis. Die elastischen Fasern werden zerstört, so daß im Inneren eines produktiven Tuberculum nur noch ganz wenige elastische Bruchstücke zu sehen sind. Die Zerstörung gerade der elastischen Elemente stellt eine Eigentümlichkeit des produktiven epitheloidzellreichen Granulationsgewebes dar. Jede jugendliche proliferationstüchtige Bindegewebszelle ist in der Lage, auch derbe Gewebe abzubauen und zu zerstören. Die jugendlichen Bindegewebszellen können also auch in Knorpel und Knochen einbrechen, daher auch elastische und andere bindegewebige Elemente vernichten.

2) Exsudative Tuberkulose: Sie hat eine territorial unterschiedliche Ausdehnung, ist entweder miliar, betrifft dann nur Alveolen, oder aber größer, und befällt dann natürlich auch Acini und Lobuli. Miliare exsudative Tuberkulosen sind hämatogen entstanden. Acinöse Lungentuberkulosen sind tuberkulöse Bronchopneumonien. In seltenen Fällen erkrankt ein ganzer Lungenlappen. Auch die Konfluenz kleinerer Käseherde ist möglich. Ähnlich den Verhältnissen bei der croupösen Pneumonie sind auch bei der tuberkulösen Pneumonie *verschiedene Stadien* zu unterscheiden:

Im ersten Stadium ist der erkrankte Lungenteil hyperämisch. Es besteht ein entzündliches Ödem. Dieses ist relativ eiweißreich. Fibrin kommt vor und läßt sich im Schnittbild leicht darstellen. Dieses Stadium entspricht dem der Anschoppung bei der genuinen Pneumonie. Jetzt wäre noch immer eine völlige Rückbildung der pathologischen geweblichen Veränderungen möglich. Das erste Stadium der tuberkulösen Pneumonie kann eine unerwartet lange Zeit bestehen. Die Lunge sieht dann makroskopisch speckig-glasigglänzend aus. Man spricht von der „glatten Pneumonie" oder „gelatinösen Infiltration". Auch wenn eine glatte Pneumonie lange Zeit bestanden hatte, ist sie zumeist vollständig reversibel.

Das *zweite Stadium* ist das der Hepatisation. Die Schnittfläche der Lunge ist trocken, graurötlich, fein-granuliert, also wiederum ähnlich den Verhältnissen bei der Crouposa. Mikroskopisch besteht aber ein deutlicher Unterschied gegenüber der Hepatisation bei einer genuinen Pneumonie. Die tuberkulöse Hepatisation zeigt eine ungleichmäßige Verteilung des Fibrines. Es kann stellenweise gänzlich fehlen. Der Eiweißgehalt dieses Exsudates unterliegt also starken Schwankungen. Daneben finden sich auch besondere Exsudatzellen: Es handelt sich um große, runde oder ovale Gebilde mit einer tröpfchenförmigen Ablagerung von Lipoiden im Protoplasma. Diese Zellen sind Abkömmlinge des Mesenchymes. Wir reden von der Alveolarverfettung. Verfettete Alveolen liegen in Gruppen zusammen und erzeugen eine buttergelbe Sprenkelung der Lungenschnittfläche. Auch dieses Stadium kann teilweise einer Restitutio ad integrum zugeführt werden.

Im *dritten Stadium* gibt es mehrere Möglichkeiten:

Die Hepatisation des zweiten Stadiums verkäst. Die Verkäsung betrifft das Exsudat und das Lungengewebe. An den Capillaren des Lungengerüstes beobachtet man eine hyaline Entartung. Es handelt sich um hyaline Thrombosen. Andere kleinere Gefäße zeigen das Phänomen der obliterativen Endarteriitis. Auch das Blut im Inneren der Gefäße gerinnt und wird der Verkäsung unterworfen. Der Lungenschnitt ist trocken. Er ist undeutlich granuliert. Die Verkäsung ist nicht gleichmäßig vorhanden. Häufig wechseln graugelbe mit grauroten, diese mit speckwurstartig aussehenden Partien. An die Verkäsung kann sich eine Erweichung anschließen. Dann scheinen außer den Tuberkelbazillen auch andere Erreger eine unterstützende Rolle zu spielen.

Wird das Stadium der Hepatisation keiner Verkäsung unterworfen, dann wird das hepatisierte Lungengewebe in die Vorgänge der Organisation verwickelt. Es handelt sich also darum, daß das tuberkulös-pneumonische Exsudat des zweiten Stadiums jetzt im dritten Stadium durch ein Granulationsgewebe ersetzt wird. Es kann entweder spezifisch-tuberkulöses Granulationsgewebe oder auch unspezifisches Gewebe auftreten. Wenn ein tuberkulöses Granulationsgewebe die Organisation ausführt, spricht man von „*tuberkulöser Karnifikation*". Das tuberkulöse Granulationsgewebe wächst jetzt meist im Inneren der Alveolen. Das vorhandene Exsudat dient dann gleichsam als Nährboden. Das Granulationsgewebe kann vernarben oder doch noch später, also nachträglich, verkäsen. Im Gegensatz zur produktiven Tuberkulose bleiben bei der tuberkulösen Karnifikation die elastischen Elemente des Lungengerüstes erhalten, weil die Granulationen jetzt im Inneren der Alveolen gelegen sind. War einmal eine Verkäsung vorhanden, dann ist eine Restitutio ad integrum nicht mehr möglich! Eine völlige Wiederherstellung nach einer Verkäsung ist deshalb nicht denkbar, weil bei der Verkäsung nicht nur das tuberkulös-pneumonische Exsudat, sondern auch das Lungengerüst nekrotisch geworden ist. Entsprechend ist auch bei der tuberkulösen Karnifikation, trotz Erhaltung des Lungengerüstes, eine Restitutio ad integrum nicht möglich, weil das tuberkulöse Granulationsgewebe seinerseits vernarbt oder, wie schon erwähnt, nachträglich doch noch verkäst.

Das verkäste Lungengewebe könnte allenfalls in seiner Umgebung eine fibröse Abkapselung erfahren. So weit eine derartige Kapsel aus spezifischem Granulationsgewebe gebildet wird, spricht man von der spezifischen, sonst von der unspezifischen Kapsel.

Auch die produktive Lungentuberkulose kann natürlich um sich greifen. Hierbei entstehen kleeblatt- und rispenförmige Verdichtungsbezirke, jeweils ausgestattet durch guirlandenförmige Epitheloidzellsäume. In praxi findet man bei einer Lungentuberkulose im allgemeinen nur selten „reine" Formen. Ganz überwiegend kommen exsudative und produktive Prozesse nebeneinander vor. Ist die Reaktionslage, also die Widerstandskraft unseres Körpers gegenüber den Tuberkelbazillen groß, dann verläuft die Tuberkulose vorwiegend produktiv. Bei einer geringen Resistenz herrscht dagegen die exsudative Tuberkulose vor.

Spezielle Morphologie der Lungentuberkulose

Wie die Tuberkulose sonst in unserem Körper in ihrem Krankheitsablauf ein zeitlich geordnetes Verhalten erkennen läßt, so daß man gemeinhin von einem an Stadien gebundenen Ablauf sprechen kann, so ist es auch in der Lunge. Es sei auf Seite 114 der „Allgemeinen Pathologie" ausdrücklich verwiesen. Zur leichteren Orientierung möge an dieser Stelle (noch einmal) die Stadieneinteilung der Tuberkulose nach SCHMINCKE unter besonderer Berücksichtigung der Vorgänge bei der *Lungen*tuberkulose wiedergegeben werden:

A. Primärperiode

Ghonscher Herd und regionäre Lymphknotentuberkulose = tuberkulöser Primärkomplex = Hantelförmiges Infiltrat nach Karl Ernst RANKE.

B. Postprimärperiode

I. Generalisationsstadium

1. *Frühgeneralisation*
   a) Simonsche Spitzenmetastase
   b) Miliartuberkulose
   c) Sepsis tuberculosa acutissima (= Typhobazillose Landouzy)
2. *Spätgeneralisation*
   a) Acinös-bronchopneumonische Herde
   b) sogenannte Aschoff-Puhlsche Herde
   c) sogenannter infraclaviculäres Frühinfiltrat (ASSMANN, REDEKER, SIMON)

II. Stadium der isolierten Organphthise

In der Primärperiode der Lungentuberkulose liegt eine besonders charakteristische Organmanifestation vor. Der tuberkulöse Primärherd liegt subpleural im mittleren Drittel eines Lappens, selten an der Spitze. Vielfach handelt es sich nicht um einen einzelnen Herd. Es sind Fälle von über 10 Primärherden in einer Lunge bekannt geworden. Der Primärherd wurde zuerst von PERREAU und KUSS entdeckt, später von Anton GHON in Prag wiedergefunden und genau beschrieben. Die deutschsprachige Pathologie nennt diesen Ersthrd der Tuberkulose ihm zu Ehren den Ghonschen Herd. Es handelt sich um eine kleine käsige Bronchopneumonie. Sie braucht für ihre Entwicklung eine bestimmte Zeit. In ihrer Umgebung entsteht ein spezifischer Granulationsgewebewall. Vom Ghonschen Herd aus führen eine Reihe von tuberkulös erkrankten Lymphbahnen zu den regionären Lymphknoten. Unter diesen ist mindestens einer erheblich vergrößert und subtotal verkäst. Wenn die käsige Lymphadenitis auf die Umgebung übergreift, berührt sie eine benachbarte Bronchialwand. Sie macht dort eine akute katarrhalische Entzündung. Der Arzt spricht von „Hiluskatarrh". Der Primärkomplex, der also aus Primärherd, Lymphbahnen und erkrankten regionären Lymphknoten besteht, wird in seiner Blüte vorwiegend bei jüngeren Menschen gefunden.

Das Schicksal des Primärkomplexes besteht in bindegewebiger fibröser Abriegelung. Der Primäraffekt, der Ghonsche Herd also, zeigt eine besonders eindrucksvolle zentrale Calcifikation und Verkreidung. Grundsätzlich gleichartige Veränderungen laufen in den regionären Lymphknoten ab.

Die *Verkreidung* eines tuberkulösen Herdes kommt ausschließlich in der Primärperiode der Tuberkulose, niemals postprimär, vor. Die Verkreidung stellt also ein besonderes Charakteristikum der primären Tuberkulose überhaupt dar, welches es ermöglicht, einen tuberkulösen Organbefund als zur Primärperiode gehörig zu erkennen. Im Inneren der Kreideherde können Tuberkelbazillen virulent bleiben. Erst wenn die Tuberkelbazillen abgestorben sind, können die Herde verknöchern. Dann kann es möglicherweise zur vollständigen Resorption kommen, so daß nur einige wenige Kalksplitterchen im Gewebe zurückbleiben.

Der tuberkulöse Primäraffekt (= Ghonscher Herd) hat eine charakteristische kugelige oder eiförmige Gestalt. Wenn es nicht zur Verkalkung oder Verkreidung kommt, kann der Herd einschmelzen. Es entsteht dann die sogenannte *Primärkaverne*. Das tuberkulöse Material kann dann in Brochus, Blut- oder Lymphbahnen eintreten. Ein solcher Einbruch in die Organsysteme der Umgebung kann von jeder Seite des Primärkomplexes aus erfolgen. Im Stadium der *Frühgeneralisation* handelt es sich um eine Streuung von tuberkulösem Material in den ganzen Körper, also auch in die Lungen. Wenn das Stadium des Primärkomplexes überwunden ist, kommt es in rund 50% der Fälle (aller Lungentuberkulosen) nicht zur sofortigen Beruhigung im Krankheitsgeschehen, sondern zunächst noch zu einer Streuung und erst dann — möglicherweise — zur Ruhe. Dabei entstehen sowohl in der Lunge als auch in den anderen Organen Gerüsttuberkel oder acinöse gemischte exsudativ-produktive Herdchen. Die Lungenspitze wird besonders gern von solchen Streuungen befallen. Derartige tuberkulöse Spitzenherde, die für das Stadium der Frühgeneralisation charakteristisch sind, nennt man *Simonsche Spitzenmetastasen*. Die Absiedelung solcher Frühstreuungsherde in anderen Organen ist vielfach für den Ablauf einer späteren Lungentuberkulose nicht ungünstig. Es kommt nämlich dann bemerkenswerter Weise zu einer Schutzwirkung aus der Peripherie für die Lungen gegenüber weiteren tuberkulösen Infektionen.

Manchmal entsteht durch den Einbruch eines verkästen Teiles des Primärkomplexes in die Blut- oder Lymphbahnen eine *Miliartuberkulose*. Eine Miliartuberkulose der Lungen ist fast immer eine Teilerscheinung einer allgemeinen Miliartuberkulose. Die Tuberkel liegen in der Lunge entweder an den Capillaren oder an kleinen Arterien. Es handelt sich dabei entweder um kleine Knötchen oder um Käseherdchen. Ist die Abwehrkraft des Organismus günstig, dann kann eine Miliartuberkulose nahzu chronisch verlaufen. Es entsteht eine chronische *Lymphangitis tuberculosa*. Ihre spezifische Natur ist nicht immer leicht zu erkennen. Man sieht jedoch deutlicher eine netzige Anordnung. Es bestehen zweifellos Beziehungen zur oben genannten Lymphangitis reticularis v. HANSEMANN. In anderen Fällen ist die miliare Streuung äußerst gering. Man bezeichnet derartige „zarte" miliartuberkulöse Manifestationen als *Miliaris discreta*. — Die graugelben Knötchen und Käseherde der Miliartuberkulose nehmen im allgemeinen an Größe von der Lungenspitze nach der Lungenbasis hin ab.

Eine Miliartuberkulose kommt meist dadurch zustande, daß ein Käseherd in der Umgebung des Ductus thoracicus gelegen ist, in diesen einbricht oder in solche Lymphbahnen eingebrochen war, welche zum Ductus thoracicus hinführen. Dann entsteht dort eine Endangitis tuberculosa. Diese besteht in der Bildung eines Intimatuberkels. Jener kann verkäsen und die Tuberkelbazillen weiterstreuen („Quellherd"). In zahlreichen Fällen geht eine Miliartuberkulose über den Ductus thoracicus. In anderen über die Lungenvenen, auch im Inneren der Lungen. Auch andere Venen, seltener Arterien, noch seltener das rechte Herz, können Intimatuberkel tragen. Die Intimatuberkel sind etwa apfelsinenkerngroße gelbliche polypöse Gebilde, welche zapfenförmig in die Gefäßlichtung vorragen. Wenn sie erweichen, werden sie die Propagation der Tuberkulose wesentlich fördern.

Die wissenschaftliche Tuberkuloselehre ist seit Jahren unter dem Einflusse der Autorität von Paul HUEBSCHMANN auch mit der Erörterung gegenteiliger Auffassungen beschäftigt. HUEBSCHMANN meinte, daß die Suche nach dem Intimatuberkel bei der Obduktion zur Befriedigung des formal-pathogenetischen Bedürfnisses deshalb unnütz wäre, weil man nicht immer Ursache und Wirkung genügend klar voneinander unterscheiden könne. HUEBSCHMANN hatte darauf hingewiesen, daß die Tuberkel im Inneren der Gefäße auch im Zuge der miliaren Tuberkulose selbst, nämlich durch Implantation der im Blut oder der Lymphe kreisenden Tuberkelbazillen, gleichsam als resorptive Leistung seitens der Intima, entstehen könnten. Das Alter der Intimatuberkel sei häufig zu gering, als daß sie für die Entstehung einer Miliartuberkulose eine Bedeutung beanspruchen könnten. Unter dem Eindrucke der Huebschmannschen Beweisführung beunruhigt sich heute kein gewissenhafter Obduzent, wenn es ihm bei der Obduktion eines Falles einer Miliartuberkulose nicht gelingen sollte, *den* Intimatuberkel im Sinne des *Quellherdes* zu finden.

Eine Miliartuberkulose kann natürlich in jedem Stadium der Lungentuberkulose und in jedem Lebensalter auftreten. Die miliaren Herde in der Lunge sind mehr exsudativ als in anderen Organen (Leber, Niere, Milz). Das hängt mit der besonderen Reaktionsweise der Lungen zusammen („Terrain-Faktor").

Eine besonders schwere Verlaufsart einer generalisierten Tuberkulose ist die Typhobazillose. Dabei werden Tuberkelbazillen in der Blutbahn umhergeschleppt. Sie werden in verschiedenen Organen abgelagert und erzeugen dort kleinste Nekrosen. Ihre mikroskopische Untersuchung zeigt, daß besondere zellige Reaktionen nicht vorhanden sind. Dementsprechend fehlt jedes spezifische Granulationsgewebe! Es kommt allenfalls zu einer geringgradigen Verkäsung. Der Prozeß verläuft zu schnell und die Widerstandskraft des Kranken ist zu gering, als daß Zeit und Möglichkeit vorhanden wären, den histalen Abwehrmechanismus in Szene zu setzen. Die ganze Krankheit kann in 5—7 Tagen tödlich endigen.

Wenn das tuberkulöse Material im *Stadium der Spätgeneralasition* in den Bronchialbaum gelangt (durch Einbruch eines tuberkulösen Lymphknotens), dann kann es natürlich in beide Lungen verteilt werden. Es entstehen dann kleine *acinöse bronchopneumonische Herde*. Sie haben makroskopisch Kleeblatt- oder Rispenform. Sollte die Tuberkulose in einen Seitenbronchus geringen Kalibers eingebrochen sein, bleiben die acinösen tuberkulösen bronchopneumonischen Herdchen in dessen Verzweigungsgebiet liegen. Manchmal entstehen durch Einschmelzung dieser kleinen und kleinsten Pneumonien *Cavernulae*. In manchen anderen Fällen kann man beobachten, daß der Einbruch in der Gegend des Ramus apicalis posterior des dorsalen Oberlappenbronchus erfolgt war. Es entsteht dann der sogenannte *Aschoff-Puhlsche Herd*. Er ist käsige Pneumonie von etwa Erbs- bis Kleinkirschgröße, zeigt in seiner Umgebung spezifisches Granulationsgewebe, in der weiteren Umgebung eine schiefrige Kapsel. Er neigt später zur Verkalkung, nicht jedoch zur Verkreidung. Entweder kommt es zur Narbenschrumpfung; dadurch kann dieser Herd allseitig abgeschlossen, gleichsam eingesargt werden. Oder aber eine wenig glücklich verlaufene Organisation erzwingt einen Kapselaufbruch. Dann entstehen kleine acinöse Streuherdchen in der Umgebung. Die Aschoff-Puhlschen Herde entstehen in der überwiegenden Anzahl der Fälle nicht direkt-exogen. Sie entstehen sehr wahrscheinlich endogen und zwar im allgemeinen von den Simonschen Spitzenmetastasen aus. Man nennt die Aschoff-Puhlschen Herde auch „Streuung groben Kornes" oder „Extraherde" (STRAUB).

Die Röntgen-Ära hat das *infraklavikuläre Frühinfiltrat* entdeckt. Es liegt in der sogenannten Infragegend d.h. — bei röntgenologischer Untersuchung — unterhalb der Ebene des Schlüsselbeines. Das infraklavikuläre Frühinfiltrat stellt in vielen Fällen den eigentlichen Ausgangspunkt für die Erwachsenentuberkulose dar. Es entsteht nach ASSMANN rein exogen, nach SIMON jedoch überwiegend endogen. Es handelt sich um eine käsige Pneumonie mit Neigung zur Kavernisierung. Dadurch kommt es häufig zur endobronchialen Propagation tuberkulös-käsigen Materiales. Das infraklavikuläre Frühinfiltrat (ASSMANN, REDEKER, SIMON) ist identisch mit dem, was die ältere Pathologenschule als Birch-Hirschfeld-Herde bezeichnet hatte. Die Kavernen, die auf dem Boden des Frühinfiltrates entstehen, heißen *Frühkavernen*. Sie haben eine rundliche Form, genauer gesagt, die Gestalt eines „liegenden ausgeblasenen Eies". Man nennt die Frühkavernen auch Rund- oder Lochkavernen. Sie heißen „Frühkavernen", weil sie am Anfange eines großen Teiles der Fälle sogenannter isolierter *Organphthise* stehen.

Die histogenetischen Beziehungen zwischen Spitzenherden und Infraherden sind durchaus variabel. Nach PAGEL und WURM entstehen die Infraherde so gut wie immer in Abhängigkeit von den Spitzenherden.

Im *Stadium* der *isolierten Organphthise* sieht man eine eigentümliche Lokalisation der Tuberkulose. In der Umgebung eines exacerbierten Spitzenherdes oder eines offenen Infraherdes liegen hirsekorngroße oder größere grauweiße, kleeblatt- oder ripsenförmige Herde in Gruppen beieinander. Sie sind von einem schiefrigen Saum eingefaßt. Es handelt sich um eine Erkrankung der Bronchioli alveolares. Dadurch können mehrere benachbarte Acini ergriffen werden. Es liegt eine *acinöse Lungentuberkulose* vor.

Die acinöse Tuberkulose beginnt an einer Bronchiolengabel. Zunächst liegt ein kleines produktives Knötchen vor. Es liegt an der der Bronchialarterie anliegenden Seite der Bronchiolenwand. Es macht dann eine Vorwölbung der Wand, bricht in die Lichtung ein und durchwächst den Acinus. Es kann ihn dann mit käsigem Exsudat anfüllen. In seiner Umgebung entsteht ein produktives Granulationsgewebe.

In anderen Fällen steht im Anfange eine käsige Exsudation in die Bronchiolenlichtung. Eine Heilung kann jetzt nur noch mit Narbenbildung ablaufen (denn Verkäsung ist gleichbedeutend mit Nekrotisierung!). Wenn mehrere Herde konfluieren, entstehen maulbeerförmige *acinös-nodöse Herde*, besonders gern in den Obergeschossen beider Lungen. Manchmal haben die Herde eine eigenartige dunkelgraue, schwärzliche, schiefrige Farbe. Dies rührt daher, daß an sich noch gesunde Bronchiolen von Granulationsgewebe komprimiert werden. Es kommt dann zum Kollaps des zugehörigen peripheren Verzweigungsgebietes. Dadurch wird das Lungengewebe dichter, das anthrakotische Pigment kommt auf einen kleineren Raum zu liegen, wodurch die Farbtönung „geschwärzt" wird. Behalten die Alveolen bei dem Kollaps noch ein kleines spaltförmiges Lumen, dann zeigen die Epithelien eine kubische Gestalt. Dadurch erhalten die kollabierten, in der Umgebung acinös-nodöser, tuberkulöser Herde gelegenen Lungenpartien ein drüsenähnliches Aussehen. Ist die Kompression stärker gewesen, gehen Alveolarendothelien unter. Es entsteht vielleicht auch eine Kollapsinduration. Jedenfalls kann es zur ausgedehnten Narbenbildung kommen. Die Schwarzfärbung in der Umgebung solcher Narben bei einer Lungentuberkulose kommt vielleicht auch durch die Bildung von Schwefel-Eisen zustande. Die tuberkulöse Lunge ist besonders eisenreich, so daß die Voraussetzung für die Bildung des schwarzen Schwefel-Eisens gegeben wäre. Wenn ein Pleurareiz, besonders an der Lungenspitze, hinzutritt, entstehen Verklebungen und Verwachsungen. Dadurch kann es nachträglich zur winkligen Knickung der Bronchien, durch Narbenschrumpfung zur Bildung von kleinen Bronchiektasen, zu parafokalen Emphysemblasen und zur Ausbildung sogenannter Spitzennarbenblasen können: Emphysema bronchiolectaticum (W. PAGEL); Spitzennarbenblasen (B. FISCHER-WASELS); Pleuraspitzenkappe (ASCHOFF-FOCKE).

Die Erscheinungsbilder der Lungentuberkulose sind also besonders vielgestaltig. Es seien noch einmal die an der Spitze oder jedenfalls in den kranialen Lungenpartien gelegenen Herde genannt:
Simonsche Spitzenmetastase (Frühgeneralisationsperiode),
Aschoff-Puhlscher Herd und
infraklavikuläres Frühinfiltrat (Spätgeneralisationsperiode).

Von irgendeinem dieser Herde aus entsteht im Stadium der isolierten Organphthise eine Vielfalt von acinös-nodösen Infiltraten. Diese wiederum erzeugen eine Reihe an sich unspezifischer, in ihrer Gesamtheit jedoch charakteristischer Veränderungen. So kommt es zu allerlei Narbenschrumpfungen, zum Kollaps kleiner Lungengebiete, zur Ablagerung anthrakotischen Pigmentes in den Narbenbereich (schiefrige Induration), zur Bildung von Schwefel-Eisen, zur Entfaltung auch interstitieller Emphysemblasen sowie zu Reizerscheinungen und Verwachsungsvorgängen an der Pleura.

Aus der Mannigfaltigkeit dieser Vorgänge kann man schließen, daß in diesem Stadium der Lungentuberkulose schwerwiegende, im ganzen jedoch auf die kranialen Partien konzentrierte Veränderungen vorhanden sind. Ist die Narbenbildung besonders intensiv, spricht man von cirrhotischer Tuberkulose.

Neben der acinös-nodösen Tuberkulose spielt die *Kavernenbildung* eine besondere Rolle. Die Kavernen entstehen gern in der Lungenspitze, können jedoch auf dem Boden später inszenierter Herde auch sonst und überall zur Entwicklung gelangen. Ihre Größe wechselt erheblich. Sie haben eine unregelmäßige Gestalt. Ihre Wandung ist mißfarben, von grünlichem Eiter bedeckt. In ihrer Umgebung liegt ein schiefriges Narbenwerk. Wenn die Pleura erreicht wird, dann ist diese besonders stark verdickt. Die Kavernen entstehen entweder auf dem Boden eines tuberkulösen Lungenprozesses (im engeren Sinne) oder durch Verkäsung der Bronchialwand (pneumonogene und bronchogene Kavernenbildung). Die *Kavernenheilung* kommt durch Reinigung der Wand zustande. Im Kaverneneiter liegen außer Unmengen von Tuberkelbakterien viele Begleitbakterien (Nosoparasiten; Konsortionsviren). Anstelle des tuberkulösen kann ein unspezifisches Granulationsgewebe in der Kavernenwand auftreten. Die grüne Farbe verschwindet, sie macht einer grauroten Platz. Endlich ist die Kavernenwand glatt. Wenn alles gut geht, können benachbarte Wände in Tuchfühlung miteinander treten, verkleben, später auch verwachsen. In anderen Fällen entwickelt sich eine Epithelisierung der Kavernenwand, ausgehend von kleinen Drainage-Bronchien. Dadurch werden die Kavernenwände „stabilisiert", und es entsteht eine Art von Lungenzysten.

In manchen Fällen der organisierten Organphthise kommt es zur *galoppierenden Schwindsucht*. Sie entsteht gern im Anschluß an ein infraklavikuläres Frühinfiltrat durch perifokale käsige acinöse Konfluenz-Pneumonien. Diese erzeugen sublobuläre pneumonische Herde. In deren Umgebung kann eine tuberkulöse Karnifikation vorübergehend Platz greifen. Hat die Verkäsung eine gewisse Ausdehnung erreicht, schmilzt der verkäste Bezirk ein, und es entsteht eine große, manchmal riesenhafte Zerfallshöhle. Sollte diese durch die Pleura perforieren, würde ein *tuberkulöser Pyopneumothorax* entstehen. Im Falle, daß im Inneren von Kavernen Gefäße arrodiert werden, kommt es zum Lungenbluten. Blutet es frühzeitig, etwa auf dem Boden einer Frühkaverne, so mag dies prognostisch günstig sein. Das Leiden wird rechtzeitig entdeckt und kann einer geeigneten Therapie zugeführt werden. Ist es erst später, in einem fortgeschritteneren Stadium der isolierten Organphthise zu einer Gefäßarrosion gekommen, dann nutzt die späte Krankheitseinsicht wenig. Gefäße, die quer durch die Kavernen verlaufen, zeigen häufig

Wucherungsprozesse ihrer Wände. Sie können dadurch veröden. Es muß dann, auch bei Einschmelzung der Gefäßwand, nicht mehr zu einer „großartigen" Blutung kommen. Ausgedehnte kavernisierte tuberkulöse Prozesse zerstören die Lungen derart, daß das ganze Organ wie mit faustgroßen Löchern durchsetzt erscheint. Die einzelnen Kavernen sind dann von zurückgebliebenen Gefäßstämmchen und Bindegewebssepten unterteilt: Vogelbauer-Lunge!

Besonders in der Pubertät finden sich ausgedehnte käsig-exulcerative tuberkulöse Lungenprozesse. Man spricht von *exulcerativer Pubertätsphthise*. — In der Umgebung einigermaßen stationärer kleiner käsiger Pneumonien kann man als Ausdruck der Giftwirkung in die Umgebung eine chronisch-entzündliche Ödemisierung des Lungengewebes nachweisen. Die Alveolardeckzellen werden dann abgestoßen, der Lungenbezirk sieht glasig-gelatinös aus. Die babylonische Sprachverwirrung der Tuberkuloselehre findet ihre Krönung dadurch, daß dieses tuberculo-toxische Ödem in der Umgebung einer tuberkulösen Pneumonie eine ganze Reihe von Bezeichnungen trägt, die der Anfänger lesen sollte, um sich später beim Studium der Literatur nicht zu verirren. Man nennt das *perifokale Ödem* folgendermaßen: *Buhlschen Desquamativkatarrh, glatte Pneumonie, chronisch-inveteriertes Ödem* (v. RINDFLEISCH), *Inspissation* (VIRCHOW), *gelatinöse Infiltration* (LAENNEC), *perifokale Pneumonie* (ORTH), *kollaterale Entzündung* (TENDELOO) und *Congestion pulmonaire* (WOILLEZ). Alle diese Bezeichnungen meinen nicht immer, jedoch ungefähr und jedenfalls grundsätzlich das gleiche, nämlich eine Lungenveränderung als Ausdruck der Giftwirkung von einem tuberkulösen Herd in seine Umgebung.

Bei Kindern sieht man im Röntgenbild vielfach unregelmäßige Verschattungen im Bereiche der Obergeschosse, die irgendeine Beziehung zu einer Tuberkulose haben müssen, deren Art aber zunächst noch unklar sein kann. Diese Verschattungen liegen meist kranial von einer Hiluslymphknotentuberkulose. Man nennt sie *epituberkulöse Infiltrate* (ELIASBERG und NEULAND). Sie entstehen dadurch, daß die tuberkulösen Hiluslymphknoten auf die Bronchien drücken, den einen oder anderen Bronchus vielleicht gänzlich komprimieren und dadurch eine Resorptionsatelektase hervorrufen. Das atelektatische Ödem erzeugt das epituberkulöse „Infiltrat". Es ist im gegebenen Zusammenhang natürlich nur als Begleiterscheinung einer Tuberkulose zu werten.

Der Leser, der sich bis hierhin vorgearbeitet hat, hat das grobe Rüstzeug der morphologischen Erscheinungen der Lungentuberkulose kennengelernt. Er wird sich jetzt ein wenig hilfesuchend nach einem Leitfaden umschauen, der eine bessere Orientierung in der Mannigfaltigkeit der Befunde vermittelt. Es hat keinen Sinn, die skizzierten Tatsachen, jede für sich und als solche, einfach lernerisch zu erwerben. Die Kenntnis der geschilderten Befunde wird erst nützlich, wenn der *Gestaltungsablauf* der Lungentuberkulose belebt wird. Wir fragen nach dem Motor der Krankheit, worin liegen die Gestaltungsfaktoren?

Die heutige Ärztegeneration verdankt dem alten Münchner Tuberkulosearzt Karl Ernst RANKE die *Einteilung der Tuberkulose als Krankheit im Sinne einer Drei-Stadien-Lehre*. Die alte Dreiteilung haben wir bewußt verlassen, weil sie in der strengen Form ihres Begründers keinen unbedingten Anspruch auf Gültigkeit mehr erheben kann. Trotzdem bleibt der Grundgedanke unverändert wertvoll. Das Wesen der Stadienlehre ist geeignet, die Abhängigkeit im Ablaufe der Tuberkulose von inneren und äußeren Faktoren, von der Abwehrlage des menschlichen Organismus zu zeigen und das Verständnis für den Infektionsablauf zu vermitteln. Weil manche Stadien des oben skizzierten Verlaufsschemas häufig nur abortiv vorhanden sind, hat es gelegentlich den Anschein, als ob der Versuch einer Stadieneinteilung von vornherein mit den Gegebenheiten der Wirklichkeit nicht übereinstimmen würde. Indem wir auf die Dreiteilung im Sinne der klassischen Rankeschen Lehre verzichten, halten wir gleichwohl und unter allen Umständen an der Zweiteilung fest. *Die Primärperiode hat grundsätzlich ihr eigenes Gesicht.* Die Postprimärperiode ist morphologisch deutlich von den Phänomenen der Primärperiode abgesetzt. Die Stadienlehre gewinnt für uns in der oben geschilderten neuen Form fruchtbare Bedeutung, wenn man sich klar macht, daß die Wechselbeziehungen zwischen dem Generalisationsstadium und dem der isolierten Organphthise innige sind, und daß unser Schema der Tuberkuloseeinteilung sozusagen nicht nur „vorwärts", sondern auch „rückwärts" gelesen werden kann und gültig ist.

Man muß sich einprägen, daß kein Schema immer und unter allen Umständen den Verhältnissen der Wirklichkeit gerecht wird. Eine Miliartuberkulose kann nicht nur von einer primären Tuberkulose ihren Ausgang nehmen, sondern natürlich auch von irgendeinem postprimären Herd. Es liegt dann eben ein Rückschlag in unserem Schema vor. Mit solchen scheinbaren Unstimmigkeiten hat sich der Anfänger arg herumzuschlagen. Sie verschwinden aber sogleich, wenn man danach frägt, wie RANKE überhaupt auf den Gedanken seiner Stadieneinteilung und deren Ausbau kommen konnte. Das Prinzip ruht in den Gesetzen von Allergie und Immunität. Der jungfräuliche Organismus reagiert anders auf den Tuberkelbazillus als der bereits vorher infiziert gewesene. Mit dem Wechsel in Güte und Stärke von Immunität und Allergie erklärt es sich, daß an jedem Punkte unseres Tuberkuloseschemas eine Umkehr einsetzen *kann*. Der alte Mensch kann bei Exacerbation eines tuberkulösen Altherdes und Erschöpfung seiner Tuberkulose-Immunität eine neue Tuberkulose durchmachen, die nicht nur in das Stadium der Frühgeneralisation, sondern in die Primärperiode eingeordnet werden muß. Die Greisentuberkulose kennt deshalb auch neue Ghonsche Herde. Bezüglich der Beziehungen und Unterschiede zwischen Allergie und Tuberkulose verweise ich auf Seite 115 der „Allgemeinen Pathologie".

Die Mannigfaltigkeit der morphologischen Manifestation der Lungentuberkulose verliert sehr vieles von ihren Schrecken, wenn man sich die Mühe macht, die oben geschilderten Krankheitsprodukte nach ihrer Stadien-Zuordnung zu durchdenken. Unsere Einteilung stellt eine den modernen

Erkenntnissen angepaßte Abänderung der Rankeschen Stadienlehre dar (SCHMINCKE). Ihre Berechtigung ergibt sich aus den Regeln des Wechselspieles von Allergie und Immunität, aus den Reizantworten des menschlichen Körpers auf die Gestaltungsfaktoren der Lungentuberkulose (also aus den tatsächlichen anatomischen Befunden), — und vielleicht auch aus didaktischen Gründen (Verbesserung des Verständnisses für die innere Verknüpfung der einzelnen Tuberkuloseformen).

Ein Kernproblem der Lungentuberkulose wird durch die Frage repräsentiert, wie eigentlich die Tuberkulose als Krankheit des *erwachsenen Menschen* entsteht? — Daß Kinder oder jugendliche Erwachsene Tuberkelbazillen von außen aufnehmen müssen, wenn sie eine Tuberkulose erwerben, ist klar. Beim Erwachsenen liegen die Verhältnisse sehr viel komplizierter. Es ist eben fraglich, ob die Erwachsenentuberkulose schlechthin wirklich das Ergebnis einer neuerlichen exogenen Infektion darstellt. Die röntgenanatomischen Untersuchungen der Schminckeschen Schule (PAGEL, WURM) haben dargetan, was viele Pathologen längst vermutet hatten, daß die Erwachsenentuberkulose häufig nichts wirklich Neues, sondern nur die Fortsetzung einer alten Tuberkulose ist, die bislang scheinbar geschlummert hatte. Wir haben also die sogenannte *endogene Reinfektion* von der *exogenen* zu unterscheiden. Die isolierte Organtuberkulose des Erwachsenen geht ja meist von Spitzenherden (Simonsche Herde, Aschoff-Puhlscher Herd, infraklavikuläres Frühinfiltrat) aus.

Die Untersuchungen von WURM haben gezeigt, daß die Erwachsenentuberkulose in 60% von den Simonschen Spitzenherden, in 13% von den Aschoff-Puhlschen Herden, in 20% von Spitzenherden unklarer Herkunft aus- und nur in 7% durch sicher exogen entstandene Infraherde in Szene geht.

Daraus kann man lernen, daß die Erwachsenentuberkulose beim Heidelberger Obduktionsmaterial (SCHMINCKE, PAGEL, WURM) in 73% sicher Folge eines endogenen Reinfektes gewesen ist. Nur in 7% der Fälle war die exogene Entstehung der Tuberkulosen einwandfrei zu beweisen. In 20% aller Fälle konnte die formale Pathogenese nicht befriedigend geklärt werden.

Die endogene Reinfektion hat also überraschenderweise eine größere Bedeutung als die exogene. Das soll nicht heißen, daß die Aufnahme von Tuberkelbazillen im Erwachsenenalter für die Entstehung einer Lungentuberkulose gleichgültig wäre. Im Gegenteil. Die in den Organismus gelangten Tuberkelbazillen werden dort abgebaut. Die Tuberculotoxine setzen Reize an den tuberkulösen Altherden und zwingen die jeweiligen Kapseln zu Wucherungen und Aufbrüchen, induzieren also die Exacerbation d.h. die endogene Reinfektion. Man spricht daher von der „exogenen Stimulation endogen stigmatisierter Menschen"!

Der Weg der endogenen Reinfektion führt in den meisten Fällen auch bei den beiden ersten Gruppen (Führung bei den Simonschen Spitzenmetastasen oder bei einem Aschoff-Puhlschen Herd) über das infraklavikuläre Frühinfiltrat der Kliniker. Auch dieses entsteht daher ganz selbstverständlich überwiegend endogen, nicht exogen.

Der Streit der Meinungen, ob endogene oder exogene Reinfektion das wesentliche wäre, hat sich in den letzten Jahren ein wenig beruhigt. Man hat beiden Möglichkeiten grundsätzlich zugestimmt, im ganzen jedoch anerkannt, daß die endogene Reinfektion (besser Superinfektion) quantitativ bei weitem überwiegt. Die Tuberkulose des Erwachsenen würde demnach Folge und Ausklang einer schon in jungen Jahren erworbenen Krankheit darstellen.

Eine Frage von praktischer Bedeutung ist die, welche Mengen von Tuberkelbazillen ausreichen, um eine Lungentuberkulose hervorzubringen. Bei Meerschweinchen ist nachgewiesen, daß wahrscheinlich ein einziger Tuberkelbazillus eine Lungentuberkulose hervorrufen kann. Beim Menschen liegen die Verhältnisse ähnlich. Wenn auch nicht gerade ein einziger Tuberkelbazillus für den Erwerb der menschlichen Tuberkulose ausreicht, so genügen doch wenige, jedenfalls sehr viel weniger Tuberkelbazillen als man zunächst anzunehmen geneigt war. *Der Mensch infiziert sich im allgemeinen durch eine infectio minima.*

Bei aerogener und hämatogener Infektion der Lunge sind die Spitzenherde größer als die kaudal gelegenen. Man spricht von der Spitzendisposition der menschlichen Lunge. Die Ursachen der Spitzendisposition sind nicht restlos geklärt. Man erörtert eine Enge der oberen Thoraxapertur; diese erzeuge eine schlechte Belüftung und eine geringere Durchblutung der Lungenspitze. Andererseits ist nicht ohne weiteres ersichtlich, warum gerade die echten Primärherde (die Ghonschen Herde) die Lungenspitzen vermeiden. Es ist also so, daß die Primärherde an den Stätten der größten Gasbilanz, die postprimären Herde aber in der Spitze oder in der Infragegend liegen. Man hat diesen Sachverhalt so zu erklären versucht, daß angenommen wurde, der Ghonsche Herd erzeuge eine lokale Immunität im Bereiche seiner Ansiedelung; er würde damit das Angehen weiterer postprimärer Herde in seiner unmittelbaren Umgebung unmöglich machen. Weiter wird erörtert, ob nicht einfache Gesetze der Schwerkraft d. h. die aufrechte Körperhaltung des Menschen entscheidend seien. Die Lungenspitzen könnten, entsprechend den physikalischen Gesetzen, geringer durchblutet sein als Mittel- und Untergeschoß. Für diese Auffassung gibt es experimentelle Indizien. — Selbstverständlich spielen Bedingungen der allgemeinen Disposition für das Entstehen einer Lungentuberkulose eine entscheidende Rolle. Konstitutionelle Faktoren sind wichtig. Menschen, welche dem asthenischen Habitus zugehören, erkranken mehr, häufiger und schwerer an einer Lungentuberkulose als andere (Stillerscher Habitus). Ein latenter Diabetes mellitus fördert das Angehen einer Tuberkulose. Eine schwere konsumierende Allgemeinerkrankung, eine zeitlich dichte Folge von Graviditäten, schließlich auch der Formenkreis psychogener Faktoren sind ganz wesentlich für das Angehen einer tuberkulösen Infektion.

bb) *Syphilis der Lunge*

Die Lungenlues ist häufiger als man glauben sollte. Man hat verschiedene Manifestationsformen zu unterscheiden:

1. *Erworbene Lungensyphilis*

Diffuse oder knotige gummöse Infiltrate: Gelegentlich finden sich faustgroße Knoten von blaß-grauroter Farbe in der Wand von Bronchien und Blutgefäßen im Inneren der Lungen. Sie können entweder bindegewebig organisiert werden und vernarben, oder sie schmelzen infolge sekundärer Mischinfektion ein. Dann entsteht so etwas wie eine Kaverne. Dieser Befund ist wichtig, weil sonst eine Kavernisierung auf dem Boden eines syphilitischen Granulationsgewebes nicht bekannt ist. Charakteristisch für das syphilitische Granulom ist die „trockene" Verkäsung. Eine Erweichung kommt also nur im Falle einer mikrobiellen Misch- und Superinfektion zustande. Die Neigung zur bindegewebigen Vernarbung ist eine außerordentliche. Im Gegensatz zu den tuberkulösen Gewebeveränderungen fehlt eine Verkalkung nahezu vollständig. Die syphilitischen Infiltrate liegen gewöhnlich nicht in der Lungenspitze. Sie bevorzugen die Mittelgeschosse. Epitheloidzellen und Langhanssche Riesenzellen treten im mikroskopischen Schnittpräparat quantitativ zurück. In Zweifelsfällen sollte ein Erregernachweis im Schnittpräparat versucht werden.

Interstitielle syphilitische Pneumonie: Im interstitiellen Bindegewebe und an den Wänden der kleinen Gefäße kommen miliare Gummen sowie diffus ausgebreitete plasmazellulare Infiltrate zur Beobachtung. Durch Narbenschrumpfung entsteht eine eigenartige Lungenveränderung, welche man als „gestrickte" Lungennarben bezeichnet. Es resultiert also eine indurative sklerosierende Lungenlues. Makroskopisch kann man auf dem Lungenschnittbild gelegentlich schachbrettähnliche Felder unterscheiden. Die Narbenschrumpfung erzeugt den Pulmo lobatus. Es handelt sich um die grob gelappte syphilitische Narbenlunge.

Gummöse Peribronchitis: Im Bereiche der Bronchiolen entstehen tuberkelähnliche Granulome. Sie erzeugen eine Obliteration der Bronchiolarlumina und eine Verödung der nächstnachbarlich etablierten kleinen Gefäße. Es resultiert eine noduläre luische Sklerose mit Panarteriitis syphilitica.

2. *Angeborene Lungensyphilis*

Die luischen Veränderungen der Lunge können mit dem 5. Fetalmonat beginnen. Bei syphilitischen Foeten sind die spezifischen visceralen Befunde der Häufigkeit nach geordnet in folgender Reihenfolge zu erheben: Osteochondritis luica, interstitielle Pankreatitis, Feuerstein-Leber, konnatal-luische Pneumonie und syphilitisch-indurative Splenitis. — Die konnatale Lungenlues tritt in folgenden Formen auf:

Gummöse Form: Sie ist sehr selten. Es handelt sich um miliare Gummen. Wir sahen derartige Lungenveränderungen in einigen wenigen Fällen einer durch Bluttransfusion inszenierten Lueserkrankung bei Kleinkindern.

Die pneumonische Form der konnatalen Lungensyphilis ist viel häufiger. Sie begegnet uns wiederum in zwei Unterformen:

Interstitielle syphilitische Pneumonie: Diese ist besonders charakteristisch. Man findet sehr starke kleinzellige interstitielle, auch perivaskuläre sowie peribronchioläre Infiltrate. Infolge der starken interstitiellen Zelleinlagerung kommt es in den letzten Monaten der intrauterinen Entwicklung zu einer echten Entwicklungsstörung der histologischen Differenzierung der Alveolenwände und der Bronchien. Auch die Differenzierung der elastischen Elemente ist gestört, mindestens verzögert, gelegentlich völlig aufgehoben. Eine solche Lunge erscheint relativ groß, schwer, fleischig, mehr oder weniger luftleer, auf der Schnittfläche glatt, glänzend und von grauweißer Farbe.

Katarrhalisch-alveoläre, pneumonische Form (im engeren Sinne) der konnatalen Lungenlues: Man findet ein alveoläres Exsudat aus verfetteten Alveolarwandzellen. Einige Leukocyten können beigemischt sein. Die Konsistenz einer derartigen Lunge ist leberartig und derb. Man spricht von der *Pneumonia alba;* man würde sie besser als Pneumonia flava bezeichnen. Die Obduzenten sind gehalten, am Sektionstisch durch Ausstreichen des Lungensaftes im frischen Objektträgerpräparat verfettete Alveolarwandzellen nachzuweisen. Finden sich solche in außerordentlicher Reichlichkeit, so ist dies für das Vorliegen einer angeborenen Syphilis ungemein charakteristisch. — In allen Zweifelsfällen muß die Darstellung des Treponema pallidum durch Silberimprägnation nach LEVADITI versucht werden.

cc) *Sonstige spezifische Lungenentzündungen*

Die *Lymphogranulomatose* kann in einer exquisit-pulmonalen Verlaufsform auftreten. Es handelt sich dabei darum, daß, offenbar ausgehend von den Hiluslymphknoten, das granulomatöse Gewebe in der Umgebung der Bronchien bilateral-symmetrisch, fächerförmig in die Mittelgeschosse der Lungen vordringt. Die Infiltrate haben makroskopisch eine graugelbe bis grauweiße Farbe; das lymphogranulomatöse Gewebe neigt vielfach zur Vernarbung. Es resultieren Bronchusstenosen und winklige Abknickungen. Infolgedessen kommt es zur Entwicklung uncharakteristischer parablastomatöser pneumonischer Infiltrate. — Wichtig ist der Befall der Lungen durch den *Morbus Besnier-Boeck-Schaumann*. Auch hier kommt der Prozeß auf dem Wege der mediastinalen, der Bifurkations- und Hiluslymphknoten in die Lungen. Die epitheloidzelligen Granulome brechen jeden Widerstand, der sich ihnen entgegenstellt. Im Röntgenbild sieht man einen „tumorigen Hilus". Dieser erzeugt eine starke Verengerung des Querschnittes der Pulmonalarterienbahn. Es resultiert ein Cor pulmonale. Eine Boecksche Granulomatose kann in eine banale Tuberkulose übergehen; eine Lungentuberkulose dagegen zeigt *niemals* einen Übergang in eine Boecksche Granulomatose! — Im Kranze der *Pilzbefallskrankheiten* repräsentiert die Lunge einen bevorzugten Schauplatz: Da ist zunächst die bei uns in Deutschland gar nicht seltene *Candidiasis* (Soormykose, Oidiomykose) zu nennen. Diese kriecht vorwiegend schleimhäutige Oberflächen entlang und gelangt erst später in die Interstitien. Die entzündliche Reaktion ist vergleichsweise bescheiden. Dagegen sind die *Blastomykosen* sehr viel ernster zu nehmen. Der Befall durch Blastomyceten kann eigenartige tuberkuloide Granulome hervorrufen, welche auch zur Konfluenz neigen. Die europäische Form *(Busse-Buschke-Krankheit)* wird von der amerikanischen Form *(Gilchristsche Krankheit)* unterschieden. Die Parasiten selbst sind durch einfache Färbetechniken sichtbar zu machen. Bekanntlich fördert die Medikation sogenannter Breitspektren-Antibiotica das Angehen einer Pilzinfektion. Damit hängt es zusammen, daß in allen größeren deutschen Pathologischen Instituten der vergangenen Jahre die zwar seit alters bekannte, früher sehr selten gewesene *Pneumonomykosis aspergillina* häufiger gesehen wurde. Die schleimhäutigen Oberflächen, später auch das Lungengerüst werden besiedelt durch Aspergillus niger oder fumigatus. Weiter kommt *Mucor corymbifer* in der Lunge zur Beobachtung. Die Sporen der Pilze werden eingeatmet. Die Sporen wachsen zu Pilzfäden mit komplizierten Fruktifikationsorganen aus. Es entstehen aschgraue bis blaugraue pneumonische Infiltrate, vorwiegend im Bereiche der Mittel- und Untergeschosse, seltener in der Lungenspitze. Die *Pneumonomykosis aspergillina der Vogelzüchter*, speziell der Taubenzüchter *(Maladie des gaveurs de pigeons)* war im Prinzip seit mehr als 50 Jahren bekannt. Die Infektion erfolgt in der Weise, daß die Vogelliebhaber ihre Tiere darauf abrichten, ihnen Leckerbissen vom Munde herunterzuschnäbeln. Da die Schimmelpilze gern am Taubenschnabel angesiedelt sind, ist die Infektion gerade der Taubenzüchter plausibel. — Selbstverständlich findet sich gelegentlich eine *Aktinomykose* der Lungen. Es handelt sich um eine abszedierte Pneumonie mit großen Abszeßgängen und einem labyrinthär verzweigten System von Fisteln. Das aktinomykotische Granulom bricht durch die Pleura, zeitigt ein Pleuraempyem und ruft ein Empyema necessitatis d. h. einen Durchbruch durch die Brustwand nach außen hervor.

f) Staubinhalationskrankheiten, Pneumonokoniosen

Die Einatmung von Staub in kleinen Mengen macht natürlich nichts aus. Bei der gewohnheitsmäßigen Aufnahme von Staub in großer Menge entstehen chronische Lungenveränderungen. Die alte Vorstellung, daß die Form des Staubes für die Art und Stärke der Lungenveränderung allein maßgeblich wäre, hat sich nicht durchsetzen können. Die mechanische und die chemische Wirkung lassen sich nicht prinzipiell voneinander trennen, weil es keine ganz unlöslichen Staubarten gibt. Man könnte aktiven und passiven Staub unterscheiden. Eine solche Trennung wäre nur bedingt richtig, weil ja auch der passive Staub im Grunde nicht gleichgültig, also doch irgendwie aktiv ist. Aktiver Staub im engeren Sinne müßte sich dann primär besonders giftig, ätzend oder gar infektiös, passiver Staub mehr im Sinne der Erregung einer chronischen uncharakteristischen Entzündung verhalten.

Primär-infektiöser Staub erzeugt, wie oben bemerkt, die *Hadernkrankheit*, den Lungenmilzbrand. Es ist klar, daß man nicht mehr ohne weiteres von einer Staublungenerkrankung reden wird, denn der Staub ist nicht mehr das Entscheidende (die Causa nocens), sondern der Bacillus anthracis. Etwas anders liegt die Sache mit dem primär-aktiven Staub bei der sogenannten *Thomas-Phosphat-Mehl-Pneumonie*. Diese ist eine besonders Bronchopneumonie, bei der eine Entstehung möglicherweise doch einer raschen chemischen Wirkung von Thomas-Phosphatmehl zur Last gelegt werden kann.

Der eingeatmete Staub wird aus der Lunge durch den Flimmerstrom nasenwärts hinaustransportiert. Im übrigen treten Makrophagen, die sogenannten Koniophagen, auf. Schließlich kann auch ein direkter Transport des Staubes durch die Kittlinie der alveolaren Deckzellen und die Stomata in die peribronchialen Lymphbahnen erfolgen. Staubreize sind Schrittmacher und Wegbereiter für andere Lungenerkrankungen, insbesondere für Infektionen.

Die allgemeinen Voraussetzungen dafür, daß eine *Pneumonokoniose* entsteht, sind folgende: Es ist wichtig, daß die Staubkorngröße klein ist; es ist damit zu rechnen, daß die am besten schwebefähigen Stäube eine Korngröße von 5 μ haben. Nach Inhalation derartiger Stäube ist grundsätzlich eine übereinstimmende Elementarreaktion zu beobachten: Es entsteht nämlich initial eine perirubrostatische Hyperämie. Ist es zur Resorption der Stäube, sei es durch die Alveolenwand, sei es durch die Wand der Bronchioli alveolares in das Interstitium gekommen, so entsteht ein *Staubzellengranulom*. Dieses ist bei allen Koniosen weitgehend einheitlich. Es handelt sich um makrophagocytäre, an das Lungengerüst gebundene Proliferate. Das Schicksal dieser Knötchen wird im einzelnen durch die verschiedenen Staubqualitäten bestimmt. Für bestimmte Stäube ist die Tendenz, eine Fibrosierung des Lungengewebes hervorzurufen, unverkennbar. Daher ist die Prüfung des Staubverhaltens sowohl in der Gewebekultur als auch im sogenannten Peritonealversuch (Injektion einer Suspension der zu untersuchenden Staubarten in die Peritonealhöhle z. B. der weißen Maus) unerläßlich. Der Physicochemismus der Stäube einerseits, die konstitutionell bedingte Reagibilität des bronchopulmonalen Gewebes andererseits sind entscheidend.

aa) *Kohlepigmentlunge*

Es handelt sich um die *Anthrakosis pulmonum*. Beim Neugeborenen ist die Lunge pigmentlos. Die nachweisbare Kohleabladung in der Lunge wird am 23. Lebenstage (in Mitteleuropa) deutlich. Der Kohlestaub wird in der kindlichen Lunge gleichmäßig — einigermaßen gleichmäßig — abgelagert. Beim Erwachsenen werden die Mittelgeschosse bevorzugt. Die Mittelgeschosse der Lungen sind diejenigen Partien, welche die größte Staubbilanz haben. Sodann folgen die Obergeschosse; es scheint, daß der Abtransport der Lungenlymphe aus den Obergeschossen weniger gut ist. Die Ablagerung von Kohlepigment erzeugt an der Pleura ein schwarzes „Gitterwerk" entsprechend dem Verlauf der interlobulären Septula. Entsprechend im übrigen dem Druck der Rippen kann man an der Lungenoberfläche pigmentarme, entsprechend dem Verlaufe der Intercostalräume pigmentreiche Streifen nachweisen. Die Ursache für diese Streifenbildung soll die Kompression des Lungengewebes durch die Rippen und eine dadurch zustande gekommene schlechtere Transportierung des Pigmentes sein. H. BEITZKE hat die Meinung ausgesprochen, daß gerade unterhalb der Rippen pigmentreiche und korrespondierend zu den Intercostalräumen pigmentarme Felder lägen. Die pathologisch gesteigerte Kohlenstaubaufnahme findet sich bei Heizern, Schornsteinfegern und groben Arbeitern. Dabei sind die Lungen stärker geschwärzt und zeigen eine Neigung zu katarrhalischen Bronchialentzündungen. Die schlecht ernährten stark kohleinfiltrierten Lungenteile können unter Umständen eine Erweichung erleiden. Man spricht von *Phthisis atra*. Die Anthrakose der Lunge erzeugt keine Disposition für den Erwerb einer Tuberkulose. Im Gegenteil: Die Kohlestaubpartikel üben eine gewisse Schutzwirkung gegenüber dem Angriff der Tuberkulotoxine aus. Es scheint, daß die aktive Oberfläche der Kohlepartikel imstande ist, die Toxine der Tuberkelbakterien zu absorbieren und unschädlich zu machen!

bb) Steinstaublungenerkrankungen

Die *Silikose* (von silex = Kieselstein) ist eine berentete Berufskrankheit. Seit der internationalen Silikose-Konferenz in Johannesburg (1930) gilt der Satz: „*Ohne freie Kieselsäure gibt es keine Silikose*"! — Allein, die Löslichkeit des SiO_2 genügt noch nicht, die patho-anatomischen Veränderungen zu erklären. GIESE hat vor Jahren experimentell nachgewiesen, daß die kristallischen Quarzpartikel in hohem Grade silikogen, die amorphen Opalpartikel nicht silikogen wirken! Quarz und Opal bestehen aus SiO_2; Quarz ist also kristallin, Opal amorph. Wenn die Beobachtung GIESES stimmt, müssen also physikalische Bedingungen: Form, Benetzbarkeit, Zusammenballung, Absetzgeschwindigkiet, elektrische Ladung, polare Oberflächenwirkung der Staubteilchen pathogenetische Bedeutung haben! — Die Kieselsäure findet sich „frei" und „gebunden"; sie ist „löslich" und „unlöslich" (besser: „schwer löslich"). Im Quarz liegt SiO_2 in freier und zugleich schwer löslicher Form vor; in den Silikaten liegt die Slilikat-Kieselsäure in gebundener und zugleich löslicher Form vor. Daher wird konventionell unterschieden eine „Silikose" und „Silikatose". Das Problem der silikatbedingten Lungenfibrosen ist aktuell: Silikate finden sich in zahlreichen Mineralien, z.B. in Kalkspat, Eisenspat, Spateisenstein, Basalt; diese (genannten) Mineralien besitzen Silikate, die in kohlesäurehaltigem Milieu unter Bildung von Karbonaten relativ leicht löslich sind. Sie rufen keine, jedenfalls keine wesentliche Lungenfibrose hervor. Man kann daher so sagen: Mineralogisch alkalische silikathaltige Mineralien besitzen keine ernstliche lungenpathogene Bedeutung. Dagegen zeigen diejenigen silikathaltigen Mineralien, welche alkaliarm oder alkalifrei sind, — man spricht von mineralogisch sauren Silikaten —, eine stärkere Fibrose. Es handelt sich hierbei um Talkum, Asbest, Schamotte, Email, schließlich um sogenannte Porzellin-Stäube. — Die Wirkung der Stäube gegenüber dem Gewebe besteht in einer Art von *Gerbung:* Es handelt sich dabei um eine Fällung von Eiweißkörpern, um die Adsorption von Fett-Eiweißverbindungen an die gefällten Eiweißmassen, schließlich um die An- und Einlagerung von Serumeisen aus dem strömenden Blute (Gel-Eisen-Adsorbate). — Neben diesen physico-chemischen Effekten sind konstituionell gebundene dispositionelle Momente, Güte und Leistungsbreite der Nasenatmung, Integrität des Flimmerstromes der Epithelzellen, Reagibilität der Uferzellen der Lungenlymphbahnen, Blutplasma-Lipid-Konzentrationen, Bedingungen des Eisenstoffwechsels (Herantragung oxydationsfähiger Fermente etc.) wesentlich. Es ist eine alte ärztliche Erfahrung, daß die Tonuslage im vegetativen Nervensystem pathogenetisch bedeutsam ist. Phykniker neigen zu einer höheren Gewebesäuerung; sie sind dadurch stärker silikosegefährdet. — Im allgemeinen handelt es sich bei den Staublungenerkrankungen in Baden-Württemberg um Mischstaub-Pneumonokoniosen. Der Obduzent hat dann die Aufgabe, im Falle einer Begutachtung eine mineralogische Klärung der Staubzusammensetzung anzustreben.

α) *Morphologie der Quarzstaublungenerkrankung*

Man unterscheidet verschiedene Schweregrade (I, II, III). Der Prozeß beginnt mit einer disseminierten peribronchialen lymphangitischen Knotenbildung. Die Knötchen bestehen aus konzentrisch geschichteten zwiebelschalenförmig angeordneten hyalin-fibrösen Narben. Die kleinknotigen Narben neigen zur Konfluenz. Hierdurch entstehen grobe Schwielen und Ballungen. Natürlich resultiert eine deformierende Bronchitis. In allen Fällen mittelschwerer Quarzstaublungenerkrankungen entwickelt sich ein chronisch-substantielles Lungenemphysem. Über kurz oder lang stellen sich Pleuraverwachsungen ein. Die Lungenarterienbahn ist erheblich belastet; es entsteht eine stenosierende Pulmonalarteriensklerose.

β) *Morphologie der Mischstaubsilikose*

Es handelt sich vorwiegend um grobe parahiläre, weniger dichte Lungennarben.

γ) *Morphologie der Silikatose*

Im allgemeinen resultiert eine imposante symmetrisch-schmetterlingsförmige, lockere Ballung in beiden Lungen.

Die Silikosen sind deshalb gefährlich, weil sie das Angehen einer Lungentuberkulose oder aber die Exacerbation einer alten Tuberkulose richtunggebend fördern. Die Silikose erzeugt den aktiv fortschreitenden Verlauf einer Lungentuberkulose.

Stadium I der Silikosen: Es handelt sich um kleinstherdige lymphangitisch-obturative Knötchen.

Stadium II der Silikosen: Die Knötchen sind etwa erbsgroß, haben eine nur mäßig starke Neigung zur Konfluenz. Die Veränderung der Lunge ist begleitet durch ein beginnendes substantielles Emphysem und eine im allgemeinen diskrete Pleuritis. Nach und nach wird die Bronchitis stärker. Die Silikose ist gewöhnlich überlagert, mindestens begleitet durch eine Anthrakose. Gerade das Stadium II ist in unserer Heimat so gut wie immer kombiniert mit einer Tuberkulose: *Silikotuberkulose!* Dieses Leiden gilt als Krankheitseinheit und wird nach der Gesamtschwere des klinischen oder anatomischen Bildes berentet.

Stadium III der Silikosen: Man findet grobe Schwielen, Knoten und Ballungen. Auch hier resultiert ein „tumoriger Hilus". Auch in diesem Stadium ist die Kombination mit Tuberkulose überaus häufig.

Die außerordentliche praktische Bedeutung der Silikose war Veranlassung für eine Fülle experimenteller Arbeiten in aller Welt. Dabei hat sich gezeigt, daß die Staubdichte von besonderer pathogenetischer Bedeutung ist. 50 mg Gesteinsstaub pro m^3 Atemluft gelten als „erträglich", 100 mg pro m^3 als gefährlich. Wüstenstaub (Sahara) ist ineffizient. „Frisch-gebrochene" Wüstensandkörnchen, die bekanntlich reich sind an SiO_2, besitzen dagegen eine große pathogenetische Bedeutung. Pferde und Esel, welche früher „unter Tage" als Zugtiere in den Karrengängen verwendet wurden und lebenslang große Staubmengen inhalierten, blieben im allgemeinen silikosefrei. — Alles in allem: Es scheint, daß ein kombinierter, vielschichtiger pathogenetischer Effekt gegeben sein muß, um die skizzierten anatomischen Veränderungen zu erzeugen.

Anhang: Nach dem Kriege, im Zusammenhang mit den Aufräumungsarbeiten unserer zerstörten Städte, hat man außerordentlich häufig „Gelegenheits-Pneumonokoniosen" auf dem Sektionstisch beobachten können. — Besonders Silikose-gefährdet sind Arbeiter in den Schmirgelfabriken, in der Lacklederindustrie, sogenannte Gußputzer und Schleifer. In einem oft unter dem Aspekte der Pneumonokoniose gänzlich unbelastet erscheinenden Beruf werden dennoch SiO_2-haltige Stäube verwendet und inhaliert.

cc) *Bemerkungen zur speziellen Pathologie einiger weiterer Pneumonokoniosen*

1. *Asbestosis*

Die Asbeststaublungenerkrankungen gehören genau genommen in die Gruppe der Silikatosen. Der Asbest besteht aus verschiedenen Magnesium-Silikaten. Man unterscheidet den Hornblenden- und den Serpentin-Asbest (Amphibola-, Chrysolith-Asbest). Der Asbest wird entweder versponnen oder durch Bindemittel zu feuerfestem Material, Filter, Dichtungen und Bremsbelägen vereinigt. Bei der technischen Verarbeitung wird der Asbeststaub als Flugsand in die Lungen eingeatmet. Dort sind die Alveolenwände von tausenden von Asbestnadeln bespickt. Daraus entstehen die sogenannten *Asbestosis-Körperchen.* Sie bestehen aus Asbestnadeln und einer eisenhaltigen Gelhülle. Im Sputum zeigen die Asbestosis-Körperchen eine Hantel-, Tonnen- und Schiffchenform. Das wirksame Prinzip bei der Asbestosis ist wahrscheinlich der Fremdkörperreiz! Die Silikat-Kieselsäure wird nur durch jahrelange Verwitterung („intrapulmonale Verwitterung") frei. Die Lungen-Asbestosis läßt eine besondere Neigung zur multilokulären Carcinomentstehung auf dem Boden von Epithelmetaplasien erkennen.

2. *Staublunge der Kieselgur-Arbeiter*

Der wichtigste Bestandteil der Kieselgur sind formenreiche Diatomeen, deren Skelettteilchen amorphe Kieselsäure enthalten. Die Kieselgur wird aus offenen Gruben gewonnen, getrocknet, geglüht und gemahlen. Das Material wird „windgesichtet", also einem Gebläse exponiert, um die Teilchen von unterschiedlicher Größe und Schwere voneinander zu trennen. Dabei ist die Staubentwicklung nicht unerheblich. Durch Inhalation des Gur-Staubes gelangen die Gur-Partikel in die Lunge. Dabei resultieren sogenannte *Gur-Körperchen*, d.h. nackte Diatomeen oder aber solche, welche von einer Gelhülle eingescheidet sind. Durch langsame „intrapulmonale Verwitterung" der Gur-Körperchen über viele Jahre werden Spuren von Kieselsäure freigesetzt, so daß dann eine Art von Mischstaub-Silikose — besser: Silikatose — entsteht.

3. *Eisenstaublunge*

Besonders die Aufnahme von Eisenschleifstaub erzeugt eine schwere Koniose. Die Lunge ist dann braunrot oder schwärzlich verfärbt. Je nachdem, ob rotes Eisenoxyd, dunkles Eisenoxyd oder phosphorsaures Eisen zur Anwendung gelangen, zeigt die Lunge eine rote oder schwarze Induration. Eine eigentliche Knotenbildung ist jedoch seltener. Es wird behauptet, daß eine ausgeprägte Siderose eine gewisse Schutzwirkung gegenüber einer Lungentuberkulose habe. Die Entwicklung der technischen Industrie hat viele Möglichkeiten für den Erwerb einer Metallstaublunge eröffnet. Besonders auch beim autogenen Schweißen werden verschiedene Metalle staubförmig eingeatmet. Es entstehen dann in den Lungen sehr verschiedene entzündlich-indurative Prozesse. Die Natur der abgelagerten Metalle wird in den bei der Obduktion gewonnenen Lungengewebsstückchen am Röntgenspektrogramm definiert. — Eine besondere Bedeutung haben die Aluminium-Staublungenerkrankungen und die Chromat-Lunge. Die Aluminosis (Tonstaublunge) wird bei den Porzellanarbeitern und in der Ultramarinfabrikation beobachtet. Die Lungen neigen zur Ausbildung vorwiegend diffuser Fibrosen und zeigen auf der Schnittfläche eine graue bis graugrüne Farbe. — Die Chromatstaublungenerkrankungen führen über kurz oder lang zur Entwicklung bronchogener Plattenepithelkrebse!

4. *Staublungen durch organische Stäube*

Hier sind die verschiedenen Formen sogenannter *Getreidestaublungen* (thresher's lung; besonders zu beobachten bei Silo-Arbeitern) zu nennen. Auch Haustiere (Pferde) können infolge Inhalation von Getreidestaub erkranken (*broken wind of the horses*). In die Gruppe dieser Erkrankungen gehört die *Byssinosis*. Hierbei handelt es sich um eine Staublungenerkrankung, die man bereits vor 100 Jahren in England in den großen Baumwoll-Spinnereien beobachten konnte. Schließlich sei die *Tabakosis*, also die Erkrankung der Lunge durch Inhalation von Tabakstaub genannt. Die Tabakosis hat bei dem Personenkreis, der in der tabakverarbeitenden Heimindustrie hier in Baden tätig war, früher eine große Rolle gespielt. — Bei Staublungenerkrankungen infolge Inhalation organischer Stäube muß stets die Frage geprüft werden, inwieweit eine akzidentelle Pilzbefallskrankheit eine unterstützende oder gar bestimmende Rolle spielt. Auch ohne Superinfektionen durch Pilze entstehen diffuse Fibrosen sowie Staubgranulome mit unterschiedlicher Tendenz zur Kollagenisierung. Vielfach lassen sich großzellige, selbst epitheloidzellähnliche Knötchen darstellen, welche eine entfernte Ähnlichkeit mit den Granulomen bei Morbus Besnier-Boeck-Schaumann besitzen.

Leitstaubprophylaxe: Künstlich zur Inhalation mit „angebotene" Stäube verhindern oft die Entwicklung höhergradiger geweblicher Koniosen. Dieser Effekt ist nur zu verstehen, wenn man sich daran erinnert, daß sogenannte aktive Oberflächen der verschiedensten Stäube gegensätzliche Wirkungen entfalten können. Rein empirisch hat es sich vor langer Zeit herausgestellt, daß bestimmte Aluminium-Stäube, Bolus alba, Gips, besonders aber kolloidales Aluminium-Hydroxyd, eine günstige Wirkung insofern besitzen, als gleichzeitig oder vorwiegend inhalierte Quarzpartikel in ihrer fibrosierenden Wirkung gehemmt werden. Das System der Leitstaubprophylaxe ist in England durch KING, in USA durch DVORSKI, in Deutschland durch die Bemühungen der Bergbau-Berufsgenossenschaft (Bochum) ausgebaut worden. In Deutschland wird besonders $Al(OH)_2Cl$ in Aerosolform verabfolgt. Die Resultate sind immerhin derart günstig, daß es sich lohnt, auf diesem Wege den stärksten Schäden, welche durch Inhalation von quarzhaltigen Gesteinstäuben erzeugt werden, zu steuern.

7. Geschwulstige Erkrankungen des bronchopulmonalen Systemes

a) Allgemeines

Die gutartigen bronchopulmonalen Geschwülste spielen quantitativ kaum eine Rolle. Es handelt sich um Gelegenheitsbefunde anläßlich der Durchführung sogenannter Röntgenreihenuntersuchungen. Die dann unter Umständen gezielt vorgenommenen bronchopulmonalen Segmentresektionen zeitigen (im allgemeinen solitäre) Chondrome, Chondrolipome, Chondroadenome, Osteome und Neurinome.

Zu den gutartigen blastomatösen Dysplasien gehören Kavernome der Lungenarterienbahn oder des Systemes der Pulmonalvenen. Variköse Konvolute der Pulmonalvenen imponieren als etwa hühnereigroße raumfordernde kavernomähnliche Geschwülste, welche zu tödlichen Rupturblutungen führen können.

Im Formenkreis aller bronchopulmonalen Geschwülste spielen die *bronchopulmonalen Krebse* die weitaus wichtigste Rolle.

Heidelberger Sektions-Statistik 1841—1963 (942 Fälle von „Lungenkrebs")

Zeitraum	Anzahl der Fälle	♀:♂
1841—1875	2	1:1
1876—1900	14	2,5:1
1901—1925	48	3:1
1926—1950	289	5:1
1951—1963	589	8,3:1
1841—1963	942	6,3:1

Im Jahre 1918 betraf in Basel nur jeder 50. Fall der Autopsie eines tödlichen Krebsleidens ein bronchopulmonales Carcinom! Im Jahre 1939 lag jedem 4. Krebs-Obduktions-Fall ein Bronchuscarcinom zugrunde. 1969 steht das Bronchuscarcinom im Leichenöffnungsgut gleichsam unangefochten an erster Stelle! Die Erfahrungen der Pathologen in Europa variieren ein klein wenig; an einigen Stellen stehen noch immer die Krebse des Magen-Darm-Kanales (bei Männern) an der Spitze, freilich dicht gefolgt durch Bronchialcarcinome.

Entscheidend offenbar für die Entstehung der bronchopulmonalen Krebse ist die Größe der im Mittel pro Zeiteinheit aufgenommenen (inhalierten) carcinogenen Einzeldosen. Die „Dunstglocke" über den Industriestädten ist wichtig. In Liverpool ist die Gesamtaufnahme von Benzpyren durch die Lungen je Kopf und Jahr auf 450γ, im Bereiche des zugehörigen Landkreises mit 41γ ermittelt worden. Die sogenannte Lungensterblichkeit scheint der aufgenommenen Benzpyrenmenge durch die Atemluft direkt proportional zu sein. In 8 englischen Industriestädten hat man in 100 m³ Luft zwischen 7,2 und 32,8 mg Benzpyren nachgewiesen!

H. LETTRÉ hat 500 Zigarrenstummel aufgearbeitet und im Tabakteer dieses Untersuchungsgutes 5 cancerogene Kohlenwasserstoffe, darunter 500γ Benzpyren dargestellt. In *100 nicht-gerauchten* Zigarren der gleichen Sorte wurden keine cancerogenen Kohlenwasserstoffe gefunden. Die trockene Destillation der Verbrennung von Tabak ruft also erst die cancerogenen Noxen hervor. Die nachstehende *Tabelle* gibt eine gute Übersicht über den durchschnittlichen Befall verschiedener Berufsgruppen an Lungenkrebs. Dabei wird die „Norm" mit der Ziffer „100" in Ansatz gebracht.

Gaststättenberufe	215
Chemiewerker	147
Verkehrsberufe (besonders Eisenbahnwärter und Kraftfahrer)	137
Papierhersteller und -verarbeiter	135
Nahrungs- und Genußmittelhersteller	133
Maschinisten und zugehörige Berufe	107

Metallerzeuger und -verarbeiter	107
Forst-, Jagd- und Fischereiberufe	100
Steingewinner und -verarbeiter	98
Acker-, Gartenbauer, Tierzüchter	86
Bauberufe	84
Kaufmännische Berufe	76
Ingenieure und Techniker	70
Erziehungs- und Lehrberufe, Seelsorger	67
Gesundheitsdienst und Körperpflegeberufe	64

(Lit.: K.H. BAUER „Aktuelle Krebsfragen", Langenbecks Archiv *287*, 19, *1957*).

b) Einteilungsprinzipien der bronchopulmonalen Carcinome

Einteilung der bronchopulmonalen Carcinome nach der Lokalisation

Geschwülste des Lungenkernes.

(Es handelt sich um Tumoren in der Nähe der Lungenhili).

Geschwülste des Lungenmantels.

Sogenannte Ausbrecherformen, vorwiegend in den Obergeschossen lokalisiert. Die Geschwülste liegen im Bereiche subpleuraler bronchopulmonaler Narben.

Einteilung der bronchopulmonalen Carcinome

Knotig-massive Krebse; im allgemeinen in Hilusnähe.

Diffus-infiltrierende Formen; es handelt sich um fächerförmig ausgebreitete, dem Verlaufe der Bronchien folgende Carcinome.

Nodulär-miliare Formen. Diese Krebse treten unter Umständen primär multipel auf. Hierher gehören die seltenen Fälle sogenannter Adenomatose, der südafrikanischen Jaagsiekte (Laufsucht), der australischen driving-disease etc.

Einteilung der bronchopulmonalen Krebse nach dem histologischen Bilde

aa) *Kleinzellige Carcinome*

Aufbau aus lymphocytenähnlichen Basal- und Parabasalzellen; oat-celled tumours (BARNARD, 1926); „Haferkorn-Zellen-Krebse". — Diese Geschwülste gehen im allgemeinen in Hilusnähe an. Sie wachsen schnell, neigen zur Autodestruktion, sind histologisch nicht völlig einheitlich, lassen gelegentlich Riesenzellen entstehen. Im Lungenpunktat oder bei Untersuchung einer bronchopulmonalen Biopsie läßt sich eine eigenartige Pleomorphie des

Geschwulstgewebes nachweisen. Dieser Typus repräsentiert 58% sämtlicher bronchopulmonaler Krebse!

bb) *Plattenepithelcarcinome*

Diese Geschwülste sind entweder epidermoidal gebaut, also im Besitze sogenannter Hornperlen; oder es handelt sich um Plattenepithelcarcinome ohne Verhornung, also um sogenannte anepidermoidale Krebse. Diese können basaliomähnliche Züge tragen. Plattenepithelkrebse machen rund 37% aller bronchopulmonalen Carcinome aus. Wahrscheinlich nehmen die Plattenepithelkrebse in den letzten Jahren an Häufigkeit zu.

cc) *Adenocarcinome*

Diese Geschwülste nehmen ihren Ausgang von den *Drüsen*epithelien der Bronchialschleimhaut. Sie repräsentieren nur 5% der bronchopulmonalen Krebse überhaupt. Über die nosologische Eigenständigkeit dieser Tumorformen wird gestritten. H. Eck (Leipzig) hat wahrscheinlich gemacht, daß viele sogenannte Adenocarcinome nichts anders sind als örtlich adaptierte alveoläre Metastasen lungenfern gelegener primärer Plattenepithelkrebse. Diese Aussage ist so zu interpretieren, daß die Metastase eines primär ganz anders inscenierten und differenzierten Tumors am neuen Standorte, also im Inneren der Lungenalveolen, die dort gelegenen Oberflächen abweidet und auf diese Weise einen drüsigen Bau imitiert. Adenocarcinome finden sich im allgemeinen mehr bei Frauen als Männern, mehr bei jüngeren als bei älteren Menschen. Ob es echte Alveolarepithelkrebse gibt, ist ungewiß!

dd) *Schicksal der Träger bronchopulmonaler Carcinome*

Zunächst interessieren die lokalen Veränderungen: Die Geschwulst wächst entweder, folgend dem Verlaufe der in der Umgebung der Bronchien etablierten Lymphbahnen, oder aber es kommt zu einer Bronchusstenosierung; jene hat eine Sekretaufstauung zur Folge; diese zeitigt eine Atelektase, in deren Konsequenz eine atelektatische Pneumonie, schließlich eine parablastomatöse Pneumonie, d. h. eine segmental-territorial begrenzte Entzündung mit Neigung zur Einschmelzung. Eine intraalveoläre Propagation des Krebses ruft das Bild der „*Krebszellpneumonie*" hervor. Schließlich resultiert eine *Lymphangiosis carcinomatosa*. Seitens der Pleurareaktion imponieren hämorrhagische Ergüsse. Die Punktatdiagnostik kann Krebszellen zu erkennen geben. Bronchopulmonale Krebse brechen nicht ganz selten in die obere Hohlvene ein. Es resultiert eine starke Blutstauung mit Ausbildung eines Stokesschen Kragens. Bezüglich der Metastasierung bronchopulmonaler Krebse gelten folgende Daten:

Lymphknoten (des Mediastinum; Mediastinoskopie diagnostisch überaus bewährt) finden sich in 89% aller Fälle;
Lebermetastasen werden in 49,2%,
Skelettmetastasen in 42,9%,
Nebennierenmetastasen in 29,5% und
Metastasen im Gehirn in 17,9% der Fälle beobachtet.

c) Pathogenese der bronchopulmonalen Carcinome

aa) *Dysgenetische Geschwülste*

Für die Annahme der Bedeutung einer Entwicklungsstörung sprechen die Ergebnisse der Analyse weniger Einzelbeobachtungen:

RÖSSLE fand bei einem 17-jährigen Mädchen Adenocarcinome beider Lungen, kombiniert mit Lungenzysten und Tumormetastasen.

SCHEIDEGGER fand bronchopulmonale Carcinome kombiniert mit Wabenlunge sowie Zysten in Pankreas und Nieren; „konnatale" bronchopulmonale Krebse sind wahrscheinlich im Grunde auch „erworbene", nämlich diaplasentar erworbene Tumoren!

Die experimentelle Erzeugung bronchialer (auch trachealer) Carcinome ist jüngst gelungen durch *diaplazentare* Begiftung trächtiger Hamster und deren Feten durch Diäthylnitrosamin (U. MOHR, 1968).

bb) *Reizwirkungen, insbesondere traumatische Insulte*

Bronchopulmonale Krebse werden gern im Bereiche alter Lungensteckschußnarben, im Gebiete von Narben nach Lymphknoteneinbrüchen in die Bronchialwand, im Bereiche von Narben auf dem Boden einer tuberkulösen Lungenzirrhose, also hilusfern, subpleural, vorwiegend plattenepithelial, — gefunden.

Der Versuch der experimentellen Reproduktion sogenannter bronchopulmonaler Reiztumoren ist schwierig: Man hat Kaninchen und Goldhamster tage- und wochenlang Zigarettenrauch inhalieren lassen, nachdem man die Nasenöffnungen chirurgisch vernäht hatte. Prinzip: Ausschaltung der Nasenreinigung. Ergebnis: Carcinome wurden nicht, Plattenepithelmetaplasien jedoch häufig gefunden. — Die menschliche Pathologie kennt eigenartige Carcinome, welche als entschädigungspflichtige (Berufs)krankheiten anerkannt sind, bei denen ein Trauma (im weiteren Sinne) eine Rolle gespielt haben muß:

1. *Asbestosis* (vgl. S. 290),

2. *Arbeiten mit Monochromatschmelze* (Chromfarbenfabrikation). Die Expositionszeit ist eher länger als kürzer; sie beträgt mindestens 4 Jahre!

3. *Pancoasttumor*: Pulmonary sulcus-tumour. „Krebs als Kriegsfolge". Diese Geschwulstform ist angeblich seit dem Jahre 1838 bekannt. Es handelt sich um eine sogenannte Ausbrecherform eines hilusfernen, in den Obergeschossen angegangenen, bronchopulmonalen Narben-Plattenepithelkrebses. Neue Beschreibung durch RICCALDONI (1918) und PANCOAST (1924, 1932). Dieser Tumor arrodiert die innere Oberfläche der ersten Rippe, setzt eine Läsion des Nervenplexus und des Grenzstranges, ist durch ausstrahlende Schmerzen im Schulterbereich, halbseitiges Schwitzen sowie positiven Hornerschen Symptomenkomplex ausgezeichnet. Die Histologie ist nicht einheitlich, histogenetisch sind tbk Narben wichtig.

4. *Schneeberger und Joachimsthaler Krebs.* Dieser Tumor ist seit Jahrhunderten bekannt. Die erste zusammenfassende Beschreibung stammt von HARTING und HESSE (1879): Die Arbeiter in den Erzbergwerken in Schneeberg (Sächsisches Erzgebirge) und Joachimsthal (nächstnachbarlich gelegenes böhmisches Erzgebirge) waren in noch jungen Jahren, teils durch die extremen körperlichen Anstrengungen des Bergbaues in alter Zeit, teils durch die Inhalation radioaktiver Stäube frühzeitig „bergfertig", d. h. sie litten an extremer Dyspnoe, Lungenverödung, Rechtsherzbelastung, Einflußstauung, kardialer Dekompensation. Die bereits in der alten Zeit gelegentlich vorgenommenen Obduktionen (Kennwort: Anatomia practica!) zeigte dann einen kleinzelligen Tumor, den man in Unkenntnis der histogenetischen Zusammenhänge als Sarkom, häufig als Lymphosarkom, aufgefaßt hatte. Die Entdeckung der epithelialen Natur dieser Geschwülste geht auf GEORG SCHMORL (Dresden, 1926) und Werner HUECK (Leipzig, 1933) zurück. Die Schneeberger Bergarbeiter-Krankheit — der Schneeberger Lungenkrebs — ist seit dem Jahre 1410 bekannt! In der Grubenluft von Schneeberg und Joachimsthal ist eine hohe Konzentration sogenannter Mache-Einheiten nachweisbar. Die radioaktiven Stäube erzeugen zunächst eine diffus ausgebreitete Lungenfibrose. Jene zeitigt eine sekundäre stenosierende Pulmonalarteriensklerose. Diese hat eine extreme Rechtsherzbelastung zur Folge. An den Bronchial-Verzweigungsstellen resultieren Plattenepithelmetaplasien, auf deren Boden nach Jahr und Tag Carcinome in Szene gehen!

d) Bronchusadenome, Bronchuscarcinoide

Synonyma: Bronchialadenom vom Carcinoid-Typus und vom Zylindrom-Typus; vaskuläres Adenom (ZAMORA); angiomatoides Adenom (BREDT); Bronchiom (ROLLAND); Epistom (von „epistomitzo" = ich verstopfe); Basalzellencarcinom (HAMPERL, 1937). Diese Geschwülste bestehen aus polygonalen, hellen d. h. schlecht anfärbbaren, teilweise pflanzenzellenähnlichen Elementen, welche in Reihen, Zügen und Straßen angeordnet sind. Das Protoplasma trägt eine feine Granulierung. Die Zellen zeigen das Phänomen der Rhodiochromie (Feyrters Thionin-Weinsteinsäure-Einschlußfärberei). Die Zellen der Bronchialadenome sind leptochrom. Sie arbeiten nach dem Muster der Parakrinie, d. h. sie bilden hormonähnliche Stoffe, welche Serotonin enthalten. Die Zellen sind versilberbar. Bronchusadenome vom Carcinoidtypus sind semimaligne. Sie wachsen entweder endophytisch (polypös), intramural oder aber exophytisch (d. h. zerstörend in die Umgebung). Metastasierende Bronchialadenome verursachen Serotonin-Effekte.

e) Sekundäre Lungengeschwülste

Diese wachsen entweder polytop-knotenförmig oder aber kontinuierlich-zusammenhängend d. h. pneumonisch. Unter einer pneumonischen Propagation versteht man die Tatsache, daß Lungenalveolen-Bezirke durch

Geschwulstzelleinlagerungen ausgefüllt sind. Sekundäre Lungengeschwülste wachsen häufig netzig-lymphangiotisch (Kennwort: Lymphangiosis carcinomatosa!). — Bei Sarkomen werden gelegentlich ungemein zahlreiche Metastasen, vielfach mehrere hundert (!) gefunden. — Bronchopulmonale Krebse zeitigen bekanntlich im Bereiche der mediastinalen Lymphknoten unspezifische Veränderungen, welche als „sarkoid like lesions" bekannt sind. Dabei handelt es sich um diskordante epitheloidzellähnliche Proliferate der kapselnahen Reticulumzellen. Man kann diese Zellreaktionen als Ausdruck einer humoralen Fernwirkung bronchopulmonaler Krebse interpretieren. Krebszellen sind jedoch nicht — noch nicht — vorhanden.

Lit. Bronchopulmonale Geschwülste vgl. H. ECK, R. HAUPT u. G. ROTHE, O. LUBARSCH F. HENKE, R. RÖSSLE, E. UEHLINGER, Handb. spez. path. Anat. Bd. III/4 Berlin-Heidelberg-New York: Springer 1969, S.1.

8. Parasitenbefall der Lungen

Unter den tierischen Parasiten spielt *Ascaris lumbricoides* eine besondere Rolle. Die Larven der Askariden passieren auf ihrer Wanderung vom Darm über die Leber die Lungen. Die nur wenige mm langen Larven perforieren die Alveolarmembranen, gelangen in den Flimmerstrom der Epithelien der Bronchioli alveolares und schlußendlich über die Trachea, den Kehlkopf, den Kehldeckel in die Speiseröhre, um dort über den Magen hinaus in den Dünndarm abzusteigen. Die nur wenige mm langen Exemplare wachsen am phylogenetisch vorgeschriebenen Standort zu den bekannten 20—40 cm langen geschlechtsreifen Formen aus. Bei der Lungenpassage entstehen flüchtige eosinophile pneumonische Infiltrate, wie die Selbstversuche japanischer und deutscher Forscher bewiesen haben. Man könnte von einer Pneumonia verminosa sprechen. Andere Würmer verweilen, wie die Erfahrungen der Veterinärpathologie lehren, dauernd in der Lunge (bei Schafen, Ziegen und beim Rehwild). Beim Menschen gehen also die Larven der Fadenwürmer lediglich durch die Lunge hindurch; sie können also nur im Larvenstadium und nur vorübergehend die Lunge krank machen. Bei leichten Infektionen können klinische pulmonale Erscheinungen vollständig fehlen.

Andere Würmer, die sich dauernd in der menschlichen Lunge aufhalten, sind bestimmte Formen der *Trematoden* (Plattwürmer). Einige Unterarten, die Metagonismen und Paragonismen, verweilen in den Lungen und erzeugen chronisch-entzündliche Prozesse, unter Umständen mit ausgedehnten Zerfallshöhlen. Die Krankheit ist in Ostasien beheimatet. Klinisch ähnelt sie durchaus unserer Tuberkulose. Die Differentialdiagnose zwischen parasitärer Lungenbefallskrankheit und Lungentuberkulose stützt sich im wesentlichen auf die mikroskopische Untersuchung des Sputum. Bei *Metagonismus Yokogawai* und *Paragonismus Westermani* werden Wurmeier leicht im Sputum dargestellt.

In unserer Heimat kann die Finne des Hundebandwurmes, der *Taenia echinococcus*, unter Umständen in der Lunge angesiedelt gefunden werden. Die Diagnose „Echinokokkose" wird vermutungsweise durch das Röntgenbild gestellt und durch eine Komplementbindungsreaktion im Blutserum gesichert.

9. Erkrankungen der Pleura

Blutungen der Pleura, kleine Ekchymosen entstehen aus folgender Ursache: Bei Pleurapunktionen, Stauungszuständen, septischen Zuständen, bei allen Formen der hämorrhagischen Diathese und bei Erstickungszuständen. Subpleurale Blutungen bei Erstickungen nennt man Tardieusche Flecke.

Blutungen in der Pleurahöhle — Blutansammlungen — werden als *Hämatothorax* (Hämothorax) bezeichnet. Sie entstehen durch Trauma, Ruptur eines Aneurysma, Arrosion einer Intercostalarterie, bösartige Geschwülste und Rippenkaries.

Seröse Ergüsse in der Pleurahöhle führen zum *Hydrothorax*. Ein Hydrothorax entsteht durch kardiale Stauung, renale Ödembildung und beim Verschlusse mediastinaler Lymphbahnen. In letzterem Falle kann ein Hydrothorax chylosus resultieren. Ein chylöser Hydrothorax entsteht manchmal aus unklarer Ursache. Vielleicht liegt eine Ruptur eines Lymphgefäßes zugrunde. Im Lympherguß lassen sich stets Fetttröpfchen und ein erhöhter Traubenzuckergehalt nachweisen.

Der *Pneumothorax*, die sogenannte Gasbrust, kann folgendermaßen entstehen: Ein exogener Pneumothorax entsteht bei Perforation der Brustwand. Ein endogener Pneumothorax entsteht von der Lunge aus, oder aus Trachea und Ösophagus. Ein Pneumothorax ist entweder „offen" oder „geschlossen", oder er steht „unter Spannung". Dann liegt ein „Ventilpneumothorax" vor. Beim Ventilpneumothorax kommt es zur „Mediastinalverdrängung", zum „Mediastinalflattern" und zum Hin- und Hergang eines bestimmten Luftvolumens in den großen Bronchien. Diese hin- und hergleitende Luft nennt man „Pendelluft"!

Ein *Spontanpneumothorax* entsteht möglicherweise auf dem Boden der bei der Tuberkulose häufig zu beobachtenden Spitzennarbenblase (FISCHER-WASELS). Ist die Pleurahöhle infolge alter Verwachsungen gekammert, resultiert unter Umständen ein Teilpneumothorax. Wenn eine tuberkulöse Kaverne in die Pleurahöhle einbricht, treten außer der Atemluft Blut und Eiter in den Brustraum aus. „Idiopathische" Spontanpneumothoraces haben keine plausible Ursache.

Die *Entzündungen* der Pleura unterliegen den Gesetzen der Entzündungen an serösen Häuten überhaupt. Die *Pleuritis* hat folgende *Hodogenese*: Sie entsteht von der Lunge aus, aus der sonstigen Nachbarschaft, traumatisch, metastatisch und — wie man als Ausrede hinzufügt — idiopathisch. In letzterem Falle sind Herkunft und Krankheitsursache unbekannt.

Eine Pleuritis entsteht sonst durch Fortschreiten einer Lungenentzündung, bei einer Uraemie, einer Tuberkulose oder einer Geschwulstkrankheit. Bei spezifischer Entzündung oder bei einer Pleuraerkrankung durch eine maligne Geschwulst resultiert stets ein hämorrhagischer Erguß. Die bioptische Untersuchung eines Pleurapunktates zeigt (im Sediment) eine größere Zellulation, je älter ein Erguß geworden ist.

Die *eitrige Entzündung*, welche in der Pleurahöhle gekammert liegen kann, heißt *Pleuraempyem*. Häufig ist dieses nicht frei in der ganzen zugehörigen Pleurahöhle ausgebreitet, sondern abgesackt d. h. nur an bestimmten Stellen gelegen. Wir kennen ein interlobäres, ein basales (zwischen Lungen und Zwerchfell gelegenes), ein „hängendes" und ein „mediastinales" (d. h. nach dem Mediastinum zu gelegenes) Pleuraempyem. Ein Empyem kann durch die Pleura, durch den Herzbeutel oder durch die Brustwand nach außen hin perforieren. In letztem Falle spricht man von *Empyema necessitatis*. In diesem Falle resultiert eine Fistel an der äußeren Brustwand.

Spezifische Entzündungen der Pleura

1. *Tuberculosis pleurae*: Es handelt sich um die reine Pleuratuberkulose. Mikroskopisch findet sich eine entzündliche Infiltration der Pleura und eine Ansammlung von sogenannten spezifischen Pleura-Knoten. Der Prozeß entsteht von der Lunge, von den Bronchiallymphknoten, von der Rippen- oder Wirbelkaries oder aber von der Bauchhöhle aus. Möglicherweise entsteht die Tuberculosis pleurae im Zuge einer hämatogenen Miliartuberkulose. Nur selten findet man größere Knoten mit trocken-gelber Verkäsung, so daß Bilder resultieren, welche entfernt an die Perlsucht der Rinder erinnern.

2. *Pleuritis tuberculosa*: Auch hier treten Tuberkel an der Pleura auf, die jedoch selbst von einer stärkeren Entzündung überschichtet ist. Eine Pleuritis tuberculosa kann angeblich primär entstehen. Wahrscheinlich entsteht sie aber meist sekundär nach einer Lungenaffektion. Möglicherweise war die Lungenerkrankung derart inapperzept, daß diese übersehen wurde. Ein Pleuraerguß kann eintrocknen. Ein Pleuraerguß kann jedoch auch ausgedehnte Pleuraverwachsungen zeitigen. Diese können zu Pleuraschwarten „auswachsen". Derartige Schwarten können schrumpfen und eine narbige Einziehung der Brustwand erzeugen: Rétrécissement thoracique.

3. Außer der Tuberkulose finden sich natürlich an der Pleura auch lymphogranulomatöse, syphilitische und aktinomykotische Veränderungen. Leukämische Infiltrate der Pleura kommen vor.

Unter den *Geschwülsten der Pleura* sollten primäre und sekundäre unterschieden werden. *Primäre Pleurageschwülste* sind viel seltener; sie bestehen aus Lipomen, Angiomen, Chondromen, allenfalls Osteomen. Auch die Sarkome der Pleura finden sich immer wieder einmal. Eine besonders interessante Pleurageschwulst wird durch das *Endotheliom* (Mesotheliom) repräsentiert: Es handelt sich um Deckzellgeschwülste ganz unterschiedlicher

Form. Sie gehen entweder wirklich von den Mesothelien der Pleura und der zugehörigen Lymphbahnen oder aber von den metaplastisch alterierten Pleuradeckzellen aus. Auch einfache Sarkome der Pleura kommen vor. Die Variabilität der Mesotheliome ist eine verblüffende: Hier finden sich alle Geschwulstformen, angefangen vom Rundzellensarkom bis hin zum tubulär gebauten oder zystopapillären „Mesothelkrebs"! Zuweilen finden sich condylomartige Exkreszenzen an den Wänden riesenhafter Zerfallshöhlen.

Unter den *sekundären* Pleurageschwülsten sind an erster Stelle hämatogene Metastasen zu nennen! Natürlich gibt es auch Tumoren, welche aus der unmittelbaren Umgebung auf die Brustwand einwirken. Nach der persönlichen Erfahrung des Verfassers hat zu gelten: Im bioptischen Präparat gelingt lediglich mit Sicherheit die Entscheidung „gutartig" oder „bösartig". Die genaue Zuordnung der Zellen zu einem definierten Binärtumor, bereitet nicht unerhebliche Schwierigkeiten.

Pleura-Mesotheliome bilden sobald es in das gekammerte System der Hohlraumbildung hineingeblutet hat, „blutgefüllte Säcke".

Durch sekundären Geschwulstbefall resultiert das Bild der *Pleuritis carcinomatosa*. Der konkomitante Erguß ist sanguinolent.

Gute ältere Lit. über die Variabilität der Pleura-Mesotheliome bei A. P. STOUT: Solitary mesothelioma of the pleura. Annals of Surgery *133*, 50 (1951).

Bemerkungen zur diagnostischen Untersuchung bioptischer Pleurapunktate

Es handelt sich im Regelfall um die Prüfung von Pleuraergüssen. Das Untersuchungsgut wird in einem Spitzglas, dessen Glasspitze durch einen Gummikorken ersetzt werden kann, dargestellt. Nach stattgehabter Zentrifugation wird das obturative Gebilde an der Glasspitze entfernt. Dem „Korken" haftet das Sediment an. Dieses wird über die aufsteigende Alkoholreihe in Paraffin eingebettet, wie ein Gewebestück geschnitten, gefärbt und solange untersucht, bis diagnostische Gewißheit gegeben ist. Auch banale, transsudative Pleuraergüsse können, bestehen sie nur genügend lange, eine eigenartige Zellulation bieten. Es handelt sich um Placards und Zellrosetten, welche polygonale Elemente führen. Dabei ist Zweikernigkeit die Regel, Mitosen sind nicht selten. Es handelt sich mit Bestimmtheit lediglich um reaktive, nicht um eigenständige Veränderungen. — Krebszellen (im Pleurapunktat) zeigen häufig ein schmutzig-eosinrot getöntes Protoplasma, relativ zu große und hyperchromatische Kerne. — Pleuramesotheliome erfreuen sich einer ungewöhnlichen Multipotenz der geweblichen Manifestation. Pleuradeckzellgeschwülste können unter dem Bilde eines simplen Rundzellensarkomes ebenso einhergehen wie unter dem eines mikropolyzystisch gewachsenen Adenocarcinomes. Die exakte Diagnose kann nur dann gestellt werden, wenn mehrfache Proben zur diagnostischen Würdigung eingesandt wurden. Es ist unerläßlich, daß ein frisch gewonnenes Pleurapunktat ana partes mit Aether-Alkohol versetzt wird. Die Aether-

Alkohol-Mischung sollte ebenfalls ana partes und hochprozentig angesetzt sein; durch die Versetzung des Ergusses mit Aether-Alkohol fallen Gerinsel aus. Gerade diese sollten eingeschickt werden. Wird die rechtzeitige Fixierung versäumt, zeigen die in einem Erguß suspendierten Zellen regressive und autolytische Veränderungen.

Anhang: Solide gebaute Pleuramesotheliome können mit parakrinen humoralen Effekten ausgestattet sein: Es ist nicht selten, daß ein Pleuramesotheliom entweder eine Dauerhyperglykämie oder eine hypoglykämische Remission induziert. Dabei können an den Langerhansschen Inseln der Bauchspeicheldrüse Zell-Reaktionen gesehen werden. Es scheint, daß Mesotheliome ausnahmsweise Insulin produzieren können! *Cave:* Im Falle der Untersuchung einer diagnostischen *Pleurastanze* begegnet man gar nicht selten den *Hellerschen Knötchen* [Arnold HELLER: „Über subpleurale Lymphdrüsen etc." Dtsch. Arch. klin. Med. 55, 141 (1895)], d.h. kleinen koniotisch-fibrösen Indurationsfeldern. In deren Bereich kommen eigenartige Epithelwucherungen in kollapsindurierten subpleuralen Alveolen, aber auch Mesothelproliferate von adenoidem Bau zur Beobachtung [C. RAEBURN und H. SPENCER: Thorax 8, 1 (1953)].

D. Pathologische Anatomie des uropoetischen Systemes

I. Nieren

1. Entwicklungsgeschichte, normale Anatomie und Bemerkungen zur Physiologie

Bei den Amnioten (Reptilien, Vögel, Säugetiere) treten bei der Entwicklung der Harnorgane räumlich hintereinander und zeitlich nacheinander *drei Nierenarten* auf. Es sind das die Vorniere, die Urniere und die Nachniere. Die *Vorniere* entsteht im kranialen Rumpfabschnitt. Sie besteht nur eine kurze Zeit. Beim Menschen wird sie lediglich rudimentär angelegt. Die *Urnierenanlage* befindet sich beim menschlichen Embryo in der Gewebemasse, welche zwischen dem 6. Hals- und dem 3. Lendensegment liegt. Die *Nachnierenanlage* liegt zwischen dem 3. und 5. Lendensegment. Alle drei Nierenanlagen sind niemals gleichzeitig nebeneinander vorhanden. Zwischen der Ontogenese und Phylogenese besteht insofern eine Parallele, als primitive Wirbeltiere (Cyclostoma) die Vorniere, etwas höherstehende (Fische und Amphibien) die Urniere und die Amnioten die Nachniere als bleibendes Organ behalten.

Die Nieren bestehen aus je zwei Hauptanteilen: Es handelt sich einmal um die eigentliche Niere, das *Harnbereitungssystem*. Dieses besteht aus Nierenkörperchen und Harnkanälchen. Zum anderen handelt es sich um das *Ableitungssystem*.

Die Nierenkörperchen bestehen aus der Nierenkammer (Kapsel) und dem Capillarknäuel (Glomerulus). Die Nierenkammer wird mit ihrem Binnenraum durch das System der Bowmanschen Kapseln abgegrenzt. Die Nierenkammer zusammen mit dem zugehörigen Harnkanälchen nennt man *Nephron*. Die Harnkanälchen münden in den Ausführungsgang oder in dessen Verzweigungssystem. Der Ausführungsgang bei der Vor- und der Urniere ist der Wolffsche Gang, bei der Nachniere ist es der sekundäre Harnleiter, der Ureter.

Die Niere entsteht aus dem mittleren Keimblatt, aus dem sogenannten nephrogenen Gewebestrang. Die Kanälchenepithelien sind als mesodermale Epithelien (nicht ganz korrekt: „Mesothelien") aufzufassen. Die Ureter entstehen aus der Nierenknospe. Eine Nierenknospe liegt bei 4,5 mm langen menschlichen Embryonen als dorsale Ausstülpung dort, wo der Wolffsche Gang ventralwärts umbiegt. Die Nierenknospe wächst dann in dorsokranialer Richtung. Sie erweitert sich an ihrem kranialen Ende. Das erweiterte Ende stellt das primitive Nierenbecken dar. Dieses stößt an das metanephrogene Gewebe an. Jenes bildet eine Kappe um die Nierenknospe. Infolge einer späteren Gliederung und Aufteilung des primitiven Nierenbeckens entwickeln sich die Nierenkelche. Aus diesen gehen die Ductus papillares und die Sammelröhrchen hervor.

Dadurch kommt es zur Aufteilung des metanephrogenen Gewebes in zahlreiche kleinere Areale. Diese sind zunächst solide, erst später werden sie zystisch. Aus den primitiven metanephrogenen Nierenzysten entstehen die Nachnierenbläschen. Aus den Bläschen endlich gehen die Nephrone hervor. Die Nephrone bestehen im einzelnen aus den Bowmanschen Kapseln, den Tubuli contorti, den Henleschen Schleifen und den Schaltstücken. Die Schaltstücke brechen in die vom Nierenbecken aus entstandenen Sammelröhrchen ein. Damit ist die endgültige Kommunikation zwischen Harnbereitungs- und Harnableitungsapparat hergestellt.

Bei gesunden erwachsenen Männern wiegen beide Nieren zusammen 260—290 g, bei Frauen etwa 25 g weniger. Die linke Niere ist etwas schwerer als die rechte. Eine Niere besteht aus Mark und Rinde. Das Mark wird im wesentlichen repräsentiert von den Pyramiden (Pyramides renales Malpighi). Vom Mark aus werden die Ferreinschen Markstrahlen rindenwärts, von der Rinde die Septa Bertini (Columnae renales) markwärts entsandt. In der Niere sind besonders auffällig die Nierenkörperchen. Man nennt sie Malpighische Körperchen. Sie bestehen, wie oben erwähnt, aus Capillarknäuel und Bowmanscher Kapsel. Letztere besteht aus zwei Blättern, dem äußeren und dem inneren Kapselblatt, und ist aus dem blinden Ende des Tubulussystemes dadurch entstanden, daß die Gefäßschlingen ebendort eingestülpt worden sind. Am Gefäßpol der Nierenkörperchen unterscheidet man das Vas afferens und das Vas efferens. Beide Gefäße sind arterielle, sie liegen nebeneinander und bilden den Gefäßstiel. Der Gefäßpol liegt dem Harnpol gegenüber. Die Größe eines Glomerulus liegt bei 0,16 mm im Durchmesser,

Man kann die Niere nach dem architektonischen Prinzip und zwar nach mehreren Gesichtspunkten gliedern:

Einteilung nach der groben Form

Teile eines Nephron:

a) Bowmansche Kapsel mit sogenanntem Halsteil eines Malpighischen Körperchens;
b) Tubulus contortus I. Ordnung;
c) Henlesche Schleife;
d) Tubulus contortus II. Ordnung.

Teile eines Sammelröhrchensystemes

a) Initiales Sammelröhrchen, welches jeweils an ein Nephron angeschlossen ist;

b) aufgespaltene Sammelröhrchen, welche zu je einem Ductus papillaris hinziehen.

Einteilung nach dem Feinbau

Teile eines Nephron

a) Bowmansche Kapsel mit niedrigem oder kubischem Epithel (Glomerulothel);
b) Erstes Hauptstück mit dunkelfarbenem „trübem" Epithel;
c) Erstes Nebenstück = dünner Teil der Henleschen Schleife;
d) Zweites Hauptstück = dicker Teil der Henleschen Schleife mit dunkelfarbenem trübem Epithel;
e) Zweites Nebenstück = Zwischenstück mit hellem Epithel;
f) Drittes Haupt- und Drittes Nebenstück = Schaltstück mit dickem trübem und dünnem hellem Anteil.

Teile des Ausführungssstemes

Sie zeigen nach dem Schaltstück zu flaches, nach dem Ductus papillaris zu hohes (zylindrisches) Epithel.

Einteilung nach der Lage

Tubuli contorti = alle beieinander liegenden gewundenen Harnkanälchen in unmittelbarer Umgebung der Glomeruli;

Tubuli recti = alle beieinander liegenden geraden Harnkanälchen im Bereiche des Markes.

Der medizinische Sprachgebrauch bezeichnet die Malpighischen Nierenkörperchen vielfach als Glomeruli. Diese Bezeichnung ist also im Sinne einer Pars pro toto zu verstehen.

Nach dem Eintritt in die Niere teilt sich die Arteria renalis auf in die Arteriae interlobares. Sie liegen zwischen je zwei Pyramiden im Bereiche einer Bertinischen Säule. Es sind praktisch Endarterien. Sie biegen an der Markrindengrenze seitlich um. Dadurch entstehen die Arteriae arciformes. In Wahrheit handelt es sich nicht um eine Arkadenbildung, wie man derartiges bei den Mesenterialarterien sehen kann. Die Arteria arcuata der Niere ist also keine quere Anastomose, sondern die aus der ursprünglichen Verlaufsrichtung abgebogene Fortsetzung einer Arteria interlobaris. Aus den Aa. interlobares entstehen die Aa. interlobulares. Sie steigen an den Grenzen der Lobuli corticales senkrecht zur Rinde auf. Dabei zeigen sie eine dichotomische Aufteilung in Radiäräste. Von den letzteren entspringen mehrfach Vasa afferentia. Das gesamte Verzweigungsgebiet einer Arteria interlobularis gleicht einer Dolde oder einer Johannistraube. Die Vasa efferentia laufen nicht den gleichen Weg zurück, sondern zersplittern sich in eine große Anzahl von Capillaren. Diese umspinnen die Tubuli. Die Wechselbeziehungen zwischen Blut und Harn beruhen auf dieser engen nachbarlichen Beziehung zwischen Capillaren und Tubulusepithelien.

Am Glomerulushals lassen sich in der Wand der Vasa afferentia epitheloide Zellen nachweisen. Es handelt sich um Quellzellen, welche etwas mit der örtlichen Kreislaufregulation zu tun haben. Man nennt sie Ségments neuromyoartèrièls juxtaglomérulaires Goormaghtigh. Auch weiter abseits liegen „helle" Zellen. Es handelt sich um Zellelemente, welche aus der Epithelgarnitur der Macula densa des Schaltstückes hervorgehen. Hellmut BECHER hat sie zuerst durch Wachsplattenrekonstruktionen genauer dargestellt. Die „Ségments" und die „Hellen Zellen" stellen eine einzige organismische Funktionsgemeinschaft dar. Sie spielen für den Ablauf des Angiotensin-Renin-Mechanismus die entscheidende Rolle.

Die Erfahrungen der Kriegspathologie haben gezeigt, daß nach stumpftraumatischer Zerstörung ausgedehnter Weichteilpartien sehr charakteristische Blutverteilungs-Störungen der menschlichen Niere resultieren, welche als Ausdruck einer „Kurzschlußschaltung" im Sinne des Oxford-Shuntes (Trueta-Shuntes) interpretiert wird. Dabei resultiert eine subtotale Rinden-Ischämie, eine strotzende Hyperämie der Markregion sowie eine Perirubrostase der an der Mark-Rindengrenze gelegenen interstitiellen Gefäße, vielfach mit örtlichen Blutextravasaten. Eine förmliche Kurzschlußanastomose im anatomischen Sinne, eine Anastomose nämlich zwischen Vas afferens und efferens, etwa zum Zwecke der Ausschaltung des zugehörigen Glomerulus, existiert nicht. Wohl aber sind arterio-venöse Anastomosen zwischen den Arteriae und Venae interlobulares nachgewiesen. Die Verbindungsäste, welche zwischen einem Vas afferens und sonstigen Nierenrindencapillaren nachgewiesen worden sind, bezeichnet man als Ludwigsche Gefäße. Unter den Arteriolae rectae versteht man kleine Arterien, die aus dem Vas efferens stammen und markwärts absteigen. Ihre Aufgabe besteht in der Blutversorgung des Nierenmarkes. Diese Arteriolae rectae, die also aus den Vasa efferentia herstammen, nennt man Arteriolae rectae spuriae. Daneben gibt es echte Arteriolae rectae; jene stammen unmittelbar aus je einer Arteria arcuata. An den Nierenpyramiden sind die Ductus papillares von kleinen Arterienkränzen förmlich umgeben. Gleichwohl ist es interessant, daß die Gesamtheit der Interstitien d. h. des Gewebes zwischen den geraden ableitenden Harnkanälchen an den Nierenpapillen als bradytrophes Gewebe gelten kann. Gerade dort kommt es zur Ablagerung von Stoffwechselschlacken.

Neben den eigentlichen Nierenarterien gibt es auch Nierenbeckenarterien. Sie entspringen aus den Kapselarterien, die von außen her in das Nierengewebe eintreten und dort kleine keilförmige Parenchymbezirke versorgen. Die Nierenvenen verlaufen neben den Arterien. Die Nierenvenen bilden jedoch echte Arkaden zwischen den Venae interlobares. Im Gegensatz zu den Arterien exstieren also venöse Queranastomosen.

a) Histologische Besonderheiten

Die Glomeruli sind durch osmiophile feinfaserige Basalmembranen ohne direkt nachweisbare Filterporen reichlich ausgestattet. Die Endothelien der glomerulären Schlingen gleichen dagegen förmlichen Siebplatten. Den Capillarschlingen sitzen (im Inneren der Nierenkörperchen) jeweils nach außen zu „polypöse" Deckzellen auf. Sie liegen in den zwischen den Schlingen etablierten Territorien. Jene bilden in ihrer Gesamtheit das Mesoangium. Dieses hat eine große Bedeutung für die Vorgänge der normalen Harnbereitung, insbesondere auch für die Entwicklung pathologischer Prozesse. Die Epithelien der Hauptstücke Erster Ordnung zeigen auf ihrer nach der Kanälchenlichtung zugewandten Oberfläche einen Bürstenbesatz. Sie begrenzen die Lichtung des Kanälchens nicht ganz regelmäßig, so daß man eine zickzackförmige Figur unschwer erkennen kann. Das Protoplasma der Hauptstückepithelien trägt einen ungemein charakteristischen Stäbchenapparat. Er findet sich auch im sogenannten dicken Teil der Henleschen Schleife. Außer dem Bürstensaum sind an der inneren Oberfläche der Harnkanälchen Mikrovilli zu unterscheiden. Sie stehen in den proximalen Tubulusabschnitten besonders dicht. Der von HEIDENHAIN beschriebene „Stäbchenapparat" liegt „basal", also nach außen zu, und stellt nach Ausweis elektronenmikroskopischer Kontrollen nichts anderes dar als die labyrinthäre Abfaltung der epithelialen Basalmembran. Die Räume dieses basalen Labyrinthes liegen daher genau genommen extrazellular. Im distalen Teil des sogenannten proximalen Kanälchenkonvolutes findet sich keine eigentliche basale Labyrinthbildung. Die distale Strecke

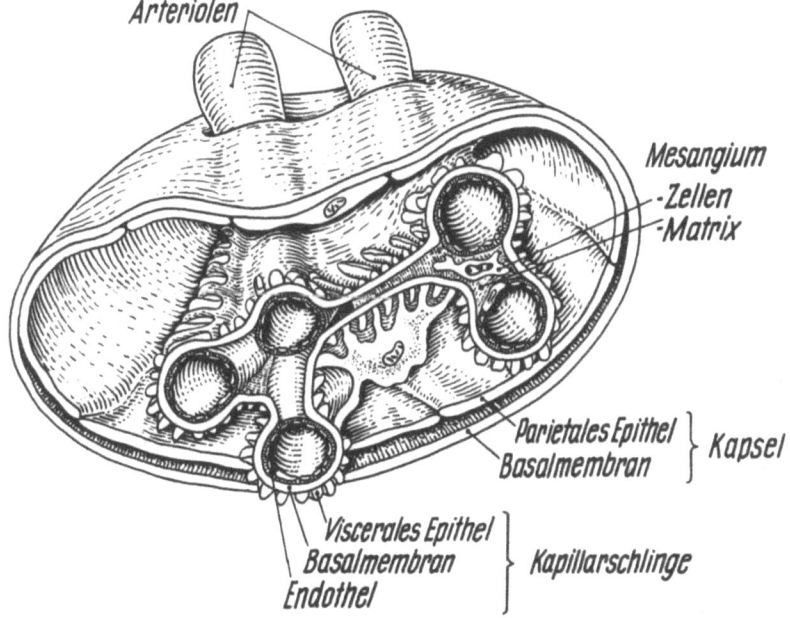

Schema eines Glomerulus nach W. THOENES (Hippokrates 40, 609, *1969*). Darstellung des Gefäßpoles, besonders aber des Mesoangium. Dieses ist der Schauplatz entzündlichdegenerativer Prozesse. Entwurf des Schema von BOHLE und HERFARTH (verändert).

der Harnkanälchen ist sehr stark labyrinthär konfiguriert. Die Beziehungen der Capillarwände zu den basalen Abschnitten der benachbarten Harnkanälchenepithelien ist den Gefäß-Parenchymbeziehungen der Glomeruli durchaus vergleichbar. Derzeit wird um das Problem der Porenkanäle im Bereiche sogenannter Basalmembranen, aber auch der Capillarendothelien, gerungen. 25% der zellularen Capillarwand besteht aus „Löchern".

30% des vom Herzen geförderten Blutes des Menschen strömen durch die Nieren; dies sind 1500 Liter pro die. In den Glomeruli wird ein blutisotonischer Harn in einer Menge von etwa 150 Litern abfiltriert. Davon werden 145 Liter in den Tubuli rückresorbiert und zwar 80% im proximalen, 17% im distalen Konvolut. Die Hauptbewegungsrichtung des Harnes ist keine longitudinale, sondern eine transversale. Nur 1% (!) des Primärharnes durcheilt die ganze Tubuluslänge.

b) Filtrations-Rückresorptionstheorie

Nach C. LUDWIG (1844) wird der Harn im Glomerulus mit allen seinen Bestandteilen, wenn auch stark verdünnt, durch die Blutdruckwirkung abfiltriert. LUDWIG hat zunächst dem Kanälchensystem nur die Fähigkeit der Rückresorption von Wasser, später aber auch der von Harnstoff und Harnsäure zugebilligt. Filtration und Rückresorption sollten einem einfachen physikalischen Vorgange entsprechen. Nach ELLINGER und CUSHNY (1929) werden im Glomerulus alle Harnsubstanzen ausgeschieden. Ein Teil der Rückresorptionsarbeit soll durch den osmotischen Druck der Eiweißkörper in den Capillaren der Umgebung der Tubuli geleistet werden. Die restliche Rückresorptionsarbeit käme auf das Konto einer „spezifischen" Nierenenergie. CUSHNY nahm an, daß im Glomerulus alle Substanzen abfiltriert werden, die nicht an Serumkolloide gebunden seien. In den Harnkanälchen allein solle eine Rückresorption erfolgen. Die eigentliche Bildungsstelle des Harnes sei der glomeruläre Apparat. Hier soll durch den Filtrationsdruck (= Herzleistung) eiweißfreies Filtrat mit allen übrigen gelösten Blutplasmabestandteilen abfiltriert werden. Auf dem langen Wege bis zum Nierenbecken würde der Glomerulusharn zum definitiven Harn (durch Resorption von Kochsalz, Traubenzucker und Wasser, sowie durch Sekretion von Harnstoff etc. etc.) umgewandelt. CUSHNY sprach von sogenannter Ultrafiltration. Die eigentliche osmotische Arbeit würde danach von den Tubulusepithelien geleistet werden. Damit stimmen im wesentlichen die Ergebnisse der modernen histotopochemischen (Ferment-) und autoradiographischen Untersuchungen überein.

c) Sekretionstheorie Bowman (1842) und Heidenhain (1874)

Beide nahmen eine echte Sekretionsleistung der Nieren an. In den Glomeruli sollten Wasser und Salze, in den Tubuli Harnstoff und Harnsäure sezerniert werden. Nach LICHTWITZ (1929) spricht die Anwesenheit von

Harnstoff und Harnsäure im Inneren der Harnkanälchenepithelien dafür, daß diese Stoffe ebendort sezerniert werden. Es sei ein Widerspruch gegen das Wesen einer echten Nierenarbeit, wenn man annehmen wollte, daß auch diese Stoffe zunächst einmal ausgeschieden und dann erst später aus dem Kanälchenlumen zurückresorbiert würden. VOLHARD und FAHR meinen, daß nicht eine passive Filtration, sondern eine aktive Zelleistung in der Niere wirksam sein müsse. FAHR erblickt besonders in der Glykogenspeicherung im Inneren Blatt der Bowmanschen Kapsel einen Beweis für die aktive Zelltätigkeit. Das Glykogen wird nämlich in der Zelle durch den Aufbau aus Traubenzucker aktiv synthetisiert. Diese und sehr zahlreiche andere Beobachtungen lassen keinen Zweifel an der Richtigkeit der Annahme, daß die Harnkanälchenepithelien unter Umständen *auch* zu aktiver Sekretionsleistung befähigt sind.

d) Experimentelles zur Frage der Nierenfunktion

Es ist gelungen, den Glomerulus künstlich vom Nephron zu trennen. Im Inneren des vom Glomerulus getrennten Nephron wurde gleichwohl Harn nachgewiesen. Die Anwesenheit des Harnes im isolierten Kanälchen kann nur so verstanden werden, daß die Epithelien an der Harnbereitung jedenfalls im Prinzip mitzuwirken in der Lage sind. Bekanntlich ist die isolierte Punktion der Golmeruli technisch realisierbar. Man kann auf diese Weise den Glomerulusharn getrennt vom Tubulusharn untersuchen. Die quantitativen Vergleiche der Harnzusammensetzung von Glomerulus- und Tubulusharn sind die Grundlage für quantitative Bilanzarbeiten. Jene sind nicht praktikabel ohne Ausscheidungsstudien mit Hilfe bestimmter Farbstoffe oder von Isotopen (Szintigraphie). Das Problem der Vitalfärbung zahlreicher Harnkanälchen-Epithel-Gruppen ist alt und vielschichtig. Es hat eine unermeßlich reiche Literatur gezeigt (Iwao MATSUO: Biologische Untersuchungen über Farbstoffe. Kyoto Bd. 1, 1934, Bd. 2, 1935). Alle diese Studien sind Vorläuferarbeiten zum Prinzip des Haarnadelgegenstromes (Werner KUHN). M. STEINHAUSEN hat das Verdienst, durch einen gut definierten, physico-chemisch vorzüglich bekannten Farbstoff (Lissamingrün) die Transportbedingungen des tubulären Harnvolumens weitgehend geklärt zu haben (Habilitationsschrift 1966).

e) Gestaltungsfaktoren für die Harnbereitung

1. Zusammensetzung des Blutes, Wassergehalt des Blutes;
2. Durchblutungsgröße der Nieren;
3. Höhe des arteriellen Blutdruckes;
4. Innervation der Niere: Die denervierte Niere produziert mehr und weniger stark konzentrierten Harn.

5. Hormonelle Einflüsse (Hirnstamm, Hypophysenstiel);
6. Integrität der Harnkanälchenepithelien (Zellorganellen, elektrisches Potential, Fermentausstattung).

Die Kenntnis der Gestaltungsfaktoren findet ihre Nutzanwendung durch das Clearance-Verfahren. Jenes arbeitet mit dem Quotienten

$$Q = \frac{U \cdot V}{p}$$

U = Harnkonzentration (eines zu untersuchenden Stoffes; z.B. Inulin); V = Harnmenge pro Minute; p = Plasmakonzentration (des zu untersuchenden Stoffes). (Schlüssellit.: K. KRAMER, H. SCHWIEGK, K. THURAU und H. JAHRMÄRKER: Renal Transport and Diuretics. Berlin-Heidelberg-New York: Springer 1969. Vgl. ebendort: W. THOENES und K. H. LANGER: Relationship between cell structures of renal tubules and transport mechanisms, S. 37—64).

Danach ist es so, daß die elektronenmikroskopische Kontrolle die Transportgeschwindigkeit von markierten Ferritin-Molekülen deutlich sichtbar machen und bestimmen kann. Durch Analogieschlüsse ist man berechtigt anzunehmen, daß die Wanderungsgeschwindigkeit von Eiweißkügelchen von der jeweiligen inneren Oberfläche der Harnkanälchenepithelien bis zur äußeren Basalmembran nach Minuten zählt. Homologes und heterologes Eiweiß, unabhängig von Molekulargewicht und Molekulargröße werden in jeweils der gleichen Weise transportiert! Es hat sich aber auch gezeigt, daß „membranöse Gebilde" die Fähigkeit einer „selbständigen" Fortbewegung besitzen. Die Vorgänge werden durch die Gesetzlichkeiten sogenannter Membrandynamik einem Verständnis nähergebracht. Biologische Membranen können offenbar von einer offenen in eine geschlossene Form und umgekehrt übergehen. Dabei wird zwischen Lipidmicellen „Matrix" nach außen oder nach innen gepreßt. Das gegensätzliche Verhalten der Membranen an den „Polen" bläschenförmiger Zelleinschlüsse — Einpressen von Matrix auf der einen, Auspressen auf der gegenüberliegenden Seite — würde eine „strahlgetriebene" Fortbewegung des Gebildes ermöglichen. Die Lehre von den membrandynamischen Transportvorgängen steht derzeit noch ganz im Anfang. Wenn eine Membran (eines Zelleinschlusses) am zellbinnenwärts gerichteten Pol weiter wächst und in gleichem Maße am lumenwärts gerichteten Pol Membranbausteine abgibt, wird bei gleichbleibender Größe des Bläschens das Resorbatmaterial fortbewegt. Es wird vermutet, daß sich die zunehmende Verbesserung der Kenntnis der Ultrastruktur harmonisch an die vertiefte Kenntnis der skizzierten Physicochemismen anschließt. Das „Labyrinth" an den basalen Schichten der Harnkanälchenepithelien wird auch darauf „verdächtigt", eine „Druckwandlerfunktion" für den Flüssigkeitstransport — im Sinne der Elektrophysiologie — zu besitzen.

2. Leichenveränderungen

Nach dem Tode eines Menschen verändern sich die Epithelien der Hauptstücke besonders schnell und hochgradig. Der Stäbchenapparat wird mit Eisenhämatoxylin schwarz anfärbbar; der Bürstenbesatz gilt als etwas stabiler. Es treten postmortale Myelinfiguren zwischen den Bürsten auf. Die Epithelien der absteigenden Henleschen Schleife sind widerstandsfähiger als die der übrigen geraden Kanälchen. Die Glomeruli sind im Gegensatz zu dem tubulären Parenchym sehr viel resistenter. Hyalinisierte Glomeruli sind als solche noch gut nach einem dreijährigen Erdgrab erkennbar! Die Untersuchung der Nieren exhumierter Leichen läßt noch nach mehr als einem Jahr hyaline Zylinder in den Tubuli erkennen.

3. Mißbildungen der Niere

Ein *doppelseitiger Mangel* der Nieren ist selten. Auch die *Hypoplasie* beider Nieren kommt selten vor. In manchen Fällen hat man auch eine *Aplasie* der einen und eine Hypoplasie der anderen Niere gefunden. Die Träger derartiger Mißbildungen sind nicht lebensfähig. Hochgradige renale Mißbildungen werden häufig in Kombination mit anderweitigen schweren Entwicklungsstörungen (Akardie, Sirenenbildung) gefunden.

Praktisch bedeutsam ist der Begriff der *hypogenetischen Schrumpfniere*. Es handelt sich hierbei darum, daß eine renale Insuffizienz erst einige Jahre nach der Geburt — langsam aber sicher — zur Ausbildung gelangt. Untersucht man derartige Nieren, beobachtet man, daß sie abnorm klein sind, eine Fülle von Gewebsmißbildungen in Kombination mit sekundär erworbenen entzündlichen Prozessen tragen. Es scheint, daß die im histologischen Sinne fehldifferenzierte Niere besonders anfällig für den Erwerb akzidenteller entzündlicher Läsionen ist.

Einseitiger konnataler Nierenmangel kommt häufiger vor. In über 1/3 der Beobachtungen existieren dann gleichzeitig Mißbildungen am Genitale. Männer sind häufiger betroffen, die linke Körperseite wird mehr als die rechte befallen. Bei angeborenem Mangel einer Niere zeigt die andere eine kompensatorische Hypertrophie (Hyperplasie). Bei erworbenem Mangel einer Niere wird die andere ebenfalls kompensatorisch vergrößert. Die Diagnose einer einseitigen Nierenaplasie (Nierenhypogenesie) ist dann leicht, wenn der Harnleiter fehlt. In der Harnblase findet sich dann nur eine einzige Uretereinmündung. Das Blasendreieck ist verzogen. Die Diagnose ist dann schwieriger, wenn der Ureter eine Strecke weit angelegt ist. Die kompensatorisch vergrößerte Niere erkrankt leichter etwa an einer Nephritis oder einer Tuberkulose, weil sie stärker durchblutet und funktionell belastet wird. Trotzdem darf man sagen, daß die Lebenserwartung von Menschen mit nur einer Niere im allgemeinen nicht ungünstig ist.

Sind beide Nieren miteinander verwachsen, dann spricht man vom *Ren concretus*. Besonders häufig ist die *Hufeisenniere*, der *Ren arcuatus*. Er wird in 0,2% aller Sektionsfälle gefunden. Es besteht dann zwischen den beiden Nieren eine verbindende Gewebebrücke, welche ganz überwiegend am kaudalen Nierenpol etabliert ist. Ganz selten einmal soll auch eine „umgekehrte" Hufeisenniere, d. h. eine Gewebebrücke zwischen den beiden Nieren an den oberen Polen vorkommen. Die Parenchymbrücke kann schmal und lang oder aber kurz und dick sein. Die Hufeisenniere entsteht durch abnorme Nachbarschaft der beiden Nierenknospen. Nierenbecken und Harnleiter liegen ventral von der Gewebebrücke. Im allgemeinen ist die Hufeisenniere Erkrankungen leichter ausgesetzt. Traumatische Schäden durch Druck und Zerrung vor der Wirbelsäule betreffen besonders die transversale renale Parenchymbrücke. Zuweilen findet sich gleichzeitig neben der Hufeisenniere eine Verdoppelung der unteren Hohlvene. Auch die Veterinärpathologie kennt die Beispiele der Hufeisenniere bei Pferd, Rind und Katze.

In sehr zahlreichen Sektionsfällen beobachtet man *Anomalien im Gefäßverlauf*. Man sieht dann, daß Nierenarterien und -venen deltaförmig aufgesplittert sind und nicht nur zum Hilus, sondern auch zu den Nierenpolen hinziehen.

Die Nieren können eine *abnorme Lagerung* zeigen. Gelegentlich findet sich eine Dislokation in das Becken. Der zugehörige Harnleiter ist dann sehr kurz. Die Nebennieren liegen am gehörigen Platze. Ganz selten ist die konnatale Verlagerung einer Niere in den Brustraum. In anderen Fällen liegen beide Nieren auf der gleichen Körperseite. Sie können miteinander verschmolzen sein und dadurch die sogenannte Kuchen-, Klumpen- oder Langniere bilden. Man spricht dann von gekreuzter Dystopie. Verlagerung der Niere in das Ligamentum latum wird nicht ganz selten beobachtet. Wenn bei einer Nierendystopie eine Langniere gebildet worden ist und von dieser aus bestimmten Gründen ein Teil operativ entfernt werden muß, dann wird die Funktion des restlichen Nierengewebes so geschädigt, daß unter Umständen der Tod eintreten kann. Hier ist an reflektorisch-nervale Mechanismen zu denken.

Dagegen wird die diagnostische Nierenpunktion erstaunlich gut vertragen.

Sehr häufig findet sich eine *fetale Lappung*. Die Niere zeigt dann eine eigentümliche buckelige Oberfläche. Die sichtbaren Nierenläppchen bezeichnet man als Renculi. Angeblich ist die Erhaltung der fetalen Lappung bei *den* Tieren häufiger beobachtet worden, welche ihre Lendenregion körperlich besonders anstrengen (Cetaceen, Bären, Karnivoren).

Sehr selten ist die komplette Zweiteilung einer Niere: *Ren duplicatus*. Noch seltener ist eine Dreiteilung: *Triplicitas renis*.

Eine Mißbildung von einer gewissen praktischen Bedeutung ist die *Verdoppelung* und die *mehrfache Aufteilung von Nierenbecken und Harnleiter*.

Verdoppelungen können einseitig oder doppelseitig auftreten. Derjenige Ureter, der aus dem kranial gelegenen Nierenbecken entspringt, mündet kaudal in der Harnblase ein. Derjenige, der kaudal entspringt, mündet zumeist kranial von ersterem. Dadurch kommt es gelegentlich zu einer Überkreuzung der Harnleiter. Die Ursache der Verdoppelung des Harnleiters ist entweder eine primäre Verdoppelung seiner Anlage oder eine Spaltbildung der Nierenknospe. Die unvollständige Verdoppelung führt zu einer Ureterengabel: „Uretère en Y" (Ureter fissus).

In manchen Fällen mündet der Ureter in die Pars prostatica urethrae, in den Ductus ejaculatorius, am Colliculus seminalis oder in Uterus oder Vagina.

Eine angeborene *Stenose oder Atresie des Ureters* erzeugt eine Harnstauung. Wenn das Orificum stenosiert ist, dann entsteht durch den Harndruck eine Ureterocele vesicalis. Zuweilen kommt es zu abnormer Knickung, Torsion oder Faltenbildung am Ureter. Manchmal ist dieser enorm vergrößert, seine Wandung verdickt, auch ohne daß eine besondere Ursache dargestellt werden könnte. Man spricht dann von Megaureter. Ursächlich ist wahrscheinlich eine gestörte Sphinkterenmotorik verantwortlich zu machen. Entspringt der Harnleiter unter ganz spitzem Winkel aus dem Nierenbecken, dann kann der Harn, der sich im Nierenbecken ansammelt, den Ureter seitlich komprimieren. Es entsteht dann ein Hydropyelon, schließlich eine Harnstauungsniere. Seltener sind blindsackartige Divertikel des Harnleiters. Normalerweise finden sich bei Feten und Neugeborenen zwei spindelige Erweiterungen des Ureters.

Die erworbene Verlagerung einer Niere führt zum *Ren mobilis*, zur Wanderniere. Als Ursache sind Atrophie der Nierenfettkapsel, Zunahme des Nierengewichtes (etwa durch eine Geschwulst), Leberdruck sowie angeborene Bindegewebsschwäche zu nennen. Eine Wanderniere wird klinisch viel häufiger diagnostiziert als anatomisch bestätigt. Sie kommt rechts zehnmal häufiger als links vor (Bedeutung der Lokalisation der Leber). Der chirurgische Versuch, die Niere in ihrem Bette zu fixieren, wird Nephropexie genannt.

Zystennieren stehen auf der Grenze zwischen Geschwulst und Mißbildung. „Nierenzysten" sind solitäre oder nur in geringer Anzahl vorkommende, gelegentliche, keinesfalles systematisierte, blasige Gebilde von jeweils etwa Kirschgröße. Die oberen Nierenpole gelten als bevorzugt. Dagegen sind „Zystennieren" bilaterale, familiär gebundene, also erbliche, mit totalem Nierengewebeumbau einhergehende blastomatöse Dysplasien. Man hat zu unterscheiden rindennahe und parapelvine Zysten. Die formale Pathogenese ist nicht völlig bekannt; es wird angenommen, daß die harnableitenden Kanälchen keinen typischen Anschluß an das harnbereitende Nephron gefunden haben. Zystennieren neigen stets zum Erwerb sekundärer Infektionen. Die gekammerten Blasen enthalten häufig eine blutig-eitrige grützige Schmiere. Sekundäre Gefäßveränderungen sind an der Tagesordnung. Die Mehrzahl der Träger der Zystennieren sterben im 5. Jahrzehnt.

4. Kreislaufstörungen der Niere

a) Aktiv-kongestive Hyperämie

Eine arterielle Hyperämie findet sich unter anderem bei verstärkter Arbeit der Nieren im Sinne einer Defensivreaktion, also bei allen Arten der Nierenentzündung; die Oberfläche des hyperämischen Organes ist eigenartig hellrot gefleckt.

b) Passive Hyperämie

Sie findet sich bei allgemeiner kardialer oder lokaler Blutstauung durch Venenkompression (Tumor, Erguß, Gravidität) oder durch Nierenvenenthrombosen. Die Nierenvenenthrombose kann aus verschiedenen Ursachen entstehen:

aa) Es kann sich um eine *fortgeleitete Thrombose* aus der Vena cava caudalis oder der linken Vena spermatica interna handeln;

bb) *entzündliche Prozesse* der Umgebung, etwa des Nierenbeckens, können auf die Wand der Nierenvene übergreifen.

cc) Die Nierenvenenthrombose entsteht nach *traumatischer Läsion*, — nicht ganz selten!

dd) Die Nierenvene ist gelegentlich auch der Sitz einer kardial verursachten *marantischen Thrombose*.

ee) Bei Nephrosen kann durch *abnorme chemische Zusammensetzung des* aus der Niere herausfließenden *Blutes* die Entstehung einer Nierenvenenthrombose begünstigt werden. Man findet derartiges besonders bei neugeborenen und dystrophischen Säuglingen. Es kann dann bald zu Anurie und Uraemie kommen, insbesondere, wenn die Prozesse doppelseitig sind. Bei dystrophischen Säuglingen spielt die Blutstromverlangsamung infolge des allgemeinen Marasmus eine mitbestimmende Rolle. Fernthrombosen, etwa der Hirnhautsinus, werden dann nicht selten gleichzeitig beobachtet.

Das anatomische Bild einer Nierenvenenthrombose ist folgendes: Die Niere ist angeschwollen, zeigt auf der Schnittfläche eine schwarzrote Verfärbung; man findet Blutungen in Mark und Rinde. Hält dieser Zustand 12 Stunden an, so resultiert eine Verfettung der Harnkanälchenepithelien. Der Prozeß kann tage- und wochenlang bestehen. Schließlich verfällt das ganze Organ einer totalen Nekrose, wodurch eine definitive Anurie verständlich wird. Auch die Glomeruli werden endlich zerstört. Infolge der Blutung ins Nierengewebe entsteht eine Hämaturie. Zylinder und Epithelschläuche sind manchmal im Harnsediment nachweisbar. Entwickelt sich ein thrombotischer Verschluß einer Nierenvene langsam, dann werden Kollateralen ausgebildet. In manchen Fällen kann dadurch ein kleiner Rest des Nierengewebes, etwa gerade am Nierenhilus oder in dessen Umgebung, erhalten bleiben. Dies rührt daher, daß offenbar die Nierenbeckengefäße noch einigermaßen intakt geblieben sind, wohingegen die übrigen Parenchymbezirke dem Untergange preisgegeben wurden.

Bei *kardialer Blutstauung* zeigt die Niere eine blaurote Farbe; sie ist vergrößert, steif, in die Kapsel eingepreßt. Wird das Nierenvenenblut chronisch rückgestaut, etwa bei einem Herzklappenfehler, wird die Niere um ein Drittel vergrößert. Die Nierenoberfläche zeigt dann unregelmäßige Venensterne (Stellulae Verheyni). Die feste Konsistenz der Stauungsniere entsteht vorwiegend durch die pralle Blutfülle. Letztere induziert eine Wucherung des interstitiellen Bindegewebes. Die Wände der kleinen Arterien und Venen sind verdickt. Die Tubulusepithelien zeigen eine betonte trübe Schwellung, schließlich eine fettige Dekomposition. Dadurch entsteht eine fleckige Trübung und Gelbfärbung der Schnittfläche. Bei Alkoholfixierung kann man eine Eiweißgerinnung im Inneren der Tubuli und Kapselräume nachweisen. Mikroskopisch sieht man kleine interstitielle sowie interlobuläre Blutungen. In den Epithelien der gewundenen Harnkanälchen und der Henleschen Schleifen findet sich Hämosiderinpigment. Der Kranke mit einer chronischen Stauungsniere entleert geringe Mengen eines dunkelfarbenen, hochgestellten Urines. Sein spezifisches Gewicht liegt zwischen 1025 und 1030. Das Harnsediment enthält reichlich Ziegelmehl. Der Eiweißgehalt liegt bei $1-2^0/_{00}$. Im übrigen findet man gelegentlich hyaline, seltener granulierte Zylinder. Der Blutkochsalzspiegel ist erhöht, der Harnkochsalzgehalt erniedrigt; der Reststickstoff ist zumeist nicht wesentlich erhöht. Eine deutlichere Reststickstoffsteigerung findet sich im Endstadium der Krankheit.

Eine eigentliche renale Insuffizienz auf dem Boden der chronischen Blutstauung kommt nicht vor. Stauungsschrumpfnieren sind nicht bekannt. War eine akzentuierte kardiale Stauung vorhanden, dann wird während der Nachtruhe das unter Tage retinierte Wasser ausgeschwemmt (Nykturie). Bei einer langdauernden Stauung zeigt die Nierenoberfläche allenfalls ganz seichte Einziehungen; die Tunica fibrosa ist etwas vermehrt adhärent.

Besondere Formen der Stauungsnieren findet man bei erworbenen Herzfehlern nach Einsatz einer Klappenprothese: In den Interstitien des Markes, also zwischen den geraden Harnkanälchen einerseits, vor allem aber auch in den Lumina der Harnkanälchen der Markrindengrenze kann Hämoglobin gefunden werden. Es wird erörtert, ob nicht die mechanische Alteration der Erythrocyten durch das Spiel der künstlichen Klappenprothese zahllose rote Blutkörperchen zerstören und das Haemoglobin freisetzen könnte. Solche Nieren zeigen auf der Schnittfläche eine Schokoladenfarbe. Der Hämoglobinnachweis im Schnittpräparat ist nicht schwierig (Färbung nach van Deen).

Im Zusammenhang mit der Blutstauung in die Niere muß die *orthostatische Albuminurie* erwähnt werden. Sie kommt nur beim Stehen vor und verschwindet im Liegen. Sie wird meist bei Jugendlichen im 5. oder 6. Lebensjahr beobachtet. Ihre Ursache ist in einer venösen Blutstauung, also darin zu sehen, daß beim Stehen der Druck der Schwerkraft der Nieren letztere auf die lordotische Lendenwirbelsäule aufsitzen macht (gleichsam aufdrückt). Dadurch kommt es zu einer geringgradigen Kompression, vor allem der Nierenvenen. Auf diese Weise wäre eine venöse Blutstauung denkbar. Sicher scheint jedenfalls so viel zu sein, daß Konstitutionsanomalien, Psycho- und nervale Faktoren sowie Kältereize dazu beitragen, eine orthostatische Albuminurie zustande zu bringen.

c) Anämie der Nieren

Beim Verblutungstod zeigt die Niere eine besonders auffällige Anämie. Sie ist blaßgrau, lehmfarben, von ziemlich fester Konsistenz. Die Zeichnung der Nierenschnittfläche ist deutlich, zum Unterschied von der fettigen Degeneration. Die Anämie der Niere ist ein Zeichen vitaler Reaktion. Sie ist also ein Symptom dafür, daß die Ausblutung während des Lebens entstanden ist. Bei Verschluß einer ganzen Nierenarterie durch ein Trauma (Abriß) wird die Niere nekrotisch. Eine chronische Anämie der Nieren findet man bei perniciöser (allgemeiner) Anämie und bei einer generalisierten Carcinose. Dabei zeigt sich eine fettige Degeneration besonders der Epithelien der Tubuli contorti. Die Farbe ist jetzt blaßgelb, trübe und verwaschen. Die Konsistenz ist weich. Die Blutzufuhr kann durch einen Arterienspasmus gänzlich gedrosselt sein. Es handelt sich dann um einen pathologischen Gefäßreflex. Er kann bei Nierenbecken- und Uretersteinen, als Spasmus bei Bleikoliken und bei Eklampsie, aber auch nach peripehrer Nervenreizung beobachtet werden. Die Folge der reflektorischen Anämie ist entweder eine Oligurie oder gar eine Anurie. Bei der Oligurie findet sich stets auch Eiweiß im Harn. Bei der Eklampsie werden möglicherweise totale symmetrische Nierenrindennekrosen inszeniert. Diese entstehen nicht nur durch Gefäßspasmen, sondern auch durch arterielle Thromben sowie hyaline Capillarthromben. Auch bei der Diphtherie sind symmetrische Nierenrindennekrosen festgestellt. Untersucht man genauer, finden sich stets auch Arteriolonekrosen mit obturativen Thrombosen.

d) Der Niereninfarkt

Er entsteht bei plötzlichem Verschluß einer Arterie. Die Arterie wird entweder durch einen Embolus oder durch einen arteriellen Thrombus verschlossen. Die plötzliche experimentelle Unterbindung der Arteria renalis erzeugt gar keine reine Anämie des betroffenen Organes. Im Gegenteil, man findet dann an der Markrindengrenze eine fleckige Hyperämie. Gerade hier ist ja die Triebkraft in den Kollateralen gering. Tatsächlich liegen anämische neben hämorrhagischen Nekrosen. Es ist also damit zu rechnen, daß ein Teil des Nierenblutes aus der äußeren Nierenkapsel und aus dem Nierenbecken stammt. Erst dann, wenn im Experiment die Arteria renalis und der Ureter unterbunden sind und die Kapsel abgezogen wurde, entsteht eine einfache totale Nekrose. Bei kurzdauernden Unterbrechungen des arteriellen Blutstromes treten die Nekrosen lediglich im Bereiche der Tubuli contorti („elektive Parenchymnekrosen") auf.

Beim banalen embolischen Niereninfarkt ist entweder die Arteria arcuata verstopft, dann entsteht ein rechteckiger trapezoider Niereninfarkt. Oder es ist eine Arteria interlobularis verschlossen, dann zeigt der Niereninfarkt ungefähr eine Keilform. Sollte eine Embolie die kleine Arteria retropylica verschlossen haben, dann kommt es zur Infarktbildung in beiden Nierenpolen! Die linke Niere ist häufiger der Sitz von Infarkten als die rechte. Dies hängt damit zusammen, daß der Abgangswinkel der linken Arteria renalis aus der Aorta stumpfer als der der rechten ist. Die Ursachen eines Niereninfarktes sind entweder entzündliche Veränderungen an den Herzklappen, eine schlaffe Dilatation der Herzhöhlen (z. B. durch Myokardinfarkt oder Myokarditis), eine sklerosierende oder entzündliche Läsion der Aorteninnenhaut, die traumatische Beschädigung einer Arterie, schließlich eine „definierte" Lokalerkrankung der Arteria renalis (z. B. v. Winiwarter-Burgersche Krankheit etc. etc.).

Das Schicksal eines Infarktes ist folgendes: Der anämische Niereninfarkt zeigt ein opakes, gelbes Aussehen. Er ist zunächst angeschwollen, also buckelförmig über die Nierenoberfläche vorgewölbt. Später wird er kleiner. Er zeigt eine hyperämisch-hämorrhagische Randzone und eine gelbe Innenzone. Die Infarktnekrose im Randgebiet des Infarktes entsteht angeblich durch unmittelbare Berührung des Nierenparenchymes mit der ausgetretenen Blutflüssigkeit! Die Nekrose der inneren Infarktgebiete entsteht durch Autolyse, also durch mangelnden Abtransport der Stoffwechselprodukte. Wenn ein Infarkt sehr klein ist, dann sieht er auf der Schnittfläche blutig verfärbt aus. Dies kommt daher, daß die hyperämisch-hämorrhagische Randzone die kleine zentrale Zone der anämischen Nekrose überlagert hat. Der Niereninfarkt wird, ist er älter, trockner. Mikroskopisch findet sich eine Verfettung sowie eine staubförmige Verkalkung. Ob es eine echte Organisation der Niereninfarkte (aus der Umgebung) gibt, ob also Gefäßbäumchen aus dem Nierengewebe der Nachbarschaft in das Infarktgebiet einwachsen, erscheint fraglich. Wahrscheinlich ist es so, daß das im Zentrum des Infarktgebietes gelegene Mesenchym „überlebt". Wenn also auf diese (etwas umständliche) Weise ein Niereninfarkt organisiert wird, resultiert eine bindegewebige Narbe. Schrumpfung der Nieren durch Narben führt hin zur Bildung der Infarktschrumpfniere. Tatsächlich finden sich einzelne Kanälchenepithelregenerate; es finden sich Epithelmitosen sowie vielkernige epitheliale Riesenzellbildungen. Jene erinnern an das Bild der Gallengangswucherungen bei Leberzirrhose.

e) Schocknieren

Die Nieren sind vergrößert, aus der Kapsel nicht ganz leicht auslösbar, im Besitze einer glatten Oberfläche, auf der Schnittfläche von breiter, jedoch verwaschener Rindenzeichnung. Die Rinde zeigt gewöhnlich eine helle, gelblich-orangerote, das Nierenmark eine dunkelblaue, schwarzblaurote oder schokoladenfarbene Kolorierung. Die Rinde ist also ischämisch, das Mark strotzend hyperämisch. Es scheint, daß der Oxford-Shunt wirksam gewesen ist. Die Lumina der Rinden-Harnkanälchen sind unter Umständen extrem erweitert, die zugehörigen Epithelien stark abgeflacht. Infolge Ischämie der Nierenrinde werden die Hauptstückepithelien hypoxisch geschädigt. Es kann das Bild einer nekrotisierenden Nephrose resultieren.

f) Fett-, Zell-, Fruchtwasserembolie etc.

Je nach dem Umfange der Embolisation resultiert eine Funktionsbeeinträchtigung, gewöhnlich im Sinne einer Oligurie, nicht selten in dem einer kompletten Anurie. Im Sediment des Ureteren-Katheter-Urines werden im Falle der Fettembolie Fetttröpfchen mikroskopisch sichtbar.

5. Atrophie der Nieren

Die reinste Form der Nierenatrophie ist die senile Atrophie. Dabei kommt es zur Verkleinerung des Organes. Es zeigt eine braunrote Farbe und eine feinsthöckrige Oberfläche. Der Grund der narbigen Einziehungen ist geringgradig gerötet. Die Tunica fibrosa ist verdickt. Die Epithelien der Harnkanälchen werden kleiner. Schließlich verschwindet eine Reihe von Kanälchen gänzlich. Dadurch werden die zugehörigen Glomeruli funktionslos. Im gleichen Maße verfallen diese Glomeruli der Inaktivitätsatrophie. Das Mesoangium wird hyalin imprägniert, die Basalmembranen werden verdickt, die capillären Glomeruli schlußendlich hyalinisiert. Es handelt sich also um eine sekundäre Glomerulusatrophie nach primärem Untergang der Harnkanälchen. Im Bereiche der Nebenstücke kommt es zur Lipofuszinablagerung. Ähnliche Vorgänge finden sich bei Druckatrophie durch Tumoren oder Zysten.

6. Morbus Brightii

Richard BRIGHT (1789—1858, London) beschrieb das Krankheitsbild, welches mit Wassersucht und Albuminurie einhergeht, und erkannte eine Nierenkrankheit als Ursache des ganzen. Im Museum von Guy's Hospital (London) werden die Originalpräparate von BRIGHT — insbesondere zwei Schrumpfnieren — aufbewahrt. Im Jahre 1827 fertigte BRIGHT ein Schaupräparat an, bei dem ein hypertrophisches Herz (Cor bovinum) mit einer höhergradigen Schrumpfniere, gemeinsam montiert, in einem Sammlungsglas ausgestellt wurden. Wassersucht, Albuminurie, Hervergrößerung und Schrumpfniere gehörten nach der Konzeption von BRIGHT zusammen. Man spricht noch heute von der Brightschen Krankheit und *versteht darunter diejenigen Nierenkrankheiten, die hämatogen entstehen, doppelseitig auftreten, nicht eitrig sind und in das Ausscheidungsgeschäft der Nieren eingreifen*! Sie werden also durch das biologische Merkmal der „Betriebsstörung" zusammengehalten. VOLHARD und FAHR haben im Jahre 1913 den Morbus Bright in drei große Gruppen eingeteilt. *Schlüsselliteratur:* F. VOLHARD und Th. FAHR: „Die Brightsche Nierenkrankheit". Berlin: J. Springer 1913; F. VOLHARD: „Die doppelseitigen hämatogenen Nierenerkrankungen". Berlin: J. Springer: 1918 F. VOLHARD: „Nierenerkrankungen und Hochdruck, eine Sammlung klinischer Vorträge". Leipzig: J. A. Barth 1942; W. B. WARTMAN: A prospect of Richard BRIGHT on the Centenary of his death, December 16, 1958, The Yearbook of Pathology, Chicago: 1959, p. 206.

Wir folgen der klassischen Einteilung von VOLHARD und FAHR noch heute gern: Danach gehören zum Morbus Brightii

1. die Nephrose,
2. die nicht-eitrige Nephritis und
3. die Nephrosklerose.

a) Die Nephrosen

Der Name „Nephrose" geht auf den Internisten Friedrich von MÜLLER (1905) zurück. Es handelt sich um solche Nierenerkrankungen, die entweder ausschließlich degenerativer Natur sind oder bei denen der entzündliche Prozeß nicht über jeden Zweifel erhaben nachgewiesen werden kann. Die „Nephrose" ist nicht einheitlich, weder nach dem Wesen, noch nach der Form, noch nach der Ursache. Die Namensgebung orientierte sich ausschließlich nach dem praktischen Bedürfnis, klinisch-funktionell entzündliche und nicht-entzündliche Erkrankungen des Nierenparenchymes voneinander scheiden zu können.

aa) *Einfache, sogenannte akute Nephrosen*

Erster Intensitätsgrad: Es liegt eine albuminöse Trübung, eine sogenannte trübe Schwellung vor. Die Veränderungen greifen besonders an den Hauptstückepithelien an. Es kommt zur Schwellung der Zellen unter Wasseraufnahme. Mikroskopisch sieht man im Protoplasma Granula aus Eiweißkörperchen. Sie verschwinden in Essigsäure und sind unlöslich in Alkohol. Die Niere ist im ganzen mäßig vergrößert, auf der Schnittfläche blaßgraubraun, trübe, wie gekocht. Die Nierenrinde ist verbreitert, die Markrindenzeichnung verwaschen. Die trübe Schwellung der Harnkanälchenepithelien ist möglicherweise nicht nur im Sinne einer Degeneration, sondern wahrscheinlich auch, wie dies ASCHOFF immer betont hat, im Sinne einer Defensivreaktion zu verstehen. Es würde sich dann bei der trüben Schwellung um einen „parenchymatösen Reizzustand" handeln.

Zweiter Intensitätsgrad: Es liegt die hyalintropfige Eiweißspeicherung der Harnkanälchenepithelien vor. Dabei findet man im Inneren der Hauptstückepithelien eine „Endocytose" mit hyalinen Tropfen, Kugeln und Scheiben. Die hyalinen Tropfen bestehen aus Wasser und zäh-viskösem Eiweiß. Die Frage nach der Herkunft der Eiweißkörper wird heute überwiegend so beantwortet, daß es sich um Produkte der Rückresorption aus dem glomerulären Harnultrafiltrat, also aus dem tubulären Harnstrom, handelt. Die hyalintropfige Eiweißspeicherung der Harnkanälchenepithelien findet sich stets bei Zuständen sogenannter *Polypeptidämie*, am deutlichsten nach der Lysis einer croupösen Pneumonie oder nach ausgedehnter Verbrennung der Körperdecke. Der mikroskopische Befund ist sehr eindrucksvoll; die Ablagerung der hyalinen Kugeln folgt den Gesetzlichkeiten sogenannter Koazervation.

Dritter Intensitätsgrad: Hierbei kommt es zur Nektrotisierung der Harnkanälchenepithelien. Entweder liegt eine reine Nekrose oder eine solche mit fettiger Entartung der Epithelien vor. Die Zellen können körnig zerfallen, die Zellkerne werden unsichtbar. Die Epithelien werden von der Membrana propria abgestoßen. Die wichtigste Ursache einer nekrotisierenden Nephrose ist eine schwere Hypochlorämie (Pylorusstenose, Ruhr, verschorfende Enterocolitits etc. etc.). Die Kranken sterben in kompletter Anurie. Früher fanden sich häufiger Zustände nach suizidaler Sublimatvergiftung. Nekrotisierende Nephrosen werden heute, nicht ganz selten, nach unkontrollierter Antibioticum-Medikation (z. B. Viomycin) gesehen.

In der Ätiologie sogenannter einfacher Nephrosen seien folgende Gelegenheitsursachen aufgezählt:

1. *Metallsalz* (Uran, Brom, Sublimat);

2. organische Gifte (Oxalsäure, Glykole, Sulfonal, Gallensäuren, Breitspektrum-Antibiotica);

3. *Stoffwechselgifte* (Peptone und Albumosen z. B. nach Verbrennungen);

4. *Bakteriengifte* (Pyämie, Typhus abdominalis, Ruhr, Cholera, Diphtherie etc.);

5. *Infusion von Plasma-Expandern* (führt häufig zum Bilde der hydropisch-vakuolären Degeneration, welche dem dritten Intensitätsgrad nahesteht. Man spricht von „osmotischer Nephrose";

6. *Störungen der Transmineralisation* (Zustände der Hypokaliämie, vor allem auch der Hypochlorämie erzeugen eine nekrotisierende Nephrose);

7. *Sauerstoffmangel* (z. B. bei protrahiertem oligämischem Kreislaufkollaps etc.).

Stärkere Grade der Epithelschädigungen gehen mit einer staubförmigen Kalksalzablagerung einher. M. STAEMMLER nennt die „einfachen", also die „akuten" Nephrosen „Nephroblaptosen", was so viel bedeutet wie „Nierenschädigungen".

bb) *Bestimmt-charakterisierbare, chronische Nephrosen*

Nach E. RANDERATH ist die „eigentliche" Nephrose, also die chronische Nephrose, die Antwort der Niere auf eine vor und außerhalb derselben ablaufende Stoffwechselstörung (Schlüsselliteratur: E. RANDERATH: Erg.

Path. 32: 91, 1937; Klin. Wschr. 1941, S. 281 und 305; Nephrose-Nephritis, in: E. BECHER und F. VOLHARD ‚Nierenkrankheiten', Bd. 2, Jena: G. Fischer 1947, S. 98).

Das *historische Verdienst* von RANDERATH besteht darin, die früher unter dem Einfluß der Autorität von Th. FAHR ausschließlich als Ausdruck eigenständiger degenerativer Erkrankungen der Harnkanälchenepithelien interpretierte Nephrose als „Symptom", d. h. als eine im allgemeinen „abhängige" Erkrankung erkannt zu haben. Weiter: RANDERATH hat nachgewiesen, daß Nephrose und Nephritis am gleichen „Erfolgsorgan", nämlich der glomerulären Membran, spielen und durch das Prinzip einer freilich unterschiedlichen „Betriebsstörung" (F. VOLHARD) realisiert werden.

1. *Lipoidnephrosen*

Die Niere ist vergrößert, von gelber bis graugelber Farbe und weicher Konsistenz. Mikroskopisch lassen sich im Protoplasma der Epithelien der Hauptstücke lipoide Substanzen, vorwiegend in Form von Vakuolen, nachweisen. Die durch Metabolite überladenen Epithelien gehen möglicherweise zugrunde und werden abgestoßen. Auch im Mesoangium der Glomeruli finden sich Lipidabscheidungen. Eigentliche Nierenschrumpfungen kommen kaum jemals zur Beobachtung. Die Lipoidinfiltration ist von "aufdringlicher Reichlichkeit".

Lipoidnephrosen finden sich bei chronisch-entzündlichen Affektionen der Nasennebenhöhlen, nach Diphtherie, bei Lymphogranulomatose, Malaria, Lues und aszendierenden Infektionen der Harnwege. Es werden im allgemeinen jugendliche Erwachsene betroffen. Klinisch findet sich eine Gewichtszunahme der Kranken bis zu 20 kg und mehr infolge hochgradiger Ödemeinlagerung. Im Harn imponiert eine große Albuminurie bis zu 50 g pro die. Im Harnsediment finden sich hyaline und wenige granulierte Zylinder, vor allem auch doppelt brechende Fettsubstanzen. Der Nachweis der doppelt-brechenden Fette im Sediment ist allerdings für die Diagnose Lipoidnephrose nicht ohne weiteres brauchbar, weil auch im Verlaufe von anderen, mit Hypercholesterinämie einhergehenden Nierenerkrankungen doppelt-brechende Fette zur Ausscheidung gelangen. Der Blutdruck ist nicht erhöht, es besteht keine echte renale Insuffizienz, es kommt daher auch kaum jemals zur Urämie.

Für die Beurteilung der klinischen Situation bei sogenannter Lipoidnephrose ist die Kenntnis folgender Daten wichtig: Das Gesamteiweiß im Blutplasma beträgt 6—8%; die Globuline machen 28—38% des Gesamteiweißes, die Albumine 62—72% aus. Der Albumin-Globulin-Quotient liegt zwischen 1,5—2,5. Man spricht von einer Hypalbuminämie bei Erniedrigungen des Gesamteiweißgehaltes, gewöhnlich auf Werte bei 3,4—4%. Der Cholesterinspiegel beträgt 170—210 mg%; die Cholesterinester machen 60—70% des Gesamtcholesterines. Bei Fällen von Hypercholesterinämie liegt der Blutcholesterinspiegel bei 0,3—1,3%. Der Blutfettgehalt der Norm liegt bei 0,5—0,8%.

Die zunehmende Kenntnis des Problemes Nephrose-Nephritis hat gezeigt, daß die Auffassung von E. RANDERATH (Zschr. Kinderheilk. 43: 687, 1927), daß es sich bei sogenannten Lipoidnephrosen im allgemeinen um eine primär-chronische, schleichende, intracapilläre Glomerulonephritis mit Pseudonephrose handelt, richtig ist. Es läge also eine glomeruläre Permeabilitätsstörung in dem Sinne vor, daß Lipide und Lipoproteide in einer gegenüber der Norm extrem vermehrten Weise, eben wegen eines ursprünglich entzündlich inszenierten Schadens an den glomerulären Membranen, abfiltriert werden. Die Auffassung hat in den letzten Jahren Kritik gefunden. Es hat sich experimentell zeigen lassen, daß einmal gesetzte toxische Epithelschäden (etwa durch $HgCl_2$) zu Defektheilungen führen können, welche das Bild der Lipoidnephrose bieten. Offenbar ist es also so, daß Lipoidnephrosen larvierte Glomerulonephritiden ebenso gut sein können wie Folgezustände von Defektheilungen primär-direkter exogener Epithelschäden.

2. *Amyloidnephrosen*

Neben einer Darm-, Milz- und Leberamyloidose wird das Amyloid in der Niere zuerst in den Golmeruli oder in den Wänden der Vasa recta, dann aber auch in der Membrana propria der Harnkanälchen, abgelagert. In den Glomeruli wird zunächst jeweils eine Capillarschlinge befallen. Die Amyloidablagerung betrifft dann fortschreitend alle anderen Gefäßschlingen. Die Kapselepithelien der Nierenkörperchen bleiben eine Zeitlang erhalten. Sie gehen später durch fettige Degeneration zugrunde. Im übrigen wird das Amyloid in den perivaskulären Särträumen ausgefällt. Bei stärkeren Graden von Amyloidose entsteht eine vollständige Homogenisation der Glomeruli. Leichtere Grade haben keine echte klinische Bedeutung.

Wird das Amyloid in größerer Menge abgeschieden, dann kommt es zur Trübung und Verfettung des Nierenschnittbildes. Genau genommen wäre man erst jetzt berechtigt, von einer Nephrose zu sprechen. Man müßte also Amyloidose und Nephrose primär voneinander trennen. Im Interstitium der Nierenrinde findet man außer dem Amyolid (etwa der Basalmembranen) Lipoid-Eiweißkristalle, welche durch mesenchymogene Fremdkörperriesenzellen phagocytiert werden. Im Inneren der Harnkanälchen liegen hyaline und granulierte Zylinder. Echte Amyloidzylinder kommen nur ganz ausnahmsweise zur Beobachtung. Makroskopisch ist die Niere bei Amyloidnephrose deutlich vergrößert. Sie wiegt 300—400 g. Die Kapsel ist leicht abziehbar, die Oberfläche blaß und glatt. Die Markrindengrenze auf der Schnittfläche ist deutlich gezeichnet. Das Nierenmark hat eine dunklere Farbtönung als die Rinde. Man sagt, die Markregion sehe „hortensienfarben" aus. Besteht eine Amyloidnephrose längere Zeit, resultieren stets auch interstitielle Entzündungsherde. Tatsächlich gibt es amyloidnephrotische Schrumpfnieren.

Klinisch findet man außer den Zeichen der allgemeinen Amyloidose (Kachexie, Anämie, Durchfälle) eine wechselnd große Harnmenge. Es besteht meist eine beträchtliche Albuminurie (1—2%!). Im Harnsediment liegen vereinzelte Zylinder. Häufig existiert eine starke Ödembildung. Diagnostisch brauchbar sind die gleichzeitige Vergrößerung von Leber und Milz (bioptische Untersuchung eines Leberpunktates; Kongorotfärbung). Der Bluthochdruck ist in der Regel nicht signifikant. Dies rührt wahrscheinlich daher, daß infolge der allgemeinen Schädigung eine braune Entartung des Myokard vorhanden ist. Es fehlt dann gleichsam an der Triebkraft des Motors „hinter" dem Blutstrom.

3. *Paraproteinämische Nephrosen*

Bei multiplen plasmazellularem Myelom einerseits, bei Morbus Waldenström (Makroglobulinämie) andererseits finden sich über kurz oder lang erhebliche Nierenschädigungen. Es resultiert das von William EHRICH beschriebene Phänomen sogenannter Nephrohydrose. Dabei handelt es sich darum, daß die Lumina der Harnkanälchen durch große hyaline Zylinder oder Eiweißkristalle (Paraproteinkristalle) verlegt sind. Es entsteht ein intraorganärer Harnrückstau. Es handelt sich daher um die Kombination einer Nephrose mit einer Hydronephrose. Durch Zusammenziehung der Worte ist der Terminus *Nephrohydrose* entstanden. Die Basalmembranen der Glomeruli sind verbreitert und hyalin imprägniert. Im Mesoangium sind Paraprotein-Substanzen abgelagert. Weil der Bence-Jonessche Eiweißkörper seinen isoelektrischen Punkt über einem P_H von 6,0—6,6 hat, erzeugt er eine eigene Epithelschädigung, — falls er mit zur Ausscheidung durch den Harn angeboten werden sollte. Der Albumin-Globulin-Quotient bei der multiplen Plasmocytom-Krankheit (der Kahlerschen Krankheit) liegt ungefähr bei 1. Da eine Vermehrung der Globuline im Blutplasma vorliegt, ist die Tendenz zur Diminuierung der Albumin-Globulin-Fraktion deutlich. Im Blutplasma ist die Formol-Gel-Reaktion positiv. Die Takata-Ara-Reaktion ist ebenfalls positiv. Einzelheiten betreffend Paraproteinämien siehe „Allgemeine Pathologie", S. 48.

4. *Schwangerschafts- oder Gestationsnephrose*

Die Nierenveränderungen bei Schwangerschaft und Eklampsie sind nur quantitativ, nicht aber qualitativ voneinander unterschieden. Die Nierenrinde ist verbreitert, gequollen, glatt und weich, von graugelber bis gelber Farbe. Histologisch findet sich eine fettige Entartung der Tubulusepithelien, eine Schwellung und Verquellung der Epithelien der Bowmanschen Kapseln, der Schlingenendothelien und der Zellen des Mesoangium. Es finden sich unregelmäßig ausgebreitete Nierenrindennekrosen, vielfach hyaline Capillarthromben. Klinisch findet sich eine Gestationsnephrose bei 8% aller Eklampsiefälle. Sie kommt entweder in der ersten Gravidität oder gar nicht, bei Zwillingsschwangerschaften häufiger als bei Einkindgraviditäten vor. Sie tritt in der zweiten Hälfte der Schwangerschaft mit Ödemen, Blutdrucksteigerung (!), Albuminurie und Abnahme der Sehkraft (Augenhintergrundläsionen) auf.

Die Ursache der Gestationsnephrose ist möglicherweise in einer Sensibilisierung der Mutter durch Plazentargifte zu sehen. Wahrscheinlich spielt der Hypophysenhinterlappen für die Auslösung einer toxisch-allergischen Nieren- und Allgemeinschädigung eine besondere Rolle (R. KNEPPER).

5. *Hyperglykämische und hyperlipämische Nephrosen bei Diabetes mellitus*

Die Nierenveränderungen bei Diabetes mellitus sind unterschiedlicher Natur. Es mag sich einmal um eine Angiopathia diabetica im Bereiche der Nieren, zum anderen um eine Glykogen-Thesaurierung, in wieder anderen Fällen um die Kimmelstiel-Wilsonsche Krankheit der Glomeruli, endlich aber um die Ausbildung sogenannter Papillennekrosen handeln. Die banale Angiopathia diabetica läuft auf den Generalnenner der Arteriosklerose hinaus und wird loco alieno erörtert. Die Glykogenthesaurierung betrifft das innere Blatt der Bowmanschen Kapsel und die Epithelien der Henleschen Schleife. Im Bereiche der letzteren treten pflanzenzellenähnliche blasige Elemente auf, welche man Armanni-Ebstein-Zellen heißt. Es ist, allgemein-morphologisch gesehen, besonders bemerkenswert, daß bei Zuständen des Insulinmangels gleichwohl an bestimmten Stellen eine Glykogenresynthetisierung und Ablagerung möglich ist! Gut eingestellte Diabetiker haben keine diabetische Nephropathie. — Im Rahmen der klassischen Glykogenspeicherungskrankheiten (v. GIERKE, 1929) wird das Glykogen hauptsächlich in den Epithelien der Hauptstücke deponiert. Diese Nieren sind groß, glasig, auf der Schnittfläche transparent und zeigen bei makroskopischer Betrachtung einen hellroten Farbton (rosé-farben). In den Fällen des Kimmelstiel-Wilson-Syndromes liegt eine eigenartige lipoproteidige und mucopolysaccharidige Verdickung der Basalmembran und Durchtränkung der Mesoangien der Glomeruli vor. Der Prozeß geht derart an, daß zunächst nicht alle Schlingen, vielfach jeweils nur einige wenige betroffen werden. Im Schnittbild lassen die Nierenkörperchen ungemein charakteristische tennisschlägerförmige, durch die PAS-Reaktion kräftig rot tingible „hyaline" Scheiben erkennen! — Die diabetische Papillenspitzennekrosen haben ihre eigene Problematik. — Anhangsweise sei angemerkt, daß der *renale Diabetes* beim Menschen keine bestimmt-charakterisierbaren Nierenveränderungen hinterläßt. Der experimentell reproduzierbare renale Diabetes durch das Glykosid der Wurzelrinde von Apfel-, Kirsch-, Pflaumen- und Birnbaum (= Phlorrhizin) entsteht durch Lähmung der mit der Rückresorption betrauten phosphorylierenden Fermente der Epithelien der ableitenden Harnkanälchen. Nach Phlorrhizin-Gabe wird der im Vorharn ausgeschiedene Traubenzucker nicht mehr rückresorbiert und erscheint im Blasenurin. —

6. *Hämoglobinämische und myoglobinämische Nephrosen*

Bei ausgedehntem Blutzerfall entsteht eine Hämoglobinämie. Diese führt zur Hämoglubinurie. Ähnliche Prozesse finden sich bei ausgedehnten Muskelzertrümmerungen. Aus der Myoglobinämie wird die Myoglobinurie.

Bei der Ausscheidung dieser Farbstoffe durch die Niere entstehen Epithelnekrosen. Auch das Hämoglobin gehört zu jenen Eiweißkörpern, deren isoelektrischer Punkt über einem P_H von 6,0—6,6 gelegen ist. Bei der Hämoglobinurie kommt es zur Farbstoffdurchtränkung der Epithelien und zur Ausbildung sogenannter Hämoglobinzylinder. Ein klassisches Beispiel ist das Schwarzwasser-Fieber. Es entsteht auf dem Boden einer chronischen Malaria bei ungenügender Behandlung, besonders nach akzidentellen Erkältungen oder Alkoholexzessen. Die eigentliche Ursache des Schwarzwasserfiebers ist nicht bekannt. Während es in Afrika häufig ist, kommt es in Ostasien selten vor. Menschen, welche Angehörige farbiger Völker sind, haben eine geringere Disposition als hellhäutige Menschen. Zur Auslösung des Schwarzwasserfiebers können Chinin, Antipyrin, Nässe, Kälte etc. beitragen. Klinisch beobachtet man einen stundenlangen Schüttelfrost, Temperaturanstieg, Ikterus, Hämoglobinurie mit Entleerung eines schwarzroten Urines, häufig eine komplette Anurie, schließlich Haut- und Schleimhautblutungen. Bei der Obduktion finden sich stets stark geschwollene, in die Kapseln gepreßte Nieren. Das Mark zeigt eine dunkelrote bis schwarzrote Farbe und streifige Zeichnung. In den proximalen Harnkanälchenabschnitten liegen granulierte, in den distalen hyaline Zylinder. Die Glomerula sind einigermaßen intakt. Die Zylinder bestehen aus Hämoglobin. Die Leber ist vergrößert. Vielfach finden sich feinfleckige Parenchymnekrosen. Die vergrößerte Milz zeigt eine rauchgraue Farbe. Das erschöpfte Knochenmark ist von gelber Farbe und gelatinöser Beschaffenheit. Therapeutisch wird versucht, die Nierenfunktion durch ausgedehnte Flüssigkeits-Infusionen wieder in Gang zu setzen und die Hämoglobinanreicherung zu verringern. Der Tod im Schwarzwasserfieber ist ein solcher bei renaler Insuffizienz. — Ganz ähnliche Veränderungen bietet die Niere bei *Crush-Syndrom*, also nach Muskelzertrümmerungen mit Myoglobinämie.

7. *Hyperurikämische Nephrose (Niere bei Uratgicht)*

Die Niere ist vergrößert; ihre Schnittfläche läßt weißliche Streifen und Flecken, vor allem an der Markrindengrenze, erkennen. Diese bestehen aus Heminatriumurat, Amoniumurat und Kalk. Es kommt sehr bald zu einer reaktiven interstitiellen entzündlichen Reaktion, zur Ausbildung einer sekundären Arterio-Arteriolosklerose und zur Entwicklung einer Schrumpfniere. Die Wechselbeziehungen, die zwischen der Abscheidung von Gichtherden und der Ausbildung einer arteriosklerotischen Schrumpfniere bestehen, sind bis jetzt nicht befriedigend geklärt. Über die Bedeutung der Niere für die Pathogenese der Uratgicht wurde auf S. 53/54 der „Allgemeinen Pathologie" berichtet. Es sei in Erinnerung gebracht, daß bestimmte Formen arteriosklerotischer Schrumpfnieren (z. B. die sogenannte Bleischrumpfniere, die Schrumpfniere bei chronischer Bleisalzintoxikation) Anfälle von Arthritis urica erzeugen können. Die Uratsalzabscheidungen in der Niere (die sogenannten Gichtherde) sind stets von einer entzündlichen, vielfach riesenzelligen Reaktion umgeben. — Etwas völlig anderes sind die Bilirubinharnsäureinfarkte der Neugeborenen oder der Leukämiekranken. Hierbei handelt es sich lediglich um die Abscheidung ziegelroter Harnsäuresalze sowohl in den Lumina der geraden Kanälchen der Nierenpapillen als auch den Interstitien.

8. *Cholämische Nephrose*

Bei ikterischen Neugeborenen findet man den Bilirubininfarkt. Er ist regelmäßig kombiniert mit dem Harnsäureinfarkt (daher: Bilirubinharnsäureinfarkte!). Man findet eine orangerote Streifung der Nierenpapillen. Mikroskopisch handelt es sich um amorphe Gebilde, büschelförmige Nadeln und rhombische Kristalle von rubinroter Farbe sowohl im Inneren der geraden Harnkanälchen, als auch im Protoplasma der zugehörigen Epithelien wie schließlich auch im Interstitium. Beim Erwachsenen findet man bei schwerem Ikterus in den Epithelien von Mark und Rinde dichte körnige Ablagerungen von Bilirubin und Biliverdin. In hochgradigen Fällen zeigt die Niere eine fast grasgrüne Farbe. Besonders die Gallensäuren erzeugen eine Nephrose. Zuweilen finden sich hyaline Zylinder mit galliger Imbibition. Im Anfange eines Ikterus findet man Gallepigment lediglich im Inneren der Harnkanälchen, in weiter vorgeschrittenen Stadien, aber auch im Inneren der Epithelien selbst: Man kann also unterscheiden eine Ausscheidungs- und eine Resorptionsphase.

9. *Nephrosen bei gestörter Transmineralisation*

Besonders wichtig ist die *hypochlorämische Nephrose*. Sie wird bei allen Zuständen ausgiebiger Kochsalzverluste über die äußere und innere Körperoberfläche (Verbrennungen, Colitis etc.) gefunden. Es handelt sich um eine nektrotisierende Nephrose und gehört insoweit (streng genommen) nicht in das Kapitel der „eigentlichen" Nephrosen. Sie kann jedoch eine Begleiterscheinung zu sonstigen Störungen darstellen und ist, ihrem Wesen nach, als hyponatrium-ämische Störung zu begreifen. Es resultiert sehr bald das Bild sogenannter „l'azotémie par manque de sel". Es handelt sich um das Bild der sogenannten Salzmangelurämie. Diese tritt nicht ganz selten im Verband des hepatorenalen Syndromes auf. Jenes kann durch Bestimmung des Residualstickstoffes erkannt werden. Unter Residualstickstoff versteht man den Reststickstoff minus der Menge des sogenannten Harnstoff-Stickstoffes. Der Anstieg des Residualstickstoffes gilt als signum mali ominis.

Unter *Kalkinfarkten* versteht man feinkörnige Kalkablagerungen in den Markkanälchen, im interstitiellen Bindegewebe und in den Basalmembranen. Die Kalkmassen im Inneren der Kanälchen sind an hyaline Zylinder gebunden. Als Ursache der Kalkinfarkte gelten senile Atrophie, Einschmelzung der Skelettsubstanz, Ernährungsstörung des Nierenparenchymes selbst. Gerade in den Nierenpapillen findet man Verkalkungen, die daran denken lassen, daß das Nierenpapillen-Interstitium biologisch in eine Parallele zu den sonstigen bradytrophen Geweben des menschlichen Körpers zu setzen ist.

Die *Kalkmetastase* tritt als Kalksalzinkrustation an den Glomeruli, den Epithelien, den Interstitien sowie den Wänden der renalen Blutgefäße auf. Die Ursachen der metastatischen Verkalkung hängen mit den Vorgängen einer gesteigerten Kalkresorption aus dem Skelett zusammen. Bevorzugt betroffen werden diejenigen Organe, welche normalerweise mit der Ausscheidung saurer Substanzen betraut sind. Infolgedessen finden sich Kalkmetastasen in der Magenwand, den Lungen und den Nieren. Die Kalksalze liegen besonders in der Nachbarschaft jener Epithelien, deren Aufgabe in der Ausscheidung von Salzsäure, Kohlensäure oder Harnsäure besteht. Man nimmt an, daß diese eigenartige Bindung der Kalkablagerung als Ausdruck einer herabgesetzten Kalklöslichkeit zu verstehen sei. Diejenigen Gewebe, welche normalerweise Säuren ausscheiden, hätten eine gute Kalklöslichkeit. Aus Gründen der Ausgleichsregulation bestehe in der unmittelbaren Nachbarschaft eine Tendenz zur Ausbildung einer relativen Alkalinität des Gewebes, so daß gerade dort schlechte Löslichkeitsbedingungen für Kalksalze resultierten.

Bei der *Kalkgicht* (M. B. SCHMIDT) handelt es sich um eine dyskrasische Verkalkung. Es liegt also eine Verkalkung vor, die auf dem Boden einer „Mischung" der Suspensionskolloide und Diffusionskolloide zur Ausbildung gelangt. Die Dyskrasie entsteht möglicherweise durch einen chronischen Nierenschaden. Jener kann durch das Mittel des sekundären Hyperparathyreoidismus wirksam werden. Es kommt dann zur Abscheidung großer, teilweise plumper, kalkhaltiger, gelegentlich kalk- und lipidhaltiger Knoten an Sehnen und Bändern der Fingergelenke, manchmal auch der größeren Gelenke. Der Prozeß tritt symmetrisch auf.

Bei der *Argyrose* handelt es sich um die Ablagerung von Silbersalzen nach längerdauernder Medikation von Silbernitrat oder Kollargol. Die Silberverbindungen werden besonders an den Glomeruli abgeschieden. Man findet dann eine braunschwarze Verfärbung der Basalmembranen, Mesoangien und Interstitien. Auch bei *Goldmedikation* (früher zur Behandlung alter, verrotteter Tuberkulosen; z.B. mittels Sanocrysin) hat man die Abscheidung von Metallverbindungen an den gleichen Stätten gefunden.

cc) *Allgemeine Symptome der Nephrosen*

1. *Albuminurie*

Sie ist das wichtigste Symptom einer Schädigung der Membranen. Der morphologische Vorgang ist ein komplexer, denn die Schäden treffen einmal die glomerulären Membranen, zum anderen die Harnkanälchenepithelien. Es bestehen fließende Übergänge zwischen einer physiologischen und der pathologischen Eiweißausscheidung. Eine eigentliche physiologische Eiweißausscheidung existiert nicht, jedenfalls nicht im Sinne einer Albuminurie „von einigem Gewicht". Dagegen gibt es derart leichte Fälle einer Albuminurie, daß man ihnen keinen pathologischen Wert zuerkennen kann. COTUGNO hat im Jahre 1770 zum ersten Male eine Albuminurie sichtbar nachgewiesen. Bei den harmlosen Albuminurieformen handelt es sich um transitorische Phänomene, welche nach Palpation der Niere, Kältereizen, nach Menstruation und Entbindung, bei Fieber und als orthostatische Albuminurie auftreten. Für das nephrotische Syndrom charakteristisch ist die sogenannte große Albuminurie!

2. *Harnzylinder*

Wie der Kliniker v. FRERICHS einst formuliert hatte, sind Harnzylinder die „Boten" der Vorgänge im Inneren der Nieren. Wir unterscheiden folgende Formen der Harnzylinder:

Ganz aus Zellen zusammengesetzte Zylinder:

a) *Epithelzylinder:* Es handelt sich um abgestoßene Epithelien der Harnkanälchen; sie bilden Epithelschläuche und sind vielfach zusammengesintert, sowie fettig degeneriert.

b) *Blutkörperchenzylinder:* Sie entstehen durch Zusammenpressung von Erythrocyten. Reine Leukocytenzylinder sind selten.

Blutfarbstoffzylinder: Es liegen körnige braunrote Zylinder vor, die entweder aus Hämoglobin allein oder durch Auflagerung von Hämoglobin auf hyaline Zylinder entstanden sind. Für die Entstehung sogenannter Myoglobinzylinder gilt mutatis mutandis das gleiche.

Granulierte Zylinder:

Sie können fein- oder grobgranuliert sein. Sie enthalten Fetttröpfchen, die man mit Osmiumtetroxyd und Sudan III nachweisen kann. Sie bestehen aus körnigen Eiweißmassen. Granulierte Zylinder entstehen entweder aus zerfallenen Zellen oder durch nachträglichen Zerfall einst homogen gewesener Zylinder.

Amorphe, d.h. strukturlose Zylinder:

a) *Hyaline Zylinder:* Sie sind die häufigsten! Sie sind langgestreckt, weich und biegsam; sie lassen sich mit Jod, Karmin und Eosin leicht anfärben. Sie sind löslich in Essigsäure, heißem Wasser und in aklalischem Harn. Harn. Man darf deshalb, wenn man das Harnsediment untersuchen will, den alkalischen Urin nicht zu lange stehen lassen. Die hyalinen Zylinder sind zuweilen mit Zellen, Fettkörnchen, Bakterien und Salzen beladen. Sie kommen bei harmloser und schwerer Albuminurie vor. Sie entstehen entweder aus dem Eiweiß des Blutserum oder aus dem der Tubulusepithelien. Es besteht kein direktes Verhältnis zwischen der Stärke der Albuminurie und dem Ausmaß der Zylinderbildung. Man nimmt vielfach an, daß absterbende Epithelien miteinander zu Zylindern verschmelzen. Gelegentlich wird behauptet, intakte Epithelien würden hyaline Tröpfchen in die Tubuluslichtung austreten lassen, aus denen dann die hyalinen Zylinder gebildet würden.

a) *Wachszylinder:* Diese sind scharf konturiert, fester und breiter als die hyalinen, wachsartig glänzend und zeigen häufig quere Sprünge und Einrisse.

Es handelt sich um gealterte, kondensierte Harnzylinder anderer Natur, die lange Zeit in proximalen tubulären Abschnitten steckengeblieben, dann erst ausgeschieden und dadurch nachweisbar geworden sind.

3. Ödeme

Die renalen Ödeme sind nicht eigentlich ursächlich an die Nieren selbst gebunden. Es handelt sich vielmehr um Allgemeinreaktionen, so daß die Ödeme einen symptomatischen Wert besitzen. Bei der Nephritis liegen Sonderverhältnisse vor. Dort bestehen Beziehungen des Ödemes zu einer allgemeinen Capillarschädigung, zur Kochsalzverschiebung in den Geweben und zur Blutdrucksteigerung. Bei der Nephrose entstehen die Ödeme infolge Änderung des onkotischen Druckes im Blutplasma infolge Hypalbuminämie. Die Ursache eines nephrotischen Ödems fällt daher in weiten Grenzen mit den Ursachen der jeweiligen Nephrose zusammen. Das nephrotische Ödem ist eiweißarm. Es entsteht nicht etwa in der Folge einer Oligurie, vielmehr ist die Verringerung der Harnausscheidung Folge der Ödemeinlagerung in die Gewebe! VOLHARD hat daher die Gesamtheit jener Gewebe, welche imstande sind, größere Flüssigkeitseinlagerungen aufzunehmen, „Vorniere" — treffend — geheißen. Das nephrotische Ödem ist alkalischer als das Blutserum.

4. *Nephrose und Nierenleistung*

Bei den systematisierten Nephrosen ist während langer Zeit das Konzentrationsvermögen der Niere nicht wesentlich beeinträchtigt. Im allgemeinen besteht keine Blutdrucksteigerung. Nur diejenigen Nephrosen, welche zur Entwicklung einer nephrotischen Schrumpfniere (amyloidnephrotische Nierenschrumpfung) führen können, sind gelegentlich von einer Blutdrucksteigerung begleitet. Stärkere Beeinträchtigungen der Nierenfunktion entstehen im Rahmen einer Nephrose nur dann, wenn ein kombinierter höhergradiger, nekrotisierender oder ein solcher Schaden vorliegt, der zugleich die glomerulären Membranen überdichtet. Störungen der Harnausscheidung treten bei Nephrosen auch dann auf, wenn die Lumina der Harnkanälchen über und über durch Metabolite (Zylinder, Kristalle) verstopft sein sollten.

b) Die nicht-eitrige Nephritis

aa) *Die akute diffuse Glomerulonephritis*

Sie tritt akut auf, alle Glomeruli beider Nieren sind gleichartig und gleich stark oder doch einigermaßen gleichstark erkrankt. Das akute Stadium ist zeitlich gut abgegrenzt. Es dauert etwa 4—6 Wochen. Kommt es nicht zur Ausheilung, dann geht es über in das subakute und chronische Stadium. Die Grenzen zwischen subakut, subchronisch und chronisch sind fließende. Am Ende des Prozesses steht die entzündliche Schrumpfniere. Diese nimmt wiederum eine besondere Stellung ein. Die einzelnen Stadien sind zeitlich unterschiedlich dimensioniert. Eine chronisch-entzündliche Schrumpfung kann sich schon nach 5 Monaten, aber auch erst nach 3 Jahren anbahnen. Das chronische Stadium kann schleichend beginnen.

Das akute Stadium

Es ist makroskopisch nicht besonders charakteristisch. Die kranke Niere zeigt eine geringe Vergrößerung. Sie läßt sich leicht aus der Kapsel auslösen. Man sieht allenfalls einige glomeruläre Blutpunkte. Mikroskopisch imponiert vor allen Dingen eine starke Volumenzunahme der Glomeruli. Ihre Schlingen sind verbreitert und verlängert. Im Inneren der Schlingen finden sich wenig oder fast gar keine Erythrocyten. Der Glomerulus zeigt gegenüber der Norm eine mäßige Vermehrung seiner Zellen. Es handelt sich vorwiegend um Leukocyten und gewucherte Capillarendothelien. Man findet außerdem einige fettig glänzende Zellelemente. Wahrscheinlich sind auch abgestoßene Kapselepithelien mit dabei. Schließlich beobachtet man eine Schwellung, Proliferation und Desquamation der Epithelien der Bowmanschen Kapseln. Neben diesen Veränderungen an den Nierenkörperchen finden sich starke degenerative Läsionen an den Epithelien vor allem der Tubuli contorti I und II. Im Inneren der Kanälchen treten Zylinder auf. In der Umgebung der Glomeruli sind lymphangitische zellulare Infiltrate deutlich.

Das wesentliche ist die *Glomerulitis*! Es handelt sich um eine diffuse Capillaritis. Bald überwiegt die Proliferation, bald die Exsudation. Die Zellvermehrung in den Glomeruli kann durch die Oxydasereaktion sichtbar gemacht werden. An den Vasa afferentia finden sich Schwellung, Verfettung und Polsterbildung der Endothelien.

Weil in zahlreichen Obduktionsbeobachtungen die entzündeten Glomeruli frei von Erythrocyten gefunden werden, hatte man geglaubt, daß am Anfang der Glomerulitis eine Ischämie der Glomeruluscapillaren stehen würde. Es war zunächst sehr schwierig, sich über die initiale Veränderung der akuten Glomerulonephritis ein richtiges Bild zu machen. Die Schwierigkeit kam daher, daß ganz akute Todesfälle an Nephritis relativ selten sind, und man es erst lernen mußte, die initialen entzündlichen glomerulären Veränderungen in ihrer wirklichen Bedeutung richtig zu erkennen.

Mittlerweile hat sich herausgestellt, daß am Anfang der akuten diffuse Glomerulonephritis eine Hyperämie der Glomeruluscapillaren besteht, genau so wie bei anderen Entzündungen an anderen Organen auch. Wenn die Entzündung nur eine gewisse kurze Zeit existiert, treten degenerative Veränderungen an den Epithelien der Harnkanälchen sowie interstitielle entzündliche Prozesse neben die Glomerulitits.

Eine reine Glomerulitis ohne entzündliche Reaktion im interstitiellen Bindegewebe und ohne sogenannter Tubulonephrose kommt zwar vor, ist jedoch äußerst selten. Meist hat man also mit Veränderungen am Epithelbestand der Harnkanälchen zu rechnen. Es ist jedoch nicht absolut sicher, ob die Glomerulitis wirklich immer primär und die Epithelläsion an den Kanälchen sekundär auftritt. Es ist — mindestens im Prinzip — doch auch möglich, daß Glomerulitis und Tubulonephrose koordiniert sind.

Durch die Parenchymveränderungen an den Epithelien der Harnkanälchen wird die Niere meistens vergrößert, die Rinde zeigt eine gelbliche Farbe, das Mark ist dunkel getönt, die Konsistenz weich, das ganze erkrankte Organ ist schwer geworden. Sind die entzündlichen Veränderungen im Inneren der Glomeruli in besonderer Richtung charakterisiert, dann kann eine hämorrhagische, eine vorwiegend seröse oder eine mehr fibrinöse Glomerulonephritis vorliegen. Eine hämorrhagische Glomerulonephritis zeigt meistens auch interstitielle Blutungen. Die Oberfläche der Niere ist dann unregelmäßig kleinstfleckig, dunkelfarben gesprenkelt. Wieder andere Fälle der akuten diffusen Glomerulonephritis zeigen besonders starke entzündliche Reaktionen auch in der Umgebung der Glomerula. Es liegt dann eine akute Periglomerulitis vor.

Die *Klinik der akuten diffusen Glomerulonephritis* ist im wesentlichen gekennzeichnet durch *folgende Symptome:* Die Harnausscheidung ist reduziert (Oligurie), der Harn enthält Eiweißkörper (Albuminurie), im Sediment finden sich Zylinder und Erythrocyten (Cylindrurie, Hämaturie). Die Blutausscheidung durch die Niere erfolgt durch die entzündlich geschädigten Glomeruluscapillaren. Der Kranke zeigt ein auffälliges Ödem. Es entsteht unabhängig von den Gesetzen der Schwerkraft z. B. im lockeren Gewebe der Augenlider. Die Ursache des Ödemes liegt extrarenal. Die Noxe, die die Krankheit überhaupt hervorruft, trifft Niere und Hautcapillaren gleichzeitig. Die Ödeme bei der akuten Glomerulonephritis entstehen durch das Zusammenwirken des Giftes, das die Nephritis selbst erzeugt, der Blutdrucksteigerung und der Änderung in der Blutzusammensetzung (Hydrämie). Die Blutdrucksteigerung ist entweder renal bedingt, reflektorisch kompensatorisch oder extrarenal verursacht.

Besteht die akute diffuse Glomerulonephritis langer als 4 (allenfalls 6) Wochen, dann kommt es zur deutlich nachweisbaren Hypertrophie der linken Herzkammerwand, insofern eine Erhöhung des Blutdruckes vorhanden gewesen war. Am Augenhintergrund finden sich enge Netzhautarterien, ein Ödem der Papille und radiär gestellte Blutungen (Retinitis angiospastica). Nierenarbeit und Nierenkonzentration sind erheblich beeinträchtigt. Die während des Verlaufes der Entzündung zur Ausbildung kommende schlechte Durchblutung der Glomeruli erzeugt eine Wasserretention im Körper. Das Kochsalz kann nicht mehr in konzentrierter Form ausgeschieden werden. Es besteht deshalb bei der akuten Nephritis zunächst eine Erhöhung des Blutkochsalzspiegels. Die Stickstoffretention ist in den Anfangsstadien bescheidener. Der Reststickstoff steigt kaum auf über 100 mg% an. Gerade diese Funktionsstörung scheint bei der akuten Glomerulonephritis relativ leicht reparabel zu sein.

Blutkochsalz und Reststickstoff verhalten sich einigermaßen umgekehrt proportional. Nach dem Gesetz des äquimolekularen Ausgleichs von KORANYI entspricht einer stärkeren Erhöhung des Reststickstoffes eine Senkung des Blutkochsalzspiegels. Auch das Umgekehrte wird häufig beobachtet. Schon daraus geht hervor, daß bei der echten akuten Glomerulonephritis Reststickstoffgehalt und Blutkochsalzspiegel nicht gleichzeitig oder jedenfalls nicht wesentlich gleichzeitig erhöht sein können. Tatsächlich sieht man bei längerem Bestehen der Glomerulonephritis eine Erniedrigung der Blutkochsalzwerte. Das Kochsalz wandert dann in die Gewebe ab und hilft dort, Wasser zu retinieren und die Ödeme chronisch manifest zu machen. Gleichzeitig steigt der Reststickstoff im Blute an.

Der Eiweißgehalt des Blutplasma ist bei der akuten Nephritis vermindert, der Cholesteringehalt dagegen vermehrt. Gerade die akute diffuse Glomerulonephritis macht häufig eine falsche Urämie. Es handelt sich um die Krampf- oder eklamptische Urämie, auf die noch einmal zurückzukommen sein wird. Ihre Ursache ist nicht die Stickstoffretention im Blute!

Die Blutdruckerhöhung bei der akuten Glomerulonephritis ist entweder renal oder nervös-reflektorisch oder sonst irgendwie extrarenal bedingt. VOLHARD hat einen Spasmus des Capillarsystemes weiter Körpergebiete für die Blutdruckerhöhung verantwortlich gemacht. Er hatte geglaubt, gerade deshalb einen Spasmus als Ursache der nephritischen Blutdrucksteigerung ansehen zu müssen, weil die bei manchen Nephritis-Obduktionen gefundene Ischämie der Glomeruli *für* einen Krampf der glomerulären Capillaren zu sprechen schien. Die bessere histologische Kenntnis der initialen Veränderungen der akuten Glomerulonephritis hat diese Vorstellung entkräftet!

Nach FAHR käme die Hypertonie bei der akuten Nephritis deshalb zustande, weil wegen der entzündlichen Veränderungen in den Glomeruli und der dadurch verursachten Behinderung der Nierendurchblutung doch eine genügend große Blutmenge durch die Niere hindurchgetrieben werden soll, um die lebensnotwendige Harnausscheidung in Gang zu halten. Eine bessere Durchblutung der entzündlich veränderten Niere könnte nur dadurch erzwungen werden, daß das Blut unter höherem Druck durch das kranke Organ hindurchgepreßt würde. Die Blutdrucksteigerung wäre demnach als eine reflektorische wahrscheinlich nervös bedingte Ausgleichsreaktion anzusehen.

Andere Autoren (MUNK, KYLIN) sind der Meinung, die Blutdruckerhöhung käme dadurch zustande, daß eine allgemeine Capillarschädigung, eine *Capillaropathia universalis acuta*, im Sinne einer Schwellung und Verquellung der kleinen Gefäße zu einer Verengerung der allgemeinen Blutstrombahn führen würde. Die nephritische Blutdrucksteigerung wäre danach Ausdruck einer allgemeinen besonderen, jedoch nicht spastischen Capillarerkrankung. Für diese Annahme sind bis jetzt geeignete pathologisch-anatomische Unterlagen noch nicht in wünschenswertem Umfange beigebracht worden.

Verlauf, Ausgang und Prognose der akuten Glomerulonephritis haben sich in den letzten Jahrzehnten gewandelt. Der größte Teil der Krankheitsfälle heilt in wenigen Wochen spontan vollständig aus. Das Tubulusepithel regeneriert, und die Glomeruli werden wieder durchgängig. Kommt die Heilung im Laufe von 4 Wochen nicht zustande, dann tritt die Krankheit (spätestens nach 6 Wochen) in das subakute Stadium ein. Für die klinische Prognose ist die Kontrolle des erhöhten Blutdruckes wichtig. Die Albuminurie dagegen braucht keine größere Bedeutung zu besitzen. Wenn man nach vorübergehender Blutdrucksenkung eine erneute Steigerung des arteriellen Blutdruckes nachweisen kann, dann bedeutet dies, daß das Leiden als solches weiter voranschreitet. Zuweilen kommt es zum Auftreten von Ödemen durch eine zusätzliche kardiale Insuffizienz. Die ärztliche Erfahrung hat in den vergangenen Jahren eine Reihe von Fällen überraschenden Todes auch bei ganz akut verlaufener Glomerulonephritis ausfindig gemacht und zusammengestellt. Der tödliche Verlauf hatte sich im Laufe weniger Stunden, allenfalls von 1—2 Tagen angebahnt und eingestellt. Die klinische Diagnose wurde gewöhnlich nicht auf Glomerulonephritis gestellt. Diese perakut verlaufenden tödlichen Nephritisfälle zeigten tonisch-klonische Krämpfe, Bewußtlosigkeit, Erbrechen, cerebralmeningitische Erscheinungen und Temperatursteigerungen. Vielfach wurde der Verdacht auf eine Vergiftung oder eine Encephalitis geäußert. An eine Nierenerkrankung war jedenfalls nicht immer zu denken. Zur Veranschaulichung der Verhältnisse sei folgende eigene Beobachtung eingeflochten:

Ein 22 Jahre alt gewordener, früher gesund gewesener, kräftiger Mann hatte einen kleinen in Abheilung begriffenen Nackenfurunkel. Er ist plötzlich aus vollem Wohlbefinden mit Kopfschmerz, Erbrechen, später mit Bewußtlosigkeit und Krämpfen erkrankt. Er wurde nach wenigen Stunden in ein Krankenhaus aufgenommen und ist dort nach weiteren 24 Stunden in tiefer Bewustlosigkeit gestorben. Eine Blutdruckerhöhung war angeblich nicht vorhanden, im Harn wurden spärliche Erythrocyten gefunden. Die Harnmenge schien verringert zu sein. Man dachte an eine Vergiftung. Der Tod trat ein, bevor man weitere diagnostische Maßnahmen hatte einleiten können. Die 12 Stunden nach dem Tode vorgenommene Obduktion zeigte eine schlaffe Erweiterung der hypertropischen linken Herzkammer, ein kardiales Lungenödem, eine allgemeine venöse Hyperämie, vor allem ein starkes Hirnödem, sonst und mit freiem Auge nichts auffalliges. Die chemische Untersuchung der Leichenteile hatte eine Vergiftung ausschließen können. Die histologische Untersuchung der inneren Organe zeigte eine auffällige Schwellung und Verquellung der glomerulären Zellen, der Kapselepithelien, eine starke Hyperämie, besonders des Gefäßstieles an den Glomeruli und bei der Oxydase-Reaktion im Durchschnitt mehr als je 25 Leukocyten pro Glomerulus. Der Furunkel war bereits reizlos geworden, keine Thrombophlebitis einer benachbarten Hautvene, bakteriologisch waren keine pathogenen Keime (mehr) nachweisbar. Es handelte sich um eine ganz akute Glomerulonephritis, die unter dem Bilde der eklamptischen Urämie zum Tode geführt hatte.

Man denkt bei der *Ätiologie der akuten diffusen Glomerulonephritis* besonders daran, daß bakterielle Infektionen eine Rolle spielen könnten. Nach den Untersuchungen VOLHARDS sollen nahezu ein Viertel der ätiologisch bekannten Fälle von einer Gaumenmandelentzündung, nahezu drei Viertel von einer Erkrankung des Nasenrachenraumes, von Ohren- oder Erkältungskrankheiten ihren Ausgang nehmen. Eine besondere Bedeutung wird den Streptokokken beigemessen. *Für* die Bedeutung der Steptokokken als Ursache einer Glomerulonephritis scheint auch die Tatsache zu sprechen, daß vergleichbare Nephritiden nur bei *den* Haustieren (Pferd und Rind) auftreten, die Streptokokkenerkrankungen durchmachen (nicht Hund, nicht Katze). Daneben können Pneumo-, Meningo- und Gonokokken eine Rolle spielen. Neben den Bakterien sind andere Gifte wichtig.

Die pathologische Leistung der Bakterien schreibt man den Endo- und Ektotoxinen zu. Trotzdem muß offenbar noch irgendetwas anderes hinzukommen. Denn man beobachtet Streptokokkeninfektionen unendlich häufig, ohne daß eine Nephritis entstehen würde.

Ein besonderes Interesse für das Studium der ursächlichen Bedingungen einer Glomerulonephritis hat die *Scharlachnephritis* gefunden. Es ist sehr charakteristisch, daß sie erst am 19.—21. Tage und zwar in 5—25% aller Scharlachfälle, ausbricht. Es scheint so zu sein, daß bis zum Ausbruch der klinisch nachweisbaren Nephritis eine besondere „Inkubationszeit" durchlaufen werden muß. Diese Tatsache scheint dafür zu sprechen, daß eine Antigen-Antikörperreaktion im Spiele ist. Im Inneren der Streptokokken finden sich Endotoxine, an die Streptokokken selbst gebunden Ektotoxine. Man kann annehmen, daß bei den Fällen von Scharlach, die keine Nephritis haben, genügend Antitoxine gebildet worden sind. Es müßten dann Antiendo- und Antiektotoxine in gleichgroßer Menge gebildet worden sein. Die Antiektotoxine sollen in den Fällen, in denen eine Scharlachnephritis entsteht, schneller gebildet werden als die Antiendotoxine. Möglicherweise soll die Ausbildung von Antiendotoxinen überhaupt unterbleiben. Indem nun die Antiektotoxine die Bakterienleiber zerstören und die Ektotoxine selbst absättigen, werden die Endotoxine frei. Sie können jetzt ungehindert wirksam werden. Nach den Untersuchungen von FRIEDEMANN scheint das Zusammentreffen von Scharlachnephritis und vorzeitiger Antikörperbildung wahrscheinlich zu sein. Man könnte sich dann ganz gut vorstellen, daß die Endotoxine der Scharlachstreptokokken eine Nephritis erzeugen können. Nach HUEBSCHMANN ist die Eigenart des anatomischen Baues der Nierenkörperchen besonders geeignet, durch den relativ langsamen Blutstrom in den vielfach gewundenen Glomeruli die dort vorbeiströmenden Gifte in statu nascendi besonders wirksam zu machen.

Im übrigen ist die Annahme, daß beim Ausbruch der Scharlachnephritis eine besondere Latenzzeit vorausgeht, nicht unbedingt erforderlich. Es hat sich zeigen lassen, daß die Anfänge der Scharlachnephritis sehr viel weiter in die erste Zeit der Krankheit zurückreichen, als man früher geglaubt hatte. Eine Scharlachnephritis ist schon am 3. Tage nach Ausbruch des Exanthemes beobachtet worden.

Die Tatsache, daß die Nephritis beim Scharlach schon sehr frühzeitig auftreten kann, ohne daß sie sich sofort durch die üblichen Symptome einer Glomerulonephritis zu erkennen gibt, ist für das Verständnis der Pathogenese von großer Bedeutung.

Bemerkungen zur Feldnephritis

Im amerikanischen Bürgerkrieg (1861—1864) sind, wie VOLHARD berichtet, 17 000 Nephritis-Erkrankungen gezählt worden. Im Ersten Weltkriege referierte VOLHARD 1916 darüber, daß bei der damaligen Kriegsnephritis die Sterblichkeit bei 10% gelegen habe. Er hat damals seine inzwischen 100 000fach erprobte besondere diätetische Behandlung der Nephritis propagiert und über gute Erfolge berichtet. Von pathologisch-anatomischer Seite hat Gotthold HERXHEIMER eine genaue Beschreibung der anatomischen Befunde bei Kriegsnephritis gegeben. Man hatte schon damals erkannt, daß diese Nephritis durchaus der banalen Glomerulonephritis der Friedenszeiten histologisch entspricht. Im Zweiten Weltkriege war die Feldnephritis wieder sehr häufig. Dank der inzwischen anerkannten therapeutischen Richtlinien der Volhardschen Schule sind relativ wenig Todesfälle vorgekommen. In klinischer Hinsicht ist die Feldnephritis durch eine besondere Symptomenwahl ausgezeichnet (O. H. ARNOLD). Die oligo- und monosymptomatischen Formen imponieren dabei am meisten. Es handelt sich um solche Fälle der Feldnephritis, bei denen nur wenige Symptome oder nur *ein* Zeichen der sonst von der banalen Glomerulonephritis her gut bekannten Erscheinungen nachweisbar sind! Es gibt also Feldnephritiden, bei denen nur eine Ödemneigung, es gibt andere, bei denen lediglich eine Blutdrucksteigerung nachgewiesen wird. Erst die genaue fortlaufende klinische Kontrolle der Fälle zeigt, daß an der Diagnose einer Nephritis nicht gezweifelt zu werden braucht, daß nämlich im Laufe der Zeit das eine oder andere klassische Symptom doch noch hinzukommt und dadurch das klinische Bild der Nephritis einigermaßen abrundet.

Die Ursachen gerade der Feldnephritis wurden sehr lebhaft diskutiert. Man denkt daran, daß eine besondere Infektion vorliegen könnte. Dafür schienen einige epidemiologische Erfahrungen zu sprechen. Es sind Beziehungen zum Wolhynischen Fieber vermutet worden. Andererseits war es sehr naheliegend, an die Rolle der Erkältung, an die der häufigen Durchnässung zu denken. Man vermutete, daß die wiederholte Abkühlung der äußeren Körperdecke nicht nur zur Kontraktion der Hautcapillaren, sondern auch zur Verengerung einiger Eingeweidegefäße im Sinne einer vegetativen Mitreaktion führen könnte. Sollte es beispielsweise möglich sein, daß bei einer Abkühlung der Haut eine Verengerung der Glomeruluscapillaren durch vegetative Mitreaktion erzielt wird, dann könnte man sich gut vorstellen, daß der jetzt besonders verlangsamte Blutstrom durch die Glomerulusschlingen den dort sporadisch vorhandenen Streptokokken Zeit und Gelegenheit für ihre etwaige Giftwirkung bietet.

Die Erfahrungen des letzten Krieges haben gelehrt, daß man der Erkältung keine zu große Rolle beim Zustandekommen der Feldnephritis zusprechen darf. Es sind schließlich ätiologische Vermutungen in den verschiedensten Richtungen laut geworden: Man ließ die Glomerulonephritis zu einer Schädigung des Hirnstammes (Diencephalose) in Beziehung treten; ja, man ging so weit, die Feldnephritis in Abhängigkeit von der häufigen

Anwendung eines Läusepulvers (Intoxikation) zu bringen. Wahrscheinlich spielt irgendeine Infektion eine Rolle oder ein alter Herdinfekt wird durch Strapazen, Erkältungen und andere Infekte reaktiviert.

Pathogenese der Glomerulonephritis

Seit Th. FAHR ist man der Ansicht, daß die Glomerulonephritis eine „echte" Entzündung an den Glomeruli mit Hyperämie, entzündlicher Exsudation, Gewebeschädigungen und Gewebe-Proliferationen etc. darstellt. Nach FAHR handele es sich um eine allergisch-hyperergische Entzündung der glomerulären Capillaren. VOLHARD war dagegen lange Zeit der Meinung, die Glomerulonephritis würde auf dem Boden eines universellen Capillarspasmus, also etwa auf dem Boden eines Krampfes auch der glomerulären Gefäße, entstehen. Die Entzündung sollte sich erst in zweiter Linie, gleichsam nachträglich, in die primär-ischämischen Glomerulusschlingen „hinein" entwickeln. *Für* die Volhardsche Ansicht schienen *drei* Beobachtungen zu sprechen: Die Plötzlichkeit des Krankheitsbeginnes, die Retinitis angiospastica und die praenephritische Blutdrucksteigerung.

Die Annahme des Vorliegens eines Spasmus schien besonders geeignet, den plötzlichen Krankheitsbeginn zu erklären. Die Retinitis angiospastica, also die Beobachtung, daß die Capillaren des Augenhintergrundes kontrahiert sind, schien die Vorstellung vom universellen Gefäßspasmus geradezu zu beweisen. Schließlich hatte man bei scharlachkranken Kindern durch systematisch vom ersten Krankheitstage an fortlaufend vorgenommene Blutdruckmessungen festgestellt, daß vielfach bei den Kindern, die am 19.—21. Tage an einer Nephritis erkranken, eine Blutdrucksteigerung schon in der ersten Krankheitswoche, jedenfalls weit vor Beginn der klinisch erkennbaren Nephritis aufgetreten war. Diese pränephritische Blutdrucksteigerung schien dafür zu sprechen, daß ein Gefäßkrampf zeitlich bereits vor der Nephritis vorhanden sei und diese sozusagen einleiten könnte. *Gegen* die Volhardschen Vorstellungen sprechen jedoch folgende wichtige Tatsachen: Zunächst haben die anatomischen Befunde bei der akuten Glomerulonephritis initiierende Glomerulusveränderungen dargetan, die den allgemeinen Entzündungsregeln völlig entsprechen (HERXHEIMER, HÜCKEL). Es wurde also kein Capillarspasmus, sondern im Gegenteil eine Hyperämie nachgewiesen. Die Annahme VOLHARDS, daß der Capillarspasmus besonders die Vasa afferentia betreffen würde, — wie er verschiedentlich gemeint hatte —, steht auch mit den Untersuchungen von RICKER über die Blutverteilung bei Spasmen der terminalen Strombahn in Widerspruch: Ein Krampf eines Vas afferens könnte nach RICKER nicht zur Ischämie des ganzen Glomerulus, sondern müßte im Gegenteil zu einer Stase der zentralen glomerulären Capillaren führen. — Weil nun die allerersten anatomischen Glomerulusveränderungen bei einer Scharlachnephritis zeitlich sehr viel früher auftreten können, als ursprünglich anzunehmen gewesen war, sind Retinitis angiospastica und pränephritische Blutdrucksteigerung nicht Ursache oder Begleiterscheinung einer Glomerulonephritis, sondern mehr oder weniger als nachgeordnete Folgeerscheinungen aufzufassen. Die Tatsache, daß pathologisch-anatomisch bei Scharlach-Frühtodesfällen eine Glomerulonephritis nachgewiesen wurde, ohne daß bereits ein klinischer Nephritis-Befund bestanden hätte, kann nur aus der Symptomenwahl (oligo- und monosymptomatische Formen) gerade einer Glomerulonephritis verstanden werden.

Die Volhardschen Vorstellungen müssen aus dem Wissensstand ihrer Zeit heraus begriffen werden. Sie sind jetzt nicht mehr durchgehend gültig. Wir können auch auf sie verzichten, indem wir uns nach den anatomischen Frühveränderungen orientieren.

MUNK und KYLIN nehmen an, daß die Capillaropathia universalis acuta die Voraussetzungen einer akuten Glomerulonephritis schaffen würde. Man sollte gerade als Ausdruck dieser Capillaropathie am Gefäßpol der Glomeruli ein besonderes Ödem und ein Zellpolster finden! Beides ist jedoch vielfach nicht recht nachweisbar. Wenn also möglicherweise die Glomerulonephritis wirklich nur eine Teilerscheinung einer allgemeinen Gefäßkrankheit ist, so fehlen bisher jedenfalls die wirklich befriedigenden anatomischen Unterlagen. Dagegen darf als sicher gelten, daß die Entzündung am Glomerulus so abläuft, wie es jede andere Entzündung an anderen Organen auch tut (Lit.: A. BOHLE ‚Pathologische Anatomie des akuten Nierenversagens'; W. ROTTER 'Pathologische Anatomie der Glomerulonephritis'; H. LAPP ‚Elektronenmikroskopische Befunde bei Glomerulonephritis'; F. GLOOR ‚Die doppelseitigen chronischen nicht-obstruktiven interstitiellen Nephritiden'; H. CAIN ‚Über präglomeruläre Gefäßbefunde bei akutem Nierenversagen etc.' — *alle* in: Verhandlungen Dt. Ges. Path. 49. Tagg., 1965).

Das subakute und chronische Stadium der Glomerulonephritis

Wenn eine akute Glomerulonephritis nicht ausheilt, dann geht sie nach 4—6 Wochen in eine subakute und chronische Glomerulonephritis über. Dabei werden die Parenchymveränderungen derart stark, daß man früher von einer „parenchymatösen Nephritis" gesprochen hatte. Man kann heute folgende Unterformen unterscheiden:

1. *Die große weiße oder gelbe Niere*: Die Niere ist dann doppelt oder dreimal so groß wie in der Norm. Ihre Konsistenz ist weich, die Oberfläche einigermaßen glatt. Eine auffallende Blässe entsteht durch Anämie. Gelegentlich sieht man einige Venensterne auf der Oberfläche. Im Gegensatz zur anämischen Farbe der Rinde kann das Mark rot, braunrot und hyperämisch sein. Die starke Veränderung der Rinde ist auf die Degeneration der Harnkanälchenephithele zurückzuführen. Die Rindendegeneration fällt durch eine starke Verbreiterung und Quellung der Rindenzone *und* der Columnae renales auf.

2. *Die große rote oder bunte Niere:* Es liegt hierbei die hämorrhagische Form der älter gewordenen Glomerulonephritis vor. Das Organ ist stark vergrößert und von bunten Punkten, Streifen und Flecken auf Ober- und

Schnittfläche gesprenkelt. Es finden sich Blutungen in den Malpighischen Körperchen, im Inneren der Harnkanälchen, natürlich auch in den Interstitien. Wenn die Blutungen größere Bezirke einnehmen, dann steht die Sprenkelung in deutlichem Gegensatz zur verfetteten Epithelschicht der benachbarten Areale. Nicht jede „bunte Niere" ist eine „große". Bei einer embolischen, nichteitrigen Glomerulonephritis (im Sinne von LÖHLEIN) gibt es auch bunte Nierenformen, die jedoch anders entstanden sind, und bei denen die Niere selbst nicht wesentlich vergrößert ist.

Die mikroskopischen Veränderungen bei der subakuten und chronischen Glomerulonephritis bestehen im wesentlichen in entzündlichen Wucherungen an den Glomeruli und in regressiven sowie progressiven Veränderungen an den Epithelien. Die Epithelien haben auf der einen Seite Metabolite gespeichert, sie zeigen auf der anderen Seite echte regressive Veränderungen. Viele sind nekrotisiert. Die Gesamtheit aller histologischer Veränderungen ist jetzt längst nicht mehr gleichmäßig ausgebreitet wie im akuten Stadium. Manche Glomeruli heilen und zeigen eine kompensatorische Hyperplasie; an den meisten aber schreitet der *Entzündungsprozeß*, wenn auch in unterschiedlicher Geschwindigkeit, fort. Er *manifestiert sich* dann *in zwei* deutlich unterscheidbaren *Formen*:

Intracapilläre Glomerulonephritis: Neben einer deutlichen Leukocytenvermehrung und Schlingenverbreiterung sieht man eine intracapilläre Endothelproliferation im Inneren der Glomeruli. Damit hängt es zusammen, daß viele Schlingen entweder undurchgängig bleiben oder aber neue Stenosen und zirkumskripte, polytope Obturationen erwerben. Die Schlingen sind teils untereinander fingerförmig verklebt oder durch zipfelige Adhäsionen mit der inneren Oberfläche des äußeren Blattes der Bowmanschen Kapsel verlötet. Die intracapilläre Glomerulonephritis ist die weitaus häufigste Form der subakuten bis chronischen Glomerulonephritis (*Cave:* nicht der „Nephritis" schlechthin!). Die intracapilläre Glomerulonephritis beginnt vielfach schleichend. Häufig ist ein deutlich erkennbares akutes Vorstadium nicht vorhanden gewesen. Die intracapilläre Glomerulonephritis wird deshalb auch gern als primär-chronische Glomerulitis bezeichnet. Sie entsteht „intrainfektiös". Ihre Verlaufsgeschwindigkeit kann extrem dilatiert sein und bis 20 Jahre betragen! Im mikroskopischen Bild imponieren immer wieder Schlingensynechien, tatzenförmige Schlingenverödungen, Kapseladhäsionen, die Ablagerung PAS-positiver Substanzen im Mesoangium, schließlich die Verödung zahlreicher Glomerulusgruppen. Dabei resultieren stets und ständig erhebliche Epithelveränderungen am Tubulusapparat: Verfettung, hyalintropfige Eiweißspeicherung, hydropisch-vakuoläre Degeneration, Kernpyknosen, Aufbrüche der Zellmembranen und Zellnekrosen. Infolge der erheblichen Epithelveränderungen ist es plausibel, daß gerade bei der intracapillären Glomerulonephritis das klinische Bild einer Nephrose deutlich werden kann. Man spricht, einer Empfehlung von VOLHARD folgend, von *Pseudonephrose*. Genau genommen handelt es sich hierbei um die chronische intracapilläre Glomerulonephritis mit

„nephrotischem Einschlag" infolge einer entzündlich bedingten Veränderung der glomerulären Membranpermabilität. Die meisten Fälle sogenannter Lipoidnephrose gehören in diesen Formenkreis!

Extracapilläre Glomerulonephritis: Hierbei entstehen Wucherungen aus den Kapselepithelien. Diese beherrschen das Bild. Durch die abgeschilferten und proliferierten Epithelmassen, vor allem seitens der inneren Oberfläche des äußeren Blattes der Bowmanschen Kapsel, entstehen halbmondförmige epitheliale Geschiebe, welche den Glomeruli wie Kappen aufsitzen und diese auf den Gefäßpol zurückdrängen. Diese Form der subakuten bis chronischen Glomerulonephritis verläuft sehr viel schneller. Das akute Vorstadium ist im allgemeinen deutlich nachzuweisen. Die Gesamtkrankheitsdauer bei extracapillärer Glomerulonephritis berechnet sich im Mittel auf etwa 2 Jahre! Im Gegensatz zur intracapillären Glomerulonephritis wird die extracapilläre als „postinfektiöse" bezeichnet. Die halbmondförmige Proliferation der Epithelien hängt angeblich damit zusammen, daß die Wucherung gerade am Harnpol eines Glomerulus beginnt. Es scheint, daß physikalische Druckverhältnisse an Ort und Stelle formativ wirksam sind. Die Kompression der Schlingen zeitigt die Gefahr der renalen Insuffizienz. Die degenerativen Veränderungen der Harnkanälchenepithelien sind im allgemeinen weniger stark.

Intra- und extracapilläre Form der chronischen Glomerulonephritis können bis zu einem gewissen Grade nebeneinander vorkommen. Warum im einen Glomerulus eine Halbmondbildung entsteht, im anderen nicht, ist nicht ganz befriedigend zu sagen. Man hat die Halbmondbildung mit einer Überregenerationsleistung der Bowmanschen Kapsel erklären wollen. SCHMINCKE hat Halbmondbildungen bei glomerulitischem Reizzustand im Gefolge von Typhus abdominalis gesehen. RANDERATH fand Halbmondbildung auch beim Nierenamyloid. Je älter das Leiden wird, umso mehr findet man eine hyaline Verödung einzelner Capillarschlingen. Schließlich entstehen hyaline Kugeln oder Schalen, an denen auch einige Kapselepithelien erhalten bleiben können. Die so verödeten Glomeruli können auch verkalken. An anderen Stellen findet sich eine kompensatorische Hypertrophie der Harnkanälchenepithelien. Im Inneren der Tubuli finden sich reichlich viel Zylinder. Granulierte Zylinder prävalieren. Im interstitiellen Bindegewebe liegen stets auch lymphocytäre, plasmazellulare und monocytäre Infiltrate. Sie finden sich vornehmlich an der Mark-Rindengrenze. Die Nierenarterien, vor allem die kleineren intraorganären Schlagaderäste, zeigen eine stenosierende sekundäre Arteriosklerose („adaptative Intimafibrose").

Mit einer völligen Ausheilung ist jetzt nicht mehr zu rechnen. Grundsätzlich bestehen die gleichen Symptome wie auch bei der akuten Glomerulonephritis. Die Stickstoffbilanz ist einige Zeit hindurch leidlich in Ordnung. Es kommt jedoch frühzeitig zu einer arteriellen Hypertonie und infolge davon zu einer starken Hypertrophie der linken Herzkammer. Bei der extracapillären Form der subakuten bis chronischen Glomerulonephritis ist die Tendenz zur Erhöhung der Reststickstoffwerte deutlicher. Beide Verlaufsformen der Glomerulonephritis lassen eine starke Ödemneigung erkennen. Der Tod tritt entweder an Urämie oder an kardiovaskulärer Insuffizienz ein. Vielfach fordern akzidentelle entzündliche Prozesse das Leben der Kranken: Pneumonie, Pleuritis, Pericarditis sowie Erysipel in den Gebieten des Hydrops anasarca.

Die hier vorgetragene Form der Zweiteilung der subakuten bis chronischen Glomerulonephritis geht in ihren Wurzeln auf VOLHARD und FAHR (1913) zurück. In England wurde im Jahre 1942 durch die „London Commission", unter geistiger Führung von ELLIS, eine zwar wesensverwandte, jedoch ein klein wenig differente Gliederung erarbeitet und empfohlen. In den USA hat ALLEN (1951) eine weitere Unterteilung ausgearbeitet. Es ist recht schwierig — in der internationalen wissenschaftlichen Welt —, sich über diejenigen Krankheitsformen zu verständigen, welche der Nephrologe meint. Deshalb soll versucht werden, die einzelnen Einteilungsprinzipien tabellarisch nebeneinander zu stellen (vgl. die *nebenstehende Tabelle*):

Die Herstellung einer völlig übereinstimmenden Parallele zwischen den einzelnen Formen von VOLHARD-FAHR, ELLIS und ALLEN ist zur Zeit unmöglich.

Die sekundäre entzündliche Schrumpfniere

Hat die chronische Nephritis nicht schon vorher durch kardiovaskuläre oder renale Insuffizienz den Tod des Kranken verursacht, dann entsteht die sekundäre granulierte Schrumpfniere. Das Organ ist stark verkleinert, seine Oberfläche *unregelmäßig* gehöckert. Die Höcker zeigen eine gelbe, weiße oder rote Farbe. Die dazwischen liegenden Partien sind geschrumpft. Die Farben der geschrumpften Gewebezonen sind mehr rötlich oder graurot getönt. Die sekundäre Schrumpfniere entsteht meist aus der großen bunten Niere. Zur Differentialdiagnose gegenüber der genuinen Schrumpfniere kann man sich folgendes merken: Die sekundäre entzündliche Schrumpfniere hat eine unregelmäßige Oberfläche; mikroskopisch imponieren entzündliche Veränderungen an einzelnen Glomeruli, und es sind nur relativ wenige Arteriolen sklerosiert. Bei der sekundären Schrumpfniere findet man an den Glomeruli hyaline Verödungen. Daneben liegen immer noch kompensatorisch vergrößerte Nierenkörperchen. Jene zeigen möglicherweise Bilder einer akuten Glomerulitis. Es handelt sich dabei wahrscheinlich nicht einfach um das Fortschreiten der einmal gesetzten Entzündung, sondern um den Ausdruck eines automatisierten immunologisch gesteuerten Prozesses. Die kompensatorisch vergrößerten Glomeruli bilden gemeinsam mit den zugehörigen intakten Nephronen sogenannte pseudoadenomatöse Regenerate. Dabei sind die Tubuli contorti geradezu riesenhaft, ins Groteske verzerrt, ausgestattet durch imposante Epithelien, welche ihrerseits eine feinkörnige Trübung des Protoplasma offenbaren. Die Wände der kleinen Arterien zeigen durchgehend eine Verbreiterung und Hyalinose der Intima. Die elastischen Lamellen können aufgesplittert gefunden werden. Gelegent-

Gegenüberstellung der Gliederungsformen der
akuten diffusen Glomerulonephritis
nach

A Volhard und Fahr (1913)	B Ellis (1942)	C Allen (1951)
I. Akutes Stadium: exsudative und proliferative Formen (Schlingen-Ischämie: Volhard *ja*, Fahr *nein!*)	I. Akutes Stadium: exsudative und proliferative Formen, ohne deutliche Grenze Übergang in	I. Akute Formen: 1. proliferative, 2. exsudative, 3. nekrotisierende, 4. hämorrhagische, 5. membranöse Glomerulonephritis
II. Subakutes bis chronisches Stadium 1. intracapilläre Glomerulonephritis (= primär-chronische intrainfektiöse Glomerulonephritis) 2. extracapilläre Glomerulonephritis (= postinfektiöse Glomerulonephritis)	II. und zwar Typus I = proliferative Glomerulonephritis „with a long history"; Typus II = membranöse Glomerulonephritis, seltener, Vorkommen subakut, chronisch, schrumpfend	II. Subakute Formen
III. Sekundäre Schrumpfniere		III. Chronische Formen: sklerosierende, membranöse, lobuläre

lich lassen sich Gefäßwandnekrosen darstellen. Auf diese Weise kann es zur Ausbildung von Teilbefunden kommen, welche eine phänische Ähnlichkeit mit der Endarteriitis obliterans besitzen. Im interstitiellen Bindegewebe sind Fett-, Lipid-, Lipoproteidspeicherung, also Schaumzellen sowie kleinzellige Infiltrate, wesentlich beigestellt durch Lymphocyten und Plasmazellen erkennbar. *Klinisch* charakteristisch ist der Verlsut der Konzentrationsfähigkeit bei der Harnbereitung. Es resultiert eine Sekretionsstarre, die sogenannte Isosthenurie. Es werden reichliche Mengen hellen Harnes von niedrigem spezifischem Gewicht entleert. Um doch noch eine möglichst große Ausscheidung harnpflichtiger Substanzen zu erzwingen, werden abnorm große Flüssigkeitsmengen ausgeschieden. Es besteht also eine Zwangspolyurie. Im Blutserum ist der Reststickstoff erhöht. Der Harnsäurespiegel steigt an, es lassen sich Darmfäulnisprodukte (Phenole, Indikan) nachweisen. Die Albuminurie ist relativ geringgradig; sie ist jedoch immerhin noch größer als die bei sogenannter primärer Schrumpfniere. Der Sedimentbefund ist spärlich. Die arterielle Hypertonie ist stark und anhaltend.

Sie wird als Folge der Verkleinerung der Sekretionsfläche aufgefaßt. Sie ist Ausdruck der verringerten Blutdurchströmung der Niere. Die Ödeme der Kranken beruhen jetzt auf einer renal verursachten allgemeinen Capillarwandschädigung. Die Ödeme bei der sekundären Schrumpfniere sind also dem Nierenschaden nicht eigentlich koordiniert, sondern untergeordnet. Der ganze Prozeß kann sich über Jahr und Tag erstrecken. Es kommen gelegentlich sogar Remissionen vor, so daß die Kranken vorübergehend wieder arbeitsfähig werden. Dann freilich tritt plötzlich die Niereninsuffizienz ein, die im Verlaufe von Wochen, längstens Monaten zum Tode führt.

bb) *Die herdförmige Glomerulonephritis*

Sie tritt stets als Begleiterscheinung einer klinisch im Vordergrund stehenden sepsisähnlichen Allgemeinerkrankung auf. Die Niere ist makroskopisch nicht eigentlich charakteristisch verändert. Sie kann vergrößert sein, und sie kann auf der Oberfläche eine angedeutete Sprenkelung, nämlich eine Einlagerung von Blutpunkten, bieten. Histologisch ist dagegen das Bild sehr bemerkenswert. Es findet sich eine herdförmige Erkrankung einzelner Schlingenabschnitte oder einiger Schlingengruppen. Die Krankheit heißt „herdförmig" nicht darum, weil da und dort ein Glomerulus erkrankt wäre, sondern wesentlich deshalb, weil im Inneren der Glomeruli lediglich einige Schlingensegmente entzündlich erkrankt und aus der Funktion ausgeschaltet sind. Es handelt sich um Endothelnekrosen, Schlingenkollapse, Zusammensinterungen sowohl der Schlingenwände als auch der Basalmembranen sowie der Zellen des Mesoangium. Darüber hinaus finden sich umschriebene leukocytäre Infiltrate, kleine fibrinöse Exsudatpfröpfe, gelegentlich auch hämorrhagisch durchtränkte Nekrosen. Bei längerem Fortbestehen der Entzündung resultieren hyaline Narben. Durch derartige Veränderungen kommt es zu Verwachsungen der Capillarschlingen mit dem äußeren Kapselblatt: Schlingensynechien. Klinisch fehlen die üblichen Nephritisfolgen. Im Harnsediment findet man reichlich Erythrocyten.

Man kann folgende Formen der Herdnephritis unterscheiden:

1. *Embolische, nicht-eitrige Herdnephritis im Sinne von Max Löhlein:* Sie tritt im Gefolge der Lenta-Sepsis auf. Im Grunde gehört die Löhleinsche Herdnephritis nicht ohne weiteres zur Brightschen Krankheit. Die Miniaturembolie, die der Löhlein-Nephritis zugrunde liegt, greift ja nicht ohne weiteres, jedenfalls nicht in nennenswerter Weise in das Ausscheidungsgeschäft der Niere ein. Die Löhlein-Nephritis entsteht dadurch, daß Kokkenembolien in die Glomeruli gefahren sind. Manchmal werden nicht nur die Capillarschlingen, sondern auch die Arteriolen betroffen. So mag es zur Entwicklung einer Arteriolonekrose kommen. Durch derartige Veränderungen kann das Bild der malignen Nephrosklerose vorgetäuscht werden.

2. *Bakteriell bedingte, herdförmige Ausscheidungs-Glomerulonephritis:* Die Bakterien sind so fein verteilt, also nicht verklumpt, daß keine regelrechten mikrobiellen Embolien zustande kommen. Die einzelnen verschleppten

Kokken treten durch die Membranen der Capillarschlingen in den Binnenraum der Bowmanschen Kapsel. Dabei kommt es zu Knäuelveränderungen mit kleinstherdigen Nekrosen, Zerreißungen der Capillarschlingenwände, herniösen aneurysmatischen Prolapsen und Blutungen. Schließlich können auch proliferative Prozesse in Szene gehen, wohingegen die Tubulusepithelien praktisch unversehrt bleiben. Gelegentlich werden die durch die glomerulären Membranen permeierten Kokken aus dem tubulären Harnstrom rückresorbiert und erzeugen fernab disseminierte Einzelepithelnekrosen und in deren Folge interstitielle Infiltrate.

3. *Toxisch bedingte herdförmige Glomerulonephritis:* Auch gelöste Gifte — Bakterientoxine — sind imstande, herdförmige Schlingennekrosen zu erzeugen. Es entstehen dann capilläre Fibrinthromben, Capillarstasen, Schlingenprolapse und ähnliches. Es wird angenommen, daß eine umschriebene geweblich gebundene allergisch-hyperergische Entzündung Platz greift. Man hat die Nekrosen der Schlingenwände auch als „fibrinoide Nekrosen" bezeichnet.

cc) *Die interstitielle Nephritis*

Sie tritt entweder als Begleitkrankheit der Glomerulonephritis oder eigenständig auf. Die selbständige interstitielle Nephritis findet sich gelegentlich nach Infektionskrankheiten wie Scharlach, Angina, Diphtherie. Sie ist eine ernst zu nehmende renale Krankheitsmanifestation und führt zum Tode durch urämisches Koma. Die „interstitielle" Nephritis hat heute einen anderen Akzent erhalten: Ursprünglich galt die „interstitielle" Nephritis als klassischer Repräsentant der „Scharlachnephritis". Die Arbeiten vor allem der schweizerischen Pathologenschule (ZOLLINGER; GLOOR) haben gezeigt, daß fließende Übergänge und pathogenetische Beziehungen zur sogenannten Pyelonephritis bestehen. Letztere entsteht nicht durchaus, wie man aufgrund des Namens schließen könnte, aszendierend, sondern häufig hämatogen. Sie ist doppelseitig, deszendierend und ist nichteitrig. Einige besondere Formen sogenannter interstitieller Nephritis haben etwas mit Arzneimittelmißbrauch, — Phenacetin Abusus — zu tun. Es hat sich uns bewährt, die interstitielle Nephritis in folgende Hauptgruppen zu unterteilen:

1. *Diffus ausgebreitete, sklerosierende, chronisch-interstitielle Nephritis mit Papillenspitzennekrosen:* Es handelt sich um eine sogenannte obstruktive Nephritis, d. h. um eine solche, welche mit Verödung ableitender Harnkanälchen einhergeht. Infolgedessen kommt es intrarenal zum Harnrückstau. Dadurch resultiert eine Erweiterung der betroffenen Tubulusgruppen. Jene zeigen auf dem transversalen Schnittbild ein follikuloides Aussehen. Dieses erinnert an das Präparat einer Schilddrüse. ZOLLINGER spricht dann von „Strumaherden", womit er zum Ausdruck bringen will, daß bei *dieser* Form der interstitiellen Nephritis Kanälchen verschlossen worden sein müssen. Eine der bekanntesten Ursachen der diffus-sklerosierenden interstitiellen Nephritis ist der unkontrollierte und überschießende Gebrauch (Mißbrauch) phenacetinhaltiger Schmerzbekämpfungsmittel.

2. *Herdförmige, destruktive, chronische, nicht eigentlich obstruktive, interstitielle Nephritis:* Diese ist gewöhnlich mikrobieller Ätiologie. Sie entsteht „postinfektiös". Sie ist im histologischen Bilde durch stärkere Arterienstenosen, nicht aber durch „Strumaherde" ausgezeichnet.

3. *Interstitielle Nephritis als konkomitantes Phänomen* z. B. bei (und nach) Glomerulonephritis, Amyloidose, Oxalose sowie Schädigungen durch Radium-Röntgen-Bestrahlung!

dd) *Bemerkungen zur experimentellen Glomerulonephritis*

Es ist zweckmäßig, folgende Hauptarbeitsrichtungen auseinanderzuhalten:

1. *Experimente, die eine mehr herdförmige Glomerulitis erzeugen.* Wird Urannitrat in die Nierenarterie des Kaninchens injiziert, entstehen herdförmige Glomerulus-Entzündungsformen. Die Veränderungen werden gesteigert durch Kombination von Uran mit Arterenol. Auch Streptokokkeninjektionen haben (bei der Maus) alle Übergänge von der langsam verlaufenden Entzündung einzelner Schlingen bis zur Ausbildung regelrechter Eiterherde hervorgerufen. DOMAGK und NEUHAUS haben durch Katheterismus von der Arteria femoralis aus Staphylokokken in die Nierenarterie des Kaninchens praktiziert und herdförmige Entzündungen, auch der Glomeruli, erzeugt. Alle diese Veränderungen, welche man ohne weiteres experimentell reproduzieren kann, sind nicht recht geeignet, die menschlichen Nephritis-Formen zu kopieren.

2. *Experimente, die eine mehr diffuse Glomerulonephritis entstehen lassen.* Theoretisch interessant ist ein alter Zufallsbefund (KRAUS): Ein Kaninchen, welches in 75 Versuchstagen 70 ml Vigantol, 4,4 g reines Cholesterin und 29 ml Knoblauchpreßsaft erhalten hatte, zeigte eine diffuse Glomerulonephritis, welche der eines Menschen sehr ähnlich sah. Die Wiederholung dieses Experimentes gelingt jedoch nicht immer.

3. *Masugi-Nephritis.* Matazo MASUGI hat, auf Anregung von Th. FAHR, eine experimentelle Glomerulonephritis mit großer Regelmäßigkeit durch folgende Versuchsanordnung erzielt: Die Nieren von Ratten werden herausgenommen und emulgiert; die Emulsion der Rattennieren wird Kaninchen eingespritzt; diese werden dadurch sensibilisiert und bilden Nephrotoxine gegen das Rattennierengewebe. Die Nephrotoxine aus den Kaninchen werden anderen, nicht vorbehandelten Ratten eingespritzt. Diese erhalten dadurch eine akute diffuse Glomerulonephritis; man kann auch so vorgehen, daß eine Kaninchenniere emulgiert wird. Die Kaninchennierenemulsion wird Enten intraperitoneal injiziert. Die Enten bilden daraufhin Nephrotoxine, die, wenn man sie anderen Kaninchen wiederum einspritzt, eine akute diffuse Glomerulonephritis erzeugen. Die künstlich gesetzte Erkrankung kann chronisch werden, weiterschwelen und zum Tode der Versuchstiere führen. Die Dosierung der Nephrotoxine entscheidet, ob eine herd-

förmige oder eine diffuse Nierenerkrankung entsteht. Die Drosselung einer Nierenarterie während oder nach der Injektion der Nephrotoxine verhindert oder schwächt ab die dann entstehende Nephritis. Neben der kausalen Bedeutung sogenannter Nephrotoxine spielt wahrscheinlich auch der artfremde Eiweißcharakter der jeweils zur Anwendung gelangten Tiersera eine unterstützende Rolle. Man kann sich vorstellen, daß die wesentliche Bedeutung der Nephrotoxine darin besteht, daß die durch Injektion der artfremden Sera inszenierte allergisch-hyperergische Reaktion an den glomerulären Apparat gebunden wird. — Die Masugi-Nephritis besitzt auch deshalb eine große theoretische Bedeutung, weil sie es ermöglicht, die Initialstadien der Glomerulitis zu studieren. Wird gleichzeitig chinesische Tusche in die Vasa afferentia der durch die Nephrotoxine getroffenen Glomeruli injiziert, läßt sich deutlich machen, daß — entgegen VOLHARD — am Anfang, wie bei jeder sonstigen Entzündung auch, eine strotzende Hyperämie der glomerulären Capillaren besteht. Diese freilich klingt nach einiger Zeit ab (SARRE). — Seit einigen Jahren ist ein Pendant zur experimentellen Nephritis, nämlich die Erzeugung einer experimentellen Nephrose bekannt. Es handelt sich um die *Aminonukleosidnephrose* (2,6-Dimethylamino-Purin-3-Amino-d-Ribose; Puromycin). Wird Puromycin subkutan oder peritoneal appliziert, entstehen vergleichbare Effekte: Bei der Ratte läßt sich zeigen, daß eine intracapilläre Glomerulonephritis mit Pseudonephrose in Szene geht. Dabei sind bestimmte Fermentaktivitäten gehemmt: Hexokinase, Glukose-6-Dehydrogenase, Äpfelsäure-Dehydrogenase, Milchsäure-, Isozitronensäure-Dehydrogenase. Die Pyridin-Nukleotid-Aktivität ist herabgesetzt. Morphologisch finden sich Schlingensynechien, Kapselzellproliferate, glomeruläre Schlingenkollapse, vakuoläre Veränderungen des Protoplasma der Harnkanälchenepithelien etc.

c) Die Nephrosklerose

aa) *Arteriosklerose der Nieren*

Es handelt sich um eine Teilerscheinung einer allgemeinen Arteriosklerose. Diese Form der Nephrosklerose wird deshalb im Alter beobachtet. Die allmählich zunehmende Verdickung der Schlagaderwände führt zu einer gewissen Verengerung der Nierengefäße. Sie entsteht niemals plötzlich, immer schleichend; der Grad der Stenosierung ist eher gering; reine Formen von Arteriosklerose erzeugen auch nicht ohne weiteres eine Verengerung der Lichtung; es müssen stets sekundäre Prozesse hinzutreten; unter diesen spielen Parietalthromben eine wesentliche Rolle. Die Arteriosklerose der Nierengefäße schädigt in erster Linie die metabolisch anspruchsvollen Harnkanälchenepithelien. Die Kanälchen können veröden. Die Verödung der Tubuli hat eine Glomerulusverödung zur Folge. Dadurch entstehen unregelmäßige und große Narben. Auf dem Grunde der Nierennarben ist eine feinste Granulierung sichtbar. Die Granulation entspricht der Lage der hyalinisierten Glomeruli. Die Nierenkapsel ist adhärent. Vielfach entstehen kleine Rindenzysten durch Ausweitung partiell verödeter Kanälchen oder von leeren Glomeruluskapseln. Klinisch finden sich Spuren von Eiweiß im Harn; arterieller Bluthochdruck und Herzhypertrophie können lange Zeit fehlen. Die klinische Diagnose „Arteriosklerose der Nieren" ist nur vermutungsweise zu stellen. Nur in Ausnahmefällen entsteht eine arteriosklerotische Schrumpfniere.

bb) *Arteriolosklerose der Nieren*

Hierbei erkranken die Arteriae interlobulares und die Vasa afferentia. Die Oberfläche der Niere zeigt eine feinhöckrige, ziemlich regelmäßige Schrumpfung. Man spricht von *Granularatrophie*. Vielfach wird auch die Bezeichnung Nephrocirrhosis gebraucht. In zahlreichen Fällen bleibt trotz feiner Granulierung die Schrumpfung aus. Trotzdem kommt es früher oder später infolge des Parenchymverlustes zu einer „Einengung" der Nierenfunktion. Es ist jedoch sehr erstaunlich, wie oft der Pathologe eine Granularatrophie findet und klinisch keine eigentliche Niereninsuffizienz vorhanden war. Die Veränderungen müssen offenbar ein gewisses Ausmaß erreicht haben, um stärkere klinische Symptome zu erzeugen (kompensierte benigne Nephrosklerose).

Makroskopisch zeigt die arteriolosklerotische Schrumpfniere eine starke Verkleinerung des ganzen Organes. Die Nierenfettkapsel ist im Sinne einer Vakatwucherung mächtig vergrößert. Es liegt ein kapsuläres Lipom vor. Die Bindegewebskapsel wird adhärent, sie ist nur mit Substanzverlust abziehbar. Die Farbe der Niere ist braunrot, graurot und mit gelblichen Höckerchen untermischt. Die Einziehungen der Nierenoberfläche sind rötlich getönt. Sie bestehen aus Bindegewebe und dicht nebeneinander gelegenen Glomeruli. Die Höckerchen dagegen bestehen aus kompensatorisch gewucherten, erhalten gebliebenen Nephren. Auf dem Nierenschnitt sieht man, daß die Rinde verschmälert, die Markrindenzeichnung häufig verwaschen ist, und daß schmale und breite Parenchymbezirke miteinander abwechseln. Die Nierenpyramiden sind von dunkelroter Farbe. Die Wände der Arterien sind starr. Häufig lassen sich kleine Zysten in der Nierenrinde nachweisen. In seltenen Fällen liegt eine „glatte" Schrumpfniere vor. Die Schrumpfung ist makroskopisch also nicht sichtbar, die Konsistenz besonders derb. Bei der Beurteilung des Parenchymverlustes kann man sprechen von einer „exzentrischen" und einer „konzentrischen" Rarefikation: Unter ersterer versteht man einen Abbau des Parenchymes von innen nach außen. Dies bedeutet, daß der Sinus renalis, der Raum zwischen Außenwand des Nierenbeckens und benachbarter innerer Oberfläche des Markparenchymbandes groß ist. In den derart erweiterten Sinus renalis können große Massen von Fettgewebe eingelagert werden. Im Falle des „konzentrischen" Parenchymverlustes wird das eigentliche Nierengewebe von außen her abgebaut. Die klassische Granularatrophie ist gleichbedeutend mit einer konzentrischen Rarefikation, die sogenannte glatte Schrumpfniere mit den Zuständen der exzentrischen Schrumpfung.

Mikroskopisch sieht man atrophische Indurationsherde, die gern in der Umgebung kleiner Gefäße liegen. In ihrer Nachbarschaft finden sich kompensatorische Wucherungen erhalten gebliebener Glomeruli und Tubuli. Dadurch entstehen die mehrfach genannten pseudoadenomatösen Proliferate. Die degenerativen Veränderungen des Parenchymes sind im ganzen genommen bescheiden. Im Bindegewebe liegen kleinzellige Infiltrate, vorwiegend bestehend aus Lymphocyten und Plasmazellen. Man sprach daher früher gerne, meinte man eine Granularatrophie der Niere, von „chronisch-interstitieller Nephritis". Diese Bezeichnung ist aufgegeben, weil es sich natürlich nicht um primär-entzündliche Prozesse, sondern bei der Einlagerung der Infiltrate um sekundäre Reaktionen handelt. An den Glomeruli findet man keine echten Übergangsstadien. Dies bedeutet, daß neben vollständig verödeten Glomeruli kompensatorisch-hypertrophische liegen. Ist ein Nierenkörperchen verödet, dann verschwinden auch die zugehörigen Tubuli. An den kleinen Gefäßen kommt es regelmäßig zu einer lipoproteidigen Infiltration der Intima. Insoweit eine Lamina elastica vorhanden ist, zeigt diese eine starke Aufsplitterung. Bei dem Vorgang der hyalinen Verödung der Glomeruli kann man ein „Kapselhyalin" von einem „Schlingenhyalin" unterscheiden. Es scheint, daß die Basalmembranen zuerst alteriert werden, dann die Schlingen hyalin veröden, schließlich eine hyaline Imprägnation stärkeren Grades auch der Bowmanschen Kapsel nachfolgt. Interessant ist die Frage, welche Teile der Niere zuerst durch die Arteriolosklerose zugrunde gehen: Sind es die Glomeruli, sind es die Tubuli? Während bei der Arteriosklerose zunächst die Harnkanälchen und erst sekundär die Nierenkörperchen geopfert werden, liegen offenbar in Fällen der Arteriosklerose die Verhältnisse umgekehrt.

Besondere Formen der Arteriolosklerose der Nieren

α) Benigne Nephrosklerose

Die Sklerose liegt besonders am Ursprung der Arteriae interlobulares aus den Arteriae interlobares bzw. am Ursprung letzterer aus den Arteriae arcuatae. Man kann unterscheiden:

1. *eine kompensierte benigne Nephrosklerose:* Außer einer arteriellen Hypertonie bestehen keine klinischen Erscheinungen. Der Tod tritt an kardiovaskulärer Insuffizienz, d. h. an Dilatation des hypertrophischen Schwielenherzens oder an Hirnerweichung (allenfalls Hirnblutung) ein; eine renale Insuffizienz tritt nicht auf.

2. *Eine dekompensierte benigne Nephrosklerose:* Hierbei sind ziemlich viel Glomeruli verödet. Neben der kardiovaskulären Insuffizienz spielt hierbei die Einschränkung des renalen Ausscheidungsvermögens eine große Rolle. Tritt zusätzlich eine Infektion auf, findet sich regelmäßig ein Anstieg des Reststickstoffes, also eine beginnende renale Insuffizienz.

β) Maligne Nephrosklerose

Sie ist durch einen schnellen Krankheitsverlauf ausgezeichnet. Es erkranken im allgemeinen Jugendliche. Pathologisch-anatomisch handelt es sich um eine echte Wipfeldürre des arteriolären (interlobulären) Gefäßbaumes. Es finden sich Arteriolonekrosen sowie end- und periarteriitische Prozesse. Die maligne Nephrosklerose ist das klassische Paradigma sogenannter entzündlicher *Dys(h)orie* (SCHÜRMANN und MACMAHON). Es sei angefügt, daß neuerdings die Schreibweise ‚Dyshorie' der klassischen, philologisch richtigeren, durch SCHÜRMANN und MACMAHON einst eingeführten, nämlich ‚Dysorie' vorgezogen wird. Sprachlich richtiger ist es, auf den Spiritus asper „h" zu verzichten. Die maligne Nephrosklerose führt stets neben einer arteriellen Hypertonie zur renalen Insuffizienz. Nach SCHÜRMANN und MACMAHON werden *zwei Formen* unterschieden:

Die genuine Form der malignen Nephrosklerose. Sie beginnt mit essentieller Hypertonie, meist unmerklich mit vasomotorischen Störungen, ist später durch eine Permeabilitätsstörung der Endothelien der Nierenarteriolen ausgezeichnet und endet mit renaler Insuffizienz, in unterschiedlich langer Zeit. Die „genuine" Form der malignen Nephrosklerose verfügt über eine „relative Benignität". Diese Form einer entzündlichen Vasculitis in der Niere kann einen Menschen einige wenige Jahre (2—4—6 Jahre) begleiten. Eine eigentliche Heilung ist nicht bekannt.

Die *andere Form* beginnt ganz *akut*. Es tritt zunächst ein scheinbar banaler Nierenschaden auf, der sich dann sehr schnell, ohne Gnade, weiterentwickelt. Klinisch entsteht eine renale Insuffizienz derart schnell und so eingreifend, daß eine ausgesprochene Nierenschrumpfung häufig gar nicht mehr zur Entstehung gelangt. Diese Verlaufsform gilt als besonders bösartig und ist durch stärkere entzündliche sowie toxische Veränderungen an den Vasa afferentia ausgezeichnet. Diese Form der malignen Nephrosklerose bringt den Kranken in etwa 9 Monaten zum Tode!

Anhang: Man hat die maligne Nephrosklerose als besondere Form einer „Glomerulonephritis" bezeichnet, bei welcher die entzündlichen Veränderungen den Glomerulus im engeren Sinne verlassen hätten und auf die Vasa afferentia übergegangen seien. Sicher ist, daß bestimmte Formen renaler Endarteriitis obliterans v. WINIWARTER-BUERGER wesensmäßig mit der malignen Sklerose verwandt sind. Nicht ganz selten greift auch eine Periarteriitis nodosa im Terminalstadium auf die Nieren über. Die Niere ist mäßig groß und zeigt dann auf der Oberfläche hämorrhagisch-anämisch-nekrotische Infarkte sowie ausgedehnte Parenchymverödungen. Auch die Hypersensitivity-Angiitis kann an der Niere auftreten. Maligne Nephrosklerose, v. WINIWARTER-BUERGER der Nieren, Periarteriitis nodosa sowie Hypersensitivity-Angiitis können ähnliche oder vergleichbare renale Krankheitsbilder erzeugen.

cc) *Diabetische Glomerulosklerose Kimmelstiel-Wilson*

Es handelt sich um ein ungemein charakteristisches Krankheitsbild bei verrottetem d.h. jahrelang bestehendem, schlecht eingestelltem Diabetes mellitus. Anatomisch sind die Nieren vergrößert, auf der Schnittfläche von steifer Konsistenz, scharfer Schnittkante, eigenartig rötlicher Tönung (rosé-farben), sowie im Besitze klaffender Arterienanschnitte an den Markrindengrenzen. Die Markrindenzeichnung als solche ist im allgemeinen verwaschen. Klinisch äußert sich das Kimmelstein-Wilson-Syndrom durch eine Neigung zur Entwicklung einer arteriellen Hypertonie, vor allem zu einer sehr deutlichen „Sekretionsstarre" (Isosthenurie). Es kommt nicht ohne weiteres zum Vollbilde der renalen Insuffizienz; es kann jedoch — ähnlich den skizzierten Verhältnissen bei benigner Sklerose — dann, wenn eine akzidentelle Krankheit auftritt, die renale Insuffizienz manifest werden.

d) Begleiterscheinungen des Morbus Brightii

aa) *Arterielle Hypertonie*

Die Blutdruckhöhe ist abhängig von der Blutmenge, der Blutviskosität, der Herzaktion, der Elastizität und dem Rohrquerschnitt des Gefäßsystemes. Daher kann man prinzipiell folgende Hochdruckformen unterscheiden:

1. *Widerstandshochdruck* — Erfordernishochdruck; roter (nicht renaler) essentieller Hochdruck; Kennwort: Angiotensin-Mechanismus.

2. *Elastizitätshochdruck:* Entzügelungshochdruck. Hier bestehen Beziehungen zum „blassen" Hochdruck; jener ist häufig renal inszeniert; Kennwort: Renin-Mechanismus.

3. *Minutenvolumenhochdruck:* Die „zirkulationsgestörte" Niere setzt „pressorische Substanzen" frei (VOLHARD, GOLDBLATT).

Der Pathologe diagnostiziert den vorhanden gewesenen arteriellen Bluthochdruck an einer Reihe von Symptomen:

1. *„Blasses Hochdruckherz":* Hypertrophie vor allem der linken Herzkammerwand, blasse Farbe des Myokard, angedeutete Aortenkonfiguration d. h. Elongation der Ausflußbahn der linken Herzkammer.

2. *Hypertrophie der glatten Muskulatur* der Mediae der muskulären Extremitätenschlagadern: Bei Betrachtung von Seiten der Intima offenbart sich eine charakteristische semi- bis dreiviertelzirkuläre Riffelung; metrisch ist eine Verbreiterung der Kreisringfläche d. h. der funktionierenden Masse der Schlagaderwand nachweisbar.

3. *Hypertonische Gefäßerkrankung* vor allem der Gehirnschlagadern; Kennwort: Dissezierende stenosierende Sklerosen mit Tendenz zur Rupturierung. Kennwort: „Das starke Herz bricht die geschwächten Hirnschlagadern" (WILKS und MOXON)!

4. *Basophilenwanderung* aus dem HVL in den HHL!

5. *Diskordante pseudoadenomatöse Hyperplasie* der quittengelbfarbenen Nebennierenrinden.

bb) Urämie

Die echte Urämie bedeutet eine renale Insuffizienz. Es handelt sich um eine Intoxikation. Es wird besonders Harnstoff in den Geweben nachgewiesen. Er kann durch Xanthydrol, das den Harnstoff in Drusen ausfällt, dargestellt werden. Man unterscheidet — konventionell —folgende Urämieformen:

1. *Echte, chronische, asthenische, kachektische oder stille Urämie*

Ein spezifisches Urämiegift ist nicht bekannt. Es handelt sich also um einen komplexen Vergiftungszustand. Es wirken Darmfäulnisprodukte, aromatische Oxysäuren und biogene Amine. Es resultiert eine Azotämie, d. h. eine Steigerung der Blutstickstoffwerte. Man versteht unter Reststickstoff diejenigen stickstoffhaltigen Substanzen des Blutplasma, welche kein Eiweißstickstoff sind! Der Gesamtstickstoff des Blutplasma beträgt normalerweise 1,04—1,2%. Der Reststickstoff beträgt normalerweise 20—35 mg%. Der Reststickstoff besteht aus Harnstoff, dem Stickstoff der Harnsäure, des Kreatinin, der Aminosäuren und einem „unbestimmten" Stickstoff. Der Harnstoffstickstoff beträgt 10—18 mg%, der Harnsäurespiegel 2—4mg%, die Kreatininmenge 1—1,8 mg%, das Gesamtkreatinin 4—6 mg%, der Stickstoff der Aminosäuren 3—8 mg% und der „unbestimmte" Stickstoff etwa 4—12 mg%. Der sogenannte Xanthoproteinwert beträgt normalerweise 20—30 mg%. Der Indikanwert liegt bei 0,03—0,08 mg%. Phenole sind in einer Menge von 1—2 mg% vorhanden. Der Reststickstoff minus dem Harnstoffstickstoff wird als „Residualstickstoff" bezeichnet. Die Höhe des Reststickstoffes und die des Residualstickstoffes wird nicht nur von der Niere, sondern ganz wesentlich auch von der Leber bestimmt. Es gibt Fälle, die wie eine renale Insuffizienz aussehen, bei denen aber anatomisch intakte Nieren gefunden werden. Wir nehmen an, daß es sich um eine Leberinsuffizienz handelt. Die entgiftenden Funktionen von Leber und Niere sind aufeinander abgestimmt. Vielfach liegt eine kombinierte Insuffizienz vor. Man spricht vom ‚*hepatorenalen Syndrom*' (NONNENBRUCH). In extremen Fällen ist die sogenannte extrarenal bedingte Niereninsuffizienz gegeben. Das Ausmaß dieser Veränderungen kann aufgrund der mengenmäßigen Verhältnisse zwischen Reststickstoff und Residualstickstoff einigermaßen — empirisch — erkannt werden.

Eine Urämie beginnt schleichend. Sie kann wochenlang verlaufen. Es bestehen Müdigkeit, Hinfälligkeit, Appetitlosigkeit, Erbrechen, Singultus, Dämmerzustände, Hautjucken (Pruritus, Dermatitis), Sehnenhüpfen der Extremitäten, Retinitis angiospastica, und schließlich kommt es zum Coma. Auf der Haut können Harnstoffkristalle abgelagert werden. Auf der Zungenschleimhaut kann man im Abstrichpräparat Sargdeckelkristalle (Tripelphosphate, Magnesium-Ammonium-Phosphat!) nachweisen. Der Tod tritt in tiefer Bewußtlosigkeit, zuweilen unter dem Bilde sogenannter Kussmaulscher Atmung („großer Atmung") ein. Der Ausbruch einer

Urämie läßt häufig lange auf sich warten. Die Erfahrung hat gelehrt, daß manche Menschen bis zu 20 Tagen ohne Niere oder ohne ausreichende Nierenfunktion, selbst ohne Peritonealdialyse leben konnten.

2. Falsche, eklamptische Krampfurämie

Es handelt sich um eine „Pseudourämie". Erwin BECHER nannte folgende Unterformen:

aa) Eklamptische Urämie bei akuter diffuser Glomerulonephritis; Kennwort: nephrogene Epilepsie.

bb) Sie tritt auf bei der Eklampsie.

cc) Sie kann als angiospastische Encephalopathie auch bei essentieller Hypertonie beobachtet werden.

Die Ursache der Krampfurämie ist nicht eine Harnvergiftung. Man könnte deshalb auf die Bezeichnung „Urämie" verzichten. Wahrscheinlich wirkt irgendein Krampfgift, das derzeit nicht genügend bekannt ist. Entweder trifft das Gift von vornherein Hirn-, Haut- und Nierencapillaren gleichmäßig (Krämpfe, Ödeme und Nephritis wären dann koordiniert), oder das Krampfgift stammt aus der Niere allein. Die Krämpfe selbst wären dann Folge von Hirngefäßspasmen.

Die Tatsache, daß das Krampfgift aus der Niere stammen könnte, ist nicht mit dem Begriff „Harnvergiftung" zu identifizieren. Das Krampfgift braucht ja keine festen Beziehungen zu den Harnbestandteilen zu besitzen. Bei der Krampfurämie ist der Reststickstoff im allgemeinen niedrig.

3. Salzmangelurämie

Nach unstillbarem Erbrechen, heftig-anhaltenden Durchfällen, nach ausgedehnter Verbrennung der Körperdecke etc. kommt es zur Kochsalzverarmung des menschlichen Körpers. Aus Gründen des Gesetzes betreffend den äquimolekularen Ausgleich tritt, wie oben bemerkt, bei Senkung des Blutkochsalzspiegels eine Reststickstofferhöhung ein. Die Hypochlorämie, genauer: Die Hyponatriumämie erzeugt eine Tubulusepithelschädigung. Es resultiert die hypochlorämische Nephrose, die, wenn sie besonders hochgradig ist, nachträglich eine echte Urämie zeitigen könnte. Die Salzmangelurämie kann durch den Genuß einer Kochsalzlösung coupiert werden.

Die Salzmangelurämie hat nun gar nichts mit einem primären Nierenschaden zu tun. Sie gehört nicht durchaus in das Kapitel der Nierenpathologie. Man sollte sie aber kennen, will man diagnostisch sattelfest sein.

cc) Ödeme

Nephrotische Ödeme sind dysproteinämische Ödeme; nephritische Ödeme entstehen durch Hypotonie, entzündlich-toxische Capillarwandschädigung und durch NaCl-Abwanderung in die Gewebe. Die NaCl-Verschiebung ist umso stärker, je älter eine Glomerulonephritis geworden ist.

dd) *Renales Siechtum*

Eine chronische renale Insuffizienz zeitigt ein starke Anämie vom sekundären Typus. Bei der Obduktion offenbaren Leber und Milz eine eigenartig-braunrote Farbe (Kennwort: Schokoladenfarbe). Stellt man die Turnbullblau-Reaktion an, ist man vielfach enttäuscht. Es scheint, daß eine Störung des Porphyrinstoffwechsels resultiert. Die Anämie hängt wesentlich damit zusammen, daß die Bildungsstätten der „Erythropoietine" (REMMELE) veröden und verschwinden. Bemerkenswert ist das Phänomen des „renalen Zwergwuchses" („renaler Minderwuchs"). Die zugrunde liegende Nierenschädigung ist nicht einheitlich. Es kann sich um eine sekundäre Schrumpfniere, um eine Zystenniere, um eine Hydronephrose, um eine hypogenetische Schrumpfniere handeln. Letztere ist nicht ganz selten vergesellschaftet mit einem Diabetes glucosaminophosphaticus. Gleichzeitig kann eine Aminoacidurie, vor allem aber eine Störung der Transmineralisation bestehen. In der Regel entwickelt sich eine sekundärer Hyperparathyreoidismus und eine Fibroosteoklasie des Skelettes. Bei sekundärem Hyperparathyreoidismus handelt es sich um eine Hyperplasie der beiden kaudalen Epithelkörperchen. Diese sind pseudoadenomatös entfaltet und bilden solide gebaute, trabekulär und tubulär strukturierte Knoten. Unter einer Fibroosteoklasie versteht man einen vorwiegend diffus ausgebreiteten Umbau des Skelettes in dem Sinne, daß die Spongiosastrukturen abgebaut, das Knochenmark fibrosiert, einige zystöse Rarefikate inszeniert, im ganzen jedoch *alle* Bälkchen an Kalksalzen reduziert werden. Das Bild hat eine entfernte Ähnlichkeit mit einer Osteodystrophia fibrosa generalisata. Charakteristisch sind im übrigen die Augenhintergrundsveränderungen. Bei renalem Siechtum findet sich so gut wie immer eine hypertonische Erkrankung der kleinen Gehirngefäße.

7. Eitrige Nierenentzündungen

Die eitrige Entzündung der Nieren gehört gemäß Definition des Morbus Brightii nicht zu diesem, nimmt also eine Sonderstellung ein. Eine eitrige Nephritis entsteht entweder hämatogen oder aus der Nachbarschaft, also in der Kontinuität, oder aber, und zwar verhältnismäßig häufig, aszendierend.

a) Hämatogen-metastatische, eitrige Nephritis

Sie findet sich bei septischer Endokarditis, puerperaler Infektion, Hauteiterungen, bei pyogenen Gelegenheitsinfektionen, einem großen Karbunkel etc. etc. Dabei treffen jeweils kleinere Kokkenembolien zunächst die Nierenrinde. Dadurch entstehen glomeruläre Abszesse. Haben diese eine besondere Größe erreicht und neigen sie zur Konfluenz, nennt man sie „Nierenkarbunkel". Beim Abziehen der Nierenkapsel reißen die Abszesse ein. Manchmal handelt es sich nicht eigentlich um kleine Kokkenembolien, sondern um regelrechte septische Infarkte. Eitrige Entzündungen in der Niere finden sich nicht nur in der Rinde, sondern auch im Mark. Sie entstehen entweder direkt hämatogen oder als Ausscheidungsherde. Die Kokken stecken dann, nachdem sie die Glomeruli passiert haben, im Inneren der Harnkanälchen, haften vielfach der Oberfläche sogenannter Harnzylinder auf und erzeugen eine eitrige Entzündung, welche — alles in allem — dem Verlaufe der ableitenden Kanälchen folgt. Entsprechend der streifigen Zeichnung des Markes haben diese Herde eine streifige Form. Markeiterungen nennt man Nephritis medullaris aut papillaris metastatica.

b) Fortgeleitete, aszendierende, eitrige Nephritis; sogenannte Pyelonephritis

Diese Form der Nierenentzündung ist die häufigste Nephritis überhaupt. Sie tritt ein- oder doppelseitig auf. Sie entsteht durch Harnstauung oder hämatogen oder lymphogen oder aber traumatisch.

Harnstauung kommt bei Nierenbecken- usw. -Steinen, bei Tumorkompression und abnormer Schleimhautfaltung des Harnleiters, bei Schwangerschaft und Urethralstriktur zustande. Die hämatogene Pyelonephritis und Pyelitis findet sich z.B. im Anschluß an eine Angina tonsillaris. Lymphogene Harninfektionen entstehen vom Darme aus z.B. bei chronischer Obstipation.

Bei der aszendierenden eitrigen Nephritis klettern die Bakterienmassen die Harnkanälchen hinauf. Sie erzeugen dort eine herdförmige Nekrose mit großen Mengen von fettigem Detritus. Indem sie in die interstitiellen Lymphbahnen einbrechen, resultieren Nierenlymphbahninfekte. Diese laufen darauf hinaus, longitudinale Abszesse im Bereiche der Markrindengrenze zu produzieren. Im weiteren Verlaufe kommt es zur Narbenbildung. Dadurch entsteht eine grobhöckerige pyelonephritische Schrumpfniere. Man findet häufig zahlreiche zystöse Rindennarben. Auch Retentionszysten der Harnkanälchen kommen vor. Wir hatten oben über die von GLOOR (Basel) erarbeitete Zweiteilung der sogenannten Pyelonephritis berichtet. *Heute* ist man der Auffassung, daß die „Pyelonephritis" nicht eigentlich über das „Pyelon" sondern hämatogen d.h. deszendierend entsteht. In jenen Fällen der hämatogen-deszendierenden Pyelonephritis, in denen eine Obstruktion der Harnkanälchen resultiert, findet der Histologe „Strumaherde".

Eitrige Rindenabszesse können in das Fettgewebe des Nierenlagers einbrechen. Auf diese Weise kann ein paranephritischer Abszeß entstehen. Ist eine Nierenbeckenentzündung eine eitrige, mag es zur Einschmelzung der Papillen kommen. Es resultiert eine *Pyonephrose*. Dabei wird das Nierenparenchym weitgehend reduziert. Auf dem Umwege über einen paranephritischen Abszeß kann eine Peritonitis, ein subphrenischer Abszeß, eine Durchwanderungspleuritis oder eine Thrombophlebitis der Vena cava entstehen.

Die Pyelonephritis als „interstitielle Nephritis", d.h. als hämatogenmetastatisch inszenierte Nephritis ist häufig mit Papillenspitzennekrosen vergesellschaftet.

Papillenspitzennekrosen finden sich:
1. bei der *Phenacetin-Niere* (klassische Form der chronisch-interstitiellen Nephritis);
2. bei der *aszendierenden Pyelonephritis*, insbesondere bei Diabetes mellitus;
3. bei *stenosierenden entzündlichen Gefäßerkrankungen*. Bei letzterer zeigt die Papillenspitzen-Sequestration eine eigenartige transversale Demarkationslinie.

Bei der *Pyelonephritis* findet man im Harnsediment
1. *Sternheimer-Malbin-Zellen* (sie sind ein Zeichen eines vorliegenden Nierenparenchymschadens; es handelt sich um Harnkanälchenepithelien);
2. *geschwänzte Epithelien* aus der Nierenbeckenschleimhaut.

8. Spezifische Nierenentzündungen

a) Tuberkulose

Im Zuge einer allgemeinen *Miliartuberkulose* kann auch die Niere befallen werden. Bei mehr als der Hälfte aller Lungentuberkulosen sollen miliare Nierentuberkel vorkommen. Sie sitzen meistens in der Rinde. Vielfach liegen sie auch im Mark und sind dann als Ausscheidungsherde zu verstehen. Sie entstehen also dadurch, daß das Mycobacterium tuberculosis aus dem Harnkanälchenlumen resorbiert wird. Es erzeugt eine Entzündung im Interstitium zwischen den Kanälchen. Nierenrindentuberkel sind auf der Schnittfläche verwaschen, besitzen eine gelbliche Farbe, lassen jedoch keine perifokale Hyperämie erkennen.

In den Fällen der stärker ausgedehnten Nierentuberkulose sind zwei Formen auseinanderzuhalten:

aa) *Käsig-kavernisierte Form der Nierentuberkulose:* Hier finden sich ausgedehnte verkäste Konfluenztuberkel. Sie liegen vorwiegend an der Markrindengrenze, können einseitig, aber auch doppelseitig vorkommen. In den Fällen des einseitigen Nierenbefalles zeigt die andere Niere einen toxischen Parenchymschaden. Jener klingt rasch ab, wenn die erkrankte tuberkulöse Niere entfernt wird. Ist eine Nierentuberkulose aszendierend entstanden, dann werden gewöhnlich beide Nieren betroffen. Wenn mehrere verkäste Tuberkel konfluieren und dann einschmelzen, resultieren die als Vomicae bezeichneten Nierenkavernen. Im Eiter derselben liegen die Tuberkelbakterien zu zopfförmigen Geflechten verfilzt. Wenn die Vomicae in das Nierenbecken einbrechen, entsteht eine „offene" Tuberkulose. Im Harn treten dann Tuberkelbazillen auf. Im Pyelogramm sehen die Nierenbeckenkonturen wie ausgefressen und angenagt aus.

bb) Bei der *knotigen Form der Nierentuberkulose* liegen große Konglomerattuberkel von pseudotumoralem Aussehen vor. Sie haben keine Neigung zur Erweichung. Wenn sie später doch durch die Spitze einer Nierenpapille in das Nierenbecken einbrechen, resultiert eine lentikuläre Nierenbeckentuberkulose.

Primäre Nierentuberkulosen sind ganz selten. Die Zusammenhänge zwischen einer Nierentuberkulose und einem extrarenalen tuberkulösen Primärkomplex sind nicht immer einfach nachzuweisen. Gelegentlich entsteht eine Nierentuberkulose lymphogen, vielleicht von einem paraaortalen Lymphknoten aus. Ganz sicher existieren auch Lymphstrangverbindungen zwischen beiden Nieren. Hat die tuberkulöse Nephritis zu einer ausgedehnten Verkäsung geführt, so spricht man von einer *käsigen Pyonephrose*. Die Niere ist dann von zahlreichen Hohlräumen durchsetzt, welche eine käsige Schmiere enthalten. Es handelt sich um die *tuberkulöse Sackniere*. Wenn das chronisch-entzündlich alterierte interstitielle Bindegewebe schrumpft, werden die Einschmelzungsherde von einer pomadenartigen Masse angefüllt. Man spricht von *tuberkulöser Mörtel- oder Kittniere*. Eine absteigende tuberkulöse Infektion des Harnleiters kann ein neues Abflußhindernis und auf diese Weise eine weitere Infektion eines ganzen Harnleiters bedingen.

Die klinische Untersuchung zeigt sauren, bei wiederholter einfacher bakteriologischer Untersuchung sterilen Harn. Eine Hämaturie kann, sie muß nicht vorhanden sein. Im Sediment finden sich einzelne Leuko- und Lymphocyten. Eine Albuminurie jedoch nur mäßigen Grades ist vorhanden. Der Nachweis von Tuberkelbakterien gelingt nicht immer, denn die Mycobakterien werden nicht konstant ausgeschieden. Sie können unter Umständen mit Smegmabakterien verwechselt werden. Während die miliare Tuberkulose der Niere keine klinische Bedeutung hat, wird die käsigkavernisierte Phthise, die bei Männern häufiger als bei Frauen vorkommt. vielfach zur tödlichen Erkrankung. Andererseits kann natürlich von einer isolierten Nierentuberkulose aus eine allgemeine miliare Tuberkulose inszeniert werden. Die Nicrentuberkulose soll angeblich — und zwar nicht ganz selten — durch Mycobakterien vom Typus gallinaceus hervorgerufen werden.

Das Beispiel der tuberkulösen Nephritis ist *allgemein-pathologisch* insofern wichtig, weil es einen sehr plastischen Begriff von dem Phänomen des „bazillären Katarrhes" im Sinne von SIMMONDS vermittelt. Unter einem „bazillären Katarrh" versteht man das Phänomen, daß über eine innere Körperoberfläche, einen Drüsenkanal oder eine Schleimhaut, Bakterien, im gegebenen Falle Tuberkelbakterien, mit dem Sekretstrom, später mit dem Strom des entzündlichen Exsudates, abgegeben werden.

Besonders interessant ist das Bild der „tuberkulösen Bakteriurie" ohne „anatomisch nachweisbare Tuberkulose"! Hier ist die Frage zu prüfen, ob die Nierenbecken-Kelch-Winkel in Ordnung sind? Es wird angenommen, daß die Einseitigkeit der Nierentuberkulose am meisten dafür spricht, daß ein lymphogener Infekt, etwa von der Mesenterialplatte aus, formalpathogenetisch wirksam war.

b) Syphilis der Niere

aa) Erworbene Syphilis

Im Sekundärstadium der Lues kommt es unter Umständen zur starken Nephrose mit großer Albuminurie, gelegentlich auch mit Lipoidurie. Die Syphilis hat also möglicherweise Beziehungen zur Lipoidnephrose. Man denkt auch an eine luische Verursachung des Krankheitsbildes der malignen Nephrosklerose d.h. der renalen Arteriolonekrose. Gummen finden sich in der Niere nur ganz ausnahmsweise. Sind solche vorhanden, kann es zur Entwicklung einer syphilitischen Schrumpfniere kommen.

bb) Angeborene Syphilis

Die mikroskopische Untersuchung entlarvt interstitielle lymphoplasmazelluläre Infiltrate. Es resultiert eine diffus ausgebreitete Bindegewebsvermehrung. Ganz selten finden sich miliare Gummen. Die intrauterin inszenierte interstitielle luische Entzündung erzeugt eine fehlerhafte Gewebekomposition der Niere im Sinne einer Hemmungsmißbildung.

c) Sonstige spezifische Entzündungen der Niere

In erster Linie ist die *Lymphogranulomatose* zu nennen. Sodann wird gelegentlich eine *Aktinomykose* der Nieren beobachtet. Sie entsteht durch Übergreifen aus der Umgebung oder aber hämatogen metastatisch. In den Fällen nach stattgehabter intensiver Medikation durch Breit-Spektrum-Antibiotica mag es zum „Infektionswechsel" d.h. zur Überwucherung des Organismus durch Pilze der verschiedensten Species kommen. Naturgemäß entstehen dann metastatische Absiedelungen von Oidium albicans, Aspergillus, Mucoraceen, Blastomyceten, Coccidioidiomyceten etc. Die pathologischanatomische Diagnose steht und fällt mit dem Nachweis der Pilze im Schnittpräparat (Färbung nach GROCCO!).

9. Geschwülste der Niere

a) Geschwulstähnliche Veränderungen

Hier sind in erster Linie die *Nierenzysten* zu nennen. Man unterscheidet einseitige und doppelseitige, solitäre und multiple Nierenzysten. Ihre Entstehung ist, wie oben bemerkt, unterschiedlich. Sie können auf dem Boden einer Entwicklungshemmung, im Zuge geschwulstiger Veränderungen, durch arteriosklerotische Narben, Harnstauung sowie Umwandlung von Infarkten zustande kommen. Nierenzysten sind nicht selten kombiniert mit

Zysten in Leber und Pankreas, gelegentlich auch im Nebenhodenkopf. Zuweilen findet man gleichzeitig Entwicklungsstörungen im Gehirn (sogenannte innere Hirnheterotopien!). Man spricht dann von *Dysenkephalia splanchnocystica*.

b) Bindesubstanzliche Geschwülste

In der Niere finden sich *Rinden- und Markfibrome*. Letztere sind etwas häufiger; sie liegen in der Nähe der Pyramidenbasis. Es handelt sich um homogene, weißliche, ziemlich feste, gelegentlich elastische Geschwülstchen. In ihren Randpartien finden sich verunstaltete Harnkanälchen. Diese Fibrome sind keine eigentlichen Geschwülste, sondern Gewebemißbildungen. Man spricht von *Hamartoma fibrocanaliculare*. In der Umgebung, besonders der kleinen Arterien, findet man dann gar nicht selten reichliche Mengen glatter Muskulatur. In der Marksubstanz findet man auch *Fibromyome*. Die glatte Muskulatur stammt aus dem Mark der embryonalen Niere, wo sie relativ frühzeitig auftritt. Auch die Fibromyome sind also Geschwulstbildungen, welche etwas mit einer Entwicklungsstörung zu tun haben. — Die Nierenkapsel trägt nicht ganz selten multiple kleine und kleinste Leiomyome.

In der Niere finden sich gelegentlich *Lipome*. Sie können einzeln oder in der Mehrzahl vorkommen, riesengroß und viele Pfund schwer sein. Besonders die Lipome der Nierenkapsel imponieren gewaltig. Man spricht von *Lipoma capsulare renis*. Es ist dabei sehr die Frage, ob ein echtes Lipom oder nur eine lipomatöse Hypertrophie vorliegt.

Fast ausschließlich in der Nierenrinde, meist in der Mehrzahl, finden sich *Rhabdomyome*. Diese besitzen eine graurote Farbe, sind nicht ganz selten mit Rhabdomyomen des Myokard, tuberöser Hirnsklerose und Adenoma sebaceum (Morbus Pringle) kombiniert.

Unter den Bindesubstanzgeschwülsten der Niere nehmen die *kavernösen Haemangiome* eine wichtige Stellung ein. Sie sind unterschiedlich groß, stets strotzend hyperämisch, leicht vulnerabel und insofern die Quelle ausgedehnter Sickerblutungen.

Eine wichtige Gruppe von Geschwülsten der Niere wird durch die *Sarkome* repräsentiert. Sarkome kommen angeboren vor und erreichen zuweilen eine enorme Größe. Das schnelle Wachstum zeitigt Ernährungsstörungen. Damit hängt es zusammen, daß die Geschwülste auf der Schnittfläche von landkartenförmigen Nekrosen durchsetzt sind. Die Tumoren sind weich, gefäßreich, vielfach blutig durchtränkt. Beim Erwachsenen finden sich Rund- und Spindelzellensarkome; beim Neugeborenen und bei Kleinkindern ist der Birch-Hirschfeld-Tumor, das Adenorhabdomyosarkom, häufig und überaus gefürchtet! Der Birch-Hirschfeld-Tumor ist auch von dem Begründer der Heidelberger Urologie, dem damaligen Vorstand der Chirurgischen Universitätsklinik, WILMS, beschrieben worden. Man spricht daher auch von Wilms-Tumor.

c) Epitheliale Geschwülste

Vorwiegend bei älteren Menschen finden sich *Adenome*. Sie kommen einzeln oder in der Vielzahl, gelegentlich gehäuft, vor allem in der Nierenrinde, vor. Sie zeigen eine grauweiße, gelbweiße bis braungelbe Farbe. Mikroskopisch sind die Adenome entweder einfach-tubulär oder zystopapillär konfiguriert. Sie tragen eine bindegewebige Kapsel. Pathogenetische Beziehungen zur arteriellen Hypertonie werden erörtert. Die Epithelien der Rindentubuli sind gewöhnlich „hellzellig". Damit hängt es zusammen, daß die Adenome ebenfalls im allgemeinen von heller Farbe sind. Einige Adenome lassen eine zellulare Pigmentation erkennen. Es handelt sich hierbei um Lipochrome und um Lipofuszin. Größere Adenome können weitgehend von Blutungen zerstört sein. Das *Nierencarcinom* ist knotig oder diffus gebaut, im allgemeinen solitär angelegt. Histologisch zeigt es einen exquisit tubulären Aufbau. Nierencarcinome neigen zu regressiven Metamorphosen. Es findet sich eine schleimige Entartung, vielfach eine umschriebene erhebliche Verfettung, häufig lassen sich Blutungen mit Verkalkung nachweisen. Nierencarcinome können nach und nach das ganze Organ durchsetzen und zerstören. Sollten die in der Niere nachweisbaren Carcinome einen soliden plattenepithelialen Bau besitzen, ist daran zu denken, daß ein exophytisch gewachsenes Carcinom der Nierenbeckenschleimhaut vorliegen könnte. — In der Niere finden sich sehr häufig *Hypernephrome*. Es handelt sich um eigenartige Geschwülste, die einst von Paul Grawitz genauer untersucht worden sind. Die klassische Bezeichnung der im allgemeinen knotig gebauten Geschwülste lautet: ‚Struma suprarenalis lipomatodes aberrata renis'. Diese Bezeichnung gründet sich auf die Vorstellung, daß die Entwicklung der Geschwulst etwas mit einem versprengten und in die Nierenrinde verlagerten Nebennierenrindenkeim zu tun haben müßte. Es sind gutartige und bösartige Hypernephrome zu unterscheiden. Die gutartigen entsprechen der „Struma suprarenalis" im eigentlichen Sinne. Es handelt sich um relativ kleine, kirsch- bis walnußgroße, schwefelgelbe, rundliche oder polygonale, gegen die Umgebung scharf abgegrenzte Knoten mit einem fibrös-hyalin vernarbten Kern. — Die malignen Hypernephrome sind die dominierenden Nierengeschwülste des reiferen und höheren Alters. Sie wachsen infiltrativ; ihre Größe schwankt zwischen der einer Walnuß und jener eines Mannskopfes. Mikroskopisch zeigen diese Tumoren wenig Stroma. Jenes besteht fast ausschließlich aus Capillaren. Dem Stroma angelagert finden sich helle, polygonale, pflanzenzellenähnliche Zellen. Sie enthalten Fette, Lipide und Glykogen. Auch etwaige Drüsenlumina werden von diesen hellen Zellen begrenzt. Daneben kommen Zysten, zottige Proliferate, sowie durch das Auseinanderweichen der Zellreihen hervorgerufene unregelmäßig-spaltförmige Hohlräume vor. Die Hypernephrome zeigen nicht selten eine hämorrhagische Sprenkelung. Sie lassen sich histogenetisch auf eine Matrix zurückführen, aus welcher Niere und Nebennierenrinde einst gemeinsam entstanden sind. Die Hypernephrome leiten sich also ab vom metanephrogenen Gewebestrang. Sie können sich dann entweder mehr in der einen oder mehr in der anderen Richtung, also mehr nach dem Typus der Nebennierenrinde oder aber mehr nach dem Charakter des Nierenrindengewebes ausdifferenzieren. Danach kann man eine Geschwulstreihe zusammenstellen, an deren einem Ende die Nierenrindenadenome und die Carcinome, in deren Mitte die hypernephroiden Carcinome und an deren anderem Ende die Grawitz-Tumoren im banalen Sinne stehen würden! Daraus kann man ableiten, daß histogenetische Beziehungen zwischen Nierenrindenadenomen, Nierencarcinomen und den gewöhnlichen Hypernephromen bestehen müssen.

d) Allgemeines Verhalten bösartiger Nierengeschwülste

aa) *Einbruch in die Nierenvenen*

Häufig! Dabei kommt es zu lokaler Thrombose, allenfalls zur Entwicklung sogenannter Geschwulstgewebsthromben. Die Geschwülste können sich zapfenförmig in einer Gefäßlichtung ausbreiten. Wird ein Geschwulstthrombus abgelöst, resultieren Geschwulst-Zell-Emboli d.h. es entstehen Metastasen in Lungen und Skelett. Vielfach resultiert eine Varicocele infolge Verstopfung der Vena spermatica interna sinistra.

bb) *Durchbruch durch die Nierenkapsel*

Solche Geschwülste können in die Umgebung z.B. in das Colon vorwachsen und einbrechen.

cc) *Nierenblutungen*

Harnblutungen kommen vor allem bei Erwachsenen vor. Manchmal gehen unter kolikartigen Schmerzen regenwurmähnliche Blutgerinnsel aus dem Nierenbecken ab. Man hat wiederholt versucht, die Geschwulstdiagnose durch Nachweis von Geschwulstzellen im Harnsediment zu stellen. Dies gelingt auch, insofern der zur Untersuchung eingesandte Harn sogleich fixiert d.h. vor einer autolytischen Veränderung der Zellen bewahrt wurde.

10. Parasitäre Erkrankungen der Niere

In der Niere kommen Echinokokkus, Filaria sanguinis und Schistosomum hämatobium vor. — Wer darauf zu achten gelernt hat, findet nicht absolut selten Toxoplasma Gondii in der Niere und zwar sowohl im Epithel des äußeren Blattes der Bowmanschen Kapsel, als auch in den Harnkanälchenepithelien. — Aus Gründen der Differentialdiagnose sei auch an dieser Stelle die *Zytomegalie* (Speicheldrüsenvirus-Befallskrankheit) genannt. Dabei entstehen große, tieraugenähnliche Zellen mit Einschlußkörperchen sowohl der Zellkerne als auch des Protoplasma und zwar in den Epithelien des äußeren Blattes der Bowmanschen Kapsel wie auch in den Parenchymzellen des tubulären Apparates. Die klinische Bedeutung der Zytomegalie der Nieren ist nicht bekannt.

11. Apoplexie des Nierenlagers

Plötzlich können unter heftigen Schmerzen Blutungen, im allgemeinen in einer Stärke (auf der Schnittfläche) von mehreren cm (!) entstehen. Diese Blutungen liegen im Bindezellgewebe der Nierenkapsel oder um jene nach außen herum. Die plötzlich eintretenden Blutungen können ein ileus-ähnliches Bild erzeugen. Man spricht von peri- und pararenaler Hämatombildung. Diese Blutungen entstehen auf dem Boden von Arteriosklerose, Periarteriitis nodosa, Glomerulonephritis, Hämophilie sowie malignen Geschwülsten. Das klinische Bild ist bedrohlich, die Kranken sterben unter dem Bilde des protrahierten Kollapses.

Zuweilen findet man unter der fibrösen Nierenkapsel eine farblose Flüssigkeitsansammlung. Man spricht von *perirenalem Hygrom*. Es handelt sich um den Restzustand eines alten Hämatomes. Es ist denkbar, daß gelegentlich Beziehungen zur Harnstauung entstehen. Auf diese Weise können perirenale Urinzysten zustande kommen, welche in das folgenschwere Bild der Urinphlegmone überführen.

12. Hydronephrose

Wenn ein Abflußhindernis des Urines besteht, kommt es zur Harnstauung. Diese führt zur Erweiterung von Nierenbecken und -kelchen, vor allem werden die Fornices ausgebuchtet. Es können Fornixrupturen entstehen. Die Muskulatur der Nierenbeckenwand wird hypertrophisch. Weil nun normalerweise die elastischen Fasern in der Nierenbeckenwand unregelmäßig angeordnet sind, resultiert eine mehr ungleichmäßige Erweiterung einzelner Kelche. Der Harnaufstauungsdruck zeitigt eine Abplattung der Pyramidenspitzen. Die Ductus papillares werden ausgeweitet. Schließlich entsteht gerade dort, wo die Papillen vorhanden waren, eine Delle. Fornixrupturen sind die Ursache des pyelovenösen Refluxes. Dabei tritt Nierenbeckeninhalt, also Urin, in die Umgebung aus und gelangt in die ableitenden kleinen Venen. Klinisch kann der pyelovenöse Reflux mit einer „Blutdruckspitze" und einer Temperaturzacke einhergehen. Durch Rückstauung des Harnes in die Kanälchen werden die Epithelien abgeflacht. Schließlich geht eine sekundäre interstitielle Entzündung an. Jene führt zu einem völligen Umbau des Nierengewebes. Es resultiert eine sekundäre Arteriosklerose. Schließlich wird aus der Hydronephrose eine hydronephrotische Schrumpfniere. Eine solche gehört operativ ausgerottet. Durch Austritt von Urin mittels Fornixruptur in das Interstitium und zwischen die Ductus papillares entsteht ein merkwürdiger Harnaufstau auch im Bereiche der interstitiellen Nierenlymphbahnen. Durch Gerinnung des im Inneren der Lymphbahnen gelegenen Harnes entstehen eigenartige Harneindickungsprodukte, welche Thromboide genannt werden.

Die Reduktion des Nierenparenchymes durch Harnaufstau kann eine außerordentliche sein. Schließlich resultiert eine Sackniere. Hier ist das Parenchym weitgehend verschwunden. Die hydronephrotische Schrumpfniere kann, sind nicht höhere Grade des Parenchymverlustes erreicht, mit arterieller Hypertension einhergehen. Sehr bekannt sind die Beispiele einseitiger hydronephrotischer Schrumpfniere mit Bluthochdruck und Tod durch Hirnmassenblutung. Die einseitige hydronephrotische Schrumpfniere ist ebenso häufig wie klinisch wichtig, weil lebensbedrohlich!

Im Kranze der Ursachen möglicher sogenannter Abflußbehinderungen sind folgende Möglichkeiten zu nennen: Tubuläre, pelvine, ureterale Harnrückstauung (durch Harnzylinder, Nierenbeckenschleimhautfalte, „seitlichen" Harnleiterursprung, Gefäßkompression); das Hindernis kann urethral oder seitens der Fossa navicularis bedingt sein. Kausal überwiegen bei weitem Harnkonkremente sowie Tumoren. Es gibt auch konnatale Hydronephrosen. Dabei liegt die Ureterenmündung auf dem Colliculus seminalis. In anderen Fällen existiert eine Spina bifida occulta, so daß eine Störung der nervalen Entleerungssteuerung angenommen werden darf.

13. Nierensteinkrankheit

Nierensteine liegen entweder in den Nierenkelchen oder im Nierenbecken. Sie sind rechts häufiger als links. Wir unterscheiden den pulverigen „Nierensand", den körnigen „Nierengrieß" sowie eigentliche Nierensteine. Haben diese die Gestalt des Nierenbeckens angenommen und füllen sie jenes aus, dann liegen „Ausgußsteine" vor. Gelegentlich werden Riesensteine beobachtet; sie wiegen mehr als 1 kg. Nach der chemischen Zusammensetzung der Steine sind folgende Hauptformen auseinander zuhalten:

a) *Harnsaure Steine:* Sie sind die häufigsten Steine, besitzen eine gelbrote Farbe, lassen Ausgußformen entstehen, sind bröckelig und von mäßig fester Konsistenz. Die Oberfläche ist höckrig-granuliert. Auf dem Bruch zeigen Harnsäuresteine einen Schichtbau und gewöhnlich eine radiäre Struktur. Die harnsauren Steine bestehen aus freier Harnsäure, Heminatriumurat und harnsaurem Ammoniak. Reine Urate sind selten, fast immer ist Calciumoxalat mit dabei. Harnsaure Steine können durch die Murexidprobe nachgewiesen werden. Die Konkremente werden in einer Porzellanschale mit Salpetersäure zusammengebracht. Nach Abdampfen entsteht ein orangeroter Fleck. Wird Ammoniak hinzugegeben, entsteht eine purpurrote, nach weiterer Zugabe — jetzt von Kalilauge — eine violette Farbe. Die andere Methode, Harnsäurebestandteile nachzuweisen, beruht auf Folins Reaktion: Harnsäurekonkremente werden mit Phosphorwolframsäure versetzt; es wird Natriumkarbonat zugegeben; die Konkremente zeigen eine kornblumenblaue Farbe. — Uratsteine sind brennbar, sie lösen sich in Formalin auf.

b) *Phosphatsteine:* Es handelt sich um Calcium-Magnesium- oder Magnesium-Ammonium-Phosphat. Die Steine sind kreidig, krümelig, mäßig-fest, mit dem Finger zerdrückbar. Diese Konkremente sind also brüchig, brennen nicht und lassen sich in Säuren auflösen. Nach Infektionskrankheiten entsteht gelegentlich eine Phosphatdiathese. Die Voraussetzung für die Entstehung eines Phosphatsteines ist die alkalische Reaktion des Harnes. Die Phosphatsteine entstehen häufig auf dem Boden einer endogenen familiären Disposition. Phosphatsteine sind nicht brennbar.

c) *Oxalatsteine:* Sie bestehen aus oxalsaurem Kalk. Oxalatsteine sind hart, maulbeerähnlich, morgensternförmig, vielfach klein, höchstens mittelgroß, warzig und derart fest, daß sie die Nierenbeckenschleimhaut lädieren können (Decubitalulcus). Das geglühte Pulver der Oxalatsteine enthält kohlensauren Kalk. Bei Zusatz von Salzsäure entsteht eine lebhafte Gasentwicklung (Aufbrausen) des zu untersuchenden Objektes. Oxalatsteine entstehen häufig in Verbindung mit einem Eiweißgerüst im sauren Harn. Sie zeigen dann eine schalenförmige mit Harnsäure abwechselnde Schichtung. — Oxalatsteine machen in USA 63% aller Harnsteine aus!

d) *Cystinsteine:* Sie sind rundlich, von glatter Oberfläche, zeigen einen Perlmuttglanz, eine grauweiße bis bernsteingelbe Farbe und besitzen einen blättrigen Bruch. Cystinsteine lösen sich auf in ammoniakalischem Milieu. Aus dieser Lösung können sie in sechsseitigen Tafeln auskristallisieren. Das Cystin ist stickstoff- und schwefelhaltig. Eine Cystinurie entsteht, wenn der Darminhalt durch abnorme bakterielle Besiedelung in ungewohnter Weise zersetzt wird. Eine Cystinurie ist gelegentlich in manchen Familien beobachtet. Sie besteht dann lebenslänglich und ist endogener, offenbar erblicher Ursache. So lange die Cystinniere keine Steine bildet, bestehen auch keine klinischen Beschwerden. Die „Cystindiathese" kann über 3 Generationen hindurch beobachtet werden. E. KAUFMANN hat die pathologische Anatomie analysiert und grauweißfarbene Cystinablagerungen, teils herdförmig, teils diffus, in Nieren, Darmwand, Leber, Milz und visceralen Lymphknoten nachgewiesen.

e) *Karbonatsteine:* Sie werden so gut wie regelmäßig bei Pflanzenfressern beobachtet, sind klein, von grauweißer Farbe und erdigem Bruch. Sie treten beim Menschen selten in den Mittelpunkt.

f) *Xanthinsteine:* Es handelt sich um seltene Steine von gelbbrauner, goldbrauner und zinnoberroter Farbe. Beim Reiben der Bruchflächen entsteht ein wächserner Glanz. Im ultravioletten Licht zeigen die Konkremente eine rötliche Lumineszenz. Als Purinderivate geben auch sie die Murexidprobe. Zum Unterschied von der Murexidreaktion bei der Harnsäure muß man sich jedoch einprägen, daß nach Zugabe von Ammoniak eine gelbe und nach Zugabe von Kalilauge eine orangerote Tönung resultiert.

g) *Arzneimittelsteine:* Die Sulfonamidära hat besonders zahlreiche „Harnsteine" entstehen lassen. Diese können auch unter dem Bilde der Mikronephrolithiasis d.h. im Inneren der Niere, nämlich in den Harnkanälchen, ablaufen.

Ursachen der Steinbildung

Unter den Voraussetzungen, die erfüllt sein müssen, damit Harnsteine entstehen, seien folgende Punkte genannt:

1. Es müssen Stein*bildner* vorhanden sein. Es müssen also solche Stoffe im Harne vorliegen, die geeignet sind, auszufallen und dadurch Steine entstehen zu lassen.
2. Es müssen organische Substanzen vorhanden sein, die als Grundgerüst in die Steinbildner eingelagert werden.
3. Etwa vorhandene Fremdkörper spielen eine große Rolle. Als „Fremdkörper" können nekrotische Gewebepartikel, Epithelproliferate, Blutkoagula, Parasiten, natürlich auch bereits früher gebildete Steine etc., wirken.

Wir müssen eine primäre und eine sekundäre Steinbildung auseinanderhalten. Bei der primären Steinbildung besteht der Kern der Steine aus den Steinbildnern selbst. Bei der sekundären Steinbildung muß ein anderer Kern vorhanden sein. Steine, die als primäre entstehen, sind meist *Diathesensteine*. Sekundäre Steine dagegen entsprechen bis zu einem gewissen Grade den *Entzündungssteinen*. Unter den allgemeinen Entstehungsbedingungen der Harnkremente spielen die kolloidchemischen Harnveränderungen eine besondere Rolle. Organische und anorganische Salze werden als *Suspensionskolloide* in übersättigter Form durch *Emulsionsschutzkolloide* in Lösung gehalten. Als Schutzkolloide im Harn wirken Chondroitinschwefelsäure, Nukleinsäuren und Urochrom. Wenn diese Schutzkolloide gestört werden, fallen die Suspensionskolloide aus. Die Steine wachsen, weil durch abwechselnde Kolloidfällung und Inkrustierung immer neue Appositionen von Konkrementmaterial zustande kommt. Zeigen die Harnsteine eine radiäre Streifung, dann spricht das für ihre Entstehung durch Kristallisation. Zeigt ihre Bruchfläche aber eine Schichtung, dann spricht das für rythmische Fällung. Die Voraussetzungen für die Harnsteinbildung sind also zusammengefaßt folgende: Das Steinbildungsmaterial muß in übersättigter Lösung vorhanden sein. Eine katarrhalische Schleimhautentzündung führt zur Veränderung des P_H im Nierenbeckenharn. Eine bakterielle Zersetzung des möglicherweise zurückgestauten Urines bildet „Fremdkörper" und organische „Grundgerüste".

Das wesentliche ist, daß die Kerne der Harnsteine eine gemeinsame physikalische Qualität, nämlich eine dem Harn „fremde" Oberfläche besitzen. Im normalen Harn kann man nach stundenlangem Abstehen ein kleines Wölkchen, die *Nubecula*, beobachten. Sie gilt als Fällungsprodukt der auch im normalen Harn vorhandenen geringen Eiweißmengen durch Chondroitinschwefel- und Nukleinsäure. Auch die Nubecula kann angeblich im Sinne eines Fremdkörpers wirken und dadurch zur Steinbildung beitragen.

Die Bildung von Harnkonkrementen ist weiten geographischen und zeitlichen Schwankungen unterworfen. Die afrikanischen Afrikaner haben fast gar keine Harnsteine. Die alten Kulturvölker mit geringer Zivilisation (Südostasien) zeigen besonders zahlreiche Erkrankungen durch Blasensteine. Die Steinkrankheiten nehmen zahlenmäßig bei den höher zivilisierten Völkern ab. Sie zeigen aber eine Verschiebung von den Harnblasen- zu den Nierenbeckensteinen. Man vermutet auch Beziehungen zum Vitamin-A-Mangel. Eine A-Avitaminose könnte die Vulnerabilität der Epithelien, die Entstehung von Epithelmetaplasien sowie die von atrophisierenden Prozessen begünstigten. Die Folgen der Nierensteine sind eine *Pyelitis calculosa*, Blutungen, Hydronephrose sowie — gelegentlich — eine Pyonephrose. Schließlich kann eine hydro-pyonephrotische Schrumpfniere mit sehr zahlreichen Steinen resultieren, die man als *Steinschrumpfniere* bezeichnet. Das Abwandern der Nierenbeckensteine erzeugt Ureterenkoliken. Durch Einklemmung der Konkremente können Decubitalgeschwüre resultieren. Bei Steinkoliken können auch reflektorische Anurien entstehen. Eine doppelseitige Reflexanurie ist jedoch selten. Die Uratsteine sind für Röntgenstrahlen durchgängig. Die Phosphat- und die Cystinsteine sind röntgenologisch leidlich darstellbar, die Oxalatsteine sind am deutlichsten.

14. Bemerkungen zu den Problemen der Nierentransplantation

Ursachen der renalen Insuffizienz, die heute immer wieder dazu anregt, eine „homologe Nierentransplantation" vorzunehmen, sind im allgemeinen chronische Glomerulonephritis, chronische Pyelonephritis (bzw. interstitielle Nephritis) sowie die polyzystische Nierendegeneration. Obwohl zur Behandlung der chronischen renalen Insuffizienz die extrakorporale Dialyse und die Peritonealdialyse zur Verfügung stehen, und, im ganzen gesehen, vorzügliches leisten, scheint die Implantation einer funktionstüchtigen Niere noch immer keine „große Lösung" des Problems darzustellen. Die Transplantation von Nieren zwischen monozygoten Zwillingen zeitigt sehr gute Erfolge. Die Überlebensdauer derartiger Implantate liegt, soweit jetzt zu übersehen, bei mindestens 10 Jahren. Dagegen sind die Erfolgsaussichten der Implantation in allen übrigen Fällen noch immer relativ bescheiden. Dies hängt damit zusammen, daß die „homologe Niere" eine Antigen-Antikörper-Reaktion inszeniert, welche eine fortlaufende Behandlung durch immundepressive Medikamente erforderlich macht. Als Zeichen der Abwehr gegen das Implantat haben zu gelten: Die Anschwellung der implantierten Niere, der Rückgang der Harnausscheidung, der Anstieg der Harnstoffwerte im Blutserum sowie eine Albuminurie und eine Monocyturie (nachweisbar im Harnsediment).

Anatomisch findet man bei den implantierten Nieren — über kurz oder lang — eigenartig serös-entzündliche interstitielle Prozesse, welche zu einer stenosierenden Angiopathie führen. Sowohl die Vasa arcuata wie auch die Arteriae interlobares lassen zirkumskripte Intimaproliferate erkennen, die eine gewisse Ähnlichkeit mit einer „Endarteriitis verrucosa" haben. Der Prozeß läuft schließlich darauf hinaus, daß eine polytop stenosierende, schließlich obliterative Endarteriitis realisiert wird, welche das Todesurteil für das Implantat bedeutet. Parallel mit diesen vaskulären Veränderungen sind „milde Formen" regressiver parenchymaler Umbauten nachzuweisen. Es handelt sich um eine Entleimung der Verbindungen zwischen den Harnkanälchenepithelien, um das Bild der „ungeordneten Einwässerung" in das Protoplasma der Epithelien, schließlich um disseminierte Einzelnekrosen.

Bei der Autopsie jener Patienten, die nach unterschiedlich langer Zeit nach zunächst und im allgemeinen erfolgreich stattgehabter Nierentransplantation doch zu Tode gekommen sind, findet sich sehr oft eine Allgemeininfektion. Diese kann den Charakter einer pyogenen Infektion d. h. einer Sepsis mit pyämischen Metastasen bieten. Auch akzidentelle Pilzbefallskrankheiten werden beobachtet. Diese gleichsam hemmungslos ablaufenden septischen Prozesse sind der Ausdruck des Zusammenbruches der individuellen Resistenz, gleichsam eingehandelt durch die erforderlich gewesene Immunodepression. Wenn es nicht gelingt, die einzelnen Bedingungen der sogenannten Histoinkompatibilität besser zu klären und, getragen durch einschlägige Erfahrungen, die Auswahl der Nierenspender glücklicher zu treffen, ist die Prognose sogenannter homologer Nierentransplantationen dubiös. Einzelerfolge, über die immer wieder erfreulicherweise berichtet wird, dürfen nicht über den Ernst der wissenschaftlichen Gesamtsituation hinwegtäuschen.

II. Ableitende Harnwege

1. Nierenbeckenentzündung

Nach der Hodogenese und nach den Ursachen unterscheidet man folgende Formen der Nierenbeckenentzündung:

a) *Infektiöse Ausscheidungspyelitis:*

Die Entzündung der Nierenbeckenschleimhaut erfolgt durch Infektion von der Niere aus. Derartige Gegebenheiten werden beobachtet bei Typhus abdominalis, Pocken, Diphtherie, Influenza, vor allem bei und nach Pyämie.

b) *Toxische Ausscheidungspyelitis:*

Sie entsteht z. B. durch Cantharidin oder Copaivabalsam.

c) *Autochthone Pyelitis und Ureteritis:*

Es handelt sich um entzündliche Veränderungen, die an Ort und Stelle z.B. auf dem Boden eines Geschwulstleidens, durch Parasiten, Harnsteine oder Blutgerinnsel (im Inneren eines Nierenbeckens) entstehen. Blutausgüsse eines Nierenbeckens werden natürlich abgebaut, teilweise wohl auch organisiert, sehr häufig jedenfalls sekundär infiziert und erzeugen so eine besondere und schwere Form einer Pyelitis.

d) *Aufsteigende Pyelitis:*

Sie entsteht über eine Urocystitis. Man findet sie regelmäßig nach Lähmung der Harnblase, Prostatahypertrophie oder einer sonstigen Harnröhrenstriktur. Ätiologisch spielt Escherichia coli eine bestimmende Rolle.

Bei einer diphtherischen Pyelitis finden sich gewöhnlich mißfarbene Schorfe, welche einer hyperämisch-hämorrhagischen, erosiv-exulcerativ alterierten Schleimhaut aufsitzen. Es können Kalksalze sekundär inkrustiert werden.

2. Pyelitis, Ureteritis und Urocystitis cystica

Bei Erwachsenen findet man bei chronischer Entzündung der Schleimhäute der ableitenden Harnwege gar nicht selten tautropfenartige bis erbsgroße Bläschen. Sie liegen dicht beieinander und bilden sagokornähnliche, von wäßrigem oder blutigem Inhalt angefüllte Zystchen. Sie entstehen wahrscheinlich aus den v. Brunnschen Epithelnestern. Unter dem Einfluß des chronischen Entzündungsstadiums sind jene kleinen in der Schleimhaut liegenden, aus solidem Epithel aufgebauten Nester — irgendwie — besonders entfaltet, gleichsam gewuchert. Diese erwerben dann eine sekundäre zentrale Erweichung. Auf diese Weise entsteht eine Pseudozystenbildung. Der Befund ist allgemein-pathologisch interessant, stellt er doch ein Beispiel für eine besondere Form einer Metaplasie dar.

3. Pyelitis chronica polyposa

Eine chronische Entzündung der Nierenbeckenschleimhaut kann zur starken Verdickung mit pseudopolypöser Hyperplasie führen. Es entsteht dann eine Epidermis-ähnliche Schleimhautoberfläche. Auch diese Veränderungen sind allgemein-pathologisch interessant, stellen sie doch ein Beispiel sogenannter Prosoplasie dar. In einigen Fällen resultieren Bilder, die man mit einer Leukoplakie vergleichen kann. Mehr noch: Es kann zu einer Cholesteatombildung kommen. Möglicherweise resultiert durch abnorme Faltenbildung eine Harnaufstauung mit allen Konsequenzen. In anderen Fällen führen tiefe entzündliche Schleimhautveränderungen zur Perforation in die Umgebung. Selten kommt es zur Ausbildung entzündlicher Fisteln, welche Kommunikationen zwischen Nierenbecken und Darm darstellen.

Die histologische Situation *aller* chronischer Schleimhautentzündungen im Bereiche der ableitenden Harnwege ist durch die Reichlichkeit der subepithelialen Infiltrate charakterisiert. Bei diesen handelt es sich um Lymphocyten, Plasmazellen, Monocyten, selten um Eosinophile. Russellsche Körperchen und Goldmannsche Maulbeergranula sind reichlich vorhanden.

4. Geschwülste des Nierenbeckens und der Harnleiter

Es handelt sich ganz überwiegend um Papillome und Carcinome. Die *Papillome* sind dendritisch verzweigt, korallenstockförmig gebaut, verfügen vielfach über sehr zierliche Stromaanteile mit diskreter Vaskularisation. Die Basalmembranen sind im allgemeinen intakt. Die tiefen Epithelschichten können unterschiedlich reichlich durch Mitosen ausgestattet sein. Die histodiagnostisch brennende Frage ist die, ob derartige Papillome carcinomatös entarten oder nicht. Man orientiert sich nach der Variabilität des Zellbildes. Papillome treten multipel auf und neigen zum Rezidivieren. Nierenbecken und Harnleiter können von kleinen und kleinsten blumenkohlähnlichen Erhabenheiten übersät sein. Rezidivierte Papillome neigen zu einer malignen Entartung in bis 30% der Fälle. *Carcinome* der Nierenbeckenschleimhaut sind Übergangsepithelkrebse. Aus diesen kann sich natürlich ein banaler Plattenepithelkrebs entwickeln. Die von sachkundiger Hand vorgenommene cytodiagnostische Untersuchung des Harnsedimentes ist imstande, einigermaßen topisch verläßliche Diagnosen zu stellen. — In den tieferen Wandschichten des Nierenbeckens und der Harnleiter treten natürlich auch gelegentlich *Bindesubstanzgeschwülste*, z.B. *Fibromyome*, *Angiome* und *Sarkome* auf.

III. Harnblase

1. Mißbildungen

Die Harnblase entsteht aus der sogenannten Kloakenanlage. Die Harnblase wird dadurch gebildet, daß der vordere und obere Kloakenabschnitt ventralwärts von dem übrigen Kloakenteil ausgegliedert werden. Diese Abtrennung wird mechanisch verwirklicht durch das Septum urorectale; nach dem Nabel zu schließt sich der Urachus an. Die Harnblase reicht distalwärts bis zu den Ductus ejaculatorii. Man kann daraus entnehmen, daß die primäre Harnröhre aus diesem geweblichen Material mit gebildet wird und beim Manne bis zur Mündung der Samenkanälchenendstücke hinreicht. Der entsprechende Anteil der Harnröhre bei der Frau würde der nahezu ganzen definitiven Urethra entsprechen.

Der Sinus urogenitalis entspricht beim Manne dem distalen Teile der Pars prostatica und membranacea urethrae. Der Sinus urogenitalis der Frau entspricht dem Vestibulum vaginae.

Der Urachus beginnt mit seiner Rückbildung bereits bei 10 mm langen Embryonen. Es entsteht daraus ein Epithelstrang, aus welchem das Ligamentum umbilicale medium hervorgeht. Bleibt der Urachus stellenweise offen, dann entstehen *Urachuszysten*. Bleibt der Urachus ganz offen, dann entsteht eine Vesico-Umbilicalfistel. Es könnte dann Harn aus dem Nabel austreten.

Geschwülste des Urachus sind Fibrome, Mischgeschwülste sowie Adenocarcinome.

Ein besonderes Interesse beansprucht die *Ekstrophia vesicae*, die sogenannte *Spaltblase*: Vom Nabel bis zur Symphyse steht dann die vordere Bauchwand offen. Die ventrale Begrenzung der Harnblase fehlt. Die dorsolaterale Harnblasenschleimhaut liegt gleichsam frei zutage. Sie zeigt eine sammetartige Rötung und Wulstung. Mikroskopisch erkennt man, daß das Übergangsepithel teilweise in geschichtetes Plattenepithel, z. T. aber auch in Zylinderepithel übergeführt wird. Diejenigen Schleimhautabschnitte, welche von Zylinderepithel überkleidet sind, erinnern histologisch an eine Dickdarmwand. Es entstehen also auch in der Harnblase schleimbildende Drüsen! Es handelt sich um das klassische Beispiel einer echten Metaplasie, worauf zuerst E. ENDERLEN (1908) hingewiesen hat. Wie die Ekstrophia vesicae entsteht, ist nicht ganz geklärt. Sie soll angeblich durch die Persistenz der sogenannten Kloakenmembran zustande kommen. Der Vorgang wäre der, daß normalerweise die vordere Begrenzung der Kloake, welche ja aus dem Entoderm entsteht, der Vorderwand des Bauches auf der Innenseite unmittelbar angelagert ist. Es entstünde also eine ento-ektodermale Epithelplatte. Diese Kloakenmembran kann man daher auch Kloakenplatte nennen. Sie reicht zunächst von der Gegend des Nabels bis hinunter zur Symphyse. Normalerweise wird jetzt während der weiteren Entwicklung vom Nabel aus Mesenchym in diese ento-ektodermale Platte eingeschoben. Dadurch wird die entodermale Kloakenwand, welche ja einem Teile der späteren Harnblasenwand entspricht, von der ektodermalen vorderen Bauchwand getrennt. Findet nun das Einwachsen des Mesenchyms nicht statt (!), dann bleibt die ento-ektodermale Kloakenplatte erhalten. Wird diese ernährungsgestört, so resultiert eine Atrophie; die Kloakenplatte kann dann verschwinden, und es entsteht — wie man glaubt — auf diese Weise die Bauchblasenspalte.

Man unterscheidet eine totale und eine partielle Bauchblasenspalte. Die totale ist häufiger. Sie reicht vom Nabel über die Symphyse bis zur Harnröhre. Dadurch entsteht eine dorsale „Harnrinne". Die partielle obere oder untere Bauchblasenspalte ist also seltener. Das Schistosoma abdominale ist in Verbindung mit einem Spaltbecken und der Spina bifida nicht lebensfähig. Dagegen sind die Träger reiner Spaltblasen häufig durchaus lebenskräftig, können das Erwachsenenalter erreichen, ja sogar Kinder empfangen und zur Welt bringen. Möglicherweise entsteht auf dem Boden einer Ekstrophia vesicae ein Adenocarcinom der Harnblasenwand!

Ektopia vesicae: Es handelt sich um die Verlagerung der Harnblase. Bei gespaltener Symphyse liegt dann die Harnblase zwischen den Muskelschichten der vorderen Bauchwand. Hierdurch kann eine eigenartige mediane untere Bauchwandvorwölbung entstehen.

Unter der *Vesica gigantea* versteht man eine übermäßig große Harnblase mit verdickter Wand. Die Hinterwand ist defekt, so daß man dann von einer „Kloakenharnblase" reden sollte.

Die *Vesica bipartita* entsteht durch *sagittale* Teilung der Harnblase. Es handelt sich um die Ausbildung einer Art von sagittalem Septum. Die Deutung der Verhältnisse ist schwierig. Wahrscheinlich liegt eine Aplasie der Harnblase mit Divertikelbildung im Bereiche der Ureterenmündungen vor.

Die *Vesica isthmica* ist die Sanduhrharnblase. Dabei ist es zu einer queren Isthmusbildung entweder durch ein Divertikel des Urachus oder durch eine vesicale Verschlußmembran der Ureteren gekommen.

2. Kreislaufstörungen

Der Obduzent findet bei älteren Menschen in einem hohen Prozentsatz ein inveteriertes Ödem der Harnblasenschleimhaut. Dabei ist das Bindegewebe, welches unter dem Epithel liegt, entfaltet. wäßrig durchtränkt, gelegentlich kleinzellig infiltriert. Nicht ganz selten finden sich sogenannte Blasenvarizen d.h. Venektasien der Unterschleimhaut. Aus diesen kann es bluten. Natürlich können Harnblasen-Blutungen ganz andere Ursachen haben: Nieren-, Nierenbecken-, Tumor-, traumatische Blutungen, Blutungen auf dem Boden einer hämorrhagischen Diathese, Blutungen aus entzündlichen Erosionen und Geschwüren. Blutungen im Zusammenhang mit sogenanntem Dauerkatheterismus sind nicht selten. In allen Fällen rezidivierter Blutungen aus der Harnblasenwand entstehen in den Schleimhautfalten (im subepithelialen Stroma) siderofere Zellen. Man hat sie als Pendant zu Herzfehlerzellen aufgefaßt. Rezidivierte Blutungen, entzündliche Reizzustände und inveteriertes Ödem können zu einer blasigen Auftreibung der Harnblasenwand führen. Man spricht von *Oedema bullosum*.

3. Entzündliche Erkrankungen der Harnblase

Bei Entzündungen der Harnblasenwand hat man aufsteigende, absteigende, traumatische und solche zu unterscheiden, welche aus der Kontinuität der Umgebung entstanden sind. Staphylokokken und Proteus-Infektionen rufen die ammoniakalische Harngärung hervor. Im Sediment findet man dann Sargdeckelkristalle und phosphorsauren Kalk. Escherichia coli, Mycobacterium tuberculosis und Neisserien bedingen, daß der Blasenharn eine saure Reaktion bietet.

Die Klinik spricht von katarrhalischer Urocystitis, dem „Blasenkatarrh". Der Histopathologe würde am liebsten nicht von „Katarrh" sprechen, weil wesensmäßig zum Begriffe der katarrhalischen Entzündung die Aussonderung auch schleimiger Substanzen gehört. Diese spielen aus histologischen Gründen gerade für und an der Harnblasenwand eine vergleichsweise untergeordnete Rolle. Es wäre wohl exakter, in der histopathologischen Terminologie den Ausdruck „desquamative Urocystitis" häufiger zu benutzen. Praktisch bedeutsam sind alle Zustände einer hypertrophischen Urocystitis. Sie geht mit einer starken Verdickung der ganzen Harnblasenwand einher und erzeugt im Inneren der Schleimhaut kleine Zysten und follikuloide Erhabenheiten. Die Farbe der Schleimhaut ist bunt, gesprenkelt, graurot bis grauschwarz.

Unter der *Malakoplakie* versteht man das Auftreten gelber oder brauner, weicher, von einem roten Hofe umgebener kuchenartiger Platten der Blasenschleimhaut im Gebiet des Blasendreieckes. Sie zeigen eigenartige große, helle Zellen mit Einschlüssen. Letztere bestehen im allgemeinen aus roten oder farblosen Blutkörperchen, Bakterien sowie hyalinen Kugeln und Tropfen. Es werden auch mineralische Konkremente eingeschlossen. Die Malakoplakie soll vor allem auf dem Boden einer Coli-Infektion dann entstehen, wenn druch eine herdförmige Desintegration der oberflächlichen Schleimhautschichten an umschriebener Stelle stets und ständig Urin in die Blasenwand einsickert.

Die *eitrige Entzündung* der Harnblasenschleimhaut kann auf das Bindezellgewebe des Beckens übergreifen. Man spricht dann gern von „Paracystitis" oder „Pericystitis". Im Harnsediment finden sich dann sehr zahlreiche Leukocyten, Fibrin, mortifizierte Epithelien und Detritus. Pseudomembranöse Urocystitiden sind nicht ganz selten. Sie finden sich häufig im Zusammenhang mit Entleerungsstörungen der Blase (Prostatahypertrophie, Sphinkterensklerose, Prostatacarcinom; Dauerkatheterismus; Blasenlähmung etc.). Die Schleimhautbeläge sind mit Kalksalzen inkrustiert, steif, brüchig, im Besitze flächenhaft ausgebreiteter Bakterienrasen.

Eine *Urocystitis emphysematosa* liegt dann vor, wenn die Harnblasenschleimhaut von sehr zahlreichen kleinen mit Gas gefüllten Zysten und Bläschen durchsetzt ist. Die kleinen Hohlräume können Anschluß suchen und finden an die Lymphgefäße der tieferen Wandschichten. In der Umgebung der scheinbar frei im Gewebe etablierten Gasblasen finden sich als Zeichen einer vitalen Reaktion vielkernige Fremdkörperriesenzellen. Die Veränderungen haben eine gewisse Ähnlichkeit mit dem Phänomen der Pneumatosis cystoides intestini.

Unter den *spezifischen Entzündungen* der Harnblase spielt die *Tuberkulose* die absolut prädominierende Rolle. Sie geht unter dem Bilde lentikulärer Geschwüre, größerer Schleimhautdefekte, zuweilen mächtiger plattenförmiger verkäsender Infiltrate einher. Die Harnblasentuberkulose beginnt gewöhnlich in der Umgebung einer der Harnleitermündungen. Es entwickelt sich dort eine seichte geschwürige prolapsähnliche Vorwölbung. Man könnte von einem Ektropion sprechen. Die Pathogenese der Harnblasentuberkulose muß im Zusammenhang einerseits mit der Tuberkulose der Niere, andererseits der des Genitale, insbesondere bei Männern (Nebenhodentuberkulose!), gesehen werden.

In den tropischen feuchten Niederungen, den Fluß- und Überschwemmungsländern, in jenen Bereichen unserer Erde, wo die Verbreitung von Schnecken eine außerordentliche Rolle spielt, tritt die „*tropische Hämaturie*" immer wieder endemisch auf. Der Erreger ist das Schistosoma hämatobium Bilharz. Es entsteht eine chronische granulomatöse, vernarbende Entzündung der tiefen Blasenwandschichten mit Exulceration der Schleimhaut, Blutungen über die Schleimhautdefekte nach außen, lymphangitischen Verödungen des tiefen Beckenbindegewebes. Auf dem Boden des chronischen Entzündungsreizes kann ein Harnblasencarcinom in Szene gehen.

4. Geschwülste der Harnblase

Unter den möglichen geschwulstigen Manifestationen der Harnblasenwand seien nur einige wenige herausgegriffen:

a) Fibroepitheliome

Es handelt sich um das, was man konventionell Papillome nennt. Diese haben ein zartes, schmales Stroma, welches einige dünnwandige Gefäße führt. Makroskopisch sehen Papillome der Harnblasenwand blumenkohlähnlich aus. Ihr feinzottiger Bau erinnert an das Muster eines Schafspelzes. Die einzelnen Zotten der Harnblasenpapillome kann man dadurch sichtbar machen, daß man klares Wasser aufgießt. Die Schleimhautfalten bewegen sich dann wie an einem dünnen Stiele; sie flottieren. Die Papillome sind insofern ernst zu nehmen, als sie in einem unterschiedlich hohen Prozentsatz maligne entarten können. Sie neigen zum Rezidivieren, zeigen im Regelfall eine typische Schichtung der Epithelanordnung; bei Zuständen erheblicher entzündlicher Reizung oder beginnender maligner Entartung ist eine starke Zell- und Kernunruhe gegeben. Die Parabasalzellen variieren nach Größe und Färbbarkeit. Die Anzahl des Auftretens von atypischen Mitosen ist ungefähr proportional der Chance einer bevorstehenden malignen Entartung. Der Histologe hat das Bedürfnis, ein „grading" zu erarbeiten. Etwa im Sinne der Markierung eines „Übergangs" zwischen „gut" und „böse" spricht man *konventionell* von „proliferationstüchtigem Papillom". Nachgehende Fürsorge ist unerläßlich. Die papillären Fibroepitheliome kommen oft in der Mehrzahl vor und liegen paratrigonal.

b) Carcinome

Papilläre Carcinome gleichen phänotypisch dem papillären Fibroepitheliom weitgehend. Papillomatöse Krebse liegen ebenfalls paratrigonal, sie treten jedoch im allgemeinen solitär auf. Das Wachstum ist schrankenlos, infiltrativ, häufig alle Wandschichten durchsetzend. Es resultieren dann derbe Infiltratplatten unter Umständen von bis Handtellergröße. Die Therapie hat ihre Besonderheiten; man wird vielfach nicht darum herumkommen, eine partielle oder totale Harnblasenausschneidung vorzunehmen.

Adenocarcinome der Harnblase entstehen entweder auf dem Boden einer chronischen Urocystitis oder aus paraurethralen Drüsen oder aus Urachusresten. Liegen die Adenocarcinome basal d. h. paratrigonal, ist die Frage zu prüfen, ob es sich um echte Harnblasenkrebse oder aber um invadierte Krebse der Samenblasen handelt.

Harnblasenkrebse finden sich gewöhnlich im Alter von über 50 Jahren. Männer erkranken dreimal so oft wie Frauen. Es sei hier angefügt, daß die Entdeckungsgeschichte ätiopathogenetischer Zusammenhänge gerade beim Harnblasenkrebs allgemeinpathologisch von großer Bedeutung ist: Der Chirurg L. REHN hatte im Jahre 1895 den „Blasenkrebs der Anilinarbeiter" als durch äußere chemische Noxen verursacht entdeckt. Auch die experimentelle Reproduktion entsprechender „Anilintumoren" ist gelungen: Kaninchen entwickeln durch lang anhaltende Inhalation von Naphthylamin papillomatöse Carcinome der ableitenden Harnwege. Die Kenntnis der skizzierten Zusammenhänge war die Voraussetzung für eine echte, erfolgreich gewesene Carcinomverhütung (Lit.: K. H. BAUER, Oncologica 10: 187, *1957*).

c) Sarkome

Es handelt sich meistens um sarkomatöse Mischtumoren der tieferen Harnblasenwandschichten. So spielt ein fibro-myxorhabdomyoplastisches Sarkom keine ganz geirnge Rolle. Daneben werden Rund- und Spindelzellensarkome gesehen. Die Sarkome der Blasenwand können polytop, vielknotig angeordnet, durch Autodestruktion jeweils zentral rarefiziert, daher entfernt blasenähnlich (zystisch) umgewandelt sein, so daß ein eigenartiges wie geschachtelt aussehendes System entsteht, welches zusammengesetzt ist aus den Wandteilen der chronisch-entzündlich alterierten Harnblase und den Einzelteilen des regressiv veränderten Sarkomes. Sarkome der Harnblasenwand werden auch bei jüngeren Menschen, selbst bei Kindern, gesehen.

5. Anhang

Bekanntlich zeigt die Harnblasenwand dann, wenn erhebliche Abflußhindernisse bestehen, divertikulöse Aussackungen. Die meisten Divertikel können als „Pulsionsdivertikel" verstanden werden. „Echte" Divertikel können Ausdruck konstitutioneller Bindegewebsschwäche sein. Man findet dann ein gemeinsames Auftreten von Divertikeln der Speiseröhre, des Zwölffingerdarmes, des Dickdarmes (sogenannte Grasersche Divertikel) und der Harnblasenwand. An allen Stätten der Manifestation werden die

Divertikel formal realisiert durch eine Steigerung des Binnendruckes des muskulären Hohlorganes. Echte Harnblasendivertikel können größer sein als die eigentliche Blase selbst. In der weit überwiegenden Mehrzahl aller Fälle findet man natürlich keine „echten", sondern „falsche" Divertikel. Sie stellen einen gewöhnlichen Begleitbefund bei Prostatahypertrophie dar. Wichtig ist folgendes: Die Übergangsregion des echten Divertikels zum eigentlichen Blindsack oder des falschen Divertikels im Sinne der Ausbildung einer Zirkumferenz zwischen Blasenschleimhaut und sackähnlichem Schleimhautprolaps nennt man *Divertikelmund*. Durch Kontraktion der benachbarten Muskulatur (Detrusorkontraktion) kann der Divertikelmund verengert werden. Die Arbeitshypertrophie der Muskulatur der Blasenwand bei Entleerung gegen ein Hindernis macht, daß die Abgrenzung der Pseudodivertikel gegen die lichte Weite der eigentlichen Harnblase ungemein deutlich modelliert sein kann. Hier entsteht eine höhergradige Form chronischer Entzündung, nicht selten mit Epithelmetaplasien. Bösartige Geschwülste entstehen gern an derartigen Prädilektionsorten.

Die *pathologische Anatomie der Harnröhre* wird im Zusammenhang mit der Erörterung der Erkrankungen der Geschlechtsorgane dargestellt (Spezielle pathologische Anatomie II).

(Lit.: A. C. ALLEN: „The Kidney", 2nd Edition, New York: Grum and Stratton 1962; H. U. ZOLLINGER: „Niere und ableitende Harnwege", in: W. DOERR und E. UEHLINGER „Spezielle pathologische Anatomie", Bd. 3; Berlin-Heidelberg-New York: Springer 1966; A. BOHLE et al.: Klin. Wschr. 47, 733, *1969*; H. WEHNER et al.: Klin. Wschr. 47, 742, *1969*).

Schlußbemerkung

Es wurde der Versuch unternommen, die Grundaufgabe des Faches „Pathologische Anatomie", die Erarbeitung nosologischer Entitäten zu umreißen und der ärztlichen Kunst einer geschliffenen Differentialdiagnose zu dienen. In diesem Sinne stellt *auch* die pathologische Anatomie einen Beitrag zur Lehre vom Menschen, ein brauchbares Instrument zur Erkenntnis einer Anthropologie des Krankhaften dar. Da auch menschliches Leben an eine Gestalt gefesselt ist, Gestalten aber nicht *sind*, sondern *geschehen*, enthält die Lehre von den pathischen Gestalten einen sehr entscheidenden Beitrag zu der Lehre von dem nichtnormalen Leben. Damit hängt es zusammen, daß die anatomische Krankheitsforschung ihre Aussagekraft ständig behalten wird.

Tabelle 1. *Beispiele der Möglichkeiten chemischer Differenzierung hämatopoetischer Zellen* (zum Leukämiekapitel, S. 147)

ORTHOLOGIE

	Neutrophile	Monozyten	Eosinophile	Basophile und Gewebs Mastzellen	Reticulumzellen	Erythrocytäre Vorstufen
Naphthol-ASD-Chlorazetat-Esterase	+++	(+)	−	(+)	−	−
Naphthol-AS-azetat-Esterase	+	+	−	−	+	−
α-Naphthyl-Azetat-Esterase (unspezif. Esterase)	(+)	+	−	−	++++	+ jedoch streng perinukleär
saure Phosphatase	(+)	+	+	−	+++	+
alkalische Phosphatase	(+)	−	+	−	(±)	−
PAS-Reaktion	+	−	+	+	−	+
Sonstige Reaktionen und stoffliche Besonderheiten	Ribonukleoproteingranula Peroxydase + 5-Nukleotidase + DNA-se + Arylsulfatase(±) azurophile Promyelozytengranula	Lipide, Phospholipide derzeit noch nicht zuverlässig bekannt	Lipide, Phospholipide Katalase + Peroxydase + Amylase + Lipase + Plasminogen ++ Na, Ca, Fe, S, P	Heparin, Histamin 1 μμg/Zelle Histidincarboxylase ++ Peroxydase ++ *nur* in hämatogener, nicht in histiogener Mastzelle Cu, Zn	derzeit noch nicht zuverlässig bekannt	derzeit noch nicht zuverlässig bekannt

Zusammengestellt von Dr. P. GRISS in Anlehnung an L. D. LEDER: Der Blutmonozyt, Berlin — Heidelberg — New York: Springer 1976, sowie R. FISCHER in DER INTERNIST 9:457 (1968). Die Zusammenstellung kann naturgemäß nicht vollständig sein, sie hebt ab auf *Beispiele*.

Tabelle 2. *Prinzipien möglicher zytochemischer Differenzierung hämatopoetischer Elemente* (zum Leukämiekapitel, S. 147)

PATHOLOGIE

	α-Naphthylazetat-Esterase	Naphthol-ASD-Azetat-Esterase	Naphthol-ASD Chlorazetat-Esterase	Saure Phosphatase	Peroxydase	PAS-Reaktion
Akute myeloische Leukämie						
a) Promyelozytenleukämie	(+)	(+)	+ +	(+)	+	−
b) Sogen. Leukoblastenleukämie	(+)	−	−	(+)	−	−
Monozytenleukämie	+ +	±	−	+	−	−
Chronische myeloische Leukämie	−	−	+ +	−	+	−
Akute lymphatische (Lymphoblasten) Leukämie	−	−	−	−	−	+
Chronische lymphatische Leukämie	−	−	−	(+)	−	(+)
Erythroleukämie						
a) reife Form	+ (perinukleär)	−	−	+ (paranukleär)	−	+
b) unreife Form	+ (peri nukleär)	−	−	+ paranukleär	−	+
Reticulosen	−	−	−	+	−	−
Reticulumzell-Sarkom	−	−	−	(+)	−	−
Hodgkin-Sarkom	−	−	−	(+)	−	−

Zusammengestellt durch Dr. P. Griss in Anlehnung an L. D. Leder Der Blutmonozyt, Berlin — Heidelberg — New York: Springer 1967, sowie R. Fischer in DER INTERNIST 9:457 (1968). Es wurden diejenigen Paradigmen gewählt, die sich uns im eigenen Laboratorium bewährt haben.

Tabelle 3. *Notorische Befunde bei den häufigeren Leukämieformen, ausgewählte Beispiele* (zu S. 147ff.)

↳	Chronische myeloische Leukämie	Akute myeloische Leukämie	Chronische lymphatische Leukämie	Akute lymphatische Leukämie	Monozyten-leukämie
Blutbild	leukämisch, 300 000 Zellen/mm³ Blut	atypische unreife Vorstufen, Veränderung d. Qualität, nicht Quantität	leuämisch	starke Änderung d. Zellqualitäten, nicht-quantitäten	Änderung der Zellcharaktere: monocytoblastäre u. monocytoide Elemente
Knochenmark	'pyoid' (graugrün)	rote oder graufleckige Hyperplasie	himbeergeleefarben	rote ungleichförmige Hyperplasie	graurote ungleich-Hyperplasie
Leber	intralobuläre Infiltrate	diffuse Infiltration, gern in Umgebung d. Vv. sublobulares!	regelmäßige interlobuläre (portale) Infiltration	unregelmäßige Infiltrate	vorwiegend intralobuläre Infiltrate, auch in Umgebung d. V. sublobulares
Milz	sehr groß („lienale" Leukämie!)	mäßig vergrößert	vergrößert	gering vergrößert	vergrößert
Lymphknoten	terminal deutlich vergrößert	gering und unregelmäßig vergrößert	starke u. generalisierte Vergrößerung	mehr oder weniger deutliche (diskordante) Vergrößerung	geringe Vergrößerung
Schleimhäute	nicht regelmäßig infiltriert	starke Infiltration u. Exulceration (oft Rachenring)	starke Infiltration, oft d. Peyerschen Platten	mäßig starke Infiltration (Rachenring)	unregelmäßige Infiltration
Haut	terminale hämorrh. Diathese	Petechien	starke (pseudotumorale) Infiltrate	Petechien	unregelmäßige Hautinfiltrate
sonstiger bevorzugter Orangebefall	Leptomeningen	pseudotumorale Infiltration der Nieren	parahiläre Lungeninfiltrate	—	—
Prädilektionsalter	30. — 60. Ljhr.	jedes Lebensalter	50. — 70. Lebensjahr	jedes Lebensalter	jedes Lebensalter
Mittlere Krankheitsdauer	3 — 5 Jahr	Monate	Jahre bis Jahrzehnte	Wochen	Monate
Remissionen	nicht häufig	deutlich	groß	— —	— —
Zellulare Besonderheiten somes 21	DNS-Verlust d. Chromosomes 21 od. 22: Philadelphiachromosom Ph¹.	Hyper- und Hypoploidie, Auersche Stäbchen	Gumprechtsche Schatten, PAS-pos. Einschlüsse unregelm. vorhanden	PAS-pos. Einschlüsse	— —

Sachverzeichnis

Aaland-Insel-Krankheit 152
Abszeß bronchogener 267
–, paranephritischer 353
ABT-LETTERER-SIWEsche Krankheit im Knochenmark 184
Accessoria der Blutgefäße 4, 88
Acinus der Lunge 229
Adiponecrosis pericardiaca 63
Adrenalinnekrosen der Aortenmedia 94, 95
Afrikanisches Schwielenherz 18, 50
Agranulocytose 189
Albuminurie 327
– bei akuter diffuser Glomerulonephritis 331
–, orthostatische 315
Aleukämien 149
Alienie-Syndrom 140
Altersherz, atrophische Fensterung 84
–, ballooning der Klappen 84
–, braune Entartung 84
–, Hydroxyprolinbestimmung 85
Aluminosis der Lunge 291
Alveole 230
–, capillarektatische Kompression 249
–, Dysplasie 232
–, Wandbau 230
–, Wandcapillaren 230
Anämia splenica 146
Anämien, s. Knochenmark
Aneurysma arteriovenosum traumaticum directum 121
– indirectum 121
–, chirurgisches 121
–, connatales 121
– cuneiforme 121
– cylindricum 121
–, Dehnungsaneurysma 121
– per diabrosin 121
– dissecans 121
– echtes 121
– embolicum 121
–, falsches 121

– fusiforme 121
– impinging bei An. connatalia 121
– intermedium saccatum 121
– naviculare 121
– sacciforme 121
– serpentinum 121
– spontaneum verum 121
– traumaticum verum 121
Angina pectoris 22
Angiom, phlebogenes 132
Angiopathia diabetica 96, 324
Angiopathie dyshorique 97
Angiopathien, funktionelle 122
Angiotensin-Renin-Mechanismus 306
Anilinarbeiterkrebs 372
Anisozytose 142
ANITSCHKOW-Zelle 47
Ankylostomiasis 23
Antesystolie 82
Anthrakosis pulmonum 287
Antimerie 69
Aorta, Adrenalinnekrosen der Media 94, 95
–, Arcusstenose 75
–, Descendensstenosen 75
–, Isthmusstenose 75, 117
–, Katecholaminwirkung 95
–, Medionecrosis, CELLINA 93, 94
–, – ERDHEIM 93, 95
–, – GSELL 93, 94, 95
–, – durch orthostatischen Kollaps 94
–, Mesaortitis syphilitica 119
–, Mesaortitis tuberculosa 120
–, Reißfestigkeit 123
–, Spontanrupturen der menschlichen 95
Aortenbogensyndrom 117
Aortenklappensklerose, aufsteigende 12
Aortenstenose 30, 73
–, Conusstenose, infravalvuläre 73
–, –, muskuläre 73

379

ARMANNI-EBSTEIN-Zellen 324
Arterien, Aneurysmen 121
–, Aneurysma dissecans 93
–, xanthöse Effloreszenzen 96
–, Ektasie 121
–, funktionierende Masse 6
–, Gänsegurgelarterie 100
–, Gestaltveränderungen 121
–, Hyalinosen 96
–, traumatische Läsionen 123
–, Lipoidosen 96
–, Medianekrosen 93
–, Mediaverkalkung 100
Arteriendurchtrennung, Einkrempelung der Innenschichten 124
Arterienerkrankungen, Angiopathia diabetica 96
–, dissezierende 93
–, Endarteriitis verrucosa 115
–, entzündliche banale 114
–, entzündlich-generalisierende 114
–, entzündlich-nekrotisierende 114
–, entzündlich-rheumatoide 114
–, entzündlich-spezifische 118
–, Extremitätengangrän, juvenile 115
–, FRIEDLAENDERsche Endarteriitis 116
–, HORTON's disease 117
–, MARTORELL's Syndrom 117
–, Panarteriitis syphilitica gummosa 119
–, –, tuberculo-toxische 120
–, Periarteriitis nodosa KUSSMAUL-MAIER 116
–, pulseless disease 117
–, Riesenzellenarteriitis 117
–, SPATZ-LINDENBERGsche Krankheit 116
–, TAKAYASU-Krankheit 117
–, WEGENERsche Granulomatose 116
–, v. WINIWARTER-BUERGERsche Endarteriitis 115
Arterienmißbildungen, Aortenbogen, Doppelläufigkeit 74
–, Arteria lusoria 74
–, Ductus arteriosus Botalli, Aneurysma 74
–, – – –, isoliert-perisistenter 74
–, – – –, Ruptur 74
–, – – –, Trichterform 74
–, – – –, Zylinderform 74
–, Dysphagia lusoria 74

–, herzferne 74
–, Ringbildungen arteriell-aortale 74
Arterienrupturen, traumatische 123
Arterienverletzung, chemische Energie, Adrenalin 125
–, – –, Doca 125
–, – –, Methoxamin 125
–, strahlende Energie 125
Arteriitis gigantocellularis elastico-diairetica 117
–, mycotica 74
–, stenosans 27
– temporalis 117
Arteriosklerose, Atherom 100
–, banale seneszente 26
–, Definition 98
–, DUGUIDsches Prinzip 106
–, Theorien ihrer Entstehung 100
–, Entwicklungsschübe 112
–, „entzündliche Sklerose" 108, 115, 123
–, Fütterungssklerose 109
–, Gangarten 103ff.
–, Infiltrationstheorie 100
–, Inkrustationstheorie 100
–, juvenile 26
–, Kardinalformen 112
–, v. KÁRMÁNsche Wirbelstraße 107
–, Leitfossil 98
–, Lipidthesaurismose 108
–, MÖNCKEBERGsche Sklerose 100
–, pathogenetische Faktoren 113
–, Perfusionstheorie 102
–, Physiosklerose 106
–, Plättchenklebrigkeit 110
–, Proteinkörperinkrustation 101
–, als somatisches Fatum 106
–, Speicherungseffloreszenzen 110
–, Unstetigkeitszonen 107
–, Wirbelfelder 107
Arteriovenöse Anastomosen 133
–, Druckstrom 5
Arthritismus 236
Asbestosis, s. Staublunge
Asbestosis-Körperchen, s. a. Staublunge 290, 296
Ascaris lumbricoides 298
ASKANAZYsche Infektionsformel 16
ASCHOFF-GEIPELsches Knötchen 47
– -PUHLscher Herd 274, 277
– -TAWARA-Knoten 79

Ascites, chylöser 136
Asthmaapparat 235
Asthma bronchiale 234
—, Eosinophilie im Sputum 236
—, Reflexneurose 236
Atelektase, angeborene 240
—, atelektatisches Ödem 243
—, Kompressions- 242
—, Kontraktions- 243
—, der Lungen 295
—, Resorptions- 242
Atemwege, Pathologische Anatomie 192ff.
Atheromatose, s. auch Arteriosklerose 98
Atherosklerose, s. auch Arteriosklerose 98, 108
Atrioventrikularknoten 79
Atrophische Fensterung, Altersherz 84
Ausscheidungs-Glomerulonephritis 342
— -pyelitis, toxische 365

BABES-ERNSTsche Körperchen 207
Bakteriurie, tuberkulöse 355
„ballooning" bei Altersherz 13, 84
BANGsches Granulom 47
BANTI-Syndrom 144
Basedowherz 42
Beckenvenensperre 126
Beri-Beri-Herz 43
BIRCH-HIRSCHFELD-Tumor der Niere 357
BLAND-WHITE-GARLAND-Syndrom 24
„Blasenkatarrh" 369
„Blasenkrebs der Anilinarbeiter" 372
Bleischrumpfniere und sekundäre Gicht 325
Blutdrucksteigerung, pränephritische 336
Blutfarbstoffzylinder 328
Blutgefäße, Accessoria 88
—, Endothel 88
—, pathologische Anatomie 88ff.
—, Tuberkulose 119
„Blutgefühl", im Sinne von BIER 6
Blutkrankheiten, s. Knochenmark
Blutkreislauf, Mechanik 4
Blutstrom als Gestaltungsfaktor 4
„Bolustod" 201

Bordetella pertussis 204
BOWMANsche Kapsel 304
Branchiogene Tumoren 227
BRIGHTsche Krankheit, Definition 318
BRILL-SYMMERSsche Krankheit 155, 173
Bronchialadenom, vom Carcinoid-Typus 297
—, vom Zylindrom-Typus 297
Bronchialasthma, Differentialdiagnose 236
Bronchialkatarrh, descendierender 234
Bronchiallichtung, Kompression 238
—, Obturation 238
—, Spontanverschluß, akuter 238
—, Stenosen 238
—, Striktur 238
Bronchialverzweigungen 229
Bronchiektasen 232, 238
—, sackförmige 238
—, spindelförmige 238
—, zylindrische 238
Bronchien, Aktinomykose 237
—, Blastomykosen 237
—, CURSCHMANNsche Spiralen 235
—, Fremdkörper 239
—, Lepra 237
—, Lymphogranulomatose 237
—, Morbus BESNIER-BOECK-SCHAUMANN 237
—, spezifische Entzündungen 237
—, Syphilis 237
—, Tuberkulose 237
Bronchiolitis 233
Bronchiolostenose 235
Bronchiolus I. Ordnung 229
—, II. — 229
—, III. — 229
— alveolaris 229
— terminalis 229
Bronchiom 297
Bronchitis, akute 233
—, bei Asthma bronchiale 234
—, Catarrhe sec LAENNEC 234
—, chronische katarrhalische 233
—, fibrinöse 234
—, mucopurulente 233
—, primär-essentielle plastische 234
—, sekundär-pseudomembranöse 234
—, tuberkulöse 237
Bronchoblennorrhoe 233

381

Bronchopneumonie, atypische 266
–, und Diphtherie 265
–, endobronchiale 264
–, Formen 264, 265
–, Grippepneumonie 265, 266
–, Herdpneumonie, hämatogene 265
–, bei Keuchhusten 265
– bei Listeriose 266
– lobuläre 264
– bei Masern 265
– bei Parasitenbefall 266
–, peribronchiale alveoläre 265
– bei Tularämie 266
–, Viruspneumonie 266
Bronchopulmonale Pathologie 227ff.
Bronchopulmonales System, geschwulstige Erkrankungen, s. Lungentumoren 292
Bronchusadenom 297
Bronchuscarcinoid 297
Bürstenschädel, bei hämolysierender Hypersplenie 143
BUHLscher Desquamativkatarrh 280
Byssinosis 291

Calciphylaxie SELYEs 97
Calcium-Pumpe, am Herzen 81
Canalis incisivus 193
Capillaren, entzündliche Läsionen 132
–, Geschwülste 132
–, Haemangioma capillare simplex 132
–, Stoffwechselstörungen 132
Capillarbronchitis, s. Bronchiolitis 233, 234
Capillaropathia universalis acuta 332, 337
Caput medusae 130
Carcinoidsyndrom, Endokardfibrose 50
–, Endomyokarditis 18
–, Endomyokardfibrose 51
Cardiomyopathie, obstruktive 77
Carina 222
„carrier"-Substanzen 10
CASSIDY-Syndrom 225
CASTIGLIANO, Prinzip von 90
Cat scratch fever 171
CEELEN-GELLERSTEDT-Syndrom 233
Chamäprosopie 195
Chorda muscularis 53

Chyloperikard 62
Chyluszysten der Lymphgefäße 136
Cirrhose cardiaque 66
Clearance-Verfahren 310
Coelotheliom des Herzbeutels 66
Coelothéliome tawarien 83
Commotio cordis 54
– pulmonis 252
Compliance 231
Concha nasalis inferior 193
– – media 193
– – superior 193
– – suprema 193
Concretio pericardii 65
Congestion pulmonaire 280
Contusio cordis 54
– pulmonis 252
Coqueluche 204
Cor bovinum 86
Coronararterien, Anastomosen 23
–, funktionierende Masse 24
–, Mißbildungen 24
–, Ostiumbarriere 24
–, „Stealeffekt" 25
–, Thromboembolie 30
–, Ursprungsanomalien 24
–, Verlaufsanomalien 24
–, Versorgungstypen 23
–, Transitstrecke 26
Coronarinsuffizienz, absolute 22
–, bei Aortenstenose 30
–, durch Coronarverschluß 30
–, Determinationsfaktoren 38
–, geographische Pathologie 38
– und Herzinfarkt 31
–, Isoproterenol-Wirkung 37
–, kleinherdige Parenchymnekrose 34
–, klinisches Pendant 33
– und Konstitutionstypen 37
–, multiple kleinherdige Nekrosen bei 31
–, Parenchymnekrosen bei 34
–, primär-chronische 26
–, Realisationsfaktoren 38
–, relative 22
– und Risikofaktoren 30
– und Herzwandruptur 33
Coronarsklerose 25
–, banale senesgente 26
–, benigne 25
–, Einteilung 25

Coronarsklerose
–, elastische 25
–, Hauptformen 26
–, hypertonische 30
–, juvenile 26
–, maligne 25
–, Ödemnekrose 28
–, Quellungssklerose 28
– und Coronararterienthrombose 29
–, unelastische 25
Coronarthrombose 29
Coronarvenen 24
Corynebacterium diphtheriae 207
Coryza 195
Coxsackie-Myokarditis, s. auch Myokarditis 48
Croup, echter 208
–, Pseudocroup 208
Curschmannsche Spiralen 235, 236
Cyaneochromie 41
Cyclopie 194
Cylindrurie bei akuter diffuser Glomerulonephritis 331
Cystadenolymphom, papilläres 173
Cysten s. Zysten

Dauerhyperglykämie 302
Daviessches Herz (Uganda) 51
Decelerationstrauma 54
Decortication 65
Degeneration, basophile des Herzens 42
„De sedibus et causis morborum" 1
Deviatio septi natium 194
Diabetes, Angiopathie bei 96, 324
–, Glomerulosklerose Kimmelstiel-Wilson 348
–, renaler 324
Diathesenstein der Niere 363
Diphtherie und Bronchopneumonie 265
– -Typus der Myokarditis 48
Dittrichsche Pfröpfe bei Pneumonie 262
Double outlet chamber 74
Druckwandlerfunktion der Harnkanälchenepithelien 310
Duguidsches Prinzip der Arteriosklerose 106, 107
Dunstglocke und Lungentumoren 293

Dysencephalia splanchnocystica 357
Dys(h)orie 348
Dysostosis 92
Dysplasien, pleomorphe blastomatöse 227

Ebsteinsche Anomalie 71
Eisenmangel, chronischer 43
Eisenmenger-Komplex 73
Ekstrophia vesicae 368
Elasticodiairese 232
Elastizitätshochdruck bei M. Brightii 349
Elekrolyt-Steroid-Cardiopathie mit Hyalinose 36
– mit Nekrosen 36
Elephantiasis lymphangiectatica arabum 136
Elliptocytose 143, 188
Embolie, s. Lungenarterienembolie 258
Empyema necessitatis der Pleura 300
Emulsionsschutzkolloid 363
Endangitis tuberculosa 276
Endaortitis chronica nodosa seu deformans 98
Endarteriitis, Friedländersche E. 116
– obliterans v. Winiwarter-Buerger 115, 256
– syphilitica 119
– verrucosa 115
Endocarditis, Ätiologie 19
– und A-Streptokokken 18
–, chordale 14
– chronica fibrosa 16
–, Einteilung 14
– bei Erythematodes disseminatus subacutus 18
–, experimentelle 19
– exulcerans 15
– bei Felty-Syndrom 15
–, Fibrininkorporation 14
– Gross-Friedberg 15
–, Kollagenose 15
–, Kombinationsformen 14
– lenta 15, 18
– Libman-Sacks 15, 18
– mycotica maligna Kaufmann 15
–, Nachkriegsendokarditis 20
– necroticans acuta 15
– parietalis 14, 15, 18

Endocarditis
- proliferans 15, 17
-, durch Sensibilisierung 20
- simplex 15
-, spezifische 18
-, Still-Syndrom 15
- und Trauma 14
-, Thromboendocarditis 14
-, valvuläre 14
- verrucosa simplex 15
Endocardium chordale 11
- parietale 11
- valvulare 11
Endokard, s. auch Endocardium 11
-, Alterung 13
-, Amyloidose 13
-, atrophische Fensterung 13
-, „ballooning" 13
-, Blutungen 20
-, entzündliche Erkrankungen, s. auch Endocarditis 14
-, fibrinoide Degeneration 17
-, - Nekrose 17
-, Fibrom 21
-, Geschwülste 21
-, „jet lesions" 13
-, Metabolische Erkrankungen 12
-, Mukopolysaccharidose 13
-, Myxom 21
-, Papillom 21
-, Paramyloidose 13
-, Polypen 21
-, Siderose 13
-, Thromboendokarditis 14
-, Tophi 13
-, Uratgicht 13
-, Verfettung 13
-, Verkalkung 12, 13
Endokardfibrose bei Carcinoid-Syndrom 50
Endokardgranulom 17
Endokardose 12
Endolymphangitis chronica proliferans productiva 135
Endo-Mesotheliom des Myokard 58
Endomyocarditis bei Carcinoid-Syndrom 18
-, nach Herzdurchschuß 54
-, des Kaplandes 51
- LÖFFLER 51
- parietalis fibroplastica 50

Endomyokard 50
Endomyokardfibrose 50
-, als afrikanisches Schwielenherz 51
-, durch alimentäre Besonderheiten 51
-, bei Carcinoidsyndrom 51
-, durch Entwicklungsstörung 51
-, als Fibroelastosis connata 50, 51, 52
-, durch Infektion 51
„Endopauseeffekt" der Milzsinus 143
Endophlebitis typhosa der Milz 155
Endothel der Blutgefäße 88
-, Definition 89
-, Raumfaltenmembran 89
-, Stomata 89
Endothelherz 69
Endothelrohr 4
Engouement LAENNEC 260
Enteritis und Lymphknotenveränderungen 170
Entität, nosologische 2
Epikard 60
Epinephrin-Myokarditis 36
Epi-Perikarditis, idiopathische 65
-, seröse 64
Epistaxis 194
Epistom 297
Epithelien, geschwänzte 354
Epithelinklusion 58
Epithelmetaplasie 291
Epithelnester, v. BRUNNsche 366
Epithelzylinder 328
Epulis gigantocellularis 218
Erythematodes disseminatus subacutus 18, 116
Erythropoietine 352
Ethmoturbinale I u. II 193
Exkreszenzen, LAMBLsche 11
Expektoration, maulvolle 239, 262
Extremitätengangrän, juvenile 115

FALLOTsche Tetralogie 72
- Trilogie 72
- Pentalogie 73
Feldnephritis 335
FELTY-Syndrom der Milz 155
Ferritin, als carrier-Substanz 10
Fettembolie der Lunge 258
- der Niere 318
Fibroadenie 144

Fibroelastosis endomyocardica connata 50, 51, 52
Fibroosteoklasie 352
FIEDLERsche Myokarditis 49
Filtrations-Rückresorptionstheorie der Niere 308
Fleckmilz 155
Flush-Syndrom 225
Follikellymphocyten 166
Fragmentation des Herzmuskels 10
FRIEDEL-PICK-Syndrom 66
Fütterungssklerose 109
Funktionelle Strukturen der Schlagadern 91
Funktionierende Masse der Schlagaderwände 6

Gänsegurgelarterie 100
GANDY-GAMNAsche Körperchen 142
Gangarten der Arteriosklerose 103, 106, 108, 111
Gargoylismus 93
Gefäße, Accessoria 4
–, Aneurysma, s. Aneurysma
–, Entwicklung 3
–, Intimaplaque 99
–, Kreisringfläche 99
–, Sandbankphänomen 99
–, Totwasserzonen, verwirbelte 99
Gefäßsklerose DUGUIDS 107
Gefäßtransplantation, Neointima 124
–, Regeneration der Gefäßwand 124
Gefäßusuren, atheromatöse 99
Gefäßwandentartung, kongophile 97
Gefäßwandschäden, chemische 125
Gefäßwandverkalkungen 97
Gefügedilatation des Herzens 68, 86
Gelbkreuzvergiftung 224
Germinoblasten 174
Gesetz des äquimolekularen Ausgleichs, KORANYI 332
– von LAPLACE 8
– von POISEUILLE 4
Gestaltwandel einer Krankheit 20
Gestationsnephrose 323
GETZOWAsche Struma 226
GHONscher Herd 274
giant follicular lymphadenopathy 174
Gichtniere 325
GILCHRISTsche Krankheit der Lunge 286

Glandula parotis, Cystadenolymphom papilläres 173
Glomerula caudalia abdominalia et digitalia 134
Glomerulitis 330
Glomerulonephritis, akute diffuse 329, 330, 333
–, –, Albuminurie bei 331
–, –, Cylindrurie 331
–, –, Einteilung nach ALLEN, ELLIS, VOLHARD und FAHR 341
–, –, Retinitis angiospastica 331
–, bakteriell bedingte 342
–, chronisches Stadium 337
–, chronisch-sklerosierende 341
–, experimentelle 344
–, exsudative 341
–, hämorrhagische 331, 341
–, herdförmige 342
–, intrainfektiöse 338
–, membranöse 341
–, nekrotisierende 341
–, mit nephrotischem Einschlag 338
–, postinfektiöse 339
–, proliferative 341
–, sekundär-entzündliche Schrumpfniere 340
–, subakute diffuse 337
–, –, extracapilläre 341
–, –, intracapilläre 341
–, toxisch bedingte herdförmige 343
Glomerulosklerose KIMMELSTIEL-WILSON, diabetische 348
Glomus caroticum 134
– coccygicum 134
– supracardiale 134
Glomustumoren 134
Glottisödem 203
Glykogenose, Arachnocyten 42
– v. GIERKEsche 42
Glykogenspeicherungskrankheit 42, 324
GOLDMANNsche Maulbeergranula 162
Goldmedikation 327
Granularatrophie der Niere 346
Granulocytopenie, hereditäre 189
Granuloma gangraenescens 198
Granulomatose, pneumogene 116
–, WEGENERsche 198
Granulommyokarditis 46
GRAWITZ-Tumoren 359

385

Grippe 224
Grippepneumonie 265, 266
Grundwasserdrift 90
Grundwasserzone 104
di GUGLIELMO-Syndrom 190
Gur-Körperchen 291

Haarnadelgegenstromprinzip 309
Hadernkrankheit 287
Haemangioma capillare simplex 132
Hämatoperikard 62
Hämatothorax 299
Hämaturie, tropische 371
–, ägyptische, bei Venenparasiten 131
– bei akuter diffuser Glomerulonephritis 331
Hämoglobinopathien, s. Knochenmark 188
Hämoglobinurie, nächtliche paroxysmale 189
Hämorrhoiden 130
Halsfisteln 225
–, Organisation 227
Hamartoma fibrocanaliculare der Niere 357
HAMMAN-RICH-Syndrom 270
Harnableitungssystem 303
Harnbereitung, Sekretionsstarre 341
Harnblase 367
–, Anilinarbeiterkrebs 372
–, Divertikel 373
–, entzündliche Erkrankungen 369
–, Geschwülste, Carcinom 371
–, –, Fibroepitheliom 371
–, –, Papillom 371
–, –, Sarkom 372
–, Kreislaufstörungen 369
–, Metaplasie, echte 368
–, Mißbildungen 367
–, –, Ektopia vesicae 369
–, –, Spaltblase 368
–, –, Vesica bipartita 369
–, –, Vesica gigantea 369
–, –, Vesica isthmica 369
–, Oedema bullosum 369
–, Pseudodivertikel 373
–, Pulsionsdivertikel 372
–, Tuberkulose 370
–, Zytomegalie 359
Harnblasenblutungen 369
Harnblasenkatarrh 369

Harnkanälchenepithelien, Druckwandlerfunktion 310
Harnleiter, Verdoppelung 312
Harnstauung, nervale 361
–, pelvine 361
–, tubuläre 361
–, ureterale 361
–, urethrale 361
Harnwege, ableitende 365
Harnzylinder 328
HENLESche Schleife der Niere 304
– Septen des Myokard 7
Hepatisation, bei Pneumonie, gelbe 260
–, –, graue 260
–, –, rote 260
HEUBNERsche Endarteriitis syphilitica 110
Herz, Basedowherz 42
–, Cor bovinum 86
–, Druckarbeit 86
–, elektromechanische Koppelung 87
–, Faserkonstanz des Herzmuskels 6
–, Formänderungsarbeit 4, 7
–, funktionierende Masse 6
–, Gefügedilatation 68, 86
–, Kammerwände, Muskelschichten der 8
–, Klappenhämatom 12
–, Konturfasern 79
–, Myxödemherz 42
–, Reizleitungssystem, Geschichte seiner Entdeckung 78, 79
–, –, Amyloidose 83
–, –, ASCHOFF-TAWARA-Knoten 79
–, –, Atrioventrikularknoten 79
–, –, atrioventrikuläre Nebenverbindungen 82
–, –, AV-Block, kompletter 84
–, –, Coelothéliome tawarien 83
–, –, Erregungsausbreitung, Störungen 83
–, –, Hämochromatose 83
–, –, Herzblockformen 83, 84ff.
–, –, HISsches Bündel 79
–, –, idiopathische Erkrankung 83
–, –, JAMESsches Bündel 81
–, –, Linksschenkelblock 33
–, –, Myopathie familiale avec gros thymus non exactement classée 83
–, –, Myxödem 83

Herz, Reizleitungssystem,
-, -, Paramyloidose 83
-, -, paraspezifische Fasern 82
-, -, Rechtsschenkelblock 33
-, -, Reizbildung, Störungen 83
-, -, sclerosis of unknown origin 83
-, -, septale Nebenverbindungen 82
-, -, Sinusknoten 79
-, -, pace-maker-cells 80
-, -, Thorelsches Bündel 80
-, -, Wenckebachsches Bündel 80
-, -, WPW-Syndrom 82
-, Rhythmusstörungen 78
-, Ultimum moriens 79
-, Venenmißbildungen 70
Herzbeutel 62
-, Coelotheliom 66
-, Divertikel 61
-, entzündliche Erkrankungen 63
-, Geschwülste 66
-, Kapazität des normalen 61
-, Mesotheliom 66
-, Plastizität 61
- tamponade 62
-, Sarkome 66
-, Zysten 61
Herzdilatation, finale 67
-, initiale 67
-, myogene 67
-, tonogene 67
Herzdurchschuß 54
-, Endomyokarditis 54
Herzentwicklung, Antimerie 69
-, Metamerie 69
-, Parallel- und Austauschschaltung der Blutbahn 69
-, Phylogenese 68, 69
Herzfehler, erworbene 66
-, relative 67
Herzfehlerzellen 68, 248
Herzgeschwülste 57
Herzgewicht, kritisches 6, 67
Herzhypertrophie, exzentrische 67
-, konzentrische 67
Herzinsuffizienz 85
-, chronische dilatative 87
-, Druckarbeit 86
-, Mangelinsuffizienz 39, 88
-, Utilisationsinsuffizienz 39, 88
-, valvuläre 87
-, Gesetz von Visscher und Starling 86

-, Volumen-Energiebeziehung der Myokardfasern 86
Herzklappen, Flächenreserve 12
-, Ränder 11
Herzklappenfehler, Dehnung des Klappenansatzringes 66
-, durch Endokarditis 66
-, kompensatorische Mechanismen 67
-, Papillarmuskelabriß 66
Herzklappeninsuffizienz 66
Herzlymphbahnen 7
Herzmißbildungen, angeborene 68
-, Aortenstenose 73
-, Atrioventrikularregion 71
-, Bulbus-Truncus-Region 72
-, Cardiomyopathie, obstruktive 77
-, Conusstenose 72
-, Cor triatriatum 71
-, Double outlet chamber 74
-, Ebsteinsche Anomalie 71
-, Eisenmenger-Komplex 73
-, Fallotsche Pentalogie 73
-, - Tetralogie 72
-, - Trilogie 72
-, Hohlvenen 70
-, Infundibulumstenose d. Art. pulmonalis 72
-, Herzklappenstenose 66
-, Klappenzahl, Anomalien der 71
-, Lebenserwartung angeborener - 77
-, Lungenvenen 70
-, Mitralstenose 71
-, Mitralostium, Verdoppelung 71
-, Ostium atrioventriculare commune 71
-, - - dextrum 71
-, - - sinistrum 71
-, Pseudotruncus arteriosus aortalis 72
-, - - pulmonalis 72
-, Pulmonalstenose 72
-, Scheidewanddefekte, Mehrfachdefekte 75
-, - des Septum aorticopulmonale 75, 77
-, - des Septum atriorum 75
-, - des Septum bulbi 75, 77
-, - des Septum primum 75
-, - des Septum secundum 75
-, - des Septum sinus 75
-, - des Septum trunci 77
-, - des Septum ventriculorum 75, 76

Herzmißbildungen.
—, Sinuatrialregion 70
—, Taussig-Bing-Komplex 73
—, Transposition von Aorta und Pulmonalis 73, 74
—, —, korrigierte 73
—, Tricuspidalatresie 71
—, Truncus arteriosus aortalis 72
—, — — communis persistens idealis 72
—, — — pulmonalis 72
Herzmuskel, Faserkonstanz 6, 9
—, Fragmentation 11
—, Leichenerscheinungen 10
—, Longitudinalsystem 9
—, Mechanorezeptoren 8
—, Myofibrillen 9
—, Rechts-Links-Problem 7
—, Segmentation 10, 11
—, Totenstarre 10
—, Transversalsystem 9
Herzskelett, Verkalkung 12
Herztransplantation 57
Herzverletzung durch Hypothermie 55
—, durch Katheter 55
—, Operation am offenen Herzen 56
—, durch Schrittmacher 55
—, durch strahlende Energie 56
—, durch Ulcus ventriculi penetrans 55
Herzwandaneurysma, traumatisches 54
Hiluskatarrh 274
Hirnheterotopien, innere 357
Hisches Bündel 79
Höhlenhydrops 68
Hornerscher Symptomenkomplex 296
Horton's disease 117
Hoyer-Grossersche Organe, Geschwülste 133
Hufeisenniere 312
Hydronephrose 360
Hydrops anasarca 68
Hydrothorax 299
Hygroma colli cysticum connatum 136
Hygrom, perirenales 360
Hypernephrom der Niere 358
hypersensitivity angiitis 118

Hypersplenie, depressorische 144
—, fibrös-kongestive bei M. Banti 144
—, hämolysierende 141
Hypertonie, arterielle bei Morbus Brightii 349
Hypothermie 55
Hypoxylienin 140

Ikterus, hämolytischer 141
Imbibitio cadaverosa 10
„impinging" bei angeborenen Aneurysmen 121
Induratio fusca pulmonum 248
— rubra pulmonum 248
Infarcimentum 34
infarctoid cardiopathy 36
„infarct-like-lesions" 35
Infarctus 34
Infarktikterus der Lunge 257
Infarktitis der Lunge 257
Infektionsformel nach Askanazy 16
Influenza 224
Influenza-Pneumonie, reine 268
Innenschichtschaden, linksventrikulärer 30
Internodien der Herzmuskelfasern 7
Intimaplaque 97
Intimatuberkel 276
— des Ductus thoracicus 135
Intubationsgranulom 209
Intubationslaryngotracheobronchitis 209
Isoproterenol-Wirkung 37
Isosthenurie 341, 349

Jacobsonsches Organ 193
Jamessches Bündel 81
jet lesions 13
Joachimsthaler u. Schneeberger Krebs, s. Staublunge 297

Kahlersche Krankheit 323
Kalkgicht 327
Kalkmetastase 327
Kardiohistiozyt 11, 47
v. Kármánsche Wirbelstraße 107
Kartagener-Syndrom 197
Katarrh, bazillärer 355
Katecholaminwirkung 95
Katzenkratzkrankheit 171

Kehlkopf 199
–, Adenome 219
–, Agranulocytose 214
– und Akromegalie 216
–, Aktinomykose 213
–, Alterspapillom 219
–, Ascaridiasis 214
–, Atresie 201
–, Blastomykose 213
–, Blutungen 203
–, Carcinom 220
–, Chondrom 218
–, Coccidioidomykose 214
–, Divertikel 201
–, Drucknekrosen 202
–, dyschylische Pseudotumoren 216
–, Entzündungen, s. Laryngitis 204, 207
–, Epulis gigantocellularis 218
–, Fibroadenome 219
–, Fibrome 217
–, Fisteln 201
–, Fremdkörper 221, 222
–, Geschwülste 217
–, Glottisödem 203
–, Hämangiom 218
–, Haemangiofibroma xanthomatosum 218
–, Histoplasmose 214
–, Histiozytom 218
–, bei Erkrankungen des hämatopoetischen Apparates 214
–, „Kadaverstellung" 201
–, Keratoakanthom 220
–, Kreislaufstörungen 203
–, Laryngocele ventricularis 202
–, Leichenerscheinungen 201
–, Leiomyom 218
–, lentikuläre Geschwüre 210
–, Lepra 212
–, Leukämie 215
–, familiäre Lipoidose 202
–, Lipom 218
–, Lymphangiom 218
–, Lymphogranulomatose 213
–, Milzbrand 212
–, Mißbildungen 201
–, Morbus BESNIER-BOECK-SCHAUMANN 212
–, Myoblastenmyom ABRIKOSSOFF 219
–, Myxom 218
–, Neurom granuläres 219
–, Osteom 218
–, Pachydermia laryngis 205
–, Panmyelophthise 214
–, Papillom 217, 219
–, –, juveniles 219
–, Plaques muqueuses bei Syphilis 211
–, – opalines bei Syphilis 211
–, Plasmocytom, extramedulläres 215
–, Pocken 212
–, Polypen 217
–, Praecancerosen 206
–, pseudotumorale Veränderungen 216
–, Recurrenslähmung 200
–, Riesenzellenfibrom 218
–, Rotz 212
–, Sängerknötchen 216
–, Sarkome 221
–, akzessorisches Schilddrüsengewebe 202
–, Schleimhautlupus 211
– und Sexualhormone 215
–, Sklerom 213
–, Soor-Mykose 214
–, Syphilis 211
–, Tracheopathia chondroosteoplastica 218
–, Tuberkulose 210
–, Typhus abdominalis 212
–, Verletzungen 221
–, WEGENERsche Granulomatose 216
–, Zylindrom 221
–, Zysten 201
Kehlkopfmuskulatur, Trichinose 214
Kehlkopfschleimhaut, Amyloidtumoren 202
–, Stoffwechselstörungen 202
Keuchhusten 204
– und Bronchopneumonie 265
KIMMELSTIEL-WILSONsche Krankheit 324
Kieselsäure bei Staublunge 288
Klasmatozyten 164
Klebsiella pneumoniae FRIEDLÄNDER 260
Klumpenniere 312
Knochenmark, ABT-LETTERER-SIWEsche Krankheit 184
–, Agranulocytose 189

389

Knochenmark
–, Aktinomykose 186
–, Anämie, aplastische 187
–, –, aregeneratorische 187
–, – bei Hämoglobinopathien 188
–, – durch Störung der Hb-Synthese 188
–, –, hämolytische 188
–, –, –, enzymopenische 188
–, –, –, extrakorpuskuläre 189
–, –, hypochrome 188
–, –, korpuskuläre 188
–, –, megaloblastische 187
–, –, perniciöse 187, 188
–, –, regeneratorische 187
–, –, Sichelzellenanämie 188
–, –, sideroachrestische 188
–, –, Trepanocytenanämie 188
–, –, Ziegenmilchanämie 187
–, Atrophie, senile gallertige 183
–, blastomatöse Erkrankungen 187
–, Elliptocytose 188
–, entzündliche Erkrankungen 184ff.
–, Hämoglobinurie, nächtliche paroxysmale 189
–, Kreislaufstörungen 183
–, Lepra 186
–, Lues 186
–, familiäre Methämoglobinämie 188
–, Mikrosphaerocytose 188
–, Morbus BESNIER-BOECK-SCHAUMANN 186
–, Morbus GAUCHER 183
–, Ovalocytose 188
–, Panmyelophthise 187, 189
–, Pasteurelleninfekte 186
–, Polycythaemia rubra vera 190
–, Reticulose 184
–, Reticulumzellen, Typologie 182
–, Speicherungskrankheiten 183
–, Thalassämie 188
–, Thesaurismosen 183
–, Tuberkulose, miliare 185
KÖSTERscher Handgriff 134
KOHNsche Porenkanäle 231
Kompressionsatelektase 242
Koniophagen 287
Krampfadern 129
Krebszellpneumonie 295
Kuchenniere 312

LAMBLsche Exkreszenzen 11
Langniere 312
Laryngitis acuta 204
– catarrhalis 204
– chronica 205
– granulosa 205
– phlegmonosa 209
– pseudomembranacea, 206, 207
– –, echter Croup 208
– –, Pseudocroup 208
–, pustulöse 209
–, spezifische 210
– subglottica acuta 208
Laryngocele 202, 216
– ventricularis 201
Laryngospasmus 208
Lathyrismus 95
Leberzirrhose, splenomegale 153
Leukämie, akute 149
–, akute myeloische 190
–, aleukämische 149
–, chronisch-lymphatische 148, 151
–, chronisch-myeloische 148, 150, 190
–, essentielle Thrombopenie 151
–, Formen 147
–, Oxydase-Reaktion bei 149
–, Thrombocytopenie 151
–, Tierleukosen 147
Leukoplakie 366
Leukosarkom STERNBERG 177
LE-Zellen bei Agranulocytose 190
Lien accessorius 140
– in liene 140
– succenturiatus 140
Lipoidnephrosen 321, 356
Lipoidthesaurismose 108
Lipomatosis cordis 41
Locus KIESSELBACHII 194
LÖHLEIN-Nephritis 342
L-System der Herzmuskelfasern 9
LUDWIGsche Gefäße 306
Luftröhre, Adenome, vom Carcinoidtypus 224
–, –, vom Zylindromtypus 225
–, Atresie 223
–, Carcinoid 224
–, Carcinom 225
–, entzündliche Erkrankungen 224
–, Gelbkreuzvergiftung 224
–, Grippe 224
–, Influenza 224

Luftröhre,
–, Knorpeldefekte 223
–, Knorpelüberschußbildungen 223
–, Mißbildungen 223
–, Papillomatose, juvenile 224
–, Säbelscheidentrachea 223
–, verschorfende Tracheitis 224
–, Tracheopathia chondroosteoplastica 223
Lunge, Acinus 229
–, Adenom, angiomatoides 297
–, –, vaskuläres 297
–, Aktinomykose 286
–, Alveolarkompression, capillarektatische 249
–, Amyloidose 232
–, Blastomykosen 286
–, BUSSE-BUSCHKEsche Krankheit 286
–, Candidiasis 286
–, CEELEN-GELLERSTEDT-Syndrom 233
–, Commotio pulmonis 252
–, Contusio pulmonis 252
–, Druckstoßverletzungen 253
–, Elasticodiairese 232
–, Entwicklungsstörungen 232
–, entzündliche Erkrankungen 258
–, GILCHRISTsche Krankheit 286
–, Hyperämie, aktiv-kongestive 248
–, –, hypostatische 249
–, Infarktitis 257
–, Infarzierung 257
–, Ischämie 250
–, Kollapsinduration 244
–, Kompressionsatelektase 242
–, Kreislaufstörungen 248
–, Leichenerscheinungen 240
–, Lipoidose der Alveolarwandzellen 233
–, Luftgehalt, Veränderungen 240
–, Lymphogranulomatose 285
–, Miliartuberkulose 274, 275
–, Milzbrand 287
–, Morbus BESNIER-BOECK-SCHAUMANN 285
–, Nebenlungen 232
–, Oidiomykose 286
–, Paramyloidose 286
–, Pilzbefallskrankheiten, Pneumonomykosis aspergillina 286
–, Soormykose 286
–, Splenisation 243

–, Staublunge, s. Staublunge
–, Stauungshyperämie, passive 248
–, Stauungslungen 68, 248
–, Stoffwechselstörungen 232
–, vanishing lung 250
–, Zellembolie 258
Lungenabszesse, metastatisch-embolische 267
–, traumatische 267
Lungenarterien, Aortalisation 249
–, Gefäßschatten, sog. „markings" 250
Lungenarterienembolie 258
–, Bakterienembolie 258
–, Fettembolie 258
–, Gasembolie 258
–, parasitäre 258
–, Pigmentembolie 258
–, Thromboembolie, fulminante 256
–, Zellembolie 258
Lungenatelektase 295
Lungenblutungen, Arrosionsblutungen 253
–, Aspirationsblutungen 252
–, idiopathische 252
–, bei hämorrhagischer Diathese 254
–, bei hämorrhagischer Neugeborenenpneumonie 252
–, traumatische 252
–, bei zentral-nervösen Störungen 253
Lungenemphysem 244
–, akutes vesikuläres 244
–, asbestartige Degeneration der Rippenknorpel 245
–, Emphysema bronchiolectaticum 239, 278
–, chronisch-substantielles 244
– u. Depigmentation 245
–, Elastizitätsverlust 245
–, faßförmiger Thorax 246
–, Inspirationsstellung der Rippen 246
–, interstitielles 247
–, parafokales kompensatorisches 244
–, seniles 247
Lungenentlastungsreflex 256
Lungenentzündung, s. Pneumonie u. Bronchopneumonie
Lungenfibrose, progressive interstitielle 270
Lungenfunktionselemente 229
Lungeninfarkt, anämischer 256

Lungeninfarkt,
–, embolischer 254
–, hämorrhagischer 254, 255
–, Infarktikterus 257
–, vis a tergo 255
Lungenkollaps 240
Lungenödem 250
–, angioneurotisches 251
–, atelektatisches 251
–, chronisch-inveteriertes 251, 280
–, bei allgemeiner Hyperämie 251
–, kardiales 250
–, kongestiv-toxisches 251
–, perifokales 280
–, pulmonale hyaline Membranen 251
Lungenparasitose, Ascaris lumbricoides 298
–, Echinokokkose 299
–, Metagonismus YOKOGAWAI 298
–, Paragonismus WESTERMANI 298
–, Trematoden 298
Lungenschwimmprobe, Fehlerquellen 241
Lungenseuche der Rinder 268
Lungensyphilis, angeborene 284, 285
–, erworbene 284
–, „gestricke" Lungennarben 284
–, Peribronchitis gummosa 284
Lungentuberkulose, acinös-nodöse Herde 278
–, allgemeine Morphologie 270
–, Alveolitis, desquamative 271
–, Anschoppung 271
–, ASCHOFF-PUHLScher Herd 274, 277
–, BIRCH-HIRSCHFELD-Herde 277
–, bronchopneumonische Herde, acinöse 277
–, BUHLscher Desquamativkatarrh 280
–, Cavernulae 277
–, Emphysema bronchiolectaticum 278
–, Endangiitis tuberculosa 276
–, epituberkulöse Infiltrate 280
–, Exacerbation 281
–, exsudative 271
–, Frühgeneralisation 274, 275
–, Frühkavernen 277
–, galoppierende Schwindsucht 279
–, gelatinöse Infiltration 272
–, Generalisationsstadium 274
–, Gestaltungsablauf 280

–, GHONscher Herd 274
–, glatte Pneumonie 272, 280
– der Greise 281
–, hantelförmiges Infiltrat nach Karl Ernst RANKE 274
–, Hepatisation 271, 272
–, Hiluskatarrh 274
–, infraclaviculäres Frühinfiltrat 274, 277
–, Initialtuberkulose, exsudative 271
–, Inspissation 280
–, Intimatuberkel 276
–, Karnifikation 272, 279
–, Kaverne 271, 279
–, Lymphangitis tuberculosa 275
–, Morphologie 273
–, Miliartuberkulose 274
–, Organphthise, isolierte 274, 277
–, Pleuraspitzenkappe 278
–, Postprimärperiode 274
–, Primärkaverne 275
–, Primärkomplex 274
–, Primärperiode 274
–, produktive 271
–, Pubertätsphthise, exulcerative 280
–, Pyopneumothorax, tuberkulöser 279
–, Quellherd 276
–, Reinfektion, endogene 282
–, –, exogene 282
–, schiefrige Induration 279
–, Sepsis tuberculosa acutissima (= Typhobazillose LANDOUZY) 274
–, Silikotuberkulose, s. Staublunge 290
–, SIMONsche Spitzenmetastase 274, 275
–, Spätgeneralisation 274, 276
–, Spitzennarbenblasen 278
–, Stadieneinteilung 272
–, –, nach SCHMINCKE 273
–, Streuung groben Kornes 277
–, Superinfektion 283
–, Terrain-Faktor 276
–, tuberculo-toxisches Ödem 280
–, tuberkulöse Pneumonie 272
–, Typhobazillose 276
–, Verkäsung 271, 272
–, Verkalkung 274
–, Verkreidung 274
–, Vernarbung 271
Lungentumoren, Adenocarcinom 295

Lungentumoren,
-, Basalzellencarcinom 297
-, Bronchusadenom 297
-, Bronchuscarcinoid 297
-, Chondroadenom 292
-, Chondrolipom 292
-, Chondrom 292
-, diffus-infiltrierende Carcinome 294
-, und Dunstglocke 293
-, Haferkorn-Zellen-Carcinome 294
-, Kavernom 292
-, kleinzellige Carcinome 294
-, knotig-massive Carcinome 294
-, Krebszellpneumonie 295
-, Lymphangiosis carcinomatosa 295, 298
-, Metastasierung 295
-, Narbenkrebse 296
-, Neurinom 292
-, nodulär-miliare Carcinome 294
-, Osteom 292
-, Pancoasttumor 296
-, Plattenepithelcarcinom 295
-, Reiztumoren 296
-, Schneeberger und Joachimsthaler Krebs, s. a. Staublunge 297
Lymphadenopathie, toxoplasmotische, PIRINGER-KUCHINKA 172
-, dermatopathische 175
Lymphadenoplastisches Sarkom 179
Lymphadenose, s. Leukämie
Lymphangioma capillare simplex 136
- cavernosum 136
- cysticum 136
Lymphangitis capillaris 135
- reticularis 268, 270
- - v. HANSEMANN 275
- syphilitica 136
- truncularis 135
- tuberculosa 135, 275
Lymphgefäße, Chyluszysten 136
-, Endotheliom 136
-, Mesotheliom 136
Lymphgefäßsystem 134
Lymphknoten 161
-, Anthrakose 168
-, Atrophie 168
-, Brucellose 170
-, BURKITT-Tumor 178
-, endometrioide Heterotopien 167
-, entzündliche Erkrankungen 168

-, Epitheleinschlüsse 167
-, Geschwülste 172
-, Leukämie 176
-, Leukosarkom STERNBERG 177
-, Listeriose 170
-, lymphadenoplastisches Sarkom 179
-, lymphoepitheliales Carcinom 179
-, Lymphogranuloma inguinale 171
-, Lymphogranulomatose 176
-, Lymphosarkom KUNDRAT-PALTAUF 177
-, Morbus BESNIER-BOECK-SCHAUMANN 170
-, Paratyphus 170
-, parasitäre Erkrankungen 180
-, Pilzbefallskrankheiten 180
-, Pseudotuberkulose 170
-, Reaktionszentren 162
-, Regulationszentren 165
-, Reticulumzellsarkom 179
-, Rundzellensarkom 177
-, sarkoid like lesions 170
-, Sarkome 177
-, sekundäre Geschwülste 180
-, Silikose 168
-, Sinushistiozytose 169
-, Sinuskatarrh 169
-, Speicherungskrankheiten 168
-, Syphilis 171
-, Toxoplasmose 172
-, Traktionsdivertikel 168
-, Tuberkulose 169
-, Typhus 170
-, Viruslymphadenitis 171
Lymphoblastom, großfolliküläres 173
Lymphocyten, Wanderungswege 164
Lymphocytenschatten, GUMPRECHTsche 148
Lymphom, benignes 172
Lymphomatosis cutis benigna BÄFVERSTEDT 172
- parotidea 172
Lymphoreticulom 172

Macula densa 306
Makroglobulinämie WALDENSTRÖM 323
Maladie des gaveurs de pigeons 286
Malakoplakie der Harnblase 370
Malleomyces mallei 212

Mangelinsuffizienz des Herzens 39, 68, 88
MARFAN-Syndrom und Aortenisthmusstenose 75
Markhemmung, splenogene 139
MARTORELLS Syndrom 117
Masern und Bronchopneumonie 265
MASUGI-Nephritis 344
Maxilloturbinale 193
Medionecrosis aortae, Prinzip CELLINA 94
–, Prinzip ERDHEIM 93
–, Prinzip GSELL 93
Mediastinalverdrängung 299
Menstruationsblutungen, vikariierende 254
Mesoangium 307
Metagonismus YOKOGAWAI 298
Metamerie 69
Methämoglobinämie, familiäre 188
Methoxaminnekrosen 125
Mikrosphaerocyten der Milz 142
Mikrosphaerocytose 188
–, b. hämol. Ikterus 142
MIKULICZ-Syndrom 173
Milchflecke 164
Milz 137
–, anämische Infarkte 154
–, angiomatöse Tumoren 156
–, Atrophie 160
–, entzündliche Veränderungen 157
– bei Erythematodes disseminatus subacutus 155
– bei FELTY-Syndrom 155
–, GANDY-GAMNAsche Körperchen 142
–, hämorrhagische Infarkte 154
–, Leichenveränderungen 140
–, Leukämie, lienale 148
–, Lues 159
–, Lymphogranulomatose 156
–, Milzbrand 158
–, Mißbildungen 140
–, Morbus BESNIER-BOECK-SCHAUMANN 159
–, Nebenmilz 140
–, Pilzbefallskrankheiten 160
–, Pseudotuberkulose 160
–, RES 139
–, Rheumatismus 159
–, septische 145

–, siderofibröse Herde 142
–, Sinuswandzellen 138
–, splenogene Markhemmung 139
–, Stauungsinduration 68
–, Stauungsmilz 152
–, Stieltorsion 153
–, Strahlenbelastung 160
–, Trauma 160
–, Tuberkulose 158
–, Typhusmilz 158
–, Zuckergußmilz 68, 153
Milzblutbahn 138, 139
Milzindex 145
Milzparasiten, Echinococcus 157
–, Kala Azar 157
–, Malaria 157
Milzschwellung, anergische 157
–, hyperergische 158
–, Milztumoren 151ff.
Milztumor bei Allgemeininfektionen 145
– bei Amyloidose 146
– bei Anämie des COOLEY-Typ 146
– bei Anämien 146
–, angiomatöser 156
–, blastomatöser 155
–, Blutplättchen, Veränderungen 151
–, BRILL-SYMMERSsche Krankheit 155
–, Diabetes mellitus 146
–, Erythrämie 146
–, primäre Erythrocytose 146
–, Erythroblastenanämie 146
–, Überproduktion von Erythrocyten 146
–, HAND-SCHÜLLER-CHRISTIANsche Krankheit 146
–, Leukämie 148
–, Lymphadenoblastom, großfollikuläres 155
–, metastatische Geschwülste 157
–, Morbus BANTI 144
–, Morbus GAUCHER 146
–, Morbus haemolyticus neonatorum 146
–, Morbus NIEMANN-PICK 146
–, parasitärer 157
–, Plethora vera (Typus VAQUEZ-OSLER) 146
–, Polyglobulie 146
–, posthämorrhagischer 161
–, reticuloendothelialer 141

Milztumor
-, Reticulose 156
-, Sarkome 156
-, Speicherungsvorgänge 145
-, spodogener 145
-, Überproduktion von Leukocyten und Lymphocyten 147
-, Thalassämie 146
-, zirkulatorisch bedingter 152
Milzvenenstenose 153
Milzvenenthrombose 153
Minderwuchs, renaler 352
Minutenvolumenhochdruck bei M. BRIGHTII 349
Mischstaub-Pneumonokoniosen, s. Staublunge 289
Mitochondriose 77
MÖNCKEBERGsche Sklerose 100
Monochromatschmelze 296
Morbus BANTI 144
- BRIGHTII 318, 349
- BRILL-SYMMERS 173
- NITSCHKE 268
- WALDENSTRÖM 323
- maculosus WERLHOFII 151, 152
MOSCHCOWITZ-Syndrom 118
Mucopolysaccharidose 13, 103
Mucoviscidosis und Asthma bronchiale 236
Muskatnußleber 68
Muskelherz 69
Myeloproliferatives Syndrom DAMESHEK 190
Myelose, chronische leukämische, s. a. Leukämie 148
Myocardie 38
- alcoolique 43
- bei Alkoholismus 39
- durch Avitaminosen 43
-, Beri-Beri-Herz 43
- bei Gastro-Enteropathie 39
- durch Kaliummangel 44
Myocardite ségmentaire RENAUT 11
Myofibrillen 9
Myokard 21
-, Angiom 58
-, Angioretikulom 58
-, blastomatöse Veränderungen 57
-, Calcium-Pumpe 81
-, Coronarinsuffizienz 22
-, dysgenetische Störungen 53

-, Endo-Mesotheliom 58
-, entzündliche Veränderungen 45
-, epitheliale Einschlüsse 58
-, Fibrom 58
-, Hyperämie 21
-, Leichenerscheinungen 10
-, Lipom 58
-, Mangeldurchblutung 21
-, metabolisch-bedingte Veränderungen 38
-, metastatische Geschwulst 58
-, Myxom 58
-, Nodus rheumaticus BANG 47
-, parasitäre Erkrankungen 58
-, Rhabdomyom 58
-, Sarkoidose 49
-, Sarkom 58
-, Sarkosporidiose 59
-, Schilddrüsengewebe, Einschluß von 58
-, Toxoplasmose 59
-, traumatische Störungen 53
-, Trichinose 59
-, Trypanosomiasis 49
-, Ultraschallschädigung 55
Myokardion 35
Myokardinfarkt und Coronarinsuffizienz 31
-, Dimensionierung 31
-, Früherfassung 32
-, Infarktnekrosen, azelluläre 32
-, -, Partialnekrosen 32
- mit Linksschenkelblock 33
-, Mikroinfarkt 34
-, Narbe 31
-, Nichtobturationsinfarkt 34
-, septaler 33
-, Verlauf 31
-, Verkalkung 33
Myokarditis 45
-, ASCHOFF-GEIPELsches Knötchen 47
-, Ausbreitungsmuster 46
-, CHAGAS-Myokarditis 47, 50
-, Coxsackie- 48
- durch delayed type of sensitivity 49
-, Diphtherie- 46
-, Epinephrin- 36
-, FIEDLERsche 49
-, Formen 45

395

Myokarditis
—, Granulom- 46
—, infekt-allergische 46, 48
— durch Parasitenbefall 47
—, postdiphtherische 48
—, Rheumatyp 46
—, Riesenzellen- 49
— durch Sarkoidose 49
— durch Sarkosporidiose 59
— bei neuromuskulärer Systemerkrankung 52
—, Virus- 46, 48
Myokardnekrosen, kleinherdige 35
Myokardose 38
—, Amyloid 40
—, basophile Degeneration 42
—, Cyaneochromie 41
—, dysproteinämische 39
— durch Fettstoffwechselstörungen 40
—, granuläre Entartung 41
— durch Kohlehydratstoffwechselstörungen 41
—, Niedervoltage 40
—, Oxalose 40
—, Paramyloidose 13, 40
—, rhythmische 41
—, Tigerfellzeichnung 41
—, Uratgicht 40
—, Verfettung 41
Myokardschaden 38
— durch Digitalis 56
Myopathie familiale avec gros thymus non exactement classée 83
Myxödemherz 42

Nachkriegsendokarditis, Gestaltwandel 20
Nachniere 303
Nase 192
—, Angiofibrom 197
—, Angiom 197
—, Carcinom 197
—, Chondrom 197
—, Chordom 197
—, entzündliche Erkrankungen 195
—, Geschwülste 197
—, Granuloma gangraenescens 198
—, Katarrh, akuter 195
—, —, chronischer 195
—, Lepra 196
—, Mißbildungen 194

—, Osteom 197
—, Parasitenbefall 199
—, Polypen 197
—, Regio olfactoria 192
—, — respiratoria 192
—, — vestibularis 192
—, Rhinosklerom 197
—, Rotz 196
—, Sarkom 198
—, —, skeletogenes 198
—, —, Spindelzell- 198
—, Schneiderian tumour 198
—, spezifische Entzündungen 196
—, Syphilis 196
—, Teleangiectasia hereditaria OSLER 197
—, transitional-celled carcinoma 198
—, Tuberkulose 196
—, WEGENERsche Granulomatose 198
—, Zirkulationsstörungen 194
Nasenbluten und Locus KIESSELBACHII 194
Nasennebenhöhlenentzündung 196
Nasenrachenfibrom, juveniles 198
Neointima, Keloid 124
Nephritis, eitrige 353
—, Feld- 335
—, Glomerulo-, s. Glomerulo nephritis
—, hämatogen-metastatische, 352
—, interstitielle 343
—, interstitielle, chronische, mit Papillenspitzennekrosen 343
—, —, herdförmige 344
—, LÖHLEIN- 342
—, MASUGI- 344
—, nicht-eitrige 329
—, Ödem- 351
—, Pyelo-, s. Pyeloff nephritis
—, Scharlach- 334, 343
—, Strumaherde bei interstitieller 343
Nephrohydrose 323
Nephron 303
Nephrose 319
—, Aminonukleosid- 345
—, Amyloid- 322
—, Angiopathia diabetica 324
—, Ätiologie 320
—, cholämische 326
—, chronische 320
—, einfache akute 319

Naphrose
-, Gestations- 323
-, hämoglobinämische 324
- nach künstlichem Herzklappenersatz 315
-, hyperglykämische 324
-, hyperlipämische 324
-, hyperurikämische 325
-, hypochlorämische 326
-, Intensitätsgrade 319
-, Kimmelstiel-Wilsonsche Krankheit 324
-, Lipoid- 321
-, myoglobinämische 324
-, Nierenleistung 329
-, Ödem- 351
-, osmotische 320
-, paraproteinämische 323
-, Pseudo- 338
-, Schwangerschafts- oder Gestations- 323
-, allgemeine Symptome 327
- bei gestörter Transmineralisation 326
Nephrosklerose 345
-, benigne 347
-, -, dekompensierte 347
-, -, kompensierte 347
-, maligne 347
-, -, genuine Form 348
Nephrotoxine 344
Neugeborenenpneumonie, hämorrhagische 252
Neurose, bronchiolomotorische 235
-, sekretorische 235
-, vasomotorische
Niedervoltage des Herzens 40
Niere 303
-, s. auch Ren
-, abnorme Lagerung 312
-, Adenom 358
-, Adenorhabdomyosarkom 357
-, Aktinomykose 356
-, Anämie 316
-, Anatomie, normale 303, 306
-, Angiom 367
-, Aplasie 311
-, Argyrose 327
-, Arteriolonekrose 356
-, Arteriolosklerose 346, 347
-, Arteriosklerose 345, 346

-, Atrophie 318
-, Ausgußstein 361
-, Birch-Hirschfeld-Tumor 357
-, Blutstauung, kardiale 315
-, Bowmansche Sekretionstheorie 308
-, fetale Lappung 312
-, Fettembolie 318
-, Fibromyom 357, 367
-, Filtrations-Rückresorptionstheorie 308
-, Fruchtwasserembolie 318
-, Gefäßspasmen durch Bleivergiftung 316
-, - durch Eklampsie 316
-, Geschwülste 356
-, Granularatrophie 346
-, granulierte Zylinder 328
-, große weiße oder gelbe 337
-, - rote oder bunte 337
-, Haarnadelgegenstromprinzip 309
-, Haemangiom, kavernöses 357
-, Hyperämie, aktiv-kongestive 314
-, -, passive 314
-, Hypoplasie 311
-, Kreislaufstörungen 314
-, Leichenveränderungen 311
-, Lipoma capsulare renis 357
-, Lipom 357
-, Lymphogranulomatose 356
-, Markfibrom 357
-, Miliartuberkulose 354
-, Mißbildungen 311
-, Morbus Pringle 357
-, Ödeme, renale 329
-, Papillom 367
-, Physiologie, normale 308
-, Plasmocytom 323
-, Rhabdomyom 357
-, Rindenfibrom 357
-, Sack- 361
-, Sarkom 357, 367
-, Schocknieren 317
-, Schrumpf-, s. Schrumpfnieren
-, Suspensionskolloid 363
-, Syphilis 356
-, Triplicitas renis 312
-, Tuberkulose, s. Nierentuberkulose
- bei Uratgicht 325
-, Wilms-Tumor 357
-, Zellembolie 318
-, Zylinder, hyaline 328

Niere
–, Zystennieren 359
–, Zytomegalie 359
Nierenbecken, Entzündung 365
–, Geschwülste 367
–, Verdoppelung 312
Nierencarcinom 358
Nierendystopie 312
Nierenentzündung, eitrige 352
–, spezifische 354
Nierengefäße, Anomalien 312
Nierengeschwülste, bindesubstanzliche 357
–, bösartige, Geschwulstembolisation 359
–, –, Kapseleinbrüche 359
–, –, Nierenveneneinbruch 359
–, –, Nierenblutungen 359
Nierenglomerula, Angiotensin-Renin-Mechanismus 306
–, polypöse Deckzellen 307
Nierengrieß 361
Niereninfarkt, anämischer 316
–, elektive Parenchymnekrose 316
–, pseudohämorrhagischer 316, 317
–, symmetrisch-polarer 316, 317
Nierenknospe 303
Nierenlager, Apoplexie 360
Nierenlymphbahninfekt 353
Nierenmangel, doppelseitiger 311
–, einseitiger 311
Nierenödem, s. Ödeme
Nierenparasiten, Echinococcus 359
–, Filaria sanguinis 359
–, Schistosomum hämatobium 359
–, Toxoplasma GONDII 359
Nierenrindennekrosen, symmetrische 316
Nierensand 361
Nierenstein 361
–, Bildung, primäre 363
–, –, sekundäre 363
–, Cystinstein 362
–, Diathesenstein 363
–, Karbonatstein 362
–, Oxalatstein 362
–, Phosphatstein 362
–, Riesenstein 361
–, Xanthinstein 362
Nierentransplantation 364
–, homologe 364

Nierentuberkulose 354
–, Mörtel- oder Kittniere 355
–, primäre 355
–, Sackniere 355
Nierenvenenthrombose 314
Nierenzysten 313, 356
Noduli ALBINI 12
Noduli haemolymphatici, „perpetui" 167
– – transistorii 167
Nodus rheumaticus BANG 47
–, am Myokard 47
Nubecula, im Harn 363
Nykturie 315

Oedema bullosum 369
Ödem, atelektatisches 243
–, nephritisches 351
–, nephrotisches 351
–, renales 329
–, tuberculo-toxisches 280
Organon vomero-nasale 193
Os nasoturbinale 193
Ostéoarthropathie hypertrophiante pneumique P. MARIE 239
Osteomyelitis 184
Osteomyelofibrose 186, 189
Osteomyelosklerose 186, 190
Ostitis cystoides multiplex JÜNGLING 186
Ostium atrioventriculare commune, s. Herzmißbildungen 71
– sinistrum, Atresie 71
Ovalocytose 143, 188
Oxalose 40
Oxford-Shunt 306, 317
Oxydase-Reaktion bei Leukämien 149
Ozaena 195

Pachydermia laryngis 205
Panarteriitis, s. Arterienerkrankungen
Pancoasttumor 296
Panmyelophthise, s. Knochenmark 187, 189
Panzerherz, s. Perikarditis
Papageienkrankheit und Pneumonie 268
Papillarmuskelabriß 54
Papillenspitzennekrose 354
Paracystitis 370

Paraganglien, chromaffine 134
–, nicht-chromaffine 134
–, suprarenale 134
Paragonismus WESTERMANI 298
Paraproteinkristalle 323
Patch-work der Herzmuskelfasern 9
Pathosklerose 106
Peliosis hepatis 133
Perfusion, schräg-longitudinale der Gefäßwand 90
Perfusionstheorie der Arteriosklerose 102
Periarteriitis nodosa KUSSMAUL-MAIER 116
Pericystitis 370
Pericard 60
–, Divertikel 61
Pericarditis constrictiva 65
–, Coxsackie-Pericarditis
– epistenocardica 33
–, fibrinöse (sero-fibrinöse) 64
–, hämorrhagische 64
–, idiopathische unspezifische benigne 48
–, Panzerherz, inneres 52
–, –, Kardiolyse 65
–, Pseudoleberzirrhose 66
– purulenta 64
– specifica 64
– tuberculosa 64
Perichondritis, chondrolytische 202
Perisplenitis cartilaginea 68
Perniciosa, s. Knochenmark
PFAUNDLER-HURLER-Syndrom 92
Phenacetinniere 343, 354
Phlebektasien 129
Phlebitis, s. Venen
Phlebodysmorphien 129
Phleboscierosis lienalis 153
Phlebosklerose 126
Phthisis atra 288
Physiosklerose 106
PIRINGER-KUCHINKA-Syndrom 172
Plättchenklebrigkeit 110
Pleura, Blutungen 299
–, Hämatothorax 299
–, Hydrothorax 299
–, „Pendelluft" 299
–, Pneumothorax 299
Pleuraempyem 300
–, Empyema necessitatis 300

Pleuraendotheliom 300
Pleuraerkrankungen 299
Pleurageschwülste 300
Pleuramesotheliom 300, 302
Pleurapunktat, Diagnostik 301
Pleuratuberkulose 300
Pleuritis 299
– carcinomatosa 301
–, eitrige 300
– tuberculosa 300
Pneumatocele, postpneumonische 262
Pneumococcus 259
Pneumocystis CARINII 269
Pneumonia alba 285
– dissecans 267
– flava 285
– laxa 249
– migrans 261
Pneumonie, Anschoppung 260
–, asthenische 262
–, croupöse 258
–, DITTRICHsche Pfröpfe 262
–, erratische 261
–, fibrinöse 258
–, genuine 261
–, glatte 280
–, Grippepneumonie 265, 266
–, HAMMAN-RICH-Syndrom 270
–, Herd- 259
–, Hepatisation, s. Hepatisation 260
–, hypostatische 249
–, Influenza-Pneumonie 268
–, interstitielle, lymphangitische 267
–, –, Q-Fever 268
–, –, syphilitische 284
–, katarrhalische 267
–, kollaterale 280
–, Komplikationen 263
–, Krebszell- 295
–, lobäre 258
–, Lymphangitis reticularis 268
–, Milzbrand- 266
–, Neugeborenen- 252
–, bei Papageienkrankheit 268
–, parablastomatöse 267
–, perifokale 280
–, Pest- 266
–, Resolution 260
–, segmentale 258
–, Staphylokokkenpneumonie, frühkindliche 266

399

Pneumonie,
—, Sterblichkeit 261
—, THOMAS-Phosphat-Mehl 287
—, traumatische, in der Versicherungsmedizin 253
—, tuberkulöse, s. Lungentuberkulose
—, Virus- 266, 268
—, —, PUO (pyrexia of unknown origin) 269
Pneumonitis 46, 269
Pneumonokoniosen, s. Staublunge
Pneumonomalacia acida 240
Pneumonomykosen, s. Lungenparasitose 264
Pneumoperikardium 62
Pneumothorax 299
Polyarteriitis 116
Polycythämia rubra vera, s. Knochenmark 190
Poradenitis 171
Preexcitation 82
Primärkomplex, tuberkulöser, s. Lungentbc. 274
Proboscis 194
Prosoplasie 366
Pseudhelminthen 234
Pseudocroup, s. Pneumonie 208
Pseudodivertikel 61
Psittakose 268
Pubertätsphthise, exulcerative s. Lungentuberkulose 280
Pulmonalatresie 72
Pulmonalarterienerkrankung durch Menocil 257
—, durch rezidivierte Thrombembolie 257
Pulmonalarterienverschluß 256
Pulmonale hyaline Membranen 251
Pulmonalstenose, Conuseingangsstenose 72
—, Conusstenose 72
—, Infundibulumstenose 72
Pulmonalvenen, Varicose 233
Pulpitis, primär-hyperplastische bei M. BANTI 144
Pulseless disease 117
Pulsus celer et altus 67
— tardus et parvus 67
Purpura, thrombocytopenisch-arteriolitische 118
Pyelitis, aufsteigende 366

—, autochthone 365
— calculosa 364
—, Cholesteatombildung 366
— chronica polyposa 366
Pyelonephritis 353
—, aszendierende 354
Pyonephrose 353
—, käsige 355
Pyopneumothorax, tuberkulöser 279
Pyrrholzellen 164

RAYNAUDsches Syndrom 122
Reflux, pyelovenöser 360
Reizleitungssystem, s. Herz
Renales Siechtum 352
Ren arcuatus 312
— concretus 312
— duplicatus 312
— mobilis 313
Reticuloendotheliales System (RES) 139, 163
Réticulose lipomélanique PAUTRIER-WORINGER 175
Reticulumzelle 162
Reticulumzellsarkom 179
Rhabdomyomatose 42
rhagiokrine Zellen 164
Rhinitis atrophicans sicca cum foetore 195
Rhinosklerom 197
Rhythmusstörungen des Herzens s. RLS 78
Riesenzellenarteriitis 117
Riesenzellenmyokarditis 49
Risikofaktoren und Coronarinsuffizienz 30
Rot-Grün-Blindheit 143
Rotz 196
Rundzellensarkom in Lymphknoten 177
Rupturaneurysma 121
RUSSELLsche Körperchen 162

Sackniere 361
Säbelscheidentrachea 223
Sängerknötchen 216, 217
Sagomilz 146
Sandbankphänomen bei Arteriosklerose 99
sarkoid like lesions 298

sclerosis of unknown origin,
s. Herz, RLS 83
Ségments neuromyoartérièls juxtaglomérulaires GOORMAGHTIGH 306
SEMON-ROSENBACHsches Gesetz 200
Sepsis tuberculosa acutissima,
s. Lungentuberkulose 274
Serosahernien 61
Sichelzellenanämie, s. Knochenmark 188
Silikate 288
Silikatose, s. Staublunge 288
Silikose, s. Staublunge 288
SILVERSTOLPEsche Cytodiagnose 263
SIMMONDSscher bazillärer Katarrh,
s. Lungentuberkulose 355
SIMONsche Spitzenmetastase bei Lungentuberkulose 274, 275
Sinushistiozytose in Lymphknoten 169
Sinuskatarrh in Lymphknoten 169
Sinuslymphocyten 166
Sinuswandzelle 162
Sinuswandzellen, Fermentreaktionen 138, 139
Smoker's larynx 206
SPATZ-LINDENBERGsche Krankheit 116
Spider nevi 133
SPIEGLER-FENDT-Syndrom 173
Spina ventosa 185
Spondylarthritis ankylopoetica STRÜMPELL-MARIE-BECHTEREW 246
Spondylosis deformans 246
Sputum, Cytodiagnose nach SILVERSTOLPE 263
Superficies undulosae 104
Syndrom, hepatorenales 350
–, myeloproliferatives DAMESHEK 190
Syndrome endocrino-hépatocardiaque 44
Syncretio pericardii 65

Scheidewanddefekte, s. Herzmißbildungen
Schinkenmilz 146
Schlagadern, bobbins 90
–, Prinzip von CASTIGLIANO 90
–, funktionelle Strukturen 91
–, Grundwasserdrift 90
–, „Harmonie" der Alterung 91
–, Histologie 89

–, LANGHANSzellen der Intima 89
–, Mesenchymschwamm der Intima 89
–, Mukoidscheide der Mediastrukturen 90
–, Perfusion, schräg-longitudinale 90
–, Spannapparat der Media 90
–, Spontanrupturen 93
Schlagaderwand, Angiofibroleiomyom 125
–, Angiofibrom 125
–, Fibrom 125
–, Spindelzellensarkom 125
–, traumatische Läsionen 123
Schnapstrinkernase 194
Schneeberger und Joachimsthaler Krebs, s. Staublunge 297
Schneiderian tumours 198
SCHNEIDERsche Membran 198
Schnupfen 195
Schocknieren 317
Schreiknötchen 217
Schrumpfniere, arteriolosklerotische 346
–, Blei- 325
–, glatte 346
–, hydronephrotische 361
–, hypogenetische 311
–, sekundäre entzündliche 340
–, – Typus ELLIS I 341
–, –, – II, membranöse
–, –, –, with a long history 341
Schwangerschaftsnephrose,
s. Nephrose 323
Schwarzwasserfieber 325
Schwielenherz, afrikanisches 18, 50
–, –, DAVIESsche Form 51
–, –, BECKERsche Form (mit Angiitis) 51
–, –, WEBERsche Form 51
–, kindliches 52
Schwindsucht, galoppierende,
s. Lungentbc. 279

Staub, primär-infektiöser 287
Staublunge, Aluminosis 291
–, Anthrakosis pulmonum 287
–, Asbestosis 290
–, Carcinomentstehung 291
–, Byssinosis 291
–, Chromat- 291

401

Staublunge,
-, Eisen- 291
-, Getreide- 291
-, Gurkörperchen 291
- der Kieselgur-Arbeiter 291
-, Kohlepigmentlunge 287
-, Leitstaubprophylaxe 292
-, Metallstaublunge 291
-, Mischstaub-Pneumonokoniosen 289
- durch organische Stäube 291
-, Quarz- 289
-, Silikatose 288
-, Silikose 288, 289
-, Silikotuberkulose 290
-, Tabakosis 292
Steinschrumpfniere 364
Stenokardie, Anfälle 22
Stenosengeräusche 67
STERNHEIMER-MALBIN-Zellen 354
Steroidkardiopathie 36
Stickstoffretention 331
Stigma, rheumatisches 47
Stimmband, REINKEsches -ödem 203
Stinknase 195
Stomata, interendotheliale 89
Streptococcus lanceolatus pneumoniae FRÄNKEL-WEICHSELBAUM 259
Strömungswiderstände 4
Struma suprarenalis lipomatodes aberrata renis 358

Tabakosis, s. Staublunge 292
Tabes mesaraica 169
Taches laiteuses 164
- stellaires, étoiles 133
TAKAYASU-Krankheit 117
TAUSSIG-BING-Komplex, s. Herzmißbildungen 73
Teleangiectasia hereditaria OSLER 131, 197
Terrain-Faktor 276
Thalassämie 188
THORELsches Bündel, s. RLS 80
Thrombasthenie GLANZMANN 152
Thrombocytopathie v. WILLEBRAND-JÜRGENS-LEHMANN 152
Thrombocytopenie, essentielle paroxysmale bei Leukämien 151
Thromboembolie, kardiogene 33

Thrombopenie, essentielle bei Leukämien 151
Thrombophlebitis 130
T-Kanälchen der Herzmuskelfasern 9
Tonsilla laryngica 200
- pharyngica 193
Totwasserzone, verwirbelte 99
Trachea, s. Luftröhre
Tracheitis, verschorfende 224
Tracheopathia chondroosteoplastica 202, 218, 223
Transplantation von Gefäßen 124
-, Herz 57
-, Niere 364
Transsudatlymphe 103, 104
Trepanocytose 143
Trias, BENEKEsche 13
Trueta-Shunt 306
Tuberkulose der Lunge, s. Lungentuberkulose
Typhobazillose 276
-, LANDOUZY 274

Ulcus faciei 198
Ultimobranchiale Körperchen 226
Ultimum moriens 79
Urachus, Geschwülste 368
-, Zyste 368
Urämie 350
-, echte, chronische, asthenische, kachektische oder stille 350
-, eklamptische Krampfurämie, falsche 351
-, Salzmangelurämie 351
Uratgicht 13, 40
Ureter, Atresie 313
- fissus 313
-, Stenose 313
Uretère en Y 313
Ureteritis 366
Urniere 303
Urocystitis cystica 366
- desquamativa 370
- emphysematosa 370
-, katarrhalische 369
Uropoetisches System 303
Usuren, atheromatöse 99
Utilisationsinsuffizienz 39, 68
-, des Herzens 88

Vagusblutungen 21
„vanishing-lung" 116, 250
Varicocele 129
Varix 129
– aneurysmaticus 121
Varizen 129
Vasculitis, hyperergische 118
– luica 119
–, rheumatische 118
Venen 126
–, Angiome 132
–, Bilharziosis 131
–, „Chorionepitheliom" 131
–, Echinococcose 132
–, Elephantiasis phlebectatica 131
–, Endophlebitis hepatica obliterans 128
–, Endotheliom 133
–, entzündliche Läsionen 127
–, Geschwülste 131
–, Granuloma teleangiectaticum 133
–, Hämangioendotheliom 131, 133
–, Morbus OSLER 131
–, Phlebitis 127
–, Phlebitis migrans 128
–, – saltans coerulea non dolens 128
–, – syphilitica 127
–, – tuberculosa 127
–, Phlebosklerose 126
–, Status varicosus 129
–, Thrombophlebitis 130
–, Wandschäden, metabolische 126
–, – mißbildungen, Beckenvenensperre 126
–, – parasiten 131
–, Bilharziosis 131
–, Echinococcose 131
–, Schistosomum haematobium 131
Venenwand, Verspannung der 92
Verkalkung, dyskrasische 97
–, experimentelle 97
–, idiopathische 97
–, metastatische 97

Verkreidung 274
Verwitterung, intrapulmonale 291
Vibrissae 192
Viruslymphadenitis, Katzenkratzkrankheit 171
–, Lymphogranuloma inguinale 171
VISSCHER u. STARLINGsches Gesetz 86
Volumenarbeit des Herzens 86
Vomicae bei Nieren-Tbc 354
Vorniere 303

Wabenlunge 232
Wachszylinder 328
Wandernadel 54
Wanderzellen, ruhende 164
WARTHIN-Tumor 173
Wasserspeierkrankheit 93
WEGENERsche Granulomatose 116, 198
WENCKEBACHsches Bündel, s. Herz, RLS 80
Widerstandshochdruck bei M. BRIGHTII 349
Winddorn, bei tuberkulöser Osteomyelitis 185
Windkessel d. Aorta 5
v. WINIWARTER-BUERGERsche Endarteriitis 115
Wirbelfelder bei Arteriosklerose 107
WOLFFscher Gang 303
WPW-Syndrom, s. Herz, RLS 82

Zellen, globulifere 248
Zellformen, lymphatische 165
ZENKER-NEUMANN-CHARCOT-LEYDENsche Kristalle 236
Ziegenmilchanämie 187
Zuckergußmilz 68, 153
Zwergwuchs, renaler 352
Zystadenolymphome, branchiogene 227
Zystennieren 313

Erschienene Bände der Heidelberger Taschenbücher

Medizin – Biologie

- 3 W. Weidel: Virus und Molekularbiologie. 2. Auflage. DM 5,80
- 4 L. S. Penrose: Einführung in die Humangenetik. DM 8,80
- 5 H. Zähner: Biologie der Antibiotica. DM 8,80
- 18 F. Lembeck/K.-F. Sewing: Pharmakologie-Fibel. DM 5,80
- 24 M. Körner: Der plötzliche Herzstillstand. DM 8,80
- 25 W. Reinhard: Massage und physikalische Behandlungsmethoden. DM 8,80
- 29 P. D. Samman: Nagelerkrankungen. DM 14,80
- 32 F. W. Ahnefeld: Sekunden entscheiden – Lebensrettende Sofortmaßnahmen. DM 6,80
- 41 G. Martz: Die hormonale Therapie maligner Tumoren. DM 8,80
- 42 W. Fuhrmann/F. Vogel: Genetische Familienberatung. DM 8,80
- 45 G. H. Valentine: Die Chromosomenstörungen. DM 14,80
- 46 R. D. Eastham: Klinische Hämatologie. DM 8,80
- 47 C. N. Barnard/V. Schrire: Die Chirurgie der häufigen angeborenen Herzmißbildungen. DM 12,80
- 48 R. Gross: Medizinische Diagnostik – Grundlagen und Praxis. DM 9,80
- 52 H. M. Rauen: Chemie für Mediziner - Übungsfragen. DM 7,80
- 53 H. M. Rauen: Biochemie – Übungsfragen. DM 9,80
- 54 G. Fuchs: Mathematik für Mediziner und Biologen. DM 12,80
- 55 H. N. Christensen: Elektrolytstoffwechsel. DM 12,80
- 57/58 H. Dertinger/H. Jung: Molekulare Strahlenbiologie. DM 16,80
- 59/60 C. Streffer: Strahlen-Biochemie. DM 14,80
- 61 Herzinfarkt. Hrsg. von W. Hort. DM 9,80
- 68 W. Doerr/G. Quadbeck: Allgemeine Pathologie. DM 5,80
- 69 W. Doerr: Spezielle pathologische Anatomie I. DM 6,80

Die übrigen Fachgebiete

- 1 M. Born: Die Relativitätstheorie Einsteins. 5. Auflage. DM 10,80
- 2 K. H. Hellwege: Einführung in die Physik der Atome. 3. Auflage. DM 8,80
- 6 S. Flügge: Rechenmethoden der Quantentheorie. 3. Auflage. DM 10,80
- 7/8 G. Falk: Theoretische Physik I und Ia.
  Band 7: Elementare Punktmechanik (I). DM 8,80
  Band 8: Aufgaben und Ergänzungen zur Punktmechanik (Ia). DM 8,80
- 9 K. W. Ford: Die Welt der Elementarteilchen. DM 10,80
- 10 R. Becker: Theorie der Wärme. DM 10,80
- 11 P. Stoll: Experimentelle Methoden der Kernphysik. DM 10,80
- 12 B. L. van der Waerden: Algebra I. 7. Auflage der Modernen Algebra. DM 10,80
- 13 H. S. Green: Quantenmechanik in algebraischer Darstellung. DM 8,80
- 14 A. Stobbe: Volkswirtschaftliches Rechnungswesen. 2. Auflage. DM 12,80
- 15 L. Collatz/W. Wetterling: Optimierungsaufgaben. DM 10,80
- 16/17 A. Unsöld: Der neue Kosmos. DM 18,–
- 19 A. Sommerfeld/H. Bethe: Elektronentheorie der Metalle. DM 10,80
- 20 K. Marguerre: Technische Mechanik. I. Teil: Statik. DM 10,80
- 21 K. Marguerre: Technische Mechanik. II. Teil: Elastostatik. DM 10,80
- 22 K. Marguerre: Technische Mechanik. III. Teil: Kinetik. DM 12,80
- 23 B. L. van der Waerden: Algebra II. 5. Auflage der Modernen Algebra. DM 14,80

26	H. Grauert/I. Lieb: Differential- und Integralrechnung I. 2. Auflage. DM 12,80
27/28	G. Falk: Theoretische Physik II und IIa. Band 27: Allgemeine Dynamik. Thermodynamik (II). DM 14,80 Band 28: Aufgaben und Ergänzungen zur Allgemeinen Dynamik und Thermodynamik (IIa). DM 12,80
30	R. Courant/D. Hilbert: Methoden der mathematischen Physik I. 3. Auflage. DM 16,80
31	R. Courant/D. Hilbert: Methoden der mathematischen Physik II. 2. Auflage. DM 16,80
33	K. H. Hellwege: Einführung in die Festkörperphysik I. DM 9,80
34	K. H. Hellwege: Einführung in die Festkörperphysik II. DM 12,80
36	H. Grauert/W. Fischer: Differential- und Integralrechnung II. DM 12,80
37	V. Aschoff: Einführung in die Nachrichtenübertragungstechnik. DM 11,80
38	R. Henn/H. P. Künzi: Einführung in die Unternehmensforschung I. DM 10,80
39	R. Henn/H. P. Künzi: Einführung in die Unternehmensforschung II. DM 12,80
40	M. Neumann: Kapitalbildung, Wettbewerb und ökonomisches Wachstum. DM 9,80
43	H. Grauert/I. Lieb: Differential- und Integralrechnung III. DM 12,80
44	J. H. Wilkinson: Rundungsfehler. DM 14,80
49	K. Jacobs: Selecta Mathematica I. DM 10,80
50	H. Rademacher/O. Toeplitz: Von Zahlen und Figuren. DM 8,80
51	E. B. Dynkin/A. A. Juschkewitsch: Sätze und Aufgaben über Markoffsche Prozesse. DM 14,80
56	M.J. Beckmann/H. P. Künzi: Mathematik für Ökonomen I. DM 12,80
62	K. W. Rothschild: Wirtschaftsprognose. Methoden und Probleme. DM 12,80
63	Z. G. Szabó: Anorganische Chemie. DM 14,80
64	F. Rehbock: Darstellende Geometrie. 3. Auflage. DM 12,80
65	H. Schubert: Kategorien I. DM 12,80
66	H. Schubert: Kategoien II. DM 10,80
67	Selecta Mathematica II. Hrsg. von K. Jacobs. DM 12,80
71	O. Madelung: Grundlagen der Halbleiterphysik. DM 12,80

MIX
Papier aus verantwortungsvollen Quellen
Paper from responsible sources
FSC® C105338

If you have any concerns about our products,
you can contact us on
ProductSafety@springernature.com

In case Publisher is established outside the EU,
the EU authorized representative is:
**Springer Nature Customer Service Center GmbH
Europaplatz 3, 69115 Heidelberg, Germany**

Printed by Libri Plureos GmbH
in Hamburg, Germany